Zhouwei Shenjing Quesun Xiufu Cailiao
de Shengwu Zhizao yu Linchuang Pinggu

周围神经缺损修复材料
的生物制造与临床评估

朱庆棠　全大萍　顾立强　主编

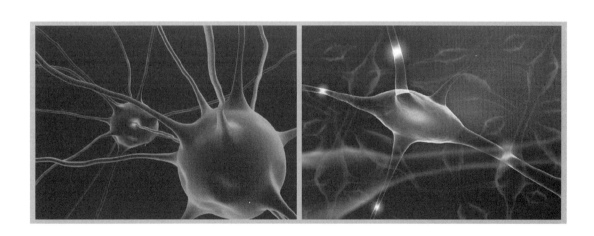

中山大学出版社
SUN YAT-SEN UNIVERSITY PRESS

·广州·

图书在版编目（CIP）数据

周围神经缺损修复材料的生物制造与临床评估/朱庆棠，全大萍，顾立强主编. —广州：中山大学出版社，2018.8
ISBN 978 - 7 - 306 - 06388 - 5

Ⅰ.①周…　Ⅱ.①朱…　②全…　③顾…　Ⅲ.①周围神经系统疾病—生物材料—制造—研究　Ⅳ.①　R318.08

中国版本图书馆 CIP 数据核字（2018）第 153526 号

出　版　人：王天琪
策划编辑：钟永源
责任编辑：徐　劲　钟永源
封面设计：林绵华
责任校对：杨文泉
责任技编：何雅涛
出版发行：中山大学出版社
电　　话：编辑部 020 - 84110771，84113349，84111997，84110779
　　　　　发行部 020 - 84111998，84111981，84111160
地　　址：广州市新港西路 135 号
邮　　编：510275　传　　真：020 - 84036565
网　　址：http：//www.zsup.com.cn　E-mail：zdcbs@ mail.sysu.edu.cn
印　刷　者：广州家联印刷有限公司
规　　格：787mm×1092mm　1/16　34.5 印张　861 千字
版次印次：2018 年 8 月第 1 版　2018 年 8 月第 1 次印刷
定　　价：198.00 元

本书编委会

主　　审：刘小林
主　　编：朱庆棠　全大萍　顾立强
副 主 编：戚　剑　杨越雄　曾晨光
主编助理：林　荔　白　莹　杨建涛　王　涛
编　　委：（按姓氏拼音排序）
　　　　　白　莹（中山大学材料科学与工程学院）
　　　　　陈诗浩（中山大学化学学院）
　　　　　杜钊夷（中山大学化学学院）
　　　　　方锦涛（中山大学附属第一医院）
　　　　　冯文娟（中山大学化学学院）
　　　　　顾立强（中山大学附属第一医院）
　　　　　何　波（中山大学附属第一医院）
　　　　　何彩凤（广州中大医疗器械有限公司）
　　　　　何富林（中山大学附属第一医院）
　　　　　何留民（暨南大学生命科学技术学院）
　　　　　黄喜军（中山大学附属第一医院）
　　　　　李　静（广州中大医疗器械有限公司）
　　　　　林　荔（中山大学附属第一医院）
　　　　　刘　强（中山大学工学院）
　　　　　刘　晟（中山大学化学学院）
　　　　　刘小林（中山大学附属第一医院）
　　　　　陆　遥（中山大学数据科学与计算机学院）
　　　　　彭邱亮（广州中大医疗器械有限公司）
　　　　　戚　剑（中山大学附属第一医院）
　　　　　强　娜（中山大学化学学院）

秦本刚（中山大学附属第一医院）

邱　帅（中山大学附属第一医院）

全大萍（中山大学化学学院）

饶子龙（中山大学化学学院）

孙秀敏（中山大学化学学院）

王洪刚（中山大学附属第一医院）

王晓莺（中山大学化学学院）

王　涛（中山大学附属第一医院）

吴泽佳（中山大学化学学院）

徐毅炜（中山大学化学学院）

闫立伟（中山大学附属第一医院）

杨建涛（中山大学附属第一医院）

杨习锋（广州新诚生物科技有限公司）

杨越雄（广州中大医疗器械有限公司）

姚　执（中山大学附属第一医院）

袁汝恒（中山大学附属第一医院）

曾晨光（广州新诚生物科技有限公司）

翟　虹（中山大学化学学院）

张　驰（中山大学化学学院）

张　阳（广州中大医疗器械有限公司）

郑灿镔（中山大学附属第一医院）

钟映春（广东工业大学自动化学院）

周　翔（中山大学附属第一医院）

朱继翔（中山大学化学学院）

朱庆棠（中山大学附属第一医院）

朱　爽（中山大学附属第一医院）

朱昭炜（中山大学附属第一医院）

邹剑龙（中山大学附属第一医院）

致　　谢

本书从筹备、收集材料、编写到最终完成需感谢以下基金项目及实验室的资助。

基金项目
[1] 国家重点研发计划（2016YFC1101603，2016YFC1100103）
[2] 国家高技术研究发展计划（"863"计划，2012AA020507）
[3] 国家重点基础研究发展计划（"973"计划，2014CB542200）
[4] 国家卫计委公益性行业科研专项项目（201402016）
[5] 国家自然科学基金（81401804　31670986　51673220　5107378　U1134007　81572130）
[6] 广东省前沿与关键技术创新专项基金（2014B020227001　2014B050505008）
[7] 广东省协同创新与平台环境建设基金（2017A050501017　2015B090903060）
[8] 广东省自然科学基金 – 重点（2015A030311025）
[9] 广东省公益研究与能力建设专项基金（2014A020215008）
[10] 广州市健康医疗协同创新重大专项（201508020251）
[11] 广州市科技计划项目（201807010082　201704030041）
[12] 广东省功能生物材料工程技术研究中心（29000 – 18833241）
[13] 广东省周围神经组织工程技术研究中心（2015B090903060）
[14] 广东省引进创新创业团队项目（2013S086）
[15] 中山大学"985"建设专项（90035 – 3283312）
[16] 中山大学"三大建设"功能生物医用材料大平台

实验室
[1] 广东省软组织生物制造工程实验室
[2] 广东省周围神经组织工程技术研究中心
[3] 广东省功能生物材料工程技术研究中心
[4] 广东省骨科重点实验室

《周围神经缺损修复材料的生物制造与临床评估》序

"东风露消息，万物有精神。"生物制造（biofabrication）技术的出现，有望突破某一疾病现有的瓶颈，给众多疾病和学科带来了福音。然而，生物制造技术并不是一个单一技术，而是多学科顶尖技术的集成。它需要多学科之间长时间的交流、彼此了解、取长补短，"操千曲而后晓声，观千剑而后识器"，才能实现临床上的突破，给患者带来希望。"海不辞水，故能成其大；山不辞土石，故能成其高"，中山大学科研团队以周围神经损伤为例，根据多年研究的经验，讲述生物制造技术的应用。集合了众多学科的研究经验，编写出这部拔萃超群、匠心独具的《周围神经缺损修复材料的生物制造与临床评估》珍贵著作。

"用尽登山力，方知走路难；若将世路比山路，世路更多千万盘"。这部专著始终以临床问题为导向，讲述实现生物制造仿生化神经修复材料所需要的技术，知道根据现有的生物制造技术和知识水平，实现构建出真正意义上具有生命的组织器官，这也是本书的意义所在。

"没有金刚钻，不揽磁器活"，这部专著的重点，放在对细胞外基质框架结构的了解和仿生制造。通过对仿生化周围神经修复材料的生物制造的实践过程，这部专著提出"工程解剖学"和"工程生理学"两大理论体系的科学设想。这些创新驱动思维，"请君莫奏前朝曲，听唱新翻杨柳枝"，将有助于对生物制造技术的理解和实践。

"药灵丸不大，棋妙子无多"，这部专著还从生物制造的角度，总结了结构和内环境对于神经再生的重要性，提出神经再生的科学理论假说"水流灌注"学说和微结构"二级孔隙"的结构假设，将有助于材料的选择和设计。在讲述把实验室研究成果转化为临床产品、临床试验设计、多中心随访等思路，对临床医生、科研工作者、企业家和研究生，都具有启迪意义，能起到"一灯能除千年暗，一智能灭万年愚"。作为老校友，祝贺母校科研团队，江山代有人才出，并欣为之序。

中国工程院资深院士

南方医科大学教授　钟世镇

2018 年夏于广州

序

　　周围神经损伤修复与功能重建是临床常见的疾病。尽管人类已进入 21 世纪，但神经再生仍然是重大的科学前沿热点和发展方向。中山大学以朱家恺、刘小林、朱庆棠、全大萍、顾立强等人为学术带头的研究团队，经几十年的基础与临床积累，在材料、工程、数字与信息、基础与临床等领域开展了一系列深入的创新性研究，并总结历史与综合进展，编写了《周围神经缺损修复材料的生物制造与临床评估》一书。

　　该书理论与技术系统丰富，基础与临床转化及临床评估规范有序，逻辑清晰，内容翔实，观点新颖，展示着当今该领域的进展与发展趋势，是宝贵的学术资源，具有很高的学术价值。我相信，该书的出版发行，将为推动我国周围神经损伤修复与功能重建的事业发展，发挥重要的知识贡献作用。

中国工程院院士

南通大学教授　顾晓松

2018 - 07 - 26

序

　　近几十年来，周围神经损伤与再生医学领域的临床与科研工作得到长足的发展，已成为神经科学中具有潜力的研究方向。中山大学周围神经损伤修复的临床与基础研究团队根据自己丰富的临床与科研经验，通力合作，各展所长，编写出《周围神经缺损修复材料的生物制造与临床评估》著作，是该团队在周围神经领域近40年曲折探索历程的全面总结。

　　本书不仅对周围神经损伤与再生的基本理论、周围神经微结构和微环境的基本特点和研究现状进行了系统阐述，还对周围神经修复材料生物制造与临床评估的现状、进展、临床转化、临床评估方法等进行了全面介绍，并在其中结合了作者团队大量宝贵的经验，具有较强的实用性。此外，本书还广泛吸收了国内外周围神经修复材料的生物制造的最新进展，使本书在理论上达到了较高的水平。所以，本书既可作为广大临床医生、研究生等临床与科研工作的使用工具书，又可作为全面了解周围神经修复材料生物制造相关理论的较好的参考书。

　　本书作者在完成日常繁重的临床和科研工作之余，共同发扬协作精神，完成一件极有意义的工作。我相信，本书的出版与发行，将进一步推进我国周围神经领域临床与科研向更高的水平发展。

颜玉东

2018.6.19.

导　言

　　周围神经损伤与再生修复的研究，有记载的历史至少已有 2 个世纪以上。在这不算太长的历史时期里，一代代的学者潜心探索与研究，在周围神经的解剖学、组织学、生理学与病理学以及临床诊断、治疗、预后与重建方面，已建立起较为系统的理论基础与实践体系。分子生物学理论概念与技术手段的引入，又对其进行了新的充实。然而，临床的需求千变万化，传统的、经典的概念在日益复杂的临床需求前不得不面对一次又一次的检验与挑战。或许这是人们的认识水平随着现代诊断技术发展的提升而不断发现与周围神经损伤相关疾患的存在而需要进行甄别与处理，也可能同时是一些临床情况的处理在经典理论指导下难以取得医患双方满意的突破所致。

　　作为一个临床周围神经损伤修复的医生，在大多数情况下利用所掌握的经典理论体系与技术手段来指导临床工作是天经地义的。然而，复杂的临床需求，患者的无奈与失能的痛苦所渴望的需求，也迫使着医生们去探索更多其他的可能性。在此背景下，许多在特定情况下处于无奈的探索也获得了并非在预期内的期待，而慢慢衍变成部分临床处理的路径。其与经典理论与实践的差异，也可能会包括使用者在内的许多专家感到困惑，当然，会更激起他们的希望探索与补充理论体系的冲动。于是，许多新的研究设计、新的假设、新的证实手段也出现了。

　　最近，不到 30 年时间内，在再生医学愈来愈被人们认为可能是未来医学发展战略方向的大背景下，组织工程学等应运而生，并迅速与相关临床应用专业结合而被用来寻找突破口，材料学专家也潜心研究各种可能适用于再生医学领域的材料，社会各界投入了大量的资源与精力，在各方面也颇有建树。然而，在嗷嗷待哺的临床面前，这些似乎还是解不了"近渴"的"远水"。意识到这一问题的学术界感觉到了临床转化的重要性与迫切性，故呼唤"转化"的声音日益提升，并开始落实于规则的制定策略中。至于"转化"为什么这么艰难，牵涉生命科学奥妙破解客观过程的困难性，与人类所掌握技术手段的有限性。不少急功近利的行为更使事情本身复杂化。

　　中山大学周围神经损伤修复的临床与基础研究团队从事这一领域的研究，可以追溯到 20 世纪 70 年代。他们从显微外科的技艺着手，试图通过精细的显微缝合外科技术来处理临床周围神经损伤，包括精细的外膜缝合、束膜与束组的缝合，增加对合神经近远端的匹配性以试图减少迷走神经的无效再生，从而提高神经的临床修复疗效。朱家恺教授就是我国从事周围神经显微外科的一代先驱之一。当然，不断的临床实践也让我们体会到，单凭精湛的外科技术要达到理想的神经修复效果还远远不够。周围神经损伤再生修复所牵涉的因素太多、太复杂，复杂到你只能选择其中某一分支领域来进行有限的研究，以期为整个领域的进步做出些许贡献。于是，损伤性周围神经缺损的修复成了本团队重点研究领域之一，几十年来也历经了数代人在默默地探索着其中的规律，以期待能为临床患者提供卓有成效的服务。

本团队也像世界上从事这一领域研究的专家一样，曾尝试过同种异体、异种异体神经的移植，也寻找过各种类人体组织如肌肉、肌腱、羊膜、血管来桥接相应的神经缺损；也希望能提取某些可促进神经再生生长的体内成分来达到神奇的效果。此外，对神经显微结构的解剖学、组织学、病理学的观察，也曾使我们充满信心去获取相关的规律，能为临床服务。然而，尽管付出了许多努力，但仍无法应用于临床目的来处理病人。

直到 20 世纪 90 年代，瑞典著名周围神经显微外科专家 Lundborg 教授创造性地使用硅胶管在短距离内套接损伤断端，并提出了神经再生室的概念。而且在同一时间，组织工程学以支架材料与种子细胞、三维结构为核心概念的理论体系也开始形成，并且用于再生修复的基础与临床研究。本团队的刘小林医师带着困惑与求师指教的期待，赴瑞典 Lundborg 教授门下，潜心研究周围神经缺损性损伤修复的相关问题。

当时，组织细胞化学萃取洗脱技术开始应用于实验室的相关研究。Lundborg 教授敏锐地察觉到其对周围神经的研究具有重大意义，故在其实验室开始了同种异体神经化学萃取脱细胞技术应用的研究。尽管当时仍以观察其免疫原性变化为目的，但在今天看来也仍为必不可少的研究阶段。在动物周围神经进行脱细胞处理后的电镜照片出现神奇的细胞外基底膜结构架构后，刘小林医生亦有了这种材料或许就是"众里寻她千百度，她却藏于灯火阑珊处"的感觉。鉴于当时的研究环境，他毅然回国组建相应实验室进行人同种异体神经的相应研究。经过多年的研发，也是充满酸甜苦辣心路的历程，在 2012 年，终于以"神桥"名称问世，一代同种异体脱细胞神经历尽千辛万苦走向了临床，许多患者开始受益。而从瑞典同一实验室流出的技术，2008 年在美国同样开发出了这类材料，并应用于临床，比我国早了 4 年。

在人体脱细胞神经材料的转化研究过程中，我们付出的艰辛换来了众多的经验与体会，尤其对"转化"二字的沉重与含金量有了刻骨铭心的感受。观今天创新转化研究方兴未艾，团队早就有意将我们的历程写成工具栏以期能助那些像当初我们一样的待哺者，因为这里面牵涉我们临床医生、基础专业人员并不十分了解的要求与运作规律，以及企业家的智慧与经验，这就是本书撰写的目的之一。

在"神桥"应用过程中，又遇到了过去尚未涉足的新问题。从临床适应证的病理机制与神经生物学基础内涵，到评价临床疗效的客观标准、指标、影响因素及权重，细细嚼来，竟又是多少块难啃的硬骨头？而为更多的患者带来福音，就意味着用疗效更好的材料来修复这类损伤性缺损，并扩大临床适应证，不忘初心，再次成为团队砥砺前行的动力。

通过大量的研究发现，这里面又渗透了其他学科的知识，尤其是工科、理科、计算机科学和材料科学的知识。幸运的是，付出的艰辛与努力终于让我们看到了曙光，本团队系列研究的许多重大发现、理论推理与实践，具有相当重大的意义，尤其是凝结着又一代人多科学智慧与汗水的结晶，体现着多种现代最新的综合技术、在结构内环境上双重仿生的"神桥"二代。人工仿生与生物制造产品已呼之欲出，即将进入临床前动物实验。这里面，我们又有太多的感受与体会，许多方面我们甚至是由游弋于本研究领域无人区而开展的开创性工作。对神经微结构的研究分析，我们不但建立了独特的技术手段，又分析出了微结构的特点与规律，并能用数字模型的逻辑来证实与简化；计算机专家的卓越劳动，使之可转化为提供生物3D打印的控制语言；材料学专家的杰出贡献，使得具有神经内环境元素、生物相容性、对神经再生生长成熟安全有效、可应用于生物3D打印的"生物墨水"横空出世；工程机械专家的努力，使得适合打印神经类框架材料软组织的生物3D打印机械装备的关键技术取得突破。这一切都为"神桥"二代的问世奠定了较为扎实的技术基础。而医科团队对神经损伤修复与神经再生的生物学研究，对提取结构与内环境元素之规律与特点进行重构生物制造，提出神经再生的科学理论假说——"水流灌注"学说与构成神经微结构特点的"二级孔隙"结构假设，则奠定了新一代材料的生物学等方面的逻辑合理性。"神桥"一代关于神经修复材料的临床使用，甚至是周围神经损伤临床修复的疗效的合理评估体系，使我们对即将到来的临床前动物实验研究和多中心临床试验研究满怀信心。

所有这些，使得团队成员怀着兴奋和虔诚的心情，期待与同行们分享，并真诚希望得到同行们的指正，为了共同的梦想来提升我们的工作，这就是本书初成的目的之二。

我们在研究中有一个深刻的感受，就是生命的奥秘。我们甚至无法用现有的知识去解释一些生命中最简单的现象。我们在再生医学、生物制造研究领域的点滴工作，还根本谈不上生命构造所需的深度与精度。探索生命、复制生命将是一个艰辛的过程。大量的技术积累与基础生物学、基础医学知识的积累，或许才可能出现质的突破。以周围神经为样本的相关研究，目前仅停留在对细胞外基质框架结构的了解与简单仿生模拟，并未涉及其内容如神经组织细胞、神经元轴突的内涵。故距离完整解决神经缺损修复临床问题，应该还有相当长的路要走。在这里需要强调的是我们的建议，重视工程解剖学与工程生理学的知识积累。因为在当前，我们对软组织构建与构效关系的规律来源于组织学知识和大体解剖、局部解剖、显微解剖学知识，这些知识体系并没有告诉我们进行人工工程组装与生物制造的结构特点、材料特点、功能细胞的时空分布与界面状态、与全身各组织系统的连接道路与位置关系。我们将这些再生医学中组织或器官生物制造替代材料所不可缺少的"模板"，称之为"工程解剖学"知识。可以想象，再生医学、生物制造的起飞，有赖于工程解剖学与工程生理学研究技术手段的突破和量变到质变提升作为前提。这也就是笔者们认为，目前再生医学与生物制造领域研究尚不能很好解决仿生问题，转化为临床应用的关键知识掣肘之一。故以此书内容呼唤"工程解剖学"与"工程生理学"春天的来临，这就是本书撰写的目的之三。

目　　录

第二编　周围神经微结构、微环境的研究与仿生设计
责任主编：戚　剑

第三编　周围神经缺损的修复材料与生物制造
责任主编：全大萍

第四编　周围神经缺损修复材料的临床评估
责任主编：顾立强　杨越雄

第五编　周围神经损伤性缺损修复材料生物制造的前景与展望
责任主编：刘小林

第一编

周围神经损伤与修复基础

（责任主编：朱庆棠）

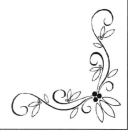

第一章　周围神经解剖学特点与
周围神经再生过程

第一节　周围神经系统的结构与功能

一、周围神经系统

神经系统（nervous system）在人体各系统中占有非常重要的地位。人体神经系统可分为中枢神经系统（central nervous system，CNS）以及周围神经系统（peripheral nervous system，PNS）（图1-1-1）。中枢神经系统包括颅腔内的脑和位于椎管内的脊髓，周围神经系统则是指脑和脊髓以外所有神经结构，包括神经节、神经干、神经丛及神经终末装置。

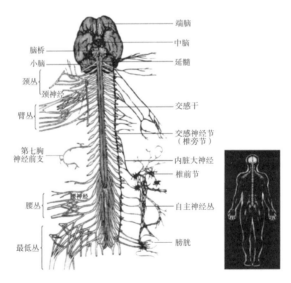

图1-1-1　神经系统分部

（引自姚志彬《医用解剖学》，人民卫生出版社2009年版）

（一）周围神经系统分类

根据其与中枢神经系统不同部分的联系分为脑神经（cranial nerve）和脊神经（spinal nerve）。脑神经是与脑相连的周围神经，共 12 对，可进一步分为感觉性神经，如嗅神经、视神经以及前庭蜗神经；运动性神经，如动眼神经、滑车神经、展神经、副神经以及舌下神经；混合型神经，如三叉神经、面神经、舌咽神经以及迷走神经（图 1 - 1 - 2）。脊神经共 31 对，主要分布于躯干和四肢，按部位计有 8 对颈神经、12 对胸神经、5 对腰神经、5 对骶神经以及 1 对尾神经（图 1 - 1 - 3）。每对脊神经借前根和后根与脊髓相连，前根属运动性，由位于脊髓灰质前角的运动神经元发出的轴突构成；后根属感觉性，由脊神经节（spinal ganglion）假单极感觉神经元的轴突构成，也称为背根神经节（dorsal root ganglion，DRG）。两者在椎间孔处合成一条脊神经干，感觉和运动纤维由此混合。出椎间孔后再分为前支、后支、脊髓支和交通支。各支大小、走行不同，支配不同区域（图 1 - 1 - 4）。

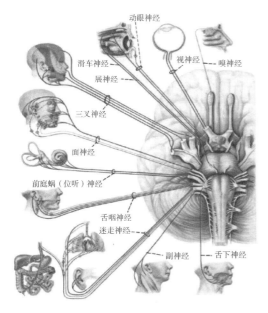

图 1 - 1 - 2　脑神经组成
（引自周新《中华反射学：足疗临床手册》，
中国医药科技出版社 2004 年版）

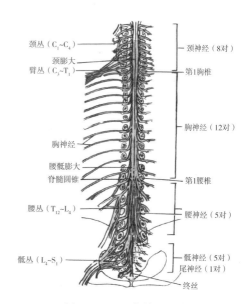

图 1 - 1 - 3　脊神经组成
（引自滕皋军等《经皮椎体成形术》，
江苏科学技术出版社 2005 年版）

根据其周围分布不同，周围神经可分为躯体神经（somatic nerve）和内脏神经（visceral nerve）。躯体神经分布于体表的皮肤、黏膜，以及骨、关节和骨骼肌；内脏神经分布于内脏、心血管、腺体以及体内其他各处的平滑肌，支配心肌、平滑肌运动和腺体的分泌，通常不受人的意志控制，是不随意的（图 1 - 1 - 5）。

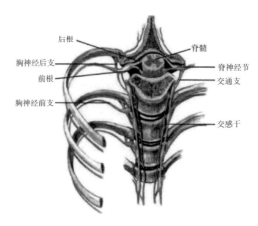

图 1-1-4 脊神经的组成与分支模式

（引自刘秀萍《人体解剖学与组织胚胎学》，河南科学技术出版社 2005 年版）

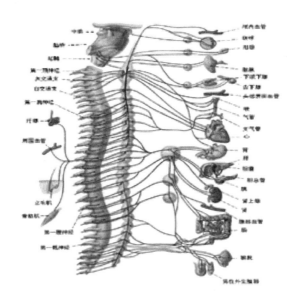

图 1-1-5 内脏神经系统

（引自姚志彬《医用解剖学》，人民卫生出版社 2009 年版）

（二）周围神经系统的基本组成

周围神经系统的基本组织是神经组织，神经组织由神经元和周围神经胶质细胞组成。

1. 神经元

神经元（neuron）又称神经细胞，是神经系统结构和功能的基本单位，具有感受刺激和神经冲动的功能。不同神经细胞的大小和形态差异较大，但每个神经元的基本结构都可以分为胞体和突起（包括神经末梢）两部分（图 1-1-6、图 1-1-7）。胞体为神经元的代谢中心，由细胞核、细胞质和细胞膜组成，含有神经细胞所特有的尼氏体和神经元纤维；神经元胞体聚集在一起构成神经节。神经元突起分为树突和轴突。树突的数量和配布方式在不同的神经元中各异，一般较短，很多神经元的树突具有小突起，称为树突棘，是接收信息的装置。轴突具有以下特点：①轴突通常只有 1 条，是神经元胞体的延续，胞体发出轴突的部分常呈圆锥体，称为轴丘（axon hillock），光镜下轴突和轴丘内均无尼氏体，其表面光滑无棘，包被轴膜，神经冲动沿其传导；②不同类型神经元的轴突粗细长短不一，直径 $0.2 \sim 20.0~\mu m$，长度可达 1m 以上；③轴突内的物质（大部分是蛋白质）是流动的，称为轴浆流，轴突内一些结构成分如微丝、微管蛋白等在轴突内双向性运输，称为轴突运输，可分为慢速运输（$0.1 \sim 0.2~mm/d$）和快速运输（$100 \sim 400~mm/d$）。

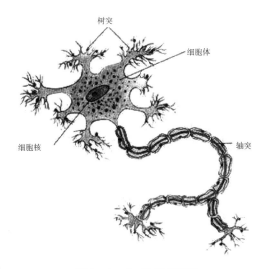

图 1 - 1 - 6 神经元结构
（引自刘秀萍《人体解剖学与组织胚胎学》，
河南科学技术出版社 2005 年版）

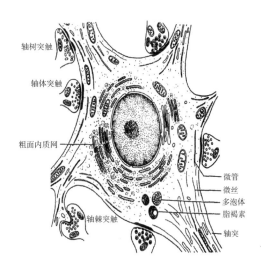

图 1 - 1 - 7 神经细胞超微结构
（引自刘秀萍《人体解剖学与组织胚胎学》，
河南科学技术出版社 2005 年版）

2. 周围神经胶质细胞

神经胶质细胞（neuroglia cell）是神经系统的间质或支持细胞，对神经元起着支持、营养和保护等作用。参与构成中枢神经系统和周围神经系统的神经胶质细胞有很大差别，前者主要有星形胶质细胞、少突胶质细胞、小胶质细胞以及室管膜细胞，后者主要有施万细胞。施万细胞主要参与形成周围神经的髓鞘和神经膜，即参与组成周围神经的有髓或无髓神经纤维。

3. 反射弧

反射（reflex）是神经系统在调节机体的活动中对内外环境做出的适宜的反应，是神经系统活动及基本方式。反射的形态学基础是反射弧（reflex arc），其可分为 5 部分：感受器、传入神经、中枢、传出神经、效应器（图 1 - 1 - 8）。反射弧中任何一个环节出现障碍，反射活动即出现障碍。完整的反射弧是周围神经系统实现其传导作用的重要结构。

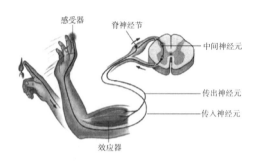

图 1 - 1 - 8　反射弧的结构以及组成

(引自姚志彬《医用解剖学》，人民卫生出版社 2009 年版)

感受器（receptor）又称为感觉神经末梢，是周围神经的感觉神经末梢分布于皮肤的游离神经末梢、被囊神经末梢、分布于骨骼肌上的神经肌梭以及分布于肌腱上的神经腱梭等。感受器能接受体内、外环境的各种刺激，并将刺激转化为神经系统可理解的电信号，因而主要起感受器的作用。它可将各种物理或化学刺激转化为细胞膜电位的变化，并以神经冲动的方式经神经纤维由传入神经传向中枢。感受器的功能具有特异性，即某一特定的感受器只对某一种特殊类型的刺激特别敏感（表 1 - 1 - 1）。

表 1 - 1 - 1　感受器的分类

神经末梢类型	分类	分布	功能
游离神经末梢	Aδ 型或 C 型纤维	黏膜上皮、浆膜、深筋膜、肌肉以及结缔组织等	主要感受痛觉
被囊神经末梢	多为 Aα 型纤维	真皮乳头中的触觉小体、皮下组织中的环层小体	分别感受触觉和深压觉
神经肌梭	Aα 型和 Aβ 型纤维	骨骼肌肌腹	主要感觉牵张性刺激
神经腱梭	Aβ 型纤维	肌腱	感受强的牵张性刺激

效应器（effector）又称为运动神经末梢，与感受器一样，属于神经终末装置。运动神经末梢是运动神经元的轴突在周围各器官和组织中形成的神经终末，分布于骨骼肌、心肌、平滑肌以及腺体等，在接受传出神经带有运动信息的神经冲动后，调节这些器官和组织的活动。效应器可分为躯体效应器和内脏效应器两类。前者其神经纤维发自脊髓运动神经元的有髓神经纤维，其末梢与骨骼肌纤维形成神经 - 骨骼肌接头，又称为运动终板（motor end-plate），发挥调节骨骼肌伸缩运动的作用；后者的神经终末来自自主神经节的节后无髓神经纤维，支配内脏平滑肌、心血管的活动和腺细胞的分泌功能等。

二、周围神经系统功能

周围神经是连接中枢神经系统与机体组织器官的通路，其生理功能主要包括：

（1）传导信号作用，包括传导感觉信号以及运动信号。传导感觉信号，即感受机体内外环境的刺激，并将刺激引起的兴奋通过传入神经纤维（感受纤维）传至中枢；传导运动信号，即把中枢形成的运动指令通过传出神经纤维（运动纤维）传至效应器而产生生理效应。

（2）营养作用：即周围神经对其靶结构具有一定营养作用，效应细胞（如肌细胞、腺细胞等）形态结构的维持有赖于运动神经元通过神经末梢不断地释放某些物质，持续地调整被支配组织的内在代谢活动。运动纤维切断后，骨骼肌细胞逐渐出现萎缩、变性，结缔组织增生，最终纤维化，即失神经支配现象。神经损伤后的成功再生是十分重要的，若神经及时有效地再生，骨骼肌细胞的变性可以被阻止或逆转。

第二节　周围神经干结构与组成

神经纤维，指的是神经元的长突起被起绝缘作用的髓鞘或神经膜（主要成分是施万细胞）包裹所形成的结构，这些长突起包括运动神经元轴突和脊神经节假单极神经元的周围突，统称为轴索。神经纤维集结成束，即神经束，多条神经束集结一起，相互交错，在多层鞘膜的包绕下，形成神经干，如尺神经、正中神经等（图1-1-9）。

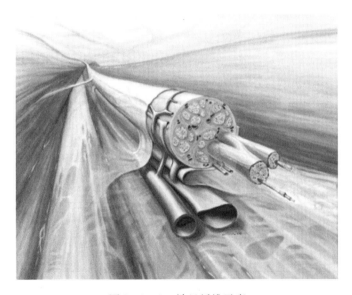

图1-1-9　神经纤维示意

（引自：Mackinnon S E，Dellon A L，eds. Surgery of the Peripheral Nerve. New York，NY：Thieme. 1988）

一、神经纤维

神经纤维（nerve fiber）是周围神经的基本组成结构。根据其是否具有髓鞘结构，可分为有髓神经纤维（myelinated nerve fiber）和无髓神经纤维（unmyelinated nerve fiber）。在周围神经系统中，髓鞘由施万细胞（schwann cell）形成。

施万细胞沿着轴突层层包绕，形成有髓神经纤维（图1-1-10）。有髓神经纤维具有以下几个特点：①有髓神经纤维起始段、终末段以及结间体不形成髓鞘结构。②髓鞘呈节段包绕轴突，形似藕节，其间断部位轴膜裸露，仅有施万细胞基底膜，可发生膜电位变化，此部位称为神经纤维节，又称为郎飞结（node of Ranvier），相邻两个郎飞结之间的一段有髓神经纤维称为结间体（internode），长为0.5～1.0 mm。每个结间体由一个施万细胞所包绕，在结间体中段可见施万细胞核，反过来，每个施万细胞也仅包绕一根轴突，形成一个结间体。③髓鞘主要由类脂质和蛋白质组成，成为髓磷脂（myelin），髓磷脂中类脂含量很高，约占80%，故新鲜髓鞘呈闪亮的白色，但在常规染色标本上，因类脂被溶解，仅见残留的网状蛋白质。若标本用锇酸固定和染色，髓磷脂保存，髓鞘呈黑色，在其纵切面上常见一些漏斗型的斜裂，称为施-兰切迹（schmidt-lantermann incisure），该切迹构成螺旋形的胞质通道，并与细胞内、外缘的胞质相通。

与有髓神经纤维不同的是，无髓神经纤维轴突外面没有髓鞘包裹，而是不同程度地直接包埋于施万细胞表明凹陷所形成的纵沟内。一个施万细胞可形成多个凹沟，包埋数根轴突。电镜下可见一个施万细胞深浅不同的包裹5～15条粗细不等的轴突（图1-1-11）。

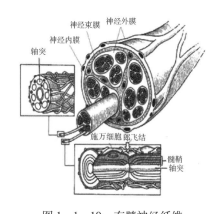

图1-1-10　有髓神经纤维

（引自：Steve. K. Lee，Scott W. Wolfe，Perigharal nerre Injury and Repair. J. Am Acad Orthop Surg 2000：8：243-252.）

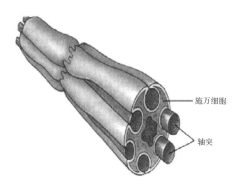

图1-1-11　无髓神经纤维

（引自胡捍卫《组织胚胎学》，东南大学出版社2009年版）

由于髓鞘结构的差别，有髓神经纤维和无髓神经纤维在神经传导上也表现出较大的区别。由于缺少髓鞘结构，无髓神经纤维的轴突至少部分地裸露在细胞外，因此，神经冲动在轴膜上呈连续传导，传导速度较慢。髓鞘含有疏水性的高浓度类脂物质，可阻隔带电离子通过，具有高电阻、低电容的特点，可起到绝缘作用，因而，通过轴突的动作电位所产生的电流只能使郎飞结处的轴膜去极化而出现兴奋。所以，有髓神经纤维上神经冲动呈跳跃式传导。有髓神经纤维越粗，结间体越长，每次跳跃的距离就越长，传导速度也就越快。

因此，根据周围神经纤维动作电传导速度等电生理特性的不同，可进一步将其分为A、B、C三类神经纤维（表1-1-2）。其中A、B两类均属有髓神经纤维，C属无髓神经纤维。A 纤维直径最粗，传导速度最快，损伤后恢复较慢；B 纤维直径较细，传导速度较慢，损伤后较易修复；C 纤维均为无髓神经纤维，直径最细，传导速度最慢，损伤后再生能力强，容易修复。

表 1 - 1 - 2　周围神经电生理学分类

类别		直径分类	电生理学分类	纤维直径/μm	传导速度/ms⁻¹	分布
有髓神经纤维A 类	躯体传入纤维	Ⅰ	Aα	13～22	50～120	Ⅰa 肌梭传入 Ⅰb 腱器官传入
		Ⅱ	Aβ	8～13	20～70	表皮机械感受器 肌梭梭内肌传入纤维
		Ⅲ	Aδ	1～4	5～30	痛、温觉传入纤维 血管感觉神经末梢
	躯体传出纤维	α		9～20	50～100	骨骼肌纤维
		β		9～15	30～85	梭外肌（慢肌）、内梭内肌
		γ		4.5～8.5	20～40	梭内肌（γ1 快肌，γ2 慢肌）
有髓神经纤维B 类		—		1～3	3～15	自主神经节前纤维
无髓神经纤维C 类		Ⅳ		0.2～1.5	0.3～1.6	自主神经节后纤维 内脏和躯体感觉、嗅丝

二、神　经　束

　　周围神经的基本组成结构是神经纤维，许多神经纤维聚集一起便合成神经束；周围神经是由许多外形、大小各异的神经纤维束组成，有的小神经可只包含单束。神经干内功能性质相同的神经也可以组成神经束组。而神经干内的神经纤维并不是始终沿着某一个神经束走行，而是不断地从一个神经束到另一个神经束，在束间互相穿插行走，不断交换神经纤维，使神经束的数目、大小和位置不断发生变化，这便是神经束之间的丛状交织特点（图 1 - 1 - 12）。这种特点在肢体近端表现得更为突出，而在肢体远端，神经丛状交错变少，成为多束状结构（图 1 - 1 - 13）。即使是在近端，神经束已经分为特定的运动或感觉成分。另外，运动束间交错纤维较多，而且束间纤维交错的发生较早出现；感觉神经束间交错纤维较少，交错纤维的出现较迟。这些周围神经内部空间分布的认知能指导临床神经修复时正确对合神经束，以达到神经再生时纤维类型匹配和功能匹配的最大化。

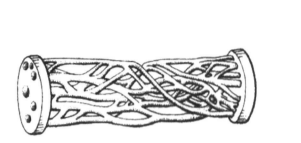

图 1-1-12 周围神经束丛状交织

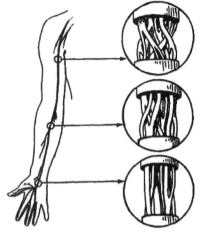

图 1-1-13 正中神经在肢体远端交织减少

（引自朱家恺等《现代周围神经外科学》，上海科学技术出版社 2007 年版）

三、神经鞘膜

　　神经纤维、神经束由结缔组织包裹、分隔，形成 3 个层次的鞘膜，分别是神经内膜、神经束膜以及神经外膜（图 1-1-10、表 1-1-3）。三层鞘膜的组成、内容以及功能上各有区别。

表 1-1-3 神经鞘膜的分类

鞘膜	成分	内容	功能
神经内膜	胶原纤维和少量成纤维细胞	有髓和无髓神经纤维	参与构成血-神经屏障，参与维持神经的弹性
神经束膜	外层是致密的结缔组织，胶原纤维平行于神经长轴走行；内层为由数层扁平细胞构成的神经束膜上皮	神经纤维、血管、神经内膜	支持作用，屏障作用，扩散渗透作用，维持神经纤维合适的内环境
神经外膜	疏松排列的长胶原纤维束、血管、淋巴管、脂肪	神经束	支持神经束，形成神经

　　神经内膜（endoneurium）是由纤细结缔组织包裹在神经纤维外面形成的薄膜，神经内膜形成的容纳神经纤维和施万细胞的管道，成为神经内膜管或神经内膜鞘。

　　神经纤维常集结成束，形成神经束。包绕在神经束外面的一层较致密的膜称为神经束膜（perineurium）。神经束膜内层为 15～20 层扁平的神经束膜上皮细胞构成，上皮细胞之间有紧密连接，而且细胞内、外两面都有基膜，形成一道屏障，具有选择通透作用，有利于维持神经纤维的适宜内环境。神经束膜外层是神经束膜和神经外膜的移行部分，由粗大的、排列不整齐的胶原纤维组成，具有良好的抗张性。在一些较大的神经束中，常可见到束膜结缔组织穿行其间，形成束隔。

神经外膜（epineurium）是一层较致密的结缔组织膜，多由胶原纤维构成，神经束之间是内层神经外膜，包绕所有神经束成为一条神经的结缔组织鞘称为外层神经外膜。神经外膜和神经束膜的结缔组织互相延续，并无截然界限。

在神经纤维周围包绕着一层厚 20～30 nm、较致密的膜状结构，称为基膜（basement membrane）（图 1-1-14），由细胞外基质沉积并有序而紧密地排列组成。严格来说，基膜并不参与构成神经鞘膜，它是一个独立的结构。当前许多文献将基膜看作神经内膜管的一部分，认为前者构成后者的内壁，是周围神经再生的重要通道，因此，本节将其内容放在一起做介绍。基膜也称为基底膜或基板，因为包绕在施万细胞外面，又称为施万细胞基膜，主要起着支持施万细胞，连接施万细胞和神经内膜结缔组织的作用，同时，具有半透膜特性。基膜的构成成分主要包括层黏连蛋白、纤维连接蛋白、Ⅳ型胶原、硫酸肝素蛋白多糖、内皮黏连素等。有髓神经纤维即使在郎飞结处基膜也是完整的，轴突不与细胞外间隙直接接触。因此，有髓神经纤维的基膜实际上形成一个完整的管状结构，容纳轴突、髓鞘及施万细胞，成为基膜管。无髓神经纤维轴突外面也有施万鞘包裹。因此，无论是神经内膜管、基膜管还是施万鞘，其中起再生通道作用的主要结构都是基膜，能够有效引导和促进神经轴突再生。

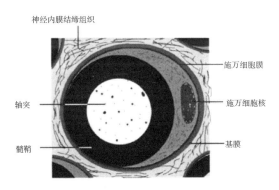

图 1-1-14　施万细胞基膜结构示意

（引自顾晓松《神经再生》，科学出版社 2013 年版）

四、周围神经的血供和微循环

周围神经对缺血甚为敏感，因此，一套完整的微血管循环系统是周围神经功能保持正常的必备条件。在周围神经中，神经干的血供主要来源于供养神经干的专用血管，即神经血管，其主要发自肢体的主干血管、主干血管的分支和无名的肌支或皮支，这属于神经外血管系统。另外，神经干的内膜、束膜以及外膜各个层次均有丰富的微血管网丛，各层次之间和各段落之间又有发达的侧支循环，这属于神经内血管系统。

（一）周围神经的外血管系统

按照血管与神经的位置关系，周围神经外血管系统可进一步分为神经伴行血管和神经节段性血管。前者常发自主干血管并与神经伴行，后者常发自较小的伴行血管，并节

段性地进入神经干。（图 1 - 1 - 15）

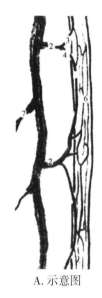 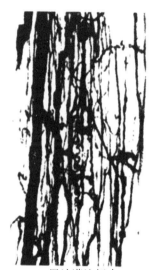

A. 示意图　　　　　　　　　　B. 墨汁灌注标本

图 1 - 1 - 15　周围神经血供来源

1. 伴行血管；2. 节段性血管；3. 升支；4. 降支；5. 外膜血管；6. 束间血管网；7. 皮支或肌支

（引自朱家恺等《现代周围神经外科学》，上海科学技术出版社 2007 年版）

神经伴行血管通常由 1 条动脉和 2 条静脉组成血管束，其来源常是肢体主干血管的一段以及主干血管分支的一段，有些供养肌肉、皮肤的血管和神经的肌支或皮支伴行，也被看作伴行血管。由于神经干行程常比伴行血管要长，因此，同一神经干的不同段往往由不同来源的伴行血管供应。伴行的血管的本干并不直接供养神经，而是在伴行过程中，沿途发出节段性血管进入神经干内，参与形成神经节段性血管。此外，伴行血管沿途还发出分支供养邻近的肌肉和皮肤等组织。

神经节段性血管的来源包括：伴行血管、邻近的其他血管干、邻近的肌支以及皮支。这些节段性血管常分布于周围神经主干的全长，每隔适当的距离，陆续有不同数量的节段性血管进入神经干内，与其管径大小有关。节段性血管到达神经外膜后，随即分为升支和降支。上、下位节段的升、降支互相吻合，延续成为纵行的神经血管外膜。节段性血管进入神经干处的结缔组织称为神经系膜，为保持周围神经的正常血供，神经系膜不能与神经干分离。

（二）周围神经的内血管系统

周围神经内血管系统包括：神经外膜血管、神经束间血管网以及神经束内微血管网。这 3 个层次的血供分布与神经干的鞘膜结构是一致的，之间相互形成各种网状微血管循环以及发达的侧支循环。（图 1 - 1 - 16）

节段性血管到达神经外膜后，随即分为升支和降支，上、下位节段的升、降支互相吻合，延续成为纵行的神经外膜血管。由外膜血管发出的较短的横支或斜支，呈弓状在神经束的表面越过，行向神经深部，延续为神经束间血管网。

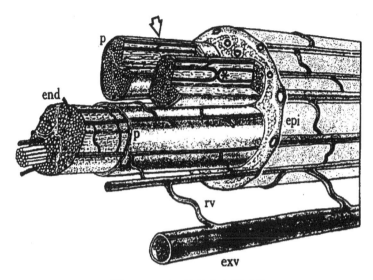

图 1 - 1 - 16　神经内血管系统

exv：外部血管；rv：营养血管；epi：神经外膜；p：神经束膜；

end：神经内膜；箭头示斜向穿行神经束膜的血管；＊示神经束间双襻形成

（引自朱家恺等《现代周围神经外科学》，上海科学技术出版社 2007 年版）

　　神经束间血管是由神经外膜血管的分支向深部延续形成，其在神经束膜上形成众多纵向走行的、互相吻合的血管。神经束间血管位于神经束间疏松结缔组织内常呈弯曲盘旋状，这种结构表明神经束间血管网对神经长度的改变有一定的适应性。在神经被牵拉时，由于血管弯曲的形态而留有伸展的余地，不至于挤压血管而导致血供受限。

　　神经束间血管网的分支以斜行穿过神经束膜的方式进入束内，形成纵行排列的、以毛细血管为主的微血管网。这些神经内膜血管吻合丰富，镜下可观察到各段毛细血管双"U"形襻吻合。

（三）血 - 神经屏障

　　血 - 神经屏障（blood-nerve barrier，BNB）是存在于血液和周围神经系统之间的屏障系统，可以选择性地限制血液和周围神经系统实质之间的物质转运和交换。血 - 神经屏障的形态学基础是神经束膜内层细胞的紧密连接和神经内膜毛细血管内皮细胞。神经束膜是由胶原纤维、扁平细胞和基底膜构成的板层结构，各层结构间紧密连接组成了一道能阻止物质通过的扩散屏障。神经内膜血管的结构与神经外膜血管和神经束膜血管不尽相同，是类似于血 - 脑屏障的毛细血管。神经内膜内皮细胞在神经内膜内组成微血管，细胞间通过紧密连接部相连，血管周围被周细胞包绕，这些细胞膜下有微丝汇集附着的致密斑，从而加强了神经内膜血管的屏障功能。需要注意的是，血 - 神经屏障是个相对性概念，它对必需的营养物质、低分子量物质、电解质和水是通透的，只对蛋白质和大分子物质有屏障作用，从而维持神经内膜内环境的稳定，有利于保持神经纤维功能的正常发挥。

第三节 周围神经损伤与再生

一、周围神经损伤

(一) 概述

周围神经损伤包括一切对周围神经形态结构或生理功能的损害，是指周围神经干或其分支遭受不同程度的创伤，临床上主要表现为神经支配区域运动神经、感觉神经以及自主神经功能障碍、骨骼肌萎缩。病理学上根据不同损伤程度分为两个类型：①无轴突连续性中断，仅有短暂神经传导阻滞，病理学上表现为节段性脱髓鞘与再髓鞘化；②轴突有连续性中断或同时伴有不同程度的神经内结构损伤，损伤近侧段和远侧段发生一定范围内的轴突变性，神经元胞体也会发生相应的轴突反应（图1-1-17）。严重周围神经损伤的远端都会发生瓦勒（wallerian）变性，在损伤后几个小时内损伤远端的轴突和髓鞘开始崩解，神经微管和微丝排列混乱，轴突的轮廓不规整，48～96 h后轴突将失去传导神经冲动的能力。严重的周围神经损伤，由于局部血管也受到了损伤，导致局部发生出血和水肿，发生强烈的炎症反应，在损伤的部位，成纤维细胞快速增殖并分泌大量胶原纤维进而形成瘢痕，妨碍了损伤近端轴突出芽，不利于神经再生和功能的恢复。

周围神经损伤实质上是对神经纤维的损伤，直接受损的是神经元的突起部分，由于神经元是一个完整的细胞，轴突的损伤实质上是神经细胞整体的一部分损伤。而周围神经损伤的原因众多，包括机械性损伤、物理性损伤、缺血性损伤以及医源性损伤等。不同原因引起的周围神经损伤，其损伤程度不同，临床表现不同，治疗方法与预后也不大相同。因此，在治疗周围神经损伤之前，必须先了解周围神经损伤的病因及其致伤机制。

这里主要介绍临床上常见的锐器切割伤、骨折和关节脱位时神经牵拉以及注射损伤所致的周围神经损伤。

1. 切割伤

临床上较常见，多由锐器直接切断相关组织所致的开放性损伤，神经干可完全离断或部分离断，断面较整齐，神经损伤范围大多比较局限而明确，但常常合并肌腱、血管、肌腹等组织器官的损伤。

2. 骨折、关节脱位所致的牵拉性神经损伤

骨折、关节脱位时神经受到不同程度的牵拉，超过了神经生物弹性的耐受范围，可造成不同程度的损伤，出现神经失用或轴突断裂，神经损伤范围一般比较广泛。

3. 注射性神经损伤

注射性损伤是医疗过程中常见的神经损伤，损伤机制比较复杂，可能包括注射针头

直接损伤、瘢痕挛缩引起的继发性损害，以及化学药物对神经的毒性作用等。损伤的严重性取决于损伤部位以及药物的化学成分。最容易引起注射损伤的药物包括青霉素钾盐、苯唑西林、地西泮以及氯丙嗪等。

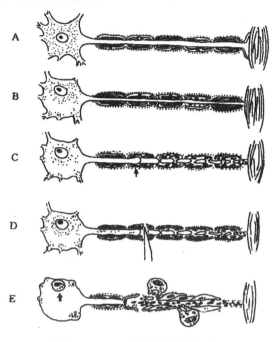

图 1-1-17　周围神经损伤示意

A. 正常神经元及其胞体、轴突、终末和肌肉组织；B. 神经纤维受压迫后节旁脱髓鞘、节段性脱髓鞘；C. 神经纤维受压迫后轴突变性；D. 神经纤维刀割伤后，远侧段轴突瓦勒变性；E. 近侧段轴突逆行性变性，胞体染色质溶解，核溶解、核扩大。（引自顾立强等《周围神经损伤基础与临床》，人民军医出版社 2001 年版）

（二）周围神经损伤分型

　　周围神经损伤严重性不同，其损伤机理以及再生机制也有所不同，进而选择不同的治疗手段。因此，适当的分类对于指导神经损伤临床治疗、预后判断等非常重要。目前，临床上常用的经典方法有 Seddon 分类法和 Sunderland 分类法（表 1-1-5），这两种方法都是按损伤程度对周围神经损伤进行分类（表 1-1-6）。

表 1-1-5　周围神经损伤分类

Seddon 分类法	Sunderland（分度）分类法
神经失用（neurapraxia）	I
轴突断裂（axonotmesis）	II
	III
	IV
神经断裂（neurotmesis）	V
	VI

表1-1-6　周围神经损伤分类

损伤分度	组织病理学改变					Tinel征	
	髓鞘	轴突	神经内膜	神经束膜	神经外膜	存在	向远端进展
Ⅰ（神经失用）	+/−					—	—
Ⅱ（轴突断裂）	+	+				+	+
Ⅲ	+	+	+			+	+
Ⅳ	+	+	+	+		+	+
Ⅴ（神经断裂）	+	+	+	+	+	+	+
Ⅵ	各种神经纤维和神经束表现出各种病理变化					+	+/−

*Tinel征：是指叩击神经损伤（仅指机械力损伤）或神经损害的部位或其远侧，而出现其支配皮区的放电样麻痛感或蚁走感，代表神经再生的水平或神经损害的部位。

神经失用（Ⅰ度损伤）是一种缺血性损伤，可以有节段性脱髓鞘，但没有轴突或结缔组织连续性中断。这种损伤出现局部传导阻滞，但由于轴突没有受损，并不需要轴突再生，至多12周可看到神经恢复的征象。止血带麻痹是典型的急性传导阻滞，可在12周内恢复。

轴突断裂（Ⅱ度损伤）的特点是轴突中断但结缔组织鞘完整。在损伤远端的轴突发生瓦勒变性，同时，近端神经纤维以大约每月2.5 cm的速度再生。该类损伤中，结缔组织层仍连续。由于一些未受损的轴突可在远端运动终板处发出侧支以营养、保护靶肌肉，直到原来的轴突最终到达靶肌肉，因此，这种损伤可完全恢复。

Ⅲ度损伤的特别之处在于，神经内膜纤维化使部分受损轴突无法顺利再生。这导致了靶器官再神经化不完全或不匹配。如果损伤位于易引起卡压的部位，手术减压对神经恢复有所帮助，效果比神经修复或移植都要好，除非患者伴有严重灼性神经痛。在这种罕见的情况下，可当作Ⅳ度损伤来治疗以控制灼性神经痛。

Ⅳ度损伤是指连续性存在的神经瘤，因为全部再生轴突都被瘢痕阻挡，神经束遭到严重破坏或断裂，因此没有自然恢复的可能，需要切除神经瘤行神经移植修复。

神经断裂（Ⅴ度损伤）是指神经纤维，包括轴突和所有结缔组织成分均完全断裂。这种情况必须通过手术修复。

1997年，Mackinnon提出第Ⅵ度损伤的概念来描述在同一损伤平面正常神经束与两种或更多的损伤类型神经束并存的情况，即一条神经干可存在混合性损伤或不完全断裂的单条神经内同时由各种不同程度的损伤和神经外膜的破坏。

（三）周围神经损伤的病理改变

根据损伤的严重程度，周围神经损伤中神经纤维的损伤反应在病理学上可分为两个主要的类型：①神经损伤无轴突的连续性丧失，仅有短暂的神经传导阻滞，在病理学上表现为轻微损伤所导致的节段性脱髓鞘与再髓鞘化，Ⅰ度损伤便属于这个类型；②Ⅱ度及以上损伤均有轴突中断，或伴有不同程度的神经内在结构损伤，导致神经纤维出现相应的病理变化，包括神经元胞体、损伤近侧段、损伤远侧段以及靶器官的变化。神经元包括其轴突和胞体损伤后的病理反应称为神经元溃变。不同类型的神经损伤后的病理生理变化各有特点。

1. 神经元胞体的变化

神经元胞体是整个神经细胞的营养和代谢中心。周围神经轴突损伤后，神经元胞体不可避免地受到波及，这种轴突损伤后引起的神经元胞体反应的现象称为轴突反应（axonal reaction），是一种综合反应，其典型形态学表现为染色质溶解（chromatolysis）和核偏位，并伴随生物化学和电生理改变。轴突反应的性质、范围和程度取决于损伤的严重程度、损伤平面与胞体的距离以及神经元的类型和大小等，这些也是决定神经元胞体能否存活、功能能否恢复正常的关键。因此，轴突反应的最终结果有以下两种：一是神经元死亡，意味着该神经元功能的彻底丧失，也就不具备轴突再生的基础；二是神经元胞体在结构、生化和功能上完全恢复以及不完全恢复，这部分的神经元均有轴突再生的可能性。

周围神经系统中，轴突来源于脑神经核、脊髓灰质前角或者脑/脊神经节的神经元，轴突损伤后，这些神经元胞体的病理生理变化可归纳如下：

（1）反应期：神经元胞体在损伤后 6 小时出现变化，进展迅速，至第 1 周末达高峰。其间最显著的初期变化是核仁和尼氏质的变化：核仁移至周边部，尼氏颗粒破碎成纤细、灰样小颗粒，散布于细胞浆内，呈弥散状、弱碱性。至伤后第 4 天，所有致密尼氏质消失。这种变化集中构成染色质溶解，是轴突反应最敏感的形态学标志，有相应的超微结构改变。

（2）恢复期：若神经元不死亡，一般于伤后 2～3 周内开始恢复。早期征象为核仁复位至细胞中央，致密尼氏质再现，此阶段一般需要 2～3 周，但也有伤后数月不能恢复至正常状态者，这取决于损伤的严重程度、损伤平面与胞体的距离以及神经元的类型和大小等。

（3）变性期：如果神经损伤严重或者损伤部位距离神经元胞体过近，则可引起神经元变性甚至死亡，这通常在伤后第 1 周内迅速发生，或延迟至伤后数月。其间，死亡的神经元由小胶质细胞或施万细胞吞噬、清除。（图 1-1-18）

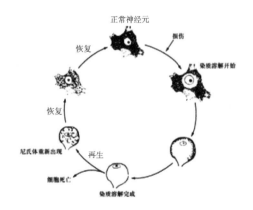

图 1-1-18　周围神经损伤后神经元变化示意

（引自顾晓松《神经再生》，科学出版社 2013 年版）

2. 损伤近侧段神经纤维的变化

周围神经损伤后,损伤平面以上的近侧段神经纤维发生逆行性变性(retrograde degeneration)。这种变性多数局限于损伤平面以上数毫米之内(或从损伤处向上至第 1 侧支为止),即一般不超过一个郎飞结,形态改变与远侧段轴突瓦勒变性一致,但方向相反,故称为逆行性变性(retrograde degeneration)。轴突连续性中断后短时间内,轴浆自近侧断端流出,轴突因轴浆及其内细胞器的流动而稍显肿胀。不久轴突自断端处向后退缩,轴膜在断端处生长并封盖断端,从而阻止轴浆的外流。故在 12 ~ 24 小时内可见近侧断端处轴突明显肿胀膨大,其内堆积了各种细胞器如神经细丝、囊泡以及线粒体等,该膨胀部称为回缩球。回缩球的命运取决于被切断的轴突能否再生。若损伤严重,相应细胞体变性死亡,则损伤平面近端整个神经纤维也会发生变性死亡;若损伤较轻,相应细胞体在轴突反应中存活,则损伤平面近端神经纤维发生的变性只局限在离断端数毫米范围内,存活的轴突断端可出现再生,并长出新的轴突枝芽向损伤平面延伸。

3. 损伤远侧段神经纤维的变化

轴突断裂后(即Ⅱ度及以上损伤分度),损伤平面以下的远侧端神经纤维脱离了胞体这一营养和代谢中心,其全长包括神经末梢都会发生溃变,这一现象最早由英国神经生理学家 Waller 于 1850 年切断蛙的舌下神经和吞咽神经后发现的,故这种损伤远侧段神经纤维的溃变过程称为瓦勒变性或瓦勒溃变(waller degeneration)(图 1 - 1 - 19),主要相关病理生理变化包括轴突和髓鞘变性、崩解,施万细胞增生、表型改变,巨噬细胞和肥大细胞浸润,以及变性轴突和髓鞘的清除等一系列变化,这些变化最早发生在轴突终末,而不是损伤附近,因此,也被称为终末溃变(terminal degeneration)。

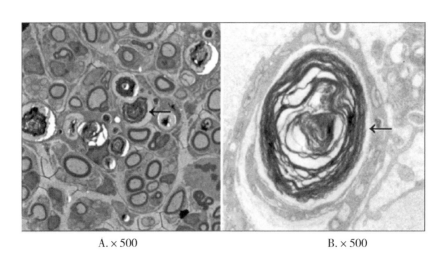

A. × 500   B. × 500

图 1 - 1 - 19　瓦勒变性

(引自 Duo-Yi Li. Lan Meng, et al. Cinese Med:cal Journal. 2015)

(1)轴突和髓鞘的变化。轴突乃至整个神经纤维断裂后,损伤平面以下神经纤维的轴突和髓鞘都迅速发生变性,轴突变化稍早于髓鞘,但两者时间过程没有明显分界而是有重叠。

轴突变性的第一个特点是损伤后线粒体局部堆积于郎飞结的断端处,数小时内线粒体、神经细丝以及微管等细胞器均发生颗粒状分解，轴浆内充溢颗粒状物质，堆积成不规则碎片状，约第2天轴突肿胀外观呈不规则串珠状，此后断裂、溶解，在损伤发生后48～96小时轴突连续性丧失，6～10天后溃变的轴突碎屑可以被完全吞噬和清除。

髓鞘破坏的最早征象是损伤后数小时内，郎飞结两端（结旁区）的髓鞘收缩，使郎飞结的间隙增宽，结间体内出现大量类似施-兰切迹的结构，电镜下可见髓鞘板层松开。至伤后36～48小时，髓鞘崩解进展迅速，轴突发生曲张，髓鞘也呈现不规则的梭形肿胀；至伤后第4天，变性髓鞘在缩窄处断裂，形成一系列失去板层结构的椭圆体，包绕在轴突碎片周围。之后椭圆体可再断裂成卵圆形或球形的小滴或颗粒，并由吞噬细胞等吞噬这些髓鞘碎片。

需要区分的是，无髓神经纤维没有髓鞘，因此，损伤后没有髓鞘变性反应，但轴突变性过程和有髓神经纤维类似，且比有髓神经纤维早而快。

（2）施万细胞变化。施万细胞作为周围神经系统的胶质细胞，在损伤发生后，发挥着重要的作用。施万细胞参与构成髓鞘，虽然会随着髓鞘变性而发生溃变崩解，但其极少死亡，反而在24小时后开始发生显著分裂、增殖，其增殖高峰多出现在损伤后第1周末或第2周，并大量分泌相关神经营养分子，如层黏连蛋白、神经细胞黏附分子等。另外，在溃变过程中，伴随着施万细胞的反应性增殖，巨噬细胞也聚集在神经纤维处，与施万细胞一起活跃地吞噬、清除变性轴突和髓鞘碎片；这些碎片被清除后，基膜管内不断增殖的施万细胞沿着神经纤维长轴平行排列成带状，形成细胞索，称为宾格内带，即 Büngner 带。在神经再生时，Büngner 带可以引导由损伤纤维近侧端发出的新生轴突枝芽向靶器官的延伸。

（3）巨噬细胞和肥大细胞的变化。神经纤维损伤后第3天，整个变性纤维出现大量活跃的巨噬细胞，群集成菜花状，与施万细胞一起吞噬、清除损伤神经纤维内变性的轴突和髓鞘碎片。伤后第4天，肥大细胞数量大量增加，持续到伤后第15天才开始减少，至第4周降至正常，其间，肥大细胞发生快速球样变，并释放组胺和5-羟色胺，引起损伤处毛细血管通透性增加，利于血液中各种炎症细胞以及分子透过毛细血管而聚集在局部，同时也引起局部神经组织肿胀。

4. 靶器官的变化

靶器官失神经支配（denervation）后，也会发生特征性变化。比如，骨骼肌失神经支配后迅速发生萎缩，组织学显示，最早、最特征性改变为肌浆丧失、肌纤维直径减少，2个月后重量和肌纤维横截面积约减少70%，肌纤维萎缩涉及梭内肌、梭外肌，但程度有所不同，失神经16个月后，仍能辨别肌梭；虽然肌纤维萎缩，但肌膜形成的运动终板接头褶（junctional fold）会继续保留较长时间，有时可达1年之久。失神经9个月后，萎缩的肌肉发生明显变性，表现为肌纤维进行性变薄和消失或肌纤维核聚集或肌纤维肿胀、空泡形成以及裂解；随着失神经时间的进一步延长，靶细胞内成纤维细胞大量增生，胶原纤维沉积，并随着靶细胞的死亡，逐渐被结缔组织替代，即纤维化，可波及肌肉、腱鞘、关节等结构。对于感觉神经末梢，失神经支配的变化过程更复杂，主要表现为环层小体、触觉小体等进行性退变，为了适应去神经后局部内环境变化，感觉末梢出现萎缩、封存，以尽量延长存活时间，多数会留下周围神经病理性疼痛的并发症。这里不再一一详述。

二、周围神经再生

周围神经再生（peripheral nerve regeneration）是指周围神经的轴突或神经纤维断裂后，损伤远侧段神经纤维发生瓦勒变性，变性的轴突和崩解的髓鞘被清除，形成局部再生微环境，损伤近侧段轴突发出新生枝芽沿再生通道长到靶器官并与其建立联系，实现靶器官的神经重支配，同时轴突重新形成髓鞘或神经膜并不断成熟的过程。周围神经再生本质上不是神经细胞的再生，而是受损神经突起的再生长与神经纤维结构完整性和功能性重建。

（一）周围神经再生的基本过程

周围神经再生是一个复杂的病理生理过程，涉及从分子、细胞到生物机体等不同水平的多种变化，并受多种因素影响，其病理变化取决于损伤的严重程度。一般来说，如果在损伤后神经元胞体没有死亡，那么，在损伤 24 小时后相应的轴突便会启动再生过程。概括地讲，这个基本过程可分为以下四点：神经元的恢复以及再生的启动，神经再生通道和微环境的形成，再生轴突的形成、生长与髓鞘化，靶器官重支配（图 1 - 1 - 20）。

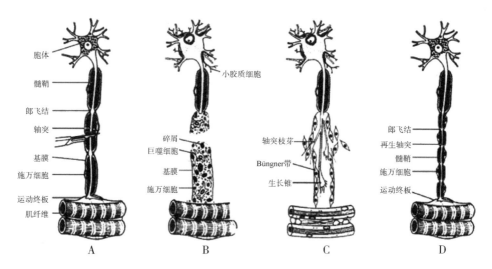

图 1 - 1 - 20　周围神经再生过程

（引自顾晓松《神经再生》，科学出版社 2013 年版）

1. 神经元的恢复以及再生的启动

周围神经损伤后，如果神经元胞体不发生死亡，神经元的恢复是以神经细胞体的营养维持和轴突再生为特征，在胞体的代谢方面具有明显的特点，即从以原来适应合成神经介质、维持神经传导突触活性的需要，转变到适应产生轴突修复和生长所需物质的需要。神经元胞体合成更多的 mRNA、脂类、细胞结构蛋白和神经生长有关的蛋白等；轴突膜合成所必需的蛋白酶、呼吸链酶和神经脂蛋白合成速度加快、数量增多，而传导介质的浓度下降；对轴突再生起重要作用的细胞结构蛋白如肌动蛋白（actin）、微管蛋白（tubulin）、神经微丝蛋白（neurofilament）等大量合成，并经顺行轴浆运输，速度 5～6 mm/d，参与轴突再生。以上的这些变化意味着周围神经损伤后神经元的恢复以及再生的启动。

2. 神经再生通道与微环境的形成

周围神经损伤后，远侧断端神经纤维即发生瓦勒变性，随即变性、崩解的碎屑被巨噬细胞和施万细胞一起吞噬清除，随后施万细胞不断增殖并沿着基底膜管分布排列形成实心细胞索，即 Bungner 带，并迁移到神经两断端之间的间隙，在此形成细胞桥，起着引导和支持新生轴突生长、延伸的作用，同时，施万细胞不断合成、分泌多种细胞外基质、神经营养因子以及神经趋化性因子，参与构成适合轴突再生的微环境，从而多种因素共同促进新生轴突枝芽从近端向远端的定向生长。

3. 再生轴突的形成、生长与髓鞘化

周围神经损伤后，近侧断端神经纤维发生逆行性变性，并形成回缩球。在轴突再生过程中，回缩球表面形成牙胚，并长出许多丝状伪足，即新生轴突，形成一个再生扩大区，这个损伤处近端轴突尖部的再生扩大区称为生长锥（growth cone）。生长锥富含滑面内质网、微丝、微管、线粒体、溶酶体以及肌动蛋白，可以进行活跃的伸缩运动；生长锥可以释放一种蛋白水解酶溶解基质，以便穿透组织向前推进。同时，生长锥上表达神经生长因子受体等。这些是生长锥在周围神经再生中起着开拓者作用的基础。在其他促进周围神经再生的因素作用下，这些丝状伪足沿着断端之间的施万细胞桥长入 Büngner 带并沿其进一步延伸。新生轴突往往形成许多枝芽向靶器官延伸，其中有的轴突枝芽被施万细胞质膜所包围，这为轴突的髓鞘化奠定了基础。一般来说，在众多轴突枝芽中，往往只有一条并且通常是最粗的一条才能到达目的地，与靶器官形成突触联系，其他的轴突枝芽逐渐溃变消失。随后，施万细胞节段性包绕新生轴突，每一个施万细胞形成一个轴突系膜，重复环绕再生轴突构成多层鞘。随着髓鞘化的进行，施万细胞再次定向，每一髓鞘只有一个施万细胞，并恢复郎飞结的排列，从而不断成熟为有髓神经纤维。

4. 靶器官重支配

新生轴突枝芽不断向靶器官生长延伸，最终到达目的地并与靶结构形成突触联系。如运动神经纤维末梢与骨骼肌细胞重新形成运动终板，从而实现靶器官的神经重支配。当然，在靶器官的神经重支配过程中也会有一些不能实现重支配的情况，如在混合神经再生过程中，到达靶器官的再生轴突性质与靶器官不匹配，又如感觉神经轴突长到了原来骨骼肌的运动终板处，那么该神经轴突就会发生溃变，不能实现重支配。另外，对于感受器的重支配，一种类型的感觉末梢能被另外一种类型的感觉末梢支配，从而形成具有功能的纤维/受体系统，并且功能由原来感觉末梢的功能决定，即感觉末梢的交叉神经重支配；不过，由于感受器种类很多，所以，感觉功能恢复比运动功能恢复更为复杂。对于无髓神经纤维损伤，轴突再生时其生长过程与方式大致与有髓神经纤维相同。再生的轴突枝芽也进入到施万细胞形成的基底膜管并不断延伸，不同的是再生的无髓神经纤维并不会形成髓鞘以及它们不能与功能相异的末梢器官重建联系，因而功能上往往恢复不完全。

（二）不同损伤程度的周围神经再生基本特点

近侧断端再生轴突到达损伤部，以后的命运取决于损伤的性质与程度，即是否有以下的连续性丧失：①轴突中断，但神经内膜鞘完整（Ⅱ度损伤）；②整条神经纤维包括神经内膜鞘连续性中断，但神经束膜连续性保留（Ⅲ度损伤）；③整条神经纤维包括神经内膜、神经束膜连续性中断，但神经外膜连续性存在（Ⅳ度损伤）；④整条神经干连续性中断（Ⅴ度损伤）。显然，神经内膜管是决定轴突再生结局的关键。当神经内膜管壁未损伤时，再生轴突必然生长进入原先其占据的管内，再生进展平顺，不受干扰，生长的轴突最终抵达其原先支配的末梢器官，即非复杂性再生，神经纤维恢复其正常结构特征和生理性质，功能恢复大多良好。而当神经内膜鞘切断时，再生轴突可从神经近断末端长出，自由迷途于分离的神经断端的组织中，其结果是大多数轴突不能顺利抵达与其功能相关的终末器官，即使有少数再生轴突能够越过间隙至远端，也往往导致神经再支配恢复形式不完美、不完全，功能恢复有障碍，即复杂性再生。了解不同程度神经损伤的再生特点对于指导临床治疗具有重要的意义。

1. Ⅱ度损伤时的轴突再生

神经内膜管连续性存在（Ⅱ度损伤）时，其损伤部位的反应对再生的轴突生长无阻力，但轴突在此生长速度可暂缓，某些轴突可发生分支现象，由于所有的再生轴突枝芽不能同时进入同一条神经内膜管，因此在再生过程中，大部分过多的分支会消失。由于施万细胞基膜管结构和功能没有损伤，损伤部及平面以下的施万细胞排列呈柱状，可使轴突再生的物理阻力减至最低，为近侧后续生长提供理想的条件，并能顺利促进再生轴突与末梢靶器官重建联系。接着，在再生启动后的 7～15 天，再生神经纤维开始髓鞘化，随着髓鞘化的节段化进行，施万细胞再次定向，每一髓鞘只有一个施万细胞，并恢复郎飞结的排列。因此，Ⅱ度损伤时神经再生的功能恢复是完全的。

2. Ⅲ度损伤时的轴突再生

Ⅲ度神经损伤时，神经内膜管基底膜连续性丧失导致轴突的无定向性引导生长，再生轴突可以从神经束内断裂的神经内膜管近侧断端逸出并长至瘢痕组织，这些瘢痕组织会阻碍再生轴突的前进。若再生轴突试图穿越纺锤形神经内膜瘢痕，也只有少部分能成功，尤其在混合性神经中，这些能穿越瘢痕的再生轴突可以错误地长至不同性质的远端神经内膜管中，随时能继续向前生长但最终不能与靶器官建立联系；只有极少部分长入相同性质的神经内膜管的再生轴突，最终才能与靶器官重建联系，但往往神经支配功能不能恢复。

3. Ⅳ度损伤时的轴突再生

Ⅳ度神经损伤时，神经内膜、束膜均断裂，只有神经外膜连续性存在。往往，这种程度的损伤导致损伤区带增宽，远、近断端神经束间隔距离可达数毫米至数厘米不等。近端再生轴突不能跨越束间间隙长至远侧断端，而形成梭形神经瘤。

4. Ⅴ度损伤时的轴突再生

神经干完全断裂，即Ⅴ度神经损伤时，近侧断端再生轴突能够逸出并自由分布于两神经断端的间隙组织中。近侧断端再生轴突与施万细胞、增殖的纤维组织等形成球茎状神经瘤；远侧断端施万细胞、纤维组织增殖形成球茎状胶质瘤（其内无再生轴突）。近端神经瘤与远端胶质瘤有时可借一纤维束带相连，看似有连续性存在，但实际上近侧断端再生轴突不能横越两断端的瘢痕组织抵达远侧断端，不能恢复对靶器官的神经再支配。因此，常常需要外科修复治疗。

（三）周围神经再生的影响因素

影响周围神经再生的因素众多。从前面章节的内容可以得知，周围神经损伤后，将会发生一系列病理生理改变，并启动再生反应，其中，神经元胞体是否存活是决定再生反应能否正常启动的关键因素；若再生反应能够启动，轴突损伤局部的变化包括再生通道以及再生微环境的形成是轴突再生必备条件。因此，概括地讲，周围神经元胞体是影响周围神经再生的内在因素，而再生通道和再生微环境的形成是影响周围神经再生的外在因素。当然，其他一些因素如患者年龄、治疗方式或者治疗时间窗等都会影响再生效果，这里不再一一赘述。

1. 神经元本身的影响

神经元胞体是神经元的营养中心，成功的神经再生首先取决于保持存活而且代谢尚且正常的胞体，只有在神经元胞体没有死亡的条件下才有轴突再生的可能。神经元作为一种终末分化细胞，其本身并不具有分裂增殖的能力，周围神经再生能力实际上是神经元的突起部分在一定范围内的可塑性，其基础便是营养中心胞体没有死亡，并且能够合成神经再生所需的物质。那么，哪些因素会影响神经元本身的存活以及周围神经损伤后其功能的正常发挥呢？

首先，周围神经损伤的严重程度以及损伤距离神经元胞体的远近直接影响神经元的存活，损伤程度越重、损伤距离胞体越近，神经元死亡的概率越大。其次，近年来越来越多的研究证据表明，神经元内部在周围神经损伤后会有多种分子对神经再生具有双重作用，这些神经元内部的分子及其信号通路对于周围神经再生具有重要意义。目前，研究较多的一些信号通路包括 RhoA 信号通路、PTEN 信号通路、SOCS3 信号通路、KLFs 信号通路以及 Notch 信号通路。在这些信号通路中起主要作用的是该信号通路下游的信号分子，如在 RhoA 信号通路中，Rho 家族蛋白具有 GTP 酶活性，又称为 Rho GTPase，Rho GTPase 主要控制细胞骨架的结构改变，同时，与细胞形态、极性、细胞黏附、转移、信号转导和凋亡等多种生物行为有密切关系，目前已经鉴定出 21 个家族成员，公认其家族成员中 Racl 和 Cdc42 有利于神经再生，而 RhoA 是导致神经再生障碍最重要的因素之一。RhoA 下游的主要信号分子是 Rho 相关激酶（rhoassociated kinase，ROCK）。ROCK 有两种亚型：ROCK Ⅰ和 ROCK Ⅱ，它们广泛分布于不同的组织。在神经系统，ROCK Ⅰ主要分布在神经胶质细胞内，而 ROCK Ⅱ主要分布在神经元。ROCK Ⅱ对损伤后轴突退化、神经元死亡和轴突再生发挥主要作用。随着近年来研究的深入，发现 ROCK 既可以直接磷酸化肌球蛋白轻链（myoglobin light chain，MLC），又可以先通过磷酸化肌球蛋白轻链磷酸酶（myosin light chain phosphatase，MLCP）使其失活，进而阻止磷酸化的 MLC 脱磷酸失活，最终间接促进 MLC 磷酸化。磷酸化的 MLC 有利于肌球蛋白与肌动蛋白结合，导致肌球蛋白收缩，使生长锥塌陷以及神经元突起回缩。肌动蛋白素（coflin）能够解聚肌动蛋白，有利于神经元突起的生长。活化的 LIM 激酶使肌动蛋白素磷酸化，从而使肌动蛋白素失活，肌动蛋白的解聚功能丧失，同时肌球蛋白的收缩性增强，最终导致突起生长受到抑制。脑衰反应调节蛋白 – 2（collapsing response mediator protein-2，CRMP-2）与微管素共同作用，能够调节微管的结构，CRMP-2 含量升高时有利于神经元突起的延伸。ROCK 可以将 CRMP-2 磷酸化使其失活，进一步导致轴突再生失败。另外，研究发现，小鼠脊髓横断伤后，RhoA 在脊髓神经元与胶质细胞中的表达量均明显增加，RhoA 在损伤后的不同时间、部位以及薄壁组织细胞中的表达量有所不同。RhoA/ROCK 信号通路的激活被认为是受损神经元再生能力低下的一个关键性因素。近年来，抑制 RhoA 及其下游信号分子已经成为促进中枢或周围神经损伤后结构与功能修复的一个重要策略。其他信号通路及其下游信号分子的作用机制有待进一步研究。

虽然，关于神经元内再生能力的分子机制的研究很多，也取得了一些突破性的进展，但由于影响轴突再生的细胞内信号转导机制错综复杂，至今仍有许多未阐明之处，如 Notch 信号通路对神经发生和再生均有抑制作用，而目前关于 Notch 与神经再生的关系研究主要在中枢神经系统中完成，它与周围神经再生的关系尚不清楚。因此，相信未来必定还有新的信号通路会不断被发现，各种信号通路对神经再生机制的研究会不断深入。

另外，周围神经元胞体对周围神经再生的影响还体现在胞体能够表达合成各种蛋白质分子促进轴突再生，比如，一些结构蛋白如微丝、微管等在神经元胞体内合成后运输至轴突损伤处，参与构成生长锥从而促进周围神经再生。

2. 再生通道和微环境的影响

轴突生长的机械导向学说由 Ranvier（1879）和 His（1887）提出，即周围神经损伤后，远侧断端神经纤维即发生瓦勒变性，随即变性、崩解的碎屑被巨噬细胞和施万细胞一起吞噬清除，随后施万细胞不断增殖并沿着基底膜管分布排列形成实心细胞索，即 Bungner 带，并迁移到神经两断端之间的间隙，在此形成细胞桥，起着引导和支持新生轴突生长、延伸的作用。可以这样理解，在无非神经细胞及基质存在时，轴突的再生是无规则的，而存在非神经细胞及基质时，它们可作为轴突生长的机械性接触引导线，即这一学说强调了实性结构在支持神经细胞引导纤维生长的重要性。因此，如果两神经断端有间隙不利于再生轴突的接触引导，此时应通过损伤神经远、近端组织的对合加以引导，利于两断端的施万细胞索直接接触，从而使再生轴突顺利地长入远端内膜管内。因此，在周围神经再生过程中介导接触引导作用的主要有施万细胞以及基底膜管。另外，一些细胞外基质前体如多聚纤维素、纤维蛋白构成的纵行纤维基质，也可通过接触引导影响早期的轴突延伸；还有一些非神经组织基底膜或基底膜管，如骨骼肌的肌纤维基膜管、羊膜基底膜或者壳聚糖导管等也可以发挥接触引导作用。然而，这些非神经组织基底膜、导管或者支架的作用是有限的，因为除了机械导向这一作用方式外，还有黏合识别（adhensive recognition）这一作用方式，即神经细胞、神经纤维表面、施万细胞表面以及基底膜管内表面等，存在着可以相识别的细胞表面粘连分子和非细胞表面粘连分子，它们之间以化学识别的方式互相联系、发生黏合，从而引导再生轴突在基底膜管内规则生长。

Forssman（1898）发现再生轴突在通过一段由稻草秆构成的套管间隙时，总是朝向远侧神经断端生长，不向其他组织生长，因此，他认为远侧神经断端对神经纤维有明显的吸引作用，称之为神经趋化性。20 世纪 80 年代以来，不少学者用"Y"形套管等桥接技术（近侧单管接神经近端，远侧双管分别接远端神经或其不同束、不同分支或其他组织），研究并证实了周围神经再生的神经趋化性，而且发现存在着不同程度的特异性选择性再生。图 1 - 1 - 21 总结出周围神经再生特点：①组织特异性，即近端神经选择性向远端神经生长，而不向非神经组织生长；②神经束特异性，即近端腓总神经选择性向远端腓总神经生长，多于向远端胫神经生长；③功能特异性，即近端神经的运动支选择性向远端神经运动支生长，多于向感觉支生长。Brushart（1988）进一步报道了选择性运动性神经支配，认为神经趋化性作用引导再生神经轴突向远端神经生长，而不向其他组织再生，表现在组织特异性的选择再生上，而运动神经选择性向远端运动神经再生并成熟是受神经营养性的影响。

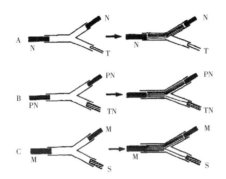

图 1 - 1 - 21　不同程度特异性的神经趋化性

A. 组织特异性；B. 神经束特异性功能特异性；C. 功能特异性；N. 神经；T. 肌腱；PN. 腓总神经；TN. 胫神经；M. 运动神经分支；S. 感觉神经分支。（引自顾立强等《周围神经损伤基础与临床》，人民军医出版社 2001年版）

Longo 等（1984）利用假性滑膜鞘管、硅胶管等桥接大鼠坐骨神经 10 mm 缺损，从而提出"神经再生室"（nerve regeneration chamber）的实验模型，用以观察神经再生过程。其内容主要包括：周围神经损伤后，远侧断端神经纤维即发生瓦勒变性，随即变性、崩解的碎屑被巨噬细胞和施万细胞一起吞噬清除，随后施万细胞不断增殖并沿着基底膜管分布排列形成实心细胞索，即 Bungner 带，并迁移到神经两断端之间的间隙，在此形成细胞桥，起着引导和支持新生轴突生长、延伸的作用。同时，施万细胞不断合成、分泌多种细胞外基质、神经营养因子以及神经趋化性因子，参与构成适合轴突再生的微环境，从而多种因素共同促进新生轴突枝芽从近端向远端的定向生长。总而言之，在强调周围神经再生时，神经远端在促进近端轴突生长方面起着重要作用，不仅表现在为接纳近端再生轴突的长入提供了一个机械通道有接触引导作用，而且还合成、释放某些化学物质诱导、促进近端轴突的生长和定向。另外，神经趋化性（neurotropism）与神经营养性（neurotrophism）并不能截然分开，如 NGF 就同时兼有神经营养因子以及神经趋化因子的作用，尽管神经趋化性侧重于影响再生神经的生长以及定向，神经营养性侧重于影响再生神经的生存、生长与成熟。因此，有学者提出"神经营养及趋化性"来表达促进神经存活、生长、成熟和引导定向再生的影响作用。

综上所述，周围神经再生明显受到接触引导、神经营养及趋化性的影响，它们之间并没有明显的界限以及时程的区分，而是贯穿于整个周围神经再生过程中，它们所起的作用是相辅相成的，这从它们的结构基础都是施万细胞这点得到验证。施万细胞不仅参与构成了再生通道，而且分泌细胞外基质分子、神经营养因子以及神经趋化性因子等参与构成再生微环境。因此，接下来将对施万细胞以及这些因子对周围神经再生的影响做一个介绍。

（1）施万细胞。施万细胞（schwann cell）是周围神经系统特有的胶质细胞，在周围神经系统的发生、发育、形态和功能的维持以及损伤后再生等方面起着重要作用。在周围神经再生过程中，施万细胞在构建再生微环境方面发挥着不可或缺的作用，具体归纳如下：①参与构建神经再生通道。周围神经损伤后，远侧断端神经纤维即发生瓦勒变性，随即变性、崩解的碎屑被巨噬细胞和施万细胞一起吞噬清除；随后，施万细胞不断增殖并沿着基底膜管分布排列形成实心细胞索，即 Bungner 带，并迁移到神经两断端之间的间隙，在此形成细胞桥，起着引导和支持新生轴突再生的作用。②合成和分泌神经营养因子。神经损伤后，施万细胞由静止期重新开始大量增殖，合成和分泌多种神经营养因子，这些因子通过轴膜的胞饮作用进入轴突内，再通过逆行轴浆运输转运到神经元胞体，进而发挥促进轴突再生的营养性作用。③激活免疫反应。周围神经损伤后，施万细胞可分泌巨噬细胞游走抑制因子（macrophage migration inhibitory factor，MIF），这是神经系统重要的炎症及免疫反应调节因子，可激活巨噬细胞调节炎症反应。④分泌细胞外基质分子。周围神经损伤后，施万细胞大量分泌细胞外基质和细胞黏附因子等，参与形成基膜等。⑤趋化作用。损伤远端施万细胞分泌的营养因子和相关细胞分子对新生轴突具有定向引导作用。⑥形成再生髓鞘。再生轴突与靶器官重建联系后，施万细胞节段性排列包绕新生轴突，每一个施万细胞形成一个轴突系膜，重复环绕再生轴突构成多层鞘，使再生的神经纤维髓鞘化。

（2）细胞外基质。细胞外基质（extracellular matrix，ECM）是由动物细胞合成并分泌到胞外，分布于细胞外空间的蛋白和多糖等大分子物质构成的网状结构。参与构成周围神经再生的 ECM 成分主要有层粘连蛋白（laminin）、纤维连接蛋白、Ⅳ型胶原、硫酸肝素蛋白多糖等，这些成分多由施万细胞合成分泌，而且主要位于包绕神经纤维的施万细胞基膜内。其中，层粘连蛋白被认为是周围神经再生最有效的促进物质之一以及神经趋化性生长的重要物质基础，可以使神经轴索定向地沿着基膜管生长，并保持生长锥的稳定性；纤维连接蛋白和胶原等在瓦勒变性和神经再生过程中也具有重要作用。

（3）神经营养因子。神经营养因子（neurotrophic factors，NTFs）是机体产生的能够促进神经细胞存活、生长、分化的一类多肽或蛋白质因子，其来源于靶细胞而逆向营养神经元，通过突触后成分、突触前成分、相关卫星细胞和血流到达特定细胞，与特定受体结合，产生不同的生理作用。神经营养因子不仅在发育过程中调节神经元的存活，激活相关酶的活性，而且能够阻止成体神经元损伤后的死亡，促进神经元修复以及轴突再生，调节突触可塑性等。NTFs 可以分为 NGF 家族、神经细胞分裂素、FGF 以及其他 NTFs，具体参考表 1-1-6。

表 1 - 1 - 6 NTFs 分类

NTFs	
NGF 家族	NGF、BNGF、NT-3，4，5
神经细胞分裂素	IL-6、CNTF
FGF	aFGF、bFGF
其他 NTFs	GDNF、IGFs、GM 等

第二章 周围神经缺损的流行病学特点与修复的临床意义

第一节 周围神经缺损的流行病学特点

一、周围神经缺损的概念

创伤是与人类同时出现在地球上的一个古老的医学课题，随着社会文明和经济的发展，科技医学的进步，很多疾病得到了有效的控制。然而，创伤不仅没有消失，反而与日俱增。近两个世纪以来，世界各国的医学家、科学家尝试用各种方法，选用各种材料来修复神经的缺损，至今仍未达到理想的治疗效果，直到21世纪才看到了治疗的新曙光。

一般而言，周围神经缺损可分为神经弹性缺损和神经实际缺损。神经弹性缺损是指周围神经发生离断性损伤时，因"弹性回缩"而形成的神经断端间缺损，该缺损长度为神经相对缺损长度。而神经实际缺损则为周围神经发生离断之后，两神经断端的实际距离（未发生弹性回缩时的距离），该缺损长度为绝对缺损长度。学者认为，周围神经断端间的间隙（gap）不能称为缺损，缺损应指神经干在功能位置下恢复其生物弹性后仍然存在的间距。这种"相距"由三种因素组成：神经组织的"生物弹性"，主要由神经组织内血管结构及膜结构的胶原纤维、弹性纤维所决定；神经干损伤时神经组织的缺损；神经干断端进行清创或修整时所造成的缺损。关于周围神经缺损的分度，国内学者顾玉东院士提出的分度方法得到广泛认可。Ⅰ度神经缺损，又称"生理性缺损"，是指神经缺损可以依靠生理性方法如改变关节位置克服的缺损。Ⅱ度神经缺损，又称"病理性缺损"，是指神经缺损必须依靠病理手段如神经干游离、前置、改道、延长或骨关节缩短而克服的缺损。Ⅲ度神经缺损，又称"替代性缺损"，是指神经缺损必须依靠神经移植或各种代用品的方法而克服的缺损。Ⅳ度神经缺损，又称"长段性缺损"，是指神经缺损的绝对长度超过10 cm或必须带有血管的神经移植方能成活的缺损。所谓绝对长度是指利用生理或病理方法纠正后仍存在的缺损长度。对周围神经缺损的认识和理解，无疑有助于正确认识这一难题的难点并发现突破点。

二、周围神经缺损性疾病的流行病学特征

随着社会经济的快速发展、机械化程度的提高、交通的日益发达和人口流动的倍

增，事故伤害、战争、地震、肿瘤手术等导致神经损伤的人数逐年增加。欧洲每年有约30万例周围神经损伤患者，美国有将近20万例。我国此类患者可能达数百万例，每年新增60万～90万例，其中需要通过神经移植来修复神经的病例30万～45万例。

（1）创伤导致的周围神经缺损。据不完全统计，各国每年新增创伤病例中，周围神经损伤病例占1.3%～3.0%。无论平时或战时，四肢周围神经损伤都较常见，损伤多发生于尺神经、正中神经、桡神经、坐骨神经和腓总神经等。据第二次世界大战战伤的一些统计，四肢神经伤约占外伤总数的10%，火器伤骨折中约有60%合并神经伤。在当代，工伤、灾害伤、个人意外伤害逐渐成为周围神经损伤的主因，多为牵拉损伤、切割伤、压迫性损伤、火器伤等。周围神经损伤及损伤后导致的神经缺损，是临床常见的致残性疾病。据Nable等（1998）报告，周围神经损伤患者占创伤住院患者的2.8%，年龄为（34.6±1.1）岁，且83%为男性。

（2）肿瘤导致的周围神经缺损。周围神经肿瘤以来源于施万细胞的神经鞘瘤和来源于神经纤维或神经束的结缔组织被膜的神经纤维瘤为常见，也有少数的恶性神经鞘瘤和神经纤维肉瘤。当影响容貌、功能，有疼痛、不适等症状，位于颅面、四肢和身体各部位的神经鞘瘤、单发和多发的神经纤维瘤，大多应及早切除。肿瘤切除的过程有可能连同神经的连续性一并破坏甚至形成缺损。肿瘤的切除，可能会造成周围神经的短段或长段缺损。当较大的传导性神经瘤切除后，两断端回缩较远，无法直接拉到一起缝合，这种情况下只有行神经移植来解决。探查发现神经的连续性仍在，但神经干很硬，变性明显，切除也会形成缺损。比如当发生在面部的面神经瘤切除后形成无法直接缝合的缺损，此时则需要神经移植修复。除了周围神经肿瘤的切除可能导致神经缺损以外，在其他恶性肿瘤侵袭到周围神经，需要完整切除恶性肿瘤时，把被侵犯的神经同时切除也可能形成神经缺损。比如腮腺癌侵犯面神经，骨肉瘤侵犯邻近四肢神经如腓总神经，切除乳腺癌时肋间臂神经也被切除，前列腺癌根治术治疗未保留神经束等，切除肿瘤与受累神经同时会造成感觉、运动功能障碍。

（3）其他原因导致的周围神经缺损。如医源性损伤造成的神经缺损。Daniel等对1978—2000年治疗的111例副神经损伤的患者进行回顾性研究发现，其最常见的损伤机制为医源性损伤，共103位患者（93%），其中82例（80%）是行淋巴结活检时受损。最终行神经端端缝合者26例；行神经移植治疗者58例，移植长度平均为3.8cm。另外，耳科手术或神经外科手术过程中意外损伤面神经引起医源性面瘫，如面神经被严重撕裂或被切断而造成缺损。

此外，某些神经转位手术，如健侧C7神经根转位修复臂丛损伤，常因无法无张力端端缝合而需神经移植。

三、周围神经缺损性疾病的影响

周围神经缺损性疾病使得患者长期处于残疾的生存状态，甚至相当一部分患者的肢体最终得不到理想的功能恢复。据统计，在枪弹伤患者人群中，合并周围神经缺损的患者能恢复到正常肢体功能的机会仅仅为无合并周围神经损伤患者的1/6，可见周围神经缺损性疾病危害之严重。

中国是世界上最大的发展中国家，拥有最大的人口基数和密度，创伤中心收治了大量的患者。在和平时期，因枪伤、爆炸伤等战争因素导致的周围神经缺损性损伤已经很少见了。然而，随着经济的高速发展，人们的运动范围、速度日益提高，面临创伤的风险也增加了。人流、车流与日俱增，道路交通安全事故成为社会发展过程中一个重大难题。如今，交通意外创伤的数量与比例呈上升趋势，而且具有高能量、高暴力、高致残的三大特点，常合并严重神经、骨、关节、血管、肌腱等损伤。由于神经损伤一直是临床外科与神经科学难以得到满意解决的难题，神经的缺损性损伤逐渐成为高致残的主要原因之一，严重影响四肢神经正常功能的恢复。

与中枢系统损伤不同，脑神经损伤如脑外伤、脑血管硬化（脑溢血、脑血栓）后遗症、脑炎与脑膜炎后遗症、脱髓鞘疾病等脑血管病后遗症，虽然这些疾病也造成重大的社会负担，然而，就发病人群而言，周围神经缺损的患者人群多为中年或青年，周围神经缺损疾病造成社会生产力的破坏甚至高于中枢系统损伤。随着社会经济的发展，我国肢体残疾人群的数量和规模有了明显增加。研究显示，与1987年第一次全国残疾人抽样调查数据相比，2006年我国肢体残疾现患率上升了1.42%。因伤害导致残疾的现患率随年龄的增加而升高，25～54岁年龄组是因伤害导致残疾的重点人群。

人口与发展是21世纪全球共同关注的重大问题，人口素质问题在可持续发展中占有重要的位置。我国有8 300多万残疾人，涉及2.6亿家庭人口。残疾人是一个数量众多、特别需要关注的社会群体。周围神经缺损后若不进行有效的修复，可导致病人终生残疾，社会将因此新增一名残疾人。周围神经缺损伤害导致潜在寿命的缩短，产生了巨大的经济负担。由于受伤患者多为青壮年，劳动能力丧失除对本人造成伤害外，还对家庭甚至社会经济的发展和稳定造成损失，战争时期将会影响部队战斗力。周围神经损伤直接损害了社会劳动力资源，给社会发展和家庭生活造成经济与伦理负担。

四、周围神经缺损的疾病谱变化带来的影响

造成周围神经缺损的原因中，创伤原因最为常见。随着周围神经缺损治疗效果的提高，人们对功能恢复的期望也越来越高，对周围神经缺损修复材料的选择提出新的要求，减少自体神经的使用，才能最大可能地保留健康供区的原有功能。另外，随着神经转位重建肢体功能、肿瘤切除术等新医疗技术的日益成熟和广泛应用，因治疗需要产生的神经缺损情况逐渐增多，使得周围神经缺损的疾病谱逐渐发生改变，引起了临床医生的注意与思考。

第二节 周围神经缺损修复的临床方法

一、周围神经缺损的修复方法及其适应证

根据周围神经缺损的类型和严重程度，可以采用神经直接缝合和桥接修复两种手术

修复方法。

（一）神经直接缝合修复

神经缺损分为4度，其中Ⅰ、Ⅱ度缺损可以通过改变关节位置或者通过病理方法如神经干游离、前置、改道、延长或骨与关节缩短而克服，实现神经直接缝合修复。神经直接缝合就是对断裂的神经进行端端缝合，主要是缝合两端的外膜或者神经束膜。若神经外膜缝合术使用不当，神经束可能出现错位、卷曲重叠和间隙等情况，影响神经再生；采用神经束膜缝合则可以避免上述情况。至于采用神经外膜缝合还是神经束膜缝合，要根据神经干的性质和损伤部位等因素决定。需要强调的是由于神经本身就有弹性，张力不利于神经的再生，因此，直接缝合修复需在无张力的条件下才能实现良好的神经再生。此外，还可以采用激光焊接或黏合剂黏接等方式缝合神经断端。

外膜缝合术是指将神经外膜的对端缝合，而束膜缝合术是指将两断端同性质的神经束，按束分别对合缝合。

对神经外膜缝合术、束膜缝合术的优劣，尽管有大量实验性比较研究和临床报道，但结果不一。不同性质神经纤维对远端靶结构的再支配准确度是影响神经修复后功能重建的关键因素之一。从理论上讲，束膜缝合可使近远端的各个神经束准确对合，避免或减少再生神经纤维长出束膜外迷途，有利于神经纤维的再生通过，临床结果理应优于外膜缝合。但实际上仍存在错长和错对的可能性，一则神经束多为混合束，运动与感觉纤维彼此之间有可能是互相错长；二则目前所用的形态学、生理学、组织化学及免疫组织化学染色等判别神经束性质的方法仍不够完善，对合神经束还带有一定的盲目性。神经束缝合理论上的优势实际上是受到技术、条件因素限制而削弱了。神经外膜缝合操作简便、省时、易于掌握，术中不必进行神经干内解剖，可减少内部神经束和血管的损伤，可减少束间瘢痕形成；而神经束膜缝合操作技术较复杂，无创技术要求较高，还要设法区别各束的性质以匹配缝合。尽管临床报道中不同的学者有不同的推荐，但多数学者认为外膜缝合和束膜缝合两种均是可接受的修复损伤神经的基本技术。应根据损伤神经的平面、神经束类型、解剖学特点来选择神经缝合的方法。

一般认为，外膜缝合适用于正中神经、尺神经的上臂段，桡神经的上臂中、上三分之一以及坐骨神经的大腿段。束膜缝合适用于正中神经、尺神经的前臂段以下，桡神经的上臂下1/3以下以及腘窝以下的坐骨神经分支。也就是说，靠近肢体近端，神经干大多为混合束，可行外膜缝合；靠远端，运动束和感觉束已经分开，适用束膜缝合；但在手掌、足底、足趾总，或固有神经已分出，只有单纯的感觉纤维，应做外膜缝合，不必解剖外膜进行束膜缝合。对肢体某些部位神经干内解剖发现有许多神经小束组成的束组，可用神经束间的神经外膜缝合方法对合神经束组（束组缝合）。Wigis（1991）推荐联合缝合方法，如肘部尺神经多由4个神经束（束组）组成，运动支用束膜缝合法，感觉支用束组缝合法。另外，感觉侧行外膜缝合加以支持。

研究表明，神经修复时在两断端之间"特意"保留较小的间隙（约2 mm）将有利于神经纤维的选择性再生，提高再支配准确率，从而改善功能恢复。国内学者姜保国等对此进行了系列研究，他们采用部分脱乙酰甲壳素导管小间隙套接周围神经缺损，通过大鼠、灵长类动物研究模型，结果表明，该方法修复神经功能恢复优于传统的外膜直接修复，提示此项技术具有潜在应用临床价值。

（二）神经桥接修复

为了实现神经无张力缝合，临床上可以采用游离神经、改道，或者缩短骨关节等措施，但这些措施仍然无法实现上述目的而存在神经缺损时就需要进行桥接修复，采用自体神经或其替代品来桥接缺损神经的两侧断端，引导神经再生的问题。自体神经移植是临床上采用最为广泛的桥接修复缺损周围神经的方法，是目前治疗长距离周围神经缺损的"金标准"。

组织工程学和再生医学的快速发展和应用为周围神经损伤的修复提供了新的思路和途径。科学家开始研制并应用组织工程神经来修复周围神经的缺损，即利用仿生学的原理，以可降解的高分子聚合物或去细胞的生物基质在体外构建具有生物相容性的神经支架，并植入种子细胞组成具有特定三维结构和生物活性的神经移植体桥接周围神经缺损，引导和促进神经再生，提高周围神经损伤修复效果。

化学萃取后的去细胞神经不再含有包括施万细胞、血管内皮细胞、神经束膜细胞在内的各种细胞以及髓鞘等成分，而保留了细胞外基质以及纤维性支架结构。去细胞神经以其天然的支架结构为再生神经的生长提供良好的支撑作用，可引导、促进再生神经通过神经缺损区向远端生长。本课题组及国内外有关研究证实，去细胞神经在大鼠、兔、犬、猴等动物周围神经缺损的实验中可获得较好的修复效果，在此基础上，将人来源的去细胞神经应用于临床，也取得较好疗效。

二、周围神经缺损修复材料的临床适应证

对于神经桥接修复，世界各国的医学家、材料学家尝试用各种方法，选用各种材料来修复神经的缺损，至今取得了一定的效果。神经缺损修复后疗效的影响因素众多，目前各类神经修复材料尚未达到理想的状态，难以完全具备理想的物理化学和生物性能，所以，目前已应用的神经修复材料都难以解决临床上所有的神经缺损情况。

对于如单纯切割伤等锐器伤这类损伤机制简单、损伤时间较短（如 3 个月以内）、缺损段短（如 3 cm 以内）的混合神经干和细小神经（如指神经）的周围神经损伤，此类神经再生所需要的接触引导作用明显，而对神经营养性及神经趋化性相对要求不高，此时再生轴突生长锥在短时间内通过基底膜管即可完成神经的修复。因此，在这种情况下，提供一个物理通道，就可以完成修复。只要修复材料符合物理性能要求，即可使用，如各类单纯的人工导管和去细胞基质类神经修复材料：对一些未有明显缺损的神经损伤，也可以使用生物套管小间隙套接法修复，使神经损伤后再生的轴突根据远端神经束的趋化作用朝向靶器官生长，尽可能使运动束和运动束、感觉束和感觉束相匹配生长，同时这种处理还能防止周围纤维细胞入侵，尽量减少神经再生的干扰因素。

而对于如钝性损伤等损伤机制稍复杂、混合神经缺损、神经缺损距离大于损伤神经直径的 4 倍、组织床条件不佳的损伤，只提供物理通道桥接神经是不够的，至少需满足两种性能的修复材料，周围神经再生过程将呈现较为明显的接触引导作用及神经趋化性、神经营养性。此时修复材料不仅需具备良好的物理性能，还需有较好的生物性能，

以及稳定的化学性能。因为此时神经导管不仅仅是作为神经再生的临时通道，更重要的是应具有促进轴突再生的生物学活性：首先，支架应该具有合适的孔径以便阻止瘢痕渗入。其次，支架的微观三维结构能够模拟神经细胞外基质的结构，实现结构仿生化，有效支持轴突持续生长，并且促进轴突再生时定向延伸。去细胞同种异体神经修复材料通过去细胞处理，去除可能引起免疫排斥反应的轴突和髓鞘等，保留了包括神经基底膜管和神经束膜、神经外膜等天然神经的支架结构，具有良好的物理和生物性能，在桥接神经断端后，支持、引导再生神经生长。当再生神经从近断端进入去细胞神经后，其基底膜管等结构成为再生神经生长的三维支撑结构。再生神经的生长锥在去细胞神经的引导下向远端生长、延伸，并为新生神经提供支撑，使再生神经能通过缺损区到达远断端，并最终恢复对靶器官的神经支配。此外，各种复合型导管，如正在进行临床试验的壳聚糖/聚乙醇酸人工神经，以及将来可应用于临床的因子型组织工程神经及微电子复合型组织工程神经，都将可以解决这一部分患者的需求。

在更严重的情况下，对于严重损伤导致的大于 5 cm 长段缺损、大于 6 个月的陈旧性缺损或粗大高位混合神经缺损，以及组织床条件严重不良的患者，所使用的理想神经修复材料应同时具备良好的物理性能、化学性能和生物学性能。目前，这种理想的神经修复材料仍在研究中，这也是今后研发的方向。因目前尚无理想的材料可选择，可考虑行自体神经移植或带血管的神经移植或带蒂神经移位，或者功能重建。

第三章 周围神经缺损修复材料的研究进展

第一节 理想的周围神经缺损修复材料

周围神经损伤后的修复再生与功能恢复所需要的环境非常复杂，科学家经过在各个学科方面联合努力后对神经再生的分子生物学机制有了深入的了解。目前还认识到理想的周围神经支架材料应当具备良好的物理性能、化学性能和生物性能三个条件。

在物理性能方面，构建的周围神经修复材料必须要考虑力学性能，包括合适强度和柔韧性。支架的强度应当能承受缝合力并且能在手术部位、在一定时期内维持形状以帮助神经完成再生。柔韧性即能够弯曲和随神经生长时扩张和有一定弹性，以致不压迫神经。材料还应具有类似于神经的组织空间结构，比如说周围组织由内膜、束膜、结缔组织、施万细胞与不同功能、不同直径、不同髓鞘包被的轴突有机结合。即类似于电缆式结构，在间隔2 mm以上的横截面，并非处于同一类型，交错穿行的结构特点。只有材料具有类似于神经的三维立体构型实现仿生化，才能有效刺激轴突生长，并且促进轴突再生时沿轴向定向延伸。此外，支架材料还应该具有合适的孔径，有效阻止瘢痕的侵入，并具有选择性通透性，有利于营养物质的进入和代谢物的排出等。

在生物性能方面，材料须具有良好的组织相容性才能有利于细胞的黏附和增殖，管腔内含有类似基底膜的结构。重要的是基底膜还需含有层黏连接蛋白、纤维连接蛋白、胶原以及细胞黏附分子等，以利于施万细胞黏附生长并维持神经轴突的生长。如为非自体来源的材料，则必须在完成神经再生的桥接任务后自行降解而不激惹周围的结缔组织。

在化学性能方面，这种生物材料必须具备良好的表面活性如亲水性、活性基团的引入、生物活性分子的表面固化等，提供适合再生神经生长成熟定向区划的内环境。例如，具有各种生长因子必需的浓度梯度，必须在体内迅速获得血供，并避免与宿主的不容反应。

虽然，随着现代组织工程学研究的深入，利用组织工程学方法设计、制备符合上述材料要求的神经移植体已成为可能。然而，由于技术所限，具备物理、化学和生物性能的这种理想的神经修复材料应用于临床仍任重而道远。目前能应用于临床的修复材料功能较为简单，一般只能部分地满足其中一种或两种性能。可以较好地满足物理性能的周围神经修复材料主要是人工合成聚合材料，满足生物学性能的主要是天然材料，如自体静脉、肌桥、去细胞材料，满足化学性能的有复合附有生长因子类构建后的材料。也有将人工合成聚合材料或天然材料与各种已知促进神经再生与修复元素进行复合，可争取满足两个性能。探索理想的神经修复材料的道路还很漫长，可以预言这一工作仍需持续多年甚至数代人。

第二节　周围神经缺损修复材料研究进展

自体神经移植仍然是神经移植的"金标准"，因为自体神经提供了施万细胞和神经内膜管的细胞外支架，从而促进神经再生。然而，自体神经移植可伴有明显的并发症，包括供区神经功能丧失、额外的手术切口、瘢痕及可能形成痛性神经瘤等。此外，可用的供体神经有限，且切取供体神经延长了患者的总体手术时间。某些切取自体神经的情形是有悖常理的，比如牺牲不重要的细小神经去修复另一条不重要的细小神经；再比如，如果在一位疼痛综合征的患者上切取自体神经，那么神经供区很可能发生疼痛。如果所修复的神经非重要神经，那么切取自体神经将得不偿失。在临床上遇到上述情况，或自体神经移植供体不适用或缺乏时，现成的自体神经替代物有助于提供临时支架以支持轴突再生。

运用管状结构修复神经损伤的方法最早可以追溯到 1891 年，Büngner 报道了神经可通过动脉移植桥接而成功再生。从此以后，出现了神经导管和同种异体神经两大类自体神经的替代物。对合成和非合成神经导管的实验研究和临床应用始于 20 世纪 80 年代。

一、神　经　组　织

周围神经可因损伤或病变等造成缺损，很多时候无法直接缝合，必须使用神经移植或各种移植材料才能进行修复。而自体神经移植则是周围神经损伤修复的"金标准"，其优点在于提供了施万细胞、神经再生的内膜管通道以及与神经再生相关的因子。自体神经移植术主要有游离神经移植和吻合血管的神经移植。

（一）游离神经移植

游离神经移植适用于神经干部分缺损、较短或较细的神经缺损，而且受区应具有良好的组织基床。这是由于移植神经的营养供应从以下几个方式获得：组织液通过神经外膜渗入供应，受区软组织基床中的血管通过神经外膜、束膜长入移植神经，通过近、远侧神经干内的血管长入移植神经。故以细小的神经作为游离神经移植修复神经缺损，易于血管长入和组织液渗入，神经移植段易成活，可取得较好的修复效果。目前，临床上常用作游离神经移植的神经有腓肠神经、腓浅神经、前臂内侧皮神经、前臂外侧皮神经、股外侧皮神经、桡神经浅支等。

（二）吻合血管的神经移植

吻合血管的神经移植可保证移植段神经的血液供应，同时可以有利于施万细胞的定向迁移、增殖，以及再生轴突长入远端神经。故对于长段、粗大的周围神经缺损性损伤或受区软组织床条件不佳的情况，吻合血管的神经移植是较为理想的修复方法。Taylor 等在 1976 年率先使用吻合桡动、静脉的桡神经浅支修复 22 cm 正中神经缺损，正中神经支配区感觉有所恢复。顾玉东等在 1985 年应用小隐静脉蒂动脉化的腓肠神经移植修复大于 10 cm 前臂神经缺损，神经再生明显优于游离神经移植。此外，还有学者采用带蒂神经移植、带血管神经移植等血管－神经移植体，均获得了较好的修复效果。

然而，对于临床上最常见且对功能影响最大的粗大主干神经缺损，即使采用自体神经方法修复，由于细小的神经与粗大的主干神经不匹配，不能为再生神经提供合适的通道，而且自体神经来源有限，往往不能满足粗大神经损伤修复的需求，疗效也不太理想。此外，切取自体神经不仅增加了手术创伤，还造成手术区瘢痕和痛性神经瘤形成、神经支配区功能障碍等并发症。因此，众多学者不断探寻用其他移植材料来修复周围神经损伤。

（三）去细胞基质材料

去细胞神经是周围神经经脱细胞处理而成的细胞外基质材料。临床上最早报道的同种异体神经移植是在 1876 年，当时 Eduard Albert 从一名患者新鲜截肢标准中切取胫神经用来修复另一患者的正中神经缺损。然而，直到 20 世纪 70 年代显微外科技术以及 80 年代强力免疫抑制方法的出现，取自尸体的神经才成为一种临床上可行的自体神经替代物，用于修复严重的周围神经缺损。因为新鲜的异体神经具有免疫原性，而最主要的抗原成分来自供体的施万细胞，人们建立了多种方法来清除移植物中的细胞，使得其除去免疫原性的同时保留其神经内膜结构。去细胞神经相比合成的空心神经导管具有以下优点：首先，它们保存了天然神经三维支架和神经内膜结构，这种三维构架可促进细胞迁移和神经纤维延伸，而空心导管没有这样的结构。其次，去细胞神经的细胞外基质中含有胶原蛋白和层黏连蛋白。这些神经基底膜的成分在轴突生长过程中起重要的作用。

20 世纪末，C. E. Dumont 和 M. Sondell 先后报道用化学药剂破坏并洗脱大鼠坐骨神经中的细胞，制成去细胞神经移植体（acellular nerve graft）。该方法可清除神经组织中的各种细胞而保留细胞外基质。大量的事实证明，这种细胞分泌的以基膜或不定形式存在于细胞外空间的细胞外基质分子与损伤神经再生有密切关系，主要成分为层粘连蛋白（lamini，LN）和纤维连接蛋白（fibronetin，FN），而基膜的电子密集的基板层和透明层性质稳定，即使是在正常神经损伤或溃变之后，基膜管通常亦可保持完整。这种基膜管的存在就可为再生的轴突和神经膜细胞提供一个脚手架，使轴突的生长锥能找到最适的基质黏附信号而定向延伸。由于此种材料在结构上完全仿生，且由于去细胞而可忽略其免疫原性，又有维持内环境的特定功能，还可根据所修复神经的直径、长度定制不同规格的支架，因而，可制备相应尺寸的去细胞神经材料来修复神经缺损。

鉴于去细胞神经材料的诱人前景，近 10 多年来国内外学者进行了化学萃取法制备去细胞异体神经及修复神经缺损的相关研究，所用原材料有大鼠、兔、犬和人的周围神经。

本研究团队建立了标准化的去细胞同种异体神经制备技术，并由广州中大医疗器械有限公司开发成产品的"神桥"在全国推广使用，取得良好效果。由美国 AxoGen 公司生产的 Avance 和广州中大医疗器械有限公司生产的"神桥"都是人去细胞同种异体神经产品，其核心技术是用化学萃取的方法清除周围神经组织中的细胞成分，保留纤维支架结构。Karabekmez 等报道了使用去细胞神经修复手部感觉神经 10 条，初步结果未见排斥和感染等并发症，修复缺损 2 cm 长的感觉神经缺损效果良好。Brooks 等报道了使用去细胞神经修复 49 条感觉神经、18 条混合神经和 9 条运动神经，平均修复长度为 22 mm，有 87% 的患者达到有效的恢复。Cho 等报道了使用去细胞同种异体神经修复上肢神经缺损 56 例 71 条神经，结果显示，修复 5～50 mm 神经缺损效果良好，与报道的既往自体神经修复效果相当。吴兵等报道了使用人去细胞神经移植物移植修复臂丛缺损 23 例，共应用 32 根异体神经，长度为 2～9（4.9±2.2）cm。随访 33～94（71.82±18.50）个月，临床疗效优良率为 69.6%。但神经损伤部位、程度及异体神经移植长度对预后有明显影响。朱爽等报道了 64 例患者使用人去细胞神经移植物修复上肢神经缺损。按照运动和感觉神经恢复国际标准来评估感觉和运动的恢复情况，平均随访时间为（355±158）（35～819）天，平均年龄为（35±11）（14～68）岁，平均神经缺损长度为（27±13）（10～60）mm，结果显示 75% 患者具有功能性的恢复。

二、非生物材料

（一）非生物不可降解合成材料

主要是硅胶管。它具有生物惰性，植入体内异物反应很小。作为高分子合成材料，硅胶管既具有良好的管壁弹性，不会出现管壁塌陷，同时具有良好的可塑性。作为非通透性的导管，其不能与外界环境进行物质交换，相对更能保持其内环境的稳定，实验研究显示硅胶管比其他神经导管能维持更高的局部神经营养因子的浓度。至于硅胶管开窗或不开窗更有利于神经再生，目前尚无定论。硅胶管的缺点是它不能被人体吸收，长期置留体内，会变性影响神经功能，需二次手术取出；另外，硅胶管的生物相容性相对较差。因此，它的应用受到限制。

此外，还包括聚四氟乙烯（polytetrafluoroethylene，PTFE）、聚丙烯（polyacryolonitrile，PAN）、聚氯乙烯（polyvinylchloride，PVC），尽管这些材料具有半透膜性质，但不能降解，需二次手术取出。

（二）非生物可降解合成材料

胶原导管能有效促进和支持神经再生通过短的神经间隙。1991 年，Archibald 等发表了首个 I 型胶原神经导管用于大鼠和猴神经修复的研究。电生理检测结果表明，用胶原导管套接修复 4 mm 神经缺损，其支持神经再生的效果与同种神经移植物一样有效。在猴正中神经 5 mm 缺损修复模型中，胶原导管与自体神经移植的效果都类似于直接缝合修复。Kemp 等在一项研究中观察了在非通透性（硅胶）与半通透性（I 型胶原）导管中再生轴突、施万细胞和新生血管形成的相互关系。他们通过大鼠坐骨神经 5 mm 和 10 mm 缺损模型，发现在两种神经缺损长度中，胶原导管促神经轴突再生和新血管形成的作用均强于硅胶导管。Alluin 等在大鼠腓神经 10 mm 缺损模型中证实 I 型和 III 型胶原管支持神经再生的效果与自体移植相当。

可降解神经导管用于桥接神经断端，可用于修复短段神经缺损，对于没有神经缺损者也可作为套管连接神经断端从而代替传统的神经端端缝合。已投放市场的产品有 Axo-Gen 公司生产的 AxoGuard Nerve Connector，Collagen Matrix 公司生产的 NeuroMatrix 和 Neuroflex，Integra 公司生产的 NeuraGen，Synovis 公司生产的 NeuroTube，SaluMedica 公司生产的 Hydrosheath，荷兰 Polyganies 公司生产的 Neurolac 和北京天新福医疗器材有限公司生产的人工神经鞘管。

用可降解合成聚合物制备的神经修复材料有用聚乙醇酸制成的 Neurotube@ 神经导管、聚乳酸－聚己内酯共聚体神经导管等。Neurotube@ 神经导管已报道用于长度在 30 mm 以内的指神经、正中神经等神经缺损的临床修复，术后感觉神经功能接近自体神经移植，运动神经功能也得到较好恢复。聚乳酸－聚己内酯共聚体神经导管用于修复 20 mm 以内指神经缺损，术后感觉神经功能修复接近传统修复方法，但修复足底趾总神经后感觉无明显恢复，可能与该神经导管易塌陷有关。而使用降解天然聚合物制备的神经修复材料，以采用 I 型胶原制成的 NeuraGen@ 神经导管为代表。该导管用于 20 mm 以内指神经缺损临床修复 12 例，感觉恢复优良率为 75%。Pogrel 等对 7 例舌神经、下牙槽神经采用 PTFE 管修复，仅 2 例 3 mm 以下缺损感觉有少许恢复（舌神经、下牙槽神经各 1 例），其余 5 例无效。Pitta 等用 PTFE 修复 6 例下牙槽神经、舌神经缺损，效果亦差。而 Farole 等使用 NeuraGen@ 修复 3 例下牙槽神经、6 例舌神经缺损，随访 8 例达到优良。Aberg 等使用 PHB 修复腕部正中神经和尺神经缺损，结果未发现任何不良反应，感觉恢复情况与直接缝合相当。

也有采用可降解的天然聚合物与合成聚合物复合制备周围神经修复材料。顾晓松课题组研制的壳聚糖/聚乙醇酸复合型人工神经移植物即属于此类。其将壳聚糖制成管壁多微孔的导管，内嵌纵行排列的聚乙醇酸纤维支架，构建成壳聚糖/聚乙醇酸人工神经。壳聚糖在体内的降解产物壳寡糖具有减少受损神经元凋亡、增加神经丝蛋白及钙黏附蛋白表达的作用，良好促进周围神经再生的优点。针对壳聚糖/聚乙醇酸人工神经移植物的前瞻性多中心临床试验正在开展，初步临床试验结果显示，该移植物修复患者前臂 30～35 mm 神经干缺损，受损神经功能恢复可达到 MRC M4S3$^+$ 的优良水平。

另外，对于无明显缺损或短距离缺损的神经损伤患者，损伤后常用的修复方法是神经外膜缝合或神经束膜缝合。近年来有学者发现，周围神经损伤后存在不同类型纤维的选择性再生现象和神经纤维的倍数再生现象。以合适直径的套管（可完全降解的生物套管）套接损伤的神经断端，并在断端之间留有一定的间隙（2 mm），其恢复远端靶器官功能的效果（组织再生状况、电生理恢复状况、整体功能评估状况）明显好于传统的神经外膜缝合，具备替代传统神经外膜缝合的可能性。目前，北京大学附属第一医院和中国纺织科学研究院发明的中空圆柱形甲壳质脱乙酰生物套管（专利号：ZL 01136314.2）长 10 mm、厚 1mm，内径分别有 4 mm、5 mm、6 mm 三型，可以适应人体不同直径的神经修复。使用该套管修复 15 例新鲜上肢周围神经损伤的患者，另有 15 例作为对照组采用传统的神经外膜缝合修复，对术后的神经恢复情况进行临床观察，结果显示，神经修复 6 个月后，套管套接组优良率 78.57%，传统神经外膜缝合组优良率 28.57%。套管套接组的临床效果明显好于传统的神经外膜缝合，具备临床替代后者的可行性。

三、生物材料

非神经组织及其衍生材料主要包括静脉、动脉、骨骼肌、变性骨骼肌及其基膜管、肌膜、羊膜基底膜、脐带血管、胶原、明胶、纤维蛋白和几丁糖等。这些材料具有来源广、取材易、对供区无明显影响和组织相容性好的特点，因此常被采用。但是，这些材料容易和周围正常组织粘连，管壁易塌陷会阻碍神经的再生；其是半通透性材料，会导致远端分泌的神经营养趋化因子向外弥散，到近端时浓度较低。

第三节　周围神经缺损修复材料的设计原则与要求

一、周围神经缺损修复材料的一般设计原则与要求

由于神经组织高度分化、再生能力低等特点，周围神经损伤修复效果仍不理想。周围神经的再生过程中，除了轴突自身再生能力以外，成功的修复再生有赖于理想的损伤修复微环境。

当周围神经损伤后，移植修复的支架需要具有天然细胞外基质（extracellular matrix，ECM）的类似功能，才能有效触发神经再生机制，启动与维持神经再生所需要的理想微环境，完成轴突再生和功能恢复。细胞外基质是指自然发生沉积在细胞周围的大分子物质，为细胞提供结构支撑和黏附位点，并在细胞黏附、迁移、增殖、分化和基因表达过程中起到重要的信号传递作用。周围神经细胞外基质成分主要包括胶原（Ⅰ，Ⅲ，Ⅳ，Ⅴ等）、层粘连蛋白、纤维连接蛋白、硫酸软骨素及其他功能蛋白。理想的周围神经缺损修复材料应该拥有 3 个方面的仿生学特点：组成仿生、结构仿生和纤维排列仿生。

研究学者认为，理想的周围神经缺损修复材料应该满足以下 7 个仿生学设计标准：

（1）组成仿生。修复材料的表面应当有利于细胞黏附和增殖，并含有类似基底膜的结构；基底膜含有层粘连蛋白、纤维连接蛋白和胶原等细胞黏附分子，以利于施万细胞黏附生长以及促进再生神经轴突的生长等特点。

（2）生物相容性。具有低细胞毒性和低炎症反应等生物相容性。

（3）在体内降解。代谢物具有良好的细胞相容性。非自体材料必须在完成神经再生的桥接任务后自行降解而不激惹或影响神经及周围组织。

（4）实现结构仿生。需要高孔隙率以利于物质交换并促进细胞黏附和迁移，同时

具备良好的表面活性，如亲水性、活性基团的引入、生物活性分子的表面固定化等，提供适合再生神经生长、成熟、定向趋化的内环境。

（5）机械性能稳定。具有稳定的内部三维结构，充分发挥对再生神经轴突的支持作用。构建的周围神经修复材料必须要考虑的力学性能主要是其强度和柔韧性，强度即支架要足以承受缝合力和在手术部位、在一定的时期内维持形状以帮助神经的再生，柔韧性即能够弯曲和随神经生长时扩张而有一定的弹性，以致不压迫神经。

（6）神经取向仿生。材料还应具有类似于神经组织的空间结构，实现仿生化引导，才能有效刺激轴突生长，并且促进轴突再生时沿轴向定向延伸。

（7）支架材料应该具有合适的孔径以便阻止瘢痕的侵入，并具有选择通透性，以利于营养物质的进入和代谢物的排除等。

二、周围神经缺损修复材料三维结构与微环境双重仿生设计原则

结合本研究团队在周围神经缺损修复材料构建方面的一些研究经验，我们希望进一步深入讨论周围神经缺损修复材料三维结构与微环境双重仿生的原则，以指导日后周围神经缺损修复材料设计。

（一）周围神经缺损修复材料的三维结构仿生设计原则

实际上周围神经微结构涉及毫米－微米－纳米（mm-μm-nm），毫米－微米尺度主要描述的是支架材料的形态和取向，决定神经纤维的排列、轴突生长的方向等；纳米尺度描述了材料表面的拓扑形貌、比表面积，直接影响细胞黏附和增殖等。许多文献报道了采用模具制备出多纵向微通道的神经导管并用于周围神经损伤修复，但报道很少提及导管内部微通道之间的精细结构对神经再生的影响。本研究团队采用低温注射－热致相分离相结合的原理制备出通道数可控、通道之间呈相互连通的纳米纤维网状结构导管支架，具有纳米纤维结构的聚左旋乳酸（PLLA）、聚己内酯－聚乳酸嵌段共聚物（PCL-PLLA）以及壳聚糖（CS）多通道导管支架，利用这种微结构具有高比表面积的特性实现了高效负载生长因子的目的。只有认识到周围神经再生修复与再生通道的结构/微环境之间存在复杂的依存关系，才能利用现有的科技手段构建出结构/微环境双重仿生的周围神经缺损修复材料，才能够真正突破目前周围神经缺损修复材料的"瓶颈"，进一步提高神经修复再生的临床效果。

（二）周围神经缺损修复材料神经再生微环境仿生设计原则

本部分的微环境仿生原则，主要指周围神经缺损修复材料成分的仿生，指周围神经再生所依靠的细胞外基质环境的仿生。当周围神经损伤后，移植修复的支架理应具有天然 ECM 的类似功能，才能有效募集施万细胞，富集神经断端分泌的营养因子，构建有效的神经再生通道等，调动多方面积极的因素，启动与维持神经再生所需要的理想微环境，最终实现神经的再生和靶器官功能的恢复。

有文献报道，在大鼠运动神经缺损修复模型中，感觉神经对运动神经的再生具有一定的抑制效应，甚至，去细胞运动神经相比去细胞感觉神经而言，前者对运动神经再生

以及髓鞘化表现出更为明显的促进作用，这些现象暗示着功能不同的再生神经对细胞外基质存在着功能匹配的现象。本研究团队的前期工作发现，神经再生对于细胞外基质成分具有组织特异性。将坐骨神经制备成去细胞神经，粉碎后再用酶消化，可得到水溶性去细胞神经 ECM 水凝胶。去细胞神经 ECM 粉末经酶消化后制备的去细胞神经 ECM 水凝胶仍然保留了原组织 ECM 成分的天然活性，能够特异性诱导体外培养的施万细胞沿着轴突迁移排列并包卷轴突，从而促进轴突髓鞘化；去细胞神经 ECM 水凝胶还能够抑制突触后成分 PSD95 的表达，从而抑制突触形成，而这种髓鞘化能力在胶原 ECM 以及其他神经系统的 ECM 中较弱。同时，蛋白成分分析结果表明，周围神经来源的 ECM 蛋白成分种类与自身神经组织相近，这意味着，周围神经对微环境是有一定的选择性与匹配性的，在特定的微环境中可实现良好的再生与功能恢复，这对于神经缺损修复材料的设计是一个很重要的启示。

参 考 文 献

[1] 顾立强，裴国献．周围神经损伤基础与临床［M］．北京：人民军医出版社，2001．

[2] 朱家恺，罗永湘，陈统一．现代周围神经外科学［M］．上海：上海科学技术出版社，2007．

[3] 顾晓松．神经再生［M］．北京：科学出版社，2013．

[4] 姚志彬．医用解剖学［M］．北京：人民卫生出版社，2009．

[5] 朱家恺．显微外科学［M］．北京：人民卫生出版社，2008．

[6] NICHOLLS J G．神经生物学——从神经元到脑［M］．杨雄里，等，译．北京：科学出版社，2003．

[7] 张进禄．神经系统超微结构［M］．北京：中国协和医科大学出版社，2011．

[8] 王冠军，卢世壁，匡正达，等．化学去细胞异体神经移植促神经趋化性再生实验研究［J］．中国修复重建外科杂志，2010，24（11）：1288 – 1292．

[9] 刘小林，朱家恺．神经束定性的组织化学方法实验研究［J］．中华显微外科杂志，1989（12）：34．

[10] 顾立强，朱家恺，顾熊飞．施万氏细胞分泌蛋白质及其神经营养活性物质的生化分析［J］．中华显微外科杂志，1994（17）：201．

[11] 徐建广，顾玉东，屠永全，等．被动活动对失神经支配骨骼肌萎缩的影响［J］．中华显微外科杂志，2003，26（3）：210 – 211．

[12] 张勇杰．重建神经再生微环境是周围神经再生的关键［J］．中国神经科学学会第四次会员代表大会暨第八届全国学术会议，2009．

[13] 张世民．周围神经趋化性再生及临床应用研究进展［J］．国际骨科学杂志，2009（5）：278 – 283．

[14] 刘芳．周围神经损伤后的再生微环境以及瘢痕形成［J］．组织工程与重建外科杂志，2017（2）：109 – 112．

[15] 陈国平．周围神经损伤后轴突再生微环境的研究进展［J］．中国康复理论与实践，2015（3）：288 – 291．

[16] 姚东东，张洁元，等．周围神经损伤修复微环境的研究进展［J］．中国修复重建外科杂志，2015（9）：1167 – 1172．

[17] 万丽丹，刘厚奇，丁文龙．Schwann 细胞在髓鞘形成过程中的极性调控［J］．中国组织化学与细胞化学杂志，2017（4）：383 – 388．

[18] 韩泽民，郭家松．神经元内抑制神经再生的相关信号通路［J］．生命科学，2015（27）：1120 – 1124．

[19] MACKINNON S E, DELLON A L. Surgery of the Peripheral Nerve ［M］. New York, NY：Thieme, 1988.

[20] YAMAGUCHI Y. Chondroitin sulfate proteoglycans in the nervous system ［M］//Proteoglycans：structure, biology, and molecular interactions. New York：Marcel Dekker Inc, 2000：379 – 402.

[21] FERGUSON T A, SON Y J. Extrinsic and intrinsic determinants of nerve regeneration [J]. J Tissue Eng, 2011 (2): 1 – 13.

[22] PO M D, CALARCO J A, ZHEN M. Releasing the inner inhibition for axon regeneration [J]. Neuron, 2012 (73): 207 – 209.

[23] RING D. Symptoms and disability after major peripheral nerve injury [J]. Hand Clin, 2013 (29): 421 – 425.

[24] SKAPER S D. The neurotrophin family of neurotrophic factors: an overview [J]. Methods Mol Biol, 2012 (846): 1 – 12.

[25] MCDONALD C L, BANDTLOW C, REINDL M, et al. Targeting the Nogo receptor complex in diseases of the central nervous system [J]. Curr Med Chem, 2011 (18): 234 – 244.

[26] LONGO F M, HAYMAN E G, DAVIS G E, et al. Neurite-promoting factors and extra-cellular matrix components accumulating in vivo within nerve regeneration chambers [J]. Brain Res, 1984 (309): 105 – 117.

[27] KANDA T. Biology of the blood-nerve barrier and its alteration in immune mediated neuropathies [J]. Neurol Neurosurg Psychiatry, 2013 (84): 208 – 212.

[28] SANO Y, KANDA T. Isolation and properties of endothelial cells forming the blood-nerve barrier [J]. Methods Mol Bil, 2011 (686): 417 – 425.

[29] SUNDERLAND S. The anatomy and physiology of nerve injury [J]. Muscle Nerve, 1990, 13 (9): 771 – 784.

[30] MADDURI S, GANDER B. Schwann cell delivery of neurotrophic factors for peripheral nerve regeneration [J]. J Peripher Nerv Syst, 2010, 15 (2): 93 – 103.

[31] SHI J, WU X, SURMA M, et al. Distinct roles for ROCK1 and ROCK2 in the regulation of cell detachment [J]. Cell Death Dis, 2013 (4): e483.

[32] IIZUKA M, KIMURA K, WANG S, et al. Distinct distribution and localization of Rho-kinase in mouse epithelial, muscle and neural tissues [J]. Cell Struct Funct, 2012 (37): 155 – 175.

[33] ZHOU Z, MENG Y, ASRAR S, et al. A critical role of Rhokinase ROCK2 in the regulation of spine and synaptic function [J]. Neuropharmacology, 2009 (56): 81 – 89.

[34] WANG T, WU X, YIN C, et al. CRMP-2 is involved in axon growth inhibition induced by RGMa in vitro and in vivo [J]. Mol Neurobiol, 2013 (47): 903 – 913.

[35] MIMURA F, YAMAGISHI S, ARIMURA N, et al. Myelinassociated glycoprotein inhibits microtubule assembly by a Rho-kinase-dependent mechanism [J]. J Biol Chem, 2006 (281): 15970 – 15979.

[36] SUNDERLAND S. A classification of peripheral nerve injuries producing loss of function [J]. Brain, 1951: 74 – 79.

[37] LV D, ZHOU L. Sustained release of collagen VI potentiates sciatic nerve regeneration by modulating macrophage phenotype [J]. Eur J Neurosci, 2017, 45 (10): 1258 – 1267.

[38] PALISPIS W A, GUPTA R. Surgical repair in humans after traumatic nerve injury pro-

vides limited functional neural regeneration in adults [J]. Exp Neurol, 2017 (290): 106 – 114.

[39] LI G S. Complement components of nerve regeneration conditioned fluid influence the microenvironment of nerve regeneration [J]. Neural Regen Res, 2016, 11 (4): 682 – 686.

[40] WANG L. Role of Schwann cells in the regeneration of penile and peripheral nerves [J]. Asian J Androl, 2015, 17 (5): 776 – 782.

[41] ADALBERT R, GILLINGWATER T H, HALEY J E, et al. A rat model f slow Wallerian degeneration (WldS) with improved preservation of neuromuscular synapses [J]. Eur J, 2005, 21 (1): 271 – 277.

[42] CHEN P, PIAO X, BONALDO P. Role of macrophages in Wallerian degeneration and axonal regeneration after peripheral nerve injury [J]. Acta Neuropathol, 2015, 130 (5): 605 – 618.

[43] PLANTMAN S. Proregenerative properties of ECM molecules [J]. Biomed Res Int, 2013, 98 (1): 695.

[44] STEED M B. Peripheral nerve response to injury [J]. Atlas Oral Maxillofac Surg Clin North Am, 2011, 19 (1): 1 – 13.

[45] WEERASURIYA A AND A P MIZISIN. The blood-nerve barrier: structure and functional significance [J]. Methods Mol Biol, 2011 (686): 149 – 173.

[46] WEBBER C AND D ZOCHODNE, The nerve regenerative microenvironment: early behavior and partnership of axons and Schwann cells [J]. Exp Neurol, 2010, 223 (1): 51 – 59.

[47] WANG J. et al. The observation of phenotypic changes of Schwann cells after rat sciatic nerve injury [J]. Artif Cells Blood Substit Immobil Biotechnol, 2010, 38 (1): 24 – 28.

[48] OMURA T, SANO M, OMURA K, et al. Different expressions of BDNF, NT3 and NT4 in muscle and nerve afer various types of peripheral nerve injuries [J]. J Peripher Nerv Syst, 2005, 10 (3): 293 – 300.

[49] JIANI CAO, CHANKAI SUN. et al. The use of laminin modified linear ordered collagen scaffolds loaded with laminin-binding ciliary neurotrophic factor for sciatic nerve regeneration in rats [J]. Biomaterials, 2011 (32): 3939 – 3948.

[50] SUN W, SUN C, ZHAO H, LIN H, HAN Q, WANG J, et al. Improvement of sciatic nerve regeneration using laminin-binding human NGF-beta [J]. PLoS One, 2009 (4): e6180.

[51] HÖKE A, HO T, CRAWFORD TO, et al. Glial cell line-derived neurotrophic factor alters axon schwann cell units and promotes myelination in unmyelinated nerve fbers [J]. J Neurosci 2003, 23 (2): 561 – 556.

[52] LEE H, JO EK, CHOI SY, et al. Necrotic neuronal cells induce inflammatory Schwann cell activation via TLR2 and TLR3: implication in Wallerian degeneration [J]. Bio-

chem Biophys Res Commun 2006 (350): 742 – 747.

[53] YANG D P, ZHANG D P, MAK K S, et al. Schwann cell proliferation during Wallerian degeneration is not necessary for regeneration and remyelination of the peripheral nerves: axon-dependent removal of newly generated Schwann cells by apoptosis [J]. Mol Cell Neurosci 2008 (38): 80 – 88.

[54] FU SY, GORDON T. The cellular and molecular basis of peripheral nerve regeneration [J]. Mol Neurobiol 1997 (14): 67 – 116.

[55] 顾玉东. 周围神经缺损的治疗现状与进展 [J]. 中华创伤杂志, 2002, 18 (9): 517 – 519.

[56] 刘小林, 林焘, 詹翼. 周围神经长段缺损桥接修复的相关因素 [J]. 中华显微外科杂志, 2017, 40 (1): 8 – 12.

[57] MILLESI H. The nerve gap. Theory and clinical practice [J]. Hand Clinics, 1986, 2 (4): 651 – 663.

[58] MACKINNON S E. Surgical management of the peripheral nerve gap [J]. Clinics in Plastic surgery, 1989, 16 (3): 587 – 603.

[59] 顾玉东. 周围神经缺损的基本概念与治疗原则 [J]. 中华手外科杂志, 2002, 18 (3): 129 – 130.

[60] 朱家恺. 实现周围神经外科专业普及化是当务之急 [J]. 中华创伤杂志, 2002, 18 (9): 520 – 521.

[61] KEHOE S, ZHANG X F, BOYD D. FDA approved guidance conduits and wraps for peripheral nerve injury: a review of materials and efficacy [J]. Injury, 2012, 43 (5): 553 – 572.

[62] 何纯青. "5·12" 汶川地震所致周围神经损伤的调查与治疗研究 [D]. 中国人民解放军军医进修学院, 2011.

[63] 李山. 面神经成为肿瘤侵犯之径路 [J]. 国际耳鼻咽喉头颈外科杂志, 1977 (3).

[64] 刘晓平, 于秀淳, 周银, 等. 恶性骨肿瘤保肢术中应注意的几个问题 [J]. 中国矫形外科杂志, 2000, 7 (3): 230 – 232.

[65] 曹旭晨, 赵凯, 宁连胜. 乳腺癌患者术中保留肋间臂神经的临床意义 [J]. 中华肿瘤杂志, 2006 (7): 549 – 550.

[66] 何安仁, 宋洪飞, 史涛坪. 腹腔镜筋膜内与筋膜间保留神经切除法治疗早期局限性前列腺癌的比较 [J]. 现代医院, 2017, 17 (11): 1676 – 1678.

[67] 朱家恺, 卢传新, 王书诚, 等. 周围神经外科学 [M]. 北京: 三环出版社, 1991.

[68] Kim D H, Cho Y J, Tiel R L, et al. Surgical outcomes of spinal accessory nerve injuries. [J]. Neurosurgery, 2003, 53 (5): 1102 – 1113.

[69] 李正和, 周祥宁. 神经移植术治疗医源性面瘫 [J]. 天津医药, 1995 (4): 218 – 220.

[70] 中国因伤害导致残疾的流行病学研究 [J]. 中华流行病学杂志, 2010, 31 (10):

1107 – 1110.

[71] VLSSER P A, HERMRECK A S, PIERCE G E, et al. Prognosis of nerve injuries incurred during acute trauma to peripheral arteries [J]. The American Journal of Surgery, 1980, 140 (5): 596 – 599.

[72] 顾玉东. 提高周围神经损伤的诊治水平 [J]. 中华创伤骨科杂志, 2003, 5 (1): 1 – 4.

[73] BARRIOS C, AMILLO S, PABLOS J D, et al. Secondary repair of ulnar nerve injury: 44 cases followed for 2 years [J]. Acta Orthopaedica, 1990, 61 (1): 46 – 49.

[74] TERZIS J, FAIBISOFF B, WILLIAMS B. The nerve gap: suture under tension vs. graft. [J]. Plastic & Reconstructive Surgery, 1975, 56 (2): 166 – 170.

[75] HANG Z, KOU Y, YIN X, et al. The effect of a small gap sleeve suture at the distal anastomosis of a nerve graft on promoting nerve regeneration and functional recovery [J]. Artif Cells Nanomed Bioteehnol, 2013 (41): 282 – 288.

[76] 张培训, 寇玉辉, 韩娜, 等. 可降解生物套管小间隙套接法 修复周围神经损伤的临床观察 [J]. 北京大学学报 (医学版), 2012 (44): 842 – 846.

[77] DUMONT C E, HENTZ V R. Enhancement of axon growth by detergent-extracted nerve grafts [J]. Transplantation, 1997, 63 (9): 1210 – 1215

[78] 王玉, 彭江, 张莉, 等. 化学去细胞异体神经促神经再生的体外实验研究 [J]. 中国矫形外科杂志, 2010 (4): 308 – 311.

[79] SONDELL M, LUNDBORG G, KANJE M. Regeneration of the rat sciatic nerve into allografts made acellular through chemical extraction [J]. Brain Res, 1998, 795 (1 – 2): 44 – 54.

[80] HOU S Y, ZHANG H Y, QUAN D P, et al. Tissue-engineered peripheral nerve grafting by differentiated bone marrow stromal cells [J]. Neuroscience, 2006, 140 (1): 101 – 110.

[81] HU J, ZHU Q T, LIU X L, et al. Repair of extended peripheral nerve lesions in rhesus monkeys using acellular allogenic nerve grafts implanted with autologous mesenchymal stem cells [J]. Exp Neurol, 2007, 204 (2): 658 – 666

[82] RINKER B D, WEBER R V, CHAO J D. Functional Outcome Following Nerve Repair in the Upper Extremity Using Processed Nerve Allograft-Journal of Hand Surgery [J]. J Hand Surg Am, 2012, 37 (11): 2340 – 2349.

[83] 孙明学, 卢世璧, 唐金树, 等. 化学去细胞异体神经修复神经缺损长度的实验研究 [J]. 中国矫形外科杂志, 2006, 14 (8): 603 – 607.

[84] ZHU S, LIU J, ZHENG C, et al. Analysis of human acellular nerve allograft reconstruction of 64 injured nerves in the hand and upper extremity: a 3 year follow-up study [J]. Journal of Tissue Engineering & Regenerative Medicine, 2016.

[85] 朱庆棠, 郑灿镔, 刘小林. 周围神经缺损修复材料临床适应证的考虑 [J]. 中华显微外科杂志, 2013, 36 (5): 417 – 421.

[86] BUNGNER O. Die degenerations-und regeneration-vorgange am nerven nach verletzun-

gen [J]. Beitr Pathol Anat 1891 (10): 321 – 393.

[87] MOORE A M, WAGNER I J, FOX I K. Principles of nerve repair in complex wounds of the upper extremity [C] //Seminars in plastic surgery. Thieme Medical Publishers, 2015, 29 (1): 040 – 047.

[88] TREHAN S K, MODEL Z, LEE S K. Nerve repair and nerve grafting [J]. Hand Clinics, 2016, 32 (2): 119 – 125.

[89] TAYLOR G I, HAM F J. The free vascularized nerve graft. A further experimental and clinical application of microvascular techniques. [J]. Plastic & Reconstructive Surgery, 1976, 57 (4): 413.

[90] 顾玉东. 静脉蒂动脉化游离腓肠神经移植 [J]. 医学研究杂志, 1985, 23 (9): 338 – 340.

[91] 刘宝戈, 赵玉清, 李力, 等. 带血管蒂电缆式神经移植的研究进展 [J]. 实用手外科杂志, 2001, 15 (2): 101 – 104.

[92] FRANCEL P C, et al. Enhancing nerve regeneration across a silicone tube conduit by using interposed short-segment nerve graft [J]. J Neurosurg 1987 (87): 887.

[93] ZHAO Q, LUNDBORG G, DANIELSEN N, et al. Nerve regeneration in a "pseudo-nerve" graft created in a silicone tube [J]. Brain Res 1997, 769 (1): 125 – 134.

[94] ARCHIBALD S J, KRARUP C, SHEFNER J, et al. A collagen-based nerve guide conduit for peripheral nerve repair: an electrophysiological study of nerve regeneration in rodents and nonhuman primates. [J]. Journal of Comparative Neurology, 1991, 306 (4): 685 – 696.

[95] ARCHIBALD S J, SHEFNER J, KRARUP C, et al. Monkey median nerve repaired by nerve graft or collagen nerve guide tube. [J]. Journal of Neuroscience, 1995, 15 (5 Pt 2): 4109 – 4123.

[96] KEMP S W, SYED S, WALSH W, et al. Collagen nerve conduits promote enhanced axonal regeneration, schwann cell association, and neovascularization compared to silicone conduits [J]. Tissue Engineering Part A, 2009, 15 (8): 1975 – 1988.

[97] ALLUIN O, WITTMANN C, MARQUESTE T, et al. Functional recovery after peripheral nerve injury and implantation of a collagen guide [J]. Biomaterials, 2009, 30 (3): 363 – 373.

[98] WEBER R A, BREIDENBACH W C, BROWN R E, et al. A randomized prospective study of polyglycolic acid conduits for digital nerve reconstruction in humans [J]. Plastic & Reconstructive Surgery, 2000, 106 (5): 1036 – 1045.

[99] MEEK M F, NICOLAI J P, ROBINSON P H. Secondary digital nerve repair in the foot with resorbable p (DLLA-epsilon-CL) nerve conduits. [J]. Journal of Reconstructive Microsurgery, 2006, 22 (3): 149 – 151.

[100] JÖRN A LOHMEYER, SIEMERS F, MACHENS H, et al. The Clinical Use of Artificial Nerve Conduits for Digital Nerve Repair: A Prospective Cohort Study and Literature Review [J]. Journal of Reconstructive Microsurgery, 2009, 25 (1): 55.

［101］ POGREL M A, MCDONALD A R, KABAN L B. Gore-Tex tubing as a conduit for repair of lingual and inferior alveolar nerve continuity defects: a preliminary report. ［J］. Journal of Oral & Maxillofacial Surgery Official Journal of the American Association of Oral & Maxillofacial Surgeons, 1998, 56（3）: 321 – 322.

［102］ PITTA M C, WOLFORD L M, MEHRA P, et al. Use of Gore-Tex tubing as a conduit for inferior alveolar and lingual nerve repair: experience with 6 cases ［J］. Journal of Oral & Maxillofacial Surgery Official Journal of the American Association of Oral & Maxillofacial Surgeons, 2001, 59（5）: 493 – 496.

［103］ MEYER R A, BAGHERI S C. A bioabsorbable collagen nerve cuff（NeuraGen）for repair of lingual and inferior alveolar nerve injuries: a case series ［J］. Journal of Oral & Maxillofacial Surgery Official Journal of the American Association of Oral & Maxillofacial Surgeons, 2008, 66（10）: 2058 – 2062.

［104］ ABERG M, LJUNGBERG C, EDIN E, et al. Clinical evaluation of a resorbable wrap-around implant as an alternative to nerve repair: a prospective, assessor-blinded, randomised clinical study of sensory, motor and functional recovery after peripheral nerve repair ［J］. Journal of Plastic Reconstructive & Aesthetic Surgery, 2009, 62（11）: 1503 – 1509.

［105］ 顾晓松, 胡文. 组织工程神经修复周围神经缺损研究及其展望 ［J］. 解剖学杂志, 2012, 35（4）: 409 – 411.

［106］ GU J, HU W, DENG A, et al. Surgical repair of a 30 mm long human median nerve defect in the distal forearm by implantation of a chitosan-PGA nerve guidance conduit. ［J］. Journal of Tissue Engineering & Regenerative Medicine, 2012, 6（2）: 163 – 168.

［107］ 胡军. 构建猕猴组织工程化神经移植体的系列研究 ［D］. 广州: 中山大学, 2009.

［108］ ZHONG H, CHEN B, LU S, et al. Nerve regeneration and functional recovery after a sciatic nerve gap is repaired by an acellular nerve allograft made through chemical extraction in canines. ［J］. Journal of Reconstructive Microsurgery, 2004, 23（8）: 479.

［109］ KIM B S, YOO J J, ATALA A. Peripheral nerve regeneration using acellular nerve grafts. ［J］. Journal of Biomedical Materials Research Part A, 2004, 68A（2）: 201 – 209.

［110］ HUDSON T W, LIU S Y, SCHMIDT C E. Engineering an improved acellular nerve graft via optimized chemical processing ［J］. Tissue Engineering, 2004, 10（9 – 10）: 1346.

［111］ HUDSON T W, ZAWKO S, DEISTER C, et al. Optimized acellular nerve graft is immunologically tolerated and supports regeneration. ［J］. Tissue Engineering, 2004, 10（12）: 1641 – 1651.

［112］ HE B, ZHU Q, CHAI Y, et al. Safety and efficacy evaluation of a human acellular nerve graft as a digital nerve scaffold：a prospective，multicentre controlled clinical trial. ［J］. J Tissue Eng Regen Med, 2015, 9 (3)：286 –295.

［113］ KARABEKMEZ F E, DUYMAZ A, MORAN S L. Early clinical outcomes with the use of decellularized nerve allograft for repair of sensory defects within the hand. ［J］. Hand, 2009, 4 (3)：245 –249.

［114］ DARRELL N B M D, RENATA V W M D, Jerome D C M D, et al. Processed nerve allografts for peripheral nerve reconstruction：A multicenter study of utilization and outcomes in sensory, mixed, and motor nerve reconstructions ［J］. Microsurgery, 2012, 32 (1)：1 –14.

［115］ RINKER B D, WEBER R V, CHAO J D. Functional Outcome Following Nerve Repair in the Upper Extremity Using Processed Nerve Allograft-Journal of Hand Surgery ［J］. J Hand Surg Am, 2012, 37 (11)：2340 –2349.

［116］ 吴兵, 郭义柱, 王岩, 等. 化学去细胞同种异体神经移植修复臂丛神经缺损23例 ［J］. 解放军医学院学报, 2012 (11)：1108 –1110.

［117］ 高旭鹏, 彭江, 孙逊, 等. 周围神经细胞外基质在神经再生中的研究进展 ［J］. 解放军医学院学报, 2014, 35 (9)：970 –973.

［118］ 朱庆棠, 郑灿镔, 刘小林. 周围神经缺损修复材料临床适应证的考虑 ［J］. 中华显微外科杂志, 2013.

［119］ YAN L, QI J, ZHU S, et al. 3D micro CT imaging of the human peripheral nerve fascicle ［J］. international journal of clinical and experimental medicine, 2017, 10 (7)：10315 –10323.

［120］ JEFFRIES E M, WANG Y. Incorporation of parallel electrospun fibers for improved topographical guidance in 3D nerve guides. ［J］. Biofabrication, 2013, 5 (3)：035015.

［121］ ZHU S, ZHU Q, LIU X, et al. Three-dimensional reconstruction of the microstructure of human acellular nerve allograft ［J］. Scientific reports, 2016 (6)：30694.

［122］ YAN L, GUO Y, QI J, et al. Iodine and freeze-drying enhanced high-resolution MicroCT imaging for reconstructing 3D intraneural topography of human peripheral nerve fascicles ［J］. Journal of Neuroscience Methods, 2017 (287)：58 –67.

［122］ ZOU J L, LIU S, SUN J H, et al. Peripheral Nerve-Derived Matrix Hydrogel Promotes Remyelination and Inhibits Synapse Formation ［J］. Advanced Functional Materials, 2018, 44.

［123］ Wood M D, Mackinnon S E. Pathways regulating modality-specific axonal regeneration in peripheral nerve. ［J］. Experimental Neurology, 2015 (265)：171 –175.

［124］ Kubek T, Ghalib N, Dubovy P. Endoneurial extracellular matrix influences regeneration and maturation of motor nerve axons-a model of acellular nerve graft ［J］. Neuroscience Letters, 2011, 496 (2)：75 –79.

第二编

周围神经微结构、微环境的研究与仿生设计

（责任主编：戚　剑）

第一章　周围神经微结构研究现状

　　周围神经内部微结构可以大体分为两类：一类是神经细胞包括轴突和施万细胞，另一类是支撑和营养结构，后者可以统称为细胞外基质（extracellular matrix，ECM），ECM 是施万细胞主要的附着地方。ECM 可以产生生物信号分子，对施万细胞的黏附、迁移、增殖、分化和基因表达等有着显著的影响。周围神经损伤的修复是一个十分复杂的过程，包括施万细胞的增殖、迁移和轴突的延伸。为了能满足现代生物制造（biofabrication）的需要，本研究团队对周围神经内部微结构的研究主要侧重点放在 ECM 形成的结构，而不是形成 ECM 的结构。因此，本研究团队将 ECM 相关的微结构定义为：ECM 一级结构，主要是胶原纤维自组装形成纳米微结构（nanostructure）；ECM 二级结构，主要是形成神经外膜、神经束膜和神经内膜的显微结构（microstructure）。

　　了解周围神经整体的构成，将更有利于我们对 ECM 二级结构的理解。周围神经干的基本组成单位是神经纤维，许多神经纤维集合成神经束，若干神经束组成神经干。神经干内的神经纤维并不是始终沿着某一个神经束走行，而是不断地从一个神经束到另一个神经束，在束间互相穿插移行，呈丛状反复交织，不断交换神经纤维，使神经束的大小、数目和位置不断发生变化。一般在神经的近端，这种互相交错的情况频繁，穿插的纤维数量较多。因此，在手术中，对这些部位施行神经束的劈开分离，对神经纤维的损伤较大（图 2-1-1）。一般在神经的远端，神经束间纤维交错较少，借疏松结缔组织隔开，手术时容易按神经自然分束进行分离，对神经纤维的损伤也较少。神经束间纤维交错的程度也与神经束的功能性质有关。运动神经束的束间互相交错的纤维较多，而且束间的纤维交错的发生较早。因此，在手术时，能将运动神经束进行钝性劈开的距离较短，且容易撕断交错的纤维，对神经功能的损伤较大。感觉神经束的束间互相交错的纤维较少，故在神经干中，感觉神经束的位置和排列变化较小，能够按自然分束无损伤分离的长度很大，钝性劈开后，对神经的功能影响较小。

　　周围神经干内除神经纤维外，尚有大量的间质组织。间质组织内包含胶原纤维、弹力纤维、脂肪组织、营养血管和淋巴管等。这些间质组织大量分布在神经束之间，少量分布在神经束内。由于神经干内间质较多，神经束在干内的位置排列变化较大。所以，神经的断裂性损伤经过清创处理后，有的神经缺损的距离虽然不长，但常出现两断端神经束排列不一致的情况，增加了神经断端修复时功能束准确对位的难度，为神经修复缝合提出了新的研究课题。进一步对神经断面上各种不同功能的神经束定性和定位进行研究，可以协助手术时精确地对位缝合，有助于神经损伤后的功能恢复。

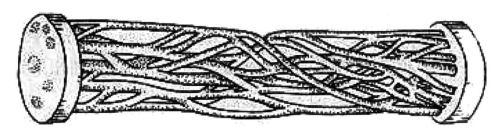

图 2 - 1 - 1　肢体近端神经干内神经束排列示意

（Watchmaker, et al. J Hand Surg Am, 1991）

　　周围神经内部有三层由 ECM（90% 的 Ⅰ 型胶原组成）组织构成的支持性鞘膜，分别称为神经外膜（epineurium）、神经束膜（perineurium）和神经内膜（endoneurium）。这些 ECM 组织膜对周围神经显微外科缝合方式和神经再生有密切的关系。神经外膜是周围神经最外层的疏松结缔组织，由纵行的胶原纤维束组成，其中有营养血管和淋巴管。其外层与神经系膜相连，后者为悬挂周围神经的系膜，有节段性的血管经此系膜进入神经外膜。神经外膜在神经表面有一定的滑动范围。神经外膜的疏松结缔组织不仅包在神经干的外面，也深入到神经束之间。神经外膜在不同部位多寡不等，可占神经截面积的 22%～80%。神经束数目较多处，神经外膜占的比例大；神经外膜在关节附近变得致密。有些实验研究证明，在同种异体神经移植时，排斥反应的抗原部分主要存在于神经外膜组织中。神经束膜内若干神经纤维组成神经束，外面包有神经束膜。神经束膜的厚度 2～100 μm 不等，差别很大，与神经束的直径大小成正比。神经束膜的结缔组织是同心圆状板层结构，可分为 3 层：内层由单层束膜细胞构成，称为神经束膜上皮。此层内壁光滑，与神经内膜之间有一定的移动性。在束膜细胞交界处，胞浆突起相互汇合，重叠镶嵌，形成紧密的细胞结合层。细胞的基底膜相互融合，形成单层的隔膜，起到阻止感染蔓延的屏障作用。中层又称板状层，由束膜细胞组成整齐的同心圆排列，数层至十多层不等。束膜中的胶原纤维有收缩能力，所以，神经纤维在膜内呈波浪形松弛状态，当切断神经时，神经束膜出现退缩现象。外层为神经束膜与神经外膜的移行部分，胶原纤维逐渐增粗，排列不整齐。神经束膜的抗张力较强，在显微外科手术中，可行神经束膜缝合术。神经束膜的功能意义有：①神经束膜上皮细胞胞浆内有液空泡的作用，可完成物质的主动输送；②有扩散屏障作用，能防止大分子物质由血液进入神经中，有抗感染功能；③能保持神经束内的正压，若将神经束横断，神经内胶冻样液突出而成蘑菇状；④对所包裹的神经组织起支持作用。血管通过神经束膜时，一般是斜行穿过，故神经内压力增高时易阻断血流。神经内膜是围绕施万细胞外的一层薄膜，由少量结缔组织纤维和极少的扁平的结缔组织细胞所组成。

　　周围神经内部神经外膜和神经束膜的微结构都具有一定的半渗透性。因此，周围神经内部微血管的结构分布对于维持神经内膜部位的微环境（microenvironment）稳定性十分重要。周围神经的血液供应甚为丰富，在神经干的每个层次中均有血管网丛，并在每层之间和段落之间均有很发达的侧支循环，对保证神经的正常生理功能有重要的意义。我们用墨汁灌注、塑料铸型、X 线造影和扫描电镜观察等方法，研究了神经干内的血管情况。现依据血液供应的来源及其分支和分布，将周围神经干的血液供应情况加以介绍。

一、神经伴行血管

神经干的某些段落，常有较粗大的血管与其伴行（图2－1－2）。但是，这些伴行血管都不像神经干那么长，都没有与神经干在同等长度的距离内伴行，往往只是与神经的一个段落相伴行。神经伴行血管属于神经外部的血管系统，通常是由一条动脉与两条静脉组成血管束。伴行血管的本干并不直接供养神经，而是通过伴行过程中，沿途分出的节段血管陆续进入神经干内。伴行血管除发出分支供养神经外，还沿途发出分支供养邻近的肌肉、结缔组织和皮肤。有些神经干的伴行血管较为粗大，有可能在施行吻合血管神经移植术时，选为吻合接用的血管束。一般肢体的皮神经都没有全长伴行的血管。

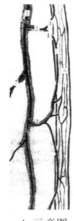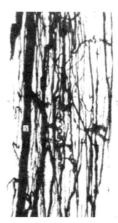

A.示意图　　　　　　B.墨汁灌注标本

图2－1－2　周围神经的血供

1. 伴行血管；2. 节段血管；3. 升支；4. 降支；5. 外膜血管；6. 束间血管网；7. 皮支或肌支。

（引自朱家恺《显微外科学》，人民卫生出版社2008年版）

二、神经节段血管

在周围神经主干的全长距离内，每间隔适当的距离，陆续有数目不等的节段血管进入神经干内（图2－1－2）。节段血管的来源不一，可能发自：①伴行血管；②邻近的其他血管干；③邻近的肌支；④邻近的皮支。节段血管进入神经干处的结缔组织，通常称之为神经系膜。节段血管到达神经外膜后，旋即分为升支和降支。上、下位节段的升、降支互相吻合，延续成为纵行的神经外膜血管。节段血管的管径虽然在肉眼下尚可辨认，但已经较为细小，一般只有0.2 mm以下，已不能选为吻合血管用的血管束。但根据节段血管均来源于邻近血管干或伴行血管这种局部解剖学特点，临床上施行吻合血管移植神经的术式时，常采取连同邻近血管干或伴行血管一起取材的方法，通过吻合粗大的邻近血管干或伴行血管，达到保持神经血供的目的。根据节段血管通过神经系膜这一特点，手术时应注意加以保护，神经系膜不能与神经干分离，以保持该段神经的血供来源。

三、神经外膜血管

各节段血管的升支与降支沿神经外膜纵行吻合，形成神经外膜血管。神经外膜血管纵贯神经的全长，手术中清晰可辨，是神经断裂伤后对位缝合的良好标志之一。由外膜血管发出短的横支或斜支，呈弓状在神经束的表面越过，行向神经深部，延续形成神经束间血管网。

四、神经束间血管网

束间血管网是由神经外膜血管的分支延续形成的血管网，位于神经束间疏松结缔组织内，常呈弯曲盘旋状。这种形态结构表明，神经束间血管网对神经长度的改变有一定的适应性。在神经位置改变或被轻度牵拉时，由于弯曲的形态留有伸展的余地，不致立即挤压血管。只有当神经被过度牵拉，超过了正常的伸展范围，神经的横截面面积才会变小。这时神经干内的血管虽多，但因血管管径被压，流通不畅，导致供血不足。因此，避免在张力下缝合神经，是神经修复术的重要原则之一。

五、神经束内微血管网

神经束间血管网的分支，以斜行穿过神经束膜的方式进入束内，形成纵行排列的、以毛细血管为主的微血管网。当神经束内发生水肿，引起压力增高时，斜穿神经束膜的血管受到挤压，将影响神经束内的血液供应。

综上所述，神经干内有非常丰富的纵行吻合的血管网，而且有较强的侧支循环代偿能力。因此，在手术中，由于手术设计的需要，虽然游离较长距离的神经干，破坏了较多的神经节段血管，阻断了侧方的供血来源，但只要神经外膜的血管仍能保持完好，神经干很少出现缺血性功能障碍情况。我们在一例手术中观察到，仅保留腓浅神经上端的神经节段血管情况下，将腓浅神经游离长达 27 cm 后切断，神经的下端仍有滴血现象。此例神经长达 27 cm，只依靠上端的伴行血管供血，其余 3～4 处进入的节段性血管均已被切断结扎，血供仍有保证。这种现象能够说明神经干内的纵行吻合血管系统的侧支循环代偿能力很强。但是神经对张力的耐受性较差，受牵张后，对神经干内的血液循环有较大的影响。牵拉的张力主要使神经截面面积变小，导致内在血管被压而阻塞。在动物实验中，切断并牵拉兔子的胫神经时发现，长度增加 8% 时，即可使小静脉的血流变慢。随着张力的逐渐增加，所有微血管内的血流均受到影响。当长度被牵拉增加 15% 时，神经内所有血管的血流全部停止。因此，张力下缝合神经，易因神经血供障碍而影响神经功能。

周围神经内部微结构研究最多的就是神经束三维走行。已有的研究表明，神经内部束型在 0.25～5 mm 的距离内即会发生位置、数量的改变，而且伴有功能性质的分化组合。如何准确地认识神经束和神经纤维这种复杂变化的完整规律，以满足周围神经修复术对神经束定性定位的更高要求，已成为阻碍周围神经外科发展的一个瓶颈问题。这就催生了对具有静态和动态性的生理信息，介于周围神经组织学层面与显微外科解剖层面之间的亚显微结构的了解欲望，这是可望促使周围神经修复与再生提高到一个新层面的必由路径。而完成对这一层面解剖与生理机能动态三维的可视化系统可能是一个重要、有效的途径。

由于周围神经与周围软组织灰度阈值对比度低，因此，无论是在"虚拟人"数据库还是在现有的影像学设备所获取的人体断面图像中，都难以将周围神经内外部的信息准确地抽取和分割，目前，全世界还没有完整的神经系统三维可视化模型。由于周围神经显示困难，美国可视人计划（VHP）已将神经显示技术难题列为全球招标项目亟待攻克。而要实现周围神经内部巨微结构的三维重建则更加困难。基于显微解剖和神经切片染色技术，国内外学者已经绘制出四肢主要神经干（正中神经、尺神经、桡神经、坐骨神经）在一些主要断面上的功能束组的局部定位图。然而，无论是显微解剖的图谱还是组织化学染色的切片，都是孤立的断面，缺乏连续性，根据二维图像来想象其空间关系或结构，往往要经历困难的思维过程，而且具有较大的主观性。而要直观清晰地观察出神经束和神经纤维走行的立体行径，最好的解决办法就是对神经巨微结构进行三维重建的立体显示。基于连续组织切片和组织化学染色的方法，Sunderland（1945）根据肌皮神经，Jabaley（1980）根据正中神经，分别手工绘制了一段 3 cm 长的神经束解剖走行的三维模型示意图；1991 年，Watchmaker 等应用计算机技术又三维重建了一段 3 cm 长腕段正中神经的内部功能束模型，但由于在图像配准和图像分割中采取了大量的手工干预，重建效果欠佳。10 余年来，随着计算机软件和硬件的不断发展，利用计算机技术重建医学三维图像的能力得到了飞速发展，部分学者基于周围神经连续组织切片和AChE 染色技术对周围神经内部解剖的三维重建进行了更加深入的尝试。谢小棉、李绍光等对尺神经、陈增淦等对臂丛神经的内部束型进行了三维重建尝试。本研究团队亦对部分腓总神经、尺神经、正中神经内部束型进行了三维重建的探索。但由于该技术路线成像技术在图像配准与分割过程中存在较多人工干预，导致重建效果差且与真实情况尚有一定差距，因此，目前尚未有能真实反映神经内部神经束和神经纤维变化走行的神经三维结构。近年来，磁共振（magnetic resonance，MR）和显微 CT（micro-CT）成像技术的新进展为该研究带来了可望实现技术突破的新思路。但磁共振成像精度不够，即使是目前精度最高的核磁共振技术也无法重建神经内膜管。Micro-CT 的成像精度高，但是其只能对人体密度较高的硬组织如骨骼成像，对人体软组织如神经无法成像。为突破这一技术难题，本研究团队前期已通过对人周围神经进行固定、脱细胞、冷冻干燥等不同方式预处理，在基本保留完整的周围神经结构的基础上使之适 Micro-CT 扫描，将得到的连续横断扫描图片进行重建，得到初步的周围神经的数字三维模型，发现 Micro-CT 成像周围神经内部亚显微结构具有高清晰度、高保真度的特点，有望成为实现建立周围神经亚显微解剖结构数字化信息库的可靠技术支撑。但仍然面临图像增强与优化、图像微变形与还原、三维重建优化、海量二维图像对软硬件的需求、数字化建模及拓扑结构优化等诸多技术难题。跨专业的多学科协作及多领域科学技术的融合已成为解决上述难题的必经之路。

第二章　周围神经微环境概述

　　周围神经损伤后的修复过程依赖于损伤神经所在的微环境。生物学上将微环境定义为特定细胞所处空间中能对细胞的生理过程产生影响的生物及理化环境，微环境的稳定是保持细胞正常增殖、分化、代谢和功能活动的重要条件，微环境成分的异常变化可使细胞发生病变。对周围神经来说，影响细胞生理功能的微环境要素主要包括：组织的微结构、邻近细胞组成、ECM 组分、细胞因子、激素及相关电解质离子成分等。神经损伤后，轴突发生 Wallerian 变性，施万细胞增殖，多种营养因子分泌增加，为神经再生创造良好的微环境。Longo 提出"神经再生室"的概念，用以描述神经再生的微环境，为近年来研究神经再生提供了理想的研究模型。周围神经微环境的变化，影响神经再生和功能的恢复。目前，对周围神经再生微环境的认识还很不完全，但已知的微环境相关研究成果已经帮助人们在细胞和分子水平上更加深入理解了调控周围神经损伤再生过程的相关机制，为临床治疗提供新的思路和依据。本书按照微环境各要素的性质，将促进神经再生的微环境要素分为物理结构微环境、生化微环境，及细胞微环境三部分进行详细阐述，而已知抑制周围神经再生的微环境要素作为单独一部分进行描述。

第一节　物理结构微环境

　　正常情况下，周围神经有神经外膜、神经束膜、神经内膜三个管系。神经外层是由结缔组织性被膜形成的神经外膜，其中含有几个或多个神经束，这些神经束由神经束膜细胞重叠数层的板层状结构，即神经束膜所包绕。这是组织结构严密的三个管系中最重要的一种，将其中的神经纤维与束外分隔开来予以保护。神经内膜是由神经束膜向内延伸的隔膜之延续，由一多糖网络（glycocalyx）作为基质，其中埋有细束的纤维结缔组织网络，主要由纵行的胶原纤维所构成。具有支持、保护神经中的神经纤维之功能。神经纤维由神经的突起即轴索及髓鞘（又称施万鞘）所组成。髓鞘是由施万细胞膜延伸而卷成数层后而成的，也称为髓磷脂鞘。髓磷脂鞘在一定的距离被中断而形成髓鞘节的连系部，这个髓鞘节之间的间隙为郎飞结。无鞘神经纤维缺乏髓鞘，仅由施万细胞所覆盖。无髓的施万细胞在若干处有凹陷，并包绕着轴索，神经纤维和神经内膜之间有施万细胞的基底膜。以上结构随神经的大小而有数量上的差异，到末梢部后以肌肉或皮肤的运动或感觉终末而终止。

　　周围神经损伤后，根据损伤程度的不同，周围神经的物理结构微环境也会发生相应的改变。依据 1951 年 Sunderland 提出的神经损伤分类方法，Ⅱ度以下的神经损伤由于神经内膜管保持完整（施万细胞基底膜），为轴突再生提供了完好的解剖通道，神经功能可以完全恢复。Ⅲ度及以上的损伤由于神经内膜管断裂，神经恢复往往不完全。此时神经再生效果很大程度上依赖增殖的 SCs 在基膜围成的神经膜管内有序地排成一条实心细胞索，即 Bungner 带，再生轴突如果能顺利进入此带，将被引导长入远端神经，随后组成 Bungner 带的施万细胞将会发生迁移重构，包绕轴突再次形成髓鞘。这些研究发现提示我们，类似 Bungner 带这样的物理结构对再生轴突的接触引导是周围神经损伤后成功修复不可或缺的条件。

第二节　生化微环境

周围神经损伤后，包括神经细胞本身及鞘细胞和其他各种炎症细胞等均会发生一系列病理生理学上的改变，同时，神经内分泌系统也会进行相应的调整以适应炎症创伤等病理改变。因此，神经再生室内的生化成分的改变一直以来都是神经再生微环境的研究重点。按照功能和来源的不同，周围神经的生化微环境要素可分为四类：第一类是主要维持神经细胞的存活和再生功能的因子，称为神经营养因子（neurontrophic factors，NTFs）；第二类是与调节神经再生有关的激素；第三类是与调节神经损伤后炎症反应相关的因子；第四类则是可影响细胞的分化、贴附和迁移的细胞外基质（ECM）成分。

一、神经营养因子

这是一类由神经所支配的组织（如肌肉）和星形胶质细胞产生的，且为神经元生长与存活所必需的蛋白质分子。神经营养因子通常在神经末梢以受体介导式入胞的方式进入神经末梢，再经逆向轴浆运输抵达胞体，促进胞体合成有关的蛋白质，从而发挥其支持神经元生长、发育和功能完整性的作用。近年来，也发现有些神经营养因子由神经元产生，经顺向轴浆运输到达神经末梢，对突触后神经元的形态和功能完整性起支持作用。目前，已发现的具有促神经再生作用的神经营养因子多达几十种，主要分为以下四大类。

1. 神经生长因子（nervc growth factor，NGF）家族

如神经生长因子（NGF）、脑源性神经营养因子（brain-derived neurotrophic factor，BDNF）、神经营养因子 - 3（neurotrophin factor 3，NT-3）、神经营养因子 - 4/5（NT-4/5）、睫状神经营养因子（ciliary neurotrophic factor，CNTF）、胶质源性神经营养因子（glialcellline-derived neurotrophin factor，GDNF）等。其中，NGF 具有维持神经元存活、提高 SCs 表达黏附分子，以促其迁移、保护周围神经，诱导神经突起生长等作用，并且其促神经突起生长的作用对于感觉神经尤其明显，并在周围神经损伤修复中被用作轴突再生引导信号，特异性引导感觉神经纤维的生长方向。脑源性神经营养因子具有抗损伤刺激、促进神经元再生、提高突触可塑性、抑制神经细胞凋亡、诱导轴突再生和促进神

经通路修复等作用。周围神经损伤后 3 天，SCs 高表达 BDNF，与肌源性 BDNF 在感觉和运动神经元再支配中共同发挥作用。NT-3 不仅能维持传入感觉神经元的存活，还能增加运动神经元再生，进而增加再生轴突的长度和数量；NT-4 是周围感觉神经元生存的必需因子；NT-5 功能与 NT-4 类似。NT-3、NT-4 和 NT-5 均能够维持体外培养的交感和感觉神经元的存活，并促进突起生长。睫状神经营养因子能支持副交感睫状节神经元存活和促进视黄醛神经节细胞轴突再生。成年动物周围神经损伤后，SCs 分泌大量睫状神经营养因子进入邻近轴突，对轴突再生和受损神经元存活起到保护作用。胶质源性神经营养因子在胚胎脑培养中具有促进多巴胺神经元存活的功能，但并不增加胶质细胞的数量；同时，胶质源性神经营养因子对脊髓前角运动神经元具有的保护作用，能够减少坐骨神经损伤导致的脊髓前角运动神经元的凋亡。在周围神经修复过程中，GDNF 常被用来特异性引导运动神经纤维的再生。

2. 表皮生长因子（epidermal growth factor，EGF）

1960 年，Cohen 用羧甲基纤维素从小鼠颌下腺分离纯化神经生长因子（NGF）时，发现另一类促进新生小鼠出牙和睁眼的"Tooth-Factor"，后改名为 Epidermal Growth Factor。在过去 30 年中，有关 EGF 及 EGF 受体（EGFR）的研究揭示了 EGF 在控制正常细胞生长和伤口愈合中的分子机理。其作用机理是，一方面，当 EGF 与特异的跨细胞膜表面的 EGFR 结合后，刺激了 EGFR 复合物中的酪氨酸激酶的活性，通过 EGFR 复合物的自磷酸化作用，在细胞内形成快速的信息传递网络，激活蛋白酶和磷酸酯酶等的一系列生化反应，促进体内 Ca^{2+}、K^+ 和糖等低分子物大量进入细胞内（主动运输），糖酵解量增大，RNA 与蛋白质合成增多，作用一段时间后，EGFR 复合物开始促进 DNA 合成，并由此趋向刺激内皮细胞、单核细胞等多种细胞分裂、增殖和分化，使之向创伤部位迁移，加速启动创伤组织再生、修复和胞外间质形成。另一方面，EGF 能增加其他内源性生长因子，促进羟脯氨酸合成，调节胶原酶和胶原的合成、分泌和沉淀，调节胶原降解，使胶原纤维以线性方式排列，增强创面抗张程度，减少瘢痕形成，提高愈合质量。

大量研究发现，EGF 可促进胚胎神经干细胞生长，诱导干细胞增殖并向胶质细胞分化；同时，也促进神经干细胞快速增殖，维持神经干细胞状态并抑制其分化。当表皮生长因子与脑源性神经生长因子联合使用时，表皮生长因子可以提高脑源性神经生长因子诱导成年大鼠脑海马神经干细胞向神经元分化的比例。

在周围神经损伤修复领域，外源性表皮生长因子被证明能促进损伤后坐骨神经轴突生长速度，提高坐骨神经功能指数恢复率，在促进轴突再生数量及髓鞘化程度方面具有与 NGF 相当的生物学功效，因此，被广泛用于提高周围神经损伤修复效果，改善端侧吻合神经再生效果等实验研究中。

3. 成纤维细胞生长因子（fibroblast growth factor，FGF）

FGF 具有营养和修复受损神经细胞的作用。其中，酸性成纤维细胞生长因子（aFGF）可促进细胞增殖、分裂和分化，参与新生血管形成，具有局部缺血保护和营养神经细胞的作用。在周围神经损伤的微环境中维持较高水平的 aFGF 能明显减少早期神经损伤中神经细胞的死亡。碱性成纤维细胞生长因子（bFGF）在正常周围神经系统主要分布于脊髓的运动神经元和卫星细胞，以及坐骨神经的施万细胞等处。说明 bFGF 与周围神经系统有密切关系。Kato 应用免疫组织化学和原位杂交技术发现大鼠周围神经损伤后 bFGF mRNA 的表达增强，认为内源性 bFGF 的增强表达有维持神经元存活和促进神经再生的作用。采用 bFGF 复合翻转静脉神经导管桥接周围神经缺损，可明显促进神经纤维再生和减少运动神经纤维错误生长。应用 bFGF 壳聚糖导管能有效修复大鼠周围神经损伤，但 bFGF 在体内半衰期短、易扩散、易被蛋白酶降解。

4. 其他具有神经营养作用的因子

包括白细胞抑制因子（leukocyte inhibitory factor，LIF）和胰岛素样生长因子类（insulin-like growth factor，IGFs）等。其中，LIF 可刺激培养的神经嵴细胞、脊髓及嗅球神经前体细胞分化为神经元，促进胚胎祖细胞和 O-2A 祖细胞分化成星形胶质细胞。目前，研究发现的 IGFs 包括 IGF-1 和 IGF-2，两者均具有胰岛素样活性，但不被抗胰岛素抗体所中和。IGFs 受细胞膜表面或细胞基质中结合蛋白（binding proteins，BPs）的调节，但 IGFs 与 BPs 的作用可能是 BPs 通过影响 IGFs 的数量和限制其扩散来调节的。IGFs 是中枢神经系统发育时期重要的自分泌和旁分泌信号分子，视网膜神经节细胞再生早期 IGF-1 明显上调，同时 IGF-1 被认为是胶质祖细胞和少突胶质细胞的存活因子，IGF-1 和 IGF-2 均可作为神经营养因子刺激肌内神经突起生长。

二、与神经再生相关的激素

激素在神经损伤修复中同样发挥着重要的作用。近些年，甲状腺素对周围神经损伤修复作用一直是研究热点。甲状腺素作用于非神经细胞可促进轴突再生，非神经细胞在甲状腺素作用下可分泌 NTFs、ECM 或细胞黏附因子，继而促进神经轴突再生。而甲状旁腺素相关蛋白（parathyroid hormone related protein，PTHRP）被发现广泛存在于大鼠的神经系统内，包括周围神经系统。在离断的背根神经节和坐骨神经中，PTHRP 受体 mRNA 显著表达，PTHRP 蛋白显著上调；实验证明，PTHRP 上调能够促进施万细胞去分化，进而为神经成功再生提供有利环境。

糖皮质激素局部临床应用非常广泛，其促进神经损伤后再生的机制之一是能减少免疫球蛋白沉积，减轻损伤神经局部免疫反应，为神经再生创造有利环境。但其抑制免疫球蛋白的机制尚待进一步研究。另外，相关实验证明糖皮质激素处理能够有效减少神经损伤后的瘢痕组织形成，组织学染色结果发现组成瘢痕的胶原纤维明显减少，这从另一方面揭示了激素通过抑制胶原的合成减少了神经再生时遇到的阻碍因素，从而间接地促进了神经的生长。还有，神经损伤后应用糖皮质激素不影响补体在神经损伤部位沉积的量，因此，不影响巨噬细胞在此部位的聚集以及施万细胞的分裂增殖。贺建文等用 Wistar 系大鼠，采用定量、定位和定时的方法压挫坐骨神经后，局部给予治疗剂量的地塞米松，观察再生神经纤维的乙酰胆碱酯酶（AchE）活性反应变化及轴突、髓鞘的形态学变化的恢复过程。结果发现，地塞米松对 AchE 活性反应的恢复有促进作用，而对神经纤维的轴突、髓鞘的形态学恢复作用不明显。刘秀萍等采用同样的方法研究了地塞米松对大鼠坐骨神经损伤后各型肌纤维运动终板恢复的影响，动态观察了损伤后红、白、中间肌纤维运动终板超微结构的变化后发现，早期适量应用地塞米松对周围神经损伤后运动终板的恢复有促进作用。Riva 等发现，地塞米松类皮质激素可明显提高神经损伤后碱性成纤维细胞生长因子（bFGF）mRNA 的合成，对损伤神经发挥保护作用，促进神经再生。另外，地塞米松可增强周围神经损伤后生长联合蛋白（growth associated protein GAP-43）mRNA 的表达水平，延长了 GAP-43 mRNA 表达增高的时间，尽管它不改变神经损伤后相应神经核中 GAP-43 的最大值，但有助于损伤后神经反射的恢复，这可能是由于糖皮质激素引起 GAP-43 mRNA 表达增高的转录后效应。近年来，人们对糖皮质激素的抗炎分子机制研究愈来愈深入，对减轻其副作用的措施也进行了一系列卓有成效的研究。自前体药（antedrug）出现后，副作用愈来愈少。随着分子技术的不断发展和临床的应用，人们发现结合了棕榈酸的地塞米松，即利美达松（dexamethasone palmitate）脂质微粒体乳剂，是具有较强脂溶性的长效缓释型制剂，在体内经酯酶的作用缓慢水解释放出活性物质地塞米松，从而产生持久的抗炎作用和免疫抑制作用。神经损伤后及早给予无刺激长效糖皮质激素，有利于神经再生修复，这一点也被 Barthordi 所证实。随后，Curley 等用多聚乳酸（PLA）或多聚乳酸合并羟基乙酸（PLGA），把布比卡因和地塞米松结合成不同直径颗粒的生物可降解缓释制剂，用氚标记法在活体 SD 大鼠的坐骨神经进行注射，结果发现结合地塞米松的布比卡因多聚体比未结合地塞米松的布比卡因多聚体神经阻滞时间延长 8～13 倍，最长达 170 小时。恢复后对神经组织无明显毒副作用。从而证实长效制剂中的附加剂或缓解剂无神经毒性，为临床应用提供了安全依据。

促肾上腺皮质激素（adreno-cortico-tropic-hormone，ACTH）与 α－、β－、γ－促黑素细胞激素（melanocyte stimulating hormone，MSH）共同组成内生多肽家族，它们都来源于阿片促黑皮质素原。这些多肽通过与 MSH 受体结合对人体发挥多重影响，包括抗炎反应、免疫反应以及抗微生物等。一些研究显示，α-MSH 能够改善周围神经损伤后的再生能力。肾上腺切除大鼠出现坐骨神经退变，当用 ACTH（1～39）治疗后，神经功能很快恢复。坐骨神经被压伤后，α-MSH、ACTH（4～10）、ACTH（4～9）治疗也可加速神经功能的恢复。MSH 的神经保护机制目前还不完全明了。一些研究证实，α-MSH 通过抑制施万细胞的炎症反应信号，抑制周围神经损伤后的炎症反应，间接促进神经再生。

三、炎症因子

一般情况下，周围神经存在血－神经屏障，能够阻止淋巴细胞和抗体进入神经组织实质内，也没有主要组织相容性复合体（major histocompatibility complex，MHC）II 类抗原的表达与抗原递呈细胞的存在，因此通常被认为是免疫豁免区。但近年来的研究发现，周围神经损伤破坏了这一屏障，主要组织相容性复合体（MHC II）抗原表达增加，刺激免疫细胞产生特异性抗体，进入血液后作用于神经组织，引起免疫反应；同时，巨噬细胞、辅助性 T 淋巴细胞（thelper lyphocytes，Th）浸润聚集，免疫球蛋白 IgG 在神经束膜和内膜上沉积。这一系列免疫学变化造成损伤局部微环境成分发生很大的变化，影响神经再生。已知与神经再生微环境有关的炎症因子包括 IFN-γ、IL-1、IL-4、IL-10、TNF-α、巨噬细胞游走抑制因子（macrophage migration inhibitory factor，MIF）等。

IFN-γ 主要来源于 Th1 淋巴细胞，能够激活巨噬细胞，促进 MHC Ⅱ类抗原的表达，诱导巨噬细胞表达 IL-1 和 TNF 等多种细胞因子。研究发现，坐骨神经损伤后 7 天左右，INF-γ 表达达到高峰，随后其表达逐渐减少，4 周后 INF-γ 已无阳性表达；环磷酰胺处理能够延迟 INF-γ 的表达峰值，并提高坐骨神经修复效果。其原因可能是由于早期（损伤 2 周以前）干扰素 INF-γ 表达量减少，可降低细胞免疫应答，减少神经损伤后的继发性损害，减少吻合口远近端的神经退变及髓鞘崩解，缩短神经再生的距离；而晚期（损伤 2 周以后）INF-γ 表达增加，能够增加巨噬细胞的功能，为神经再生创造有利环境。

周围神经损伤后，IL-1 主要由活化的巨噬细胞分泌，其对再生神经纤维的调节作用具有两面性，一方面，刺激使 T 淋巴细胞活化后分泌 IL-2，再作用于 B、T 淋巴细胞，发生炎性反应，抑制神经再生；另一方面，IL-1 也能刺激 SCs 合成并分泌 NGF 等促进神经再生。

IL-4 和 IL-10 是原发抗炎性细胞因子，主要由活化的 Th2 细胞分泌，通过抑制 Th1 细胞分泌的相关因子（如 IFN-γ）来降低组织炎性反应。体外模型中，IL-4 可降低巨噬细胞和抗原呈递细胞的活性。IL-10 同样具有免疫抑制和抗炎作用，可下调 MHC Ⅱ类抗原表达，降低巨噬细胞的抗原呈递作用，下调 T 淋巴细胞和小胶质细胞的相互作用，抑制前炎性细胞因子和趋化因子的分泌，如 IFN-γ、IL-1、IL-6、IL-8、IL-18、粒细胞巨噬细胞集落刺激因子等。

TNF-α 是周围神经损伤后最早表达的炎症因子之一，启动损伤局部炎性反应，刺激内皮细胞分泌 IL-1，刺激调控其他细胞因子释放并诱导 SCs 凋亡。

巨噬细胞移动抑制因子（MIF）被认为是参与 T 淋巴细胞和炎症反应的免疫调节细胞活素。周围神经横断后，MIF 主要由 SCs 分泌，在神经断 12 小时后其 mRNA 的表达水平开始增加，损伤后 24 小时至 7 天，一直保持在高水平。直至 14 至 21 天，巨噬细胞移动抑制因子 mRNA 水平急剧下降到损伤前水平，这说明巨噬细胞移动抑制因子可能参与神经变性和再生早期某些生理事件。进一步研究发现，MIF 可减少周围神经损伤后 SCs 凋亡，促进神经修复。

IgG 的沉积与神经再生质量也存在相关性，研究表明，神经损伤程度越重，免疫球蛋白沉积越多，神经再生和功能恢复就越差，因此，神经损伤后局部发生 IgG 沉积对神经再生起着抑制作用。

Liu 等研究发现补体 5 在发动巨噬细胞聚集、早期轴突再生、髓鞘形成中起重要作用。Dailey 利用静脉内给鼠注射眼镜蛇毒液因子使体内补体耗竭，之后制造坐骨神经损伤模型，发现补体缺乏能明显降低巨噬细胞的活力，并使轴突再生延迟。

炎症因子在周围神经损伤修复中的作用是多方面的，并依赖于特定的时空表达，多种炎症因子相互之间也存在促进或抑制关系，因此，整个炎症系统不仅涉及的元素种类繁多，且关系错综复杂，目前的研究依然无法阐明整个炎症系统对神经再生的详细作用机制，但总体而言，抑制周围神经损伤早期的炎症反应能够促进周围神经形态学和功能学上的恢复。

四、细胞外基质成分

细胞外基质（extracellular matrix，ECM）是指自然发生沉积在细胞周围的大分子物质，为细胞提供结构支撑和黏附位点，并在细胞黏附、迁移、增殖、分化和基因表达的过程中起到重要的信号传递作用。周围神经由三个不同的层或隔室组成，分别对应于神经外膜、神经束膜和神经内膜（神经外膜位于神经束最外层，由扁平的神经周细胞和胶原纤维束环绕形成；神经束膜处于神经内膜与神经外膜之间，包绕众多神经纤维集而成的神经束；神经内膜包绕单根轴突和施万细胞形成的髓鞘，主要由成纤维细胞和多种细胞外基质（ECM）组成）。ECM 分子不仅为轴突的生长提供结构支持，同时也是触发周围神经许多细胞内信号的关键因素。周围神经细胞外基质成分主要包括胶原、层粘连蛋白、纤维连接蛋白、硫酸软骨素及其他蛋白分子。在周围神经再生的过程中，细胞外基质沉积在细胞周围组成了施万细胞、神经细胞生长的微环境。尤其是基底膜内的 ECM 能够为神经生长提供适当的黏着性，引导再生轴索沿着施万细胞基膜管定向生长。周围神经损伤后，损伤远端立即发生 Wallerian 变性，轴突和髓鞘崩解并被施万细胞和巨噬细胞清除；施万细胞增殖，形成 Bungner 带，并分泌层粘连蛋白、纤连蛋白等，同时，神经组织外活化后迁移进来的成纤维细胞也会分泌多种胶原（collagen）参与形成瘢痕组织。细胞外基质对神经细胞的生长发育及损伤后轴突的再生起着重要的作用，不同基质成分的作用方式和强度有所不同。

研究证明，在杀死施万细胞仅剩基底膜的神经移植物中，神经也能较好地再生，基底膜在神经再生中的作用受到重视，特别是对基底膜中的各种细胞外基质成分，以及它们对神经再生的促进作用开始受到越来越多的重视。在基底膜诸多成分中，被研究得最多、最广泛的为层粘连蛋白（laminin，LN）和纤连蛋白（fibronectin，FN）。

层粘连蛋白是一种糖蛋白，由 3 条肽链组成，外形似十字架，分布于各种组织中基底膜的致密层和透明层，有众多的生物学活性，如可刺激许多细胞的增殖、迁移、黏附和分化。在蛋白结构上，所有的 LN 都有 3 个亚单位，即重链（α 链，400 kDa）和 β1（215 kDa）、β2（205 kDa）两条轻链。结构上呈现不对称的十字形，由 1 条长臂和 3 条相似的短臂构成。这 4 条臂均有棒状节段和球状的末端域。β1 和 β2 短臂上有 2 个球形结构域，α 链上的短臂有 3 个球形结构域，其中一个结构域同 Ⅳ 型胶原结合，第二个结构域同肝素结合，还有一个结构域同细胞表面受体结合。正是这些独立的结合位点使 LN 作为一个桥梁分子，介导细胞同基膜结合。实验研究发现，LN 可能与施万细胞表面受体 integrin 结合，激活细胞内 integrin 依赖的 FAK 磷酸化途径，促进施万细胞合成细胞外基质；其次，神经与 LN 的接触，能够激活胞内 PKC 依赖的信号通路，加强神经对 NGF 的应答反应，从而促进生长锥的延长。

纤连蛋白也称纤维连接蛋白（FN），是 1948 年国外研究发现的一种大分子糖蛋白，分子量约为 450 kDa，广泛存在于动物各种组织和组织液中，主要功能是介导细胞黏着。纯化的纤连蛋白可增强细胞间粘连及细胞与基质的粘连。通过黏着，纤连蛋白可以通过细胞信号转导途径调节细胞的形状和细胞骨架的组织，促进细胞铺展。大量研究结果证明，FN 分子在进化过程中保守性很强，各种动物体液中的 FN 具有非常相近的结构、性质和生物学功能，因而不同来源的 FN 可以相互替代使用。

在周围神经中，胶原蛋白是 ECM 的主要成分，在人的成年期，胶原在周围神经发育和维持正常神经功能中起关键作用。到目前为止，在脊椎动物中已经鉴定到了 28 种胶原类型。根据其结构和功能的不同，胶原蛋白可分为纤维形成胶原（Ⅰ，Ⅱ，Ⅲ，Ⅴ，Ⅺ，ⅩⅩⅣ 和 ⅩⅩⅦ）、网状胶原（Ⅳ，Ⅵ，Ⅷ，Ⅹ）、原纤维相关胶原蛋白（Ⅸ，Ⅻ，ⅩⅣ，ⅩⅥ，ⅩⅨ，ⅩⅩ，ⅩⅪ，ⅩⅫ 和 ⅩⅩⅥ）、跨膜胶原蛋白（ⅩⅢ，ⅩⅦ，ⅩⅩⅢ 和 ⅩⅩⅤ）和其他胶原（Ⅶ，ⅩⅤ，ⅩⅧ 和 ⅩⅩⅧ）。纤维形成胶原是最丰富和最保守的类型，它们由结缔组织细胞如成纤维细胞，成骨细胞和软骨细胞产生。这些胶原蛋白通常由含三螺旋结构域的 α 链组成，侧链为 N- 和 C- 末端结构域。纤维形成胶原蛋白与其他 ECM 分子相互作用，对 ECM 的稳定性和完整性起着至关重要的作用。网状胶原由于能够在细胞外空间形成网络而被分组，并且是将层粘连蛋白、巢蛋白、基底膜蛋白聚糖和其他 ECM 分子整合成稳定的聚集体的重要的基底膜成分。跨膜胶原蛋白含有一个跨膜结构域，使它们能够转导胞内外信号，参与细胞与基质相互作用的形成以及 ECM 重塑。尽管不同胶原类型的结构和功能多样，但全部胶原家族成员具有一些共同的特征。例如，所有的胶原蛋白都是由 3 条 α - 链构成的。每条链的特征在于含有重复的 Gly-Xaa-Yaa 氨基酸三联体的胶原区域，其中，Xaa 和 Yaa 分别是脯氨酸和 4 - 羟基脯氨酸。胶原蛋白可以组装成含有 3 条相同 α - 链的同源三聚体或含有 2 条或甚至 3 条不同 α - 链的异源三聚体。

胶原蛋白 Ⅰ 是周围神经细胞外基质的主要组成部分，因此，Ⅰ 型胶原常用于组织工程神经的构建。Stang 等将施万细胞移植在胶原 Ⅰ 型导管的内表面，7 天后，移植的施万细胞可以在导管内表面很好地黏附、存活和增殖。另外，实验证明胶原导管和硅胶管用于桥接 10 mm 神经缺损，8 周后胶原导管比硅胶管更能促进轴突再生、髓鞘形成及血管生成。但相比其他 ECM 成分，胶原蛋白 Ⅰ 对轴突再生和髓鞘形成的促进作用没有明显的优势，因此，很多实验中将胶原蛋白 Ⅰ 作为阴性对照组。

胶原蛋白 Ⅳ 是基底膜的主要成分，并且可以作为由多达 6 个链组成的不同种型 [α1（Ⅳ），α2（Ⅳ），α3（Ⅳ），α4（Ⅳ），α5（Ⅳ）] 和分别由基因 COL4A1 至 COL4A6 编码的 α6（Ⅳ）。这些链可以组装成 3 个不同的原体 [α1] 2α2（Ⅳ），α3α4α5（Ⅳ）和 [α5α] 2α6（Ⅳ）。α1（Ⅳ）和 α2（Ⅳ）被认为是最初描述的"经典"胶原蛋白 Ⅳ 链。2 条链都沉积在所有组织的基膜中，而另外 4 条链则在发育过程中沉积在受限组织中。编码 α1（Ⅳ）或 α2（Ⅳ）的基因中的突变导致胚胎致死表型，而编码 α3（Ⅳ）至 α5（Ⅳ）的任何基因的突变导致组织特异性缺陷与不同形式的 Alport 综合征有关和其他疾病。每个链胶原蛋白 Ⅳ 包含一个长的三螺旋胶原域，并存在大量的 Gly-Xaa - Yaa 重复序列。与大多数胶原蛋白家族成员不同，胶原蛋白 Ⅳ 仅存在于组织的基膜中。实际上，胶原蛋白 Ⅳ 也是周围神经中施万细胞基底膜的主要成分，这种分布模式表明胶原蛋白 Ⅳ 在调节施万细胞或神经的活性和功能方面具有潜在的作用。进一步研究发现，胶原蛋白 Ⅳ 可以通过 α1β1 和 α2β1 整合素介导的途径促进施万氏细胞的黏附和扩散，并增强施万细胞的增殖速率。此外，α1β1 整合素与胶原蛋白 Ⅳ NC1 域的结合能够显著促进周围神经轴突的生长。这些发现部分阐明了胶原蛋白 Ⅳ 在调节施万细胞和周围神经功能中的作用。此外，Charcot-Marie-Tooth 疾病模型小鼠获得的体内研究结果表明，这些小鼠表现出周围神经施万细胞和 ECM 组织结构的改变。尤其是这些小鼠神经组织中表达高水平的巨噬细胞源性基质金属蛋白酶（MMPs），从而诱导神经组织中胶原Ⅳ的减少。此外，已经证实神经纤维髓鞘化过程中，PMP-22 的表达与Ⅳ型胶原相关。来自坐骨神经横断模型的其他动物实验结果也表明，髓鞘形成与基底膜胶原蛋白Ⅳ的沉积密切相关。更重要的是，胶原Ⅳ在坐骨神经损伤后具有促进神经再生效果的有益作用。总的来说，这些发现提示在周围神经损伤修复中，胶原蛋白Ⅳ可能作为调控髓鞘形成的重要微环境因素。

胶原蛋白Ⅴ是在 ECM 组织中发挥重要作用的胶原纤维的微量成分。胶原蛋白Ⅴ通常与胶原蛋白Ⅰ结合在一起，参与调节骨中异型胶原纤维的直径。该蛋白质由 3 个多肽链 α1（Ⅴ），α2（Ⅴ）和 α3（Ⅴ）组成，其对应的编码基因分别为 COL5A1，COL5A2 和 COL5A3。除此之外，研究者从施万细胞条件培养基中分离出一种分子量为 200 kDa 的胶原蛋白样黏附蛋白（称为 p200），其以高亲和力与细胞表面的硫酸乙酰肝素蛋白聚糖多配体结合蛋白 – 3 结合。纯化的 p200 可以促进施万细胞的黏附和铺展，其作用可被肝素阻断，表明硫酸乙酰肝素蛋白聚糖作为 p200 的受体起作用。通过对多种不同组织的研究发现，p200 发育中的坐骨神经中检测到集中在围绕施万细胞 – 轴突单元的 ECM 表达。p200 蛋白首先在 E15 和 E18 之间的小鼠胚胎中检测到，并且其表达可持续到小鼠出生后 2～3 周，表明 p200 在周围神经发育中独特的作用。随后的研究将 p200 鉴定为一种新型的胶原蛋白Ⅴ亚型，命名为 α4（Ⅴ）胶原蛋白。从施万细胞中分离纯化的 α4（Ⅴ）胶原蛋白。条件培养基促进髓鞘化前期施万细胞的迁移，同时抑制 DRG 轴突的生长。进一步的研究表明 α4（Ⅴ）胶原蛋白在促进施万细胞黏附、扩散和迁移方面的作用是由其非终端结合域与硫酸乙酰肝素蛋白聚糖多配体结合蛋白 – 3 结合而发挥的。此外，α4（Ⅴ）胶原的非胶原性 N 末端结构域可由施万细胞在体外和体内组成性释放。在周围神经组织中，该结构域位于施万细胞外膜区域。分泌后，它与施万细胞表面的磷脂酰肌醇蛋白聚糖 1 和基底膜蛋白聚糖结合，并与 ECM 硫酸乙酰肝素蛋白多糖结合，从而影响施万氏细胞的行为和功能。在成熟的髓鞘施万细胞轴突单元中，α4（Ⅴ）胶原蛋白及其受体多配体聚糖 – 3 高度集中在郎飞节结构，这些结构受髓鞘化神经胶质细胞的调节。总之，这些发现提示 α4（Ⅴ）胶原蛋白在施万细胞黏附、扩散和迁移中发挥作用，而且也表明该蛋白在调节周围神经髓鞘化中的潜在作用。与此假设一致，通过 siRNA 抑制 α4（Ⅴ）胶原蛋白的合成能显著抑制施万细胞髓鞘化。

胶原蛋白Ⅵ是一种广泛存在的 ECM 成分，已被证明在包括周围神经在内的多种组织中均有丰富的表达。它由 α1（Ⅵ），α2（Ⅵ）和 α3（Ⅵ）3 个不同的多肽链组成，分别是由 COL6A1，COL6A2，COL6A3 基因编码的。最近的研究发现了三个新的胶原蛋白Ⅵ链，称为 α4（Ⅵ），α5（Ⅵ）和 α6（Ⅵ），与 α3（Ⅵ）具有高度的相似性，但由单独的基因编码。每个胶原蛋白Ⅵ链的特征包括短的三重螺旋结构域，两侧是 N 和 C-末端形成的球状侧链，由含有 von Willebrand 因子 A（vWF-A）相似的重复基序组成。α1（Ⅵ）和 α2（Ⅵ）链含有 1 个 N – 末端（N1）和 2 个 C-末端（C1 和 C2）及 vWF-A 模体，而 α3（Ⅵ）蛋白链含有 10 个 N – 末端（N1 至 N10）和 2 个 C-末端（C1 和 C2）及 vWF-A 模体。胶原蛋白Ⅵ的合成与分泌需要与 α1（Ⅵ），α2（Ⅵ）和 α3（Ⅵ）以等摩尔比结合。与其他胶原蛋白不同，胶原蛋白Ⅵ具有特定的细胞内装配的多步途径，其还涉及广泛的二硫键相互作用。不同 α-链的结合可以形成三螺旋"单体"（三条链），随后在分泌之前组装成"二聚体"（六链）和"四聚体"（十二链）。一旦分泌，四聚体通过非共价键相互作用，产生沉积在 ECM 中的特征性"珠状"微丝。分泌到细胞外的胶原蛋白Ⅵ可以通过与许多细胞表面受体和几种其他 ECM 组分相互作用来调节局部微环境。胶原蛋白Ⅵ微丝不仅通过微调局部硬度和胶原蛋白Ⅰ原纤维的大小为细胞和结缔组织提供结构支持，而且还能调节细胞内功能，例如细胞凋亡、增殖、血管生成和炎症。

鉴于胶原蛋白Ⅵ在调节细胞功能中的重要作用，越来越多的证据表明，这种分子对于维持周围神经中施万细胞的活性也是至关重要的。在 E10 小鼠胚胎的不同部位可以检测到胶原蛋白Ⅵ的表达，然后在接下来的几天迅速增加，并且在器官形成期间保持在高水平，在出生后缓慢下降。胶原蛋白Ⅵ在胚胎和成年期周围神经中都很丰富，它是由施万细胞和神经内膜/神经周细胞产生的，而不是由神经嵴细胞或轴突产生的。虽然胶原蛋白Ⅵ广泛分布在几个组织中，但是编码胶原蛋白Ⅵ的基因表达是动态调节的，需要不同的顺式作用调节元件，这赋予其不同细胞类型时空表达特异性。进一步的研究表明，Col6a1 基因在正在进行髓鞘化的施万细胞中高度表达，而未成熟的施万细胞不表达 Col6a1。Col6a1 转录的激活是施万细胞启动分化程序的一部分。此外，出生后坐骨神经中 Col6a1 基因的活化与施万细胞形成髓鞘的时间一致。总之，这些发现强调了胶原蛋白Ⅵ在施万细胞分化中的贡献和潜在机制。除了涉及施万细胞分化之外，胶原蛋白Ⅵ还有助于施万细胞髓鞘的形成。最近的研究结果表明，向施万细胞中添加纯化的胶原蛋白Ⅵ可降低髓磷脂相关糖蛋白的表达，提示胶原蛋白Ⅵ在施万细胞髓鞘化中也能发挥抑制作用。体内研究显示 Col6a1 -/- 小鼠中缺乏胶原蛋白Ⅵ，其中编码 α1（Ⅵ）链的基因的靶向失活阻止了胶原蛋白Ⅵ的装配和分泌，导致成年小鼠的坐骨神经中轴突过度髓鞘化。周围神经的髓鞘化受到特定信号通路的严格调控，如，激活 FAK、AKT、ERK 和 p38 信号通路以及抑制波形蛋白、JNK 和 c-Jun 信号通路是周围神经轴突髓鞘形成所必需的条件。与在 Col6a1 -/- 小鼠神经中观察到的过度髓鞘化相一致，胶原蛋白Ⅵ敲除后同样伴随着 FAK、AKT、ERK 和 p38 信号的激活以及波形蛋白、JNK 和 c-Jun 信号的抑制，这些结果表明胶原蛋白Ⅵ同时通过正向和负向髓鞘化调节机制影响周围神经髓鞘的形成。

综上所述，不同 ECM 成分对周围神经再生具有不同的效果，例如 Laminin 和Ⅰ、Ⅳ型胶原均是细胞外基质的重要组成成分。在体外培养条件下，这三种物质能够加快施万细胞贴壁、刺激细胞增殖，同时还能促进脊髓神经元轴突的生长。但 Laminin 在增加有髓神经纤维数量和促进神经元轴突生长方面的作用要较Ⅳ型胶原强。Ⅰ型胶原在改善静脉修复神经缺损方面无明显作用，其对施万细胞贴壁、增殖作用较 Laminin 和Ⅳ型胶原弱，对刺激脊髓细胞轴突生长的作用也不如 Laminin 明显。这些结果提示，理想的周围神经再生微环境需要多种 ECM 组分按照合理的比例搭配才能发挥最优的促神经再生功能。

基于 ECM 微环境对周围神经再生所起的促进作用，同种异体脱细胞神经促进神经再生研究成为最近兴起的一股热潮。对周围神经组织来说，细胞成分主要存在于轴突中，通过化学方法脱细胞处理后，施万细胞和髓鞘成分被去除，但神经内膜、束膜、外膜，及组成神经支架结构的胶原、层黏连蛋白、纤连蛋白等 ECM 成分被保留下来，并拥有取向性的三维空间排列的纤维管道。因此，同种异体脱细胞周围神经移植物满足理想的组织工程神经要求的组成仿生、结构仿生和纤维排列仿生，是一种桥接神经缺损的理想材料。依据此原理，本研究团队开发的人同种异体多细胞周围神经移植物（商品名"神桥™"）已经应用到临床，并在治疗周围神经长段缺损中取得了积极的效果。

考虑到损伤后的神经组织再生涉及轴突生长、再髓鞘化和突触形成等一系列复杂过程的相互作用，并且这一系列的修复过程具有明显的组织特异性。本研究团队就不同神经组织的 ECM 微环境对周围神经再生的特异性影响做了深入研究。通过将猪的坐骨神经和脊髓组织经去细胞和凝胶化处理后分别制备成去细胞神经基质胶（DNM-G）和去细胞脊髓基质胶（DSCM-G），并通过 DRG – 施万细胞共培养来观察不同神经组织来源的基质水凝胶对神经再生过程的影响。结合蛋白组学测序和生物信息学分析，我们从蛋白组成层面进一步分析了造成不同水凝胶促神经再生特异性的原因。我们的研究结果表明，相较于 DSCM-G，Matrigel 和 collagen I，DNM-G 更能促进轴突髓鞘化但同时会抑制突触形成，这些功能特征与周围神经组织功能一致。蛋白组学和生物信息学分析表明，DNM-G 促轴突生长能力一般与其缺乏神经营养因子并存在 CSPG 这类轴突抑制因子有关，而 Laminin β2，Laminin γ1，Collagens 和 Fibronectin 的存在与其较强的促髓鞘化功能相关。这些研究不仅证明 DNM-G 可能是一种适用于修复周围神经损伤的良好材料，更揭示了组织特异性 ECM 成分与其促神经再生功能之间的关系。

除了以上促进神经再生的细胞外基质成分外，神经损伤后也存在一些抑制轴突再生的细胞外基质成分，其中，Nogo-A 是近年来人们在中枢神经系统髓磷脂中发现的一种抑制轴突生长的蛋白。神经损伤后，Nogo-A 伴随着髓鞘的崩解被释放到细胞外基质中。现已证明，Nogo 蛋白是网状蛋白家族的第 4 个成员，是一种跨膜蛋白，目前已证实其在体外培养时有很强的神经轴突生长抑制活性。Nogo-A 的发现使神经系统损伤的治疗产生革命性进步。Nogo-A 抑制轴突的再生也表现在周围神经上。Nogo-A 单克隆抗体 IN-1 可以抵消 Nogo-A 的抑制作用，允许轴突在中枢神经系统和周围神经系统再生。

与此类似的还有髓磷脂相关糖蛋白（myelin associated glycoprotein，MAG）。MAG 是一种定位于髓鞘轴突旁的施万细胞和少突胶质细胞上的跨膜糖蛋白，在胶质和轴突间发挥作用。它是一个双功能蛋白，对大多数神经元有抑制作用，而对发育早期的背根神经节神经元有促进作用，即在神经发育的不同时期发挥不同的作用。在胚胎期和新生儿期，在中枢神经系统促进轴突生长；而在成年后是抑制作用。在周围神经系统，出生后 2 周内，MAG 的功能改变是从促进神经生长到逐渐抑制的过程，到成年后完全表现为抑制轴突再生。神经损伤后，如果髓鞘被完全去除，MAG 抑制轴突再生的作用也随之消失。

硫酸软骨蛋白多糖（chondroitin sulfate proteoglycan，CSPG）也是周围神经再生的抑制蛋白。当周围神经损伤时，施万细胞分泌 CSPG 增加 7 倍。CSPG 抑制轴突再生的作用是由于其诱导了细胞内钙离子浓度增加，导致细胞骨架及生长锥迁移的改变。当 CSPG 被其抑制剂 β – D – 木糖苷拮抗或软骨素酶 ABC 中和后，神经再生的抑制作用随之消失。此外，双磷酸张力蛋白同族体（dual phosphatase and tensin homolog，PTEN）也能够抑制哺乳动物中枢及周围神经损伤轴突的再生。

第三节　周围神经损伤后的细胞微环境改变

　　周围神经组织主要包含施万细胞、周围神经细胞和神经细胞的突起。当周围神经组织受到损伤，神经元突起或轴突断离时，如损伤部位距胞体较远，则胞体可出现逆行性改变，胞体肿胀、尼氏体溶解。如轻度伤害，3 周后胞体开始恢复。而被损伤的神经纤维远端的轴突及髓鞘在 12 ～ 24 小时可逐渐出现解体和脂滴。此时，由于血、神经屏障被破坏，周围血当中的巨噬细胞迁移到损伤处，一方面吞噬细胞碎片，另一方面启动免疫反应，诱导更多的免疫细胞参与局部炎症反应；同时，周围组织中的成纤维细胞也迁移到损伤处，参与组织修复，并形成瘢痕组织。损伤部位的近侧断端，残留的施万细胞分裂增生，向远端形成细胞索，为引导再生神经纤维长入远端神经提供必要的条件。由此可见，神经再生涉及一系列细胞微环境的变化。

　　施万细胞在周围神经损伤再生时至关重要。其作用主要有以下几个方面：首先，神经损伤后远端立即发生 Wallerian 变性，而施万细胞在 Wallerian 变性中起重要作用，施万细胞产生层黏连蛋白、结合素类及不同的神经营养因子（NGF、脑源性神经营养因子、胶质源性神经生长因子）；其次，施万细胞形成 Bungner 带，为生长锥向远端延伸提供指引。之后，轴突远端的 SCs 显著增生，形态呈现多样化，出现分泌型、吞噬型、成髓鞘型、幼稚型等表型。SCs 不同亚型与其在神经损伤修复中的作用密切相关。

　　在周围神经损伤修复中，巨噬细胞参与吞噬、清除变性的轴突、髓鞘碎片，为神经轴突再生清除障碍。此时，其组织学表现为炎性细胞浸润。实验研究表明，周围神经损伤发生 Wallerian 变性后，巨噬细胞清除轴突及髓鞘碎片是轴突再生的必备条件。巨噬细胞还可以分泌多种生物活性的细胞因子，增加血管通透性，分泌的 IL-1、IL-2 等多种细胞因子，一方面扩大免疫反应抑制神经再生，另一方面分泌活性因子癌调蛋白来诱导施万细胞增殖分化及分泌 NGF 等，对神经再生具有促进作用。王国英等在研究层粘连蛋白等因子失活后巨噬细胞的行为及对周围神经再生的影响时发现，巨噬细胞的快速清除有利于再生轴突的良好生长，但巨噬细胞促进轴突生长的能力只表现在轴突再生的早期，受基膜成分失活影响而长期滞留在组织内的巨噬细胞对轴突再生并无促进作用。

　　除了巨噬细胞外，激活的其他炎性细胞如 T 淋巴细胞也会发生相应反应。其中辅助型 T 细胞（Th）参与调节组织炎性反应。Th 分为 Th 1、Th 2 细胞。Th 1 细胞分泌前炎性细胞因子，如 IFN-γ、IL-2、IL-6 等，介导细胞免疫应答；Th 2 细胞分泌抗炎性细胞因子，如 IL-4、IL-10 等，刺激 B 淋巴细胞增殖分化，产生抗体。周围神经损伤后，Th 1、Th 2 细胞均被活化，但以 Th 2 细胞介导的炎性反应为主。

第三章　周围神经的血供特点及结构基础

第一节　周围神经血供的观察发展史

　　周围神经血供的研究已有上百年的历史，众多学者尝试通过不同的方法研究神经内微血管的情况，以期能够了解其中的营养血管分布和移植物再血管化的规律，最终能够改善神经移植后轴突再生效果。早在 1768 年，Isenflamm 和 Doerffler 已采用灌注方法观察到周围神经内的血管结构。随后，Hyrtl（1859）等对周围神经营养血管的来源和分布规律进行了初步的探索；Adams 和 Wortis（1942）等总结并完善了前人的理论，并结合临床和实验数据，证实了周围神经的血供对维持神经功能的重要性；Sunderland（1945—1966）、Lundborg（1970）、钟世镇（1983）等众多学者更对周围神经的血供情况进行了深入的研究，并对其再血管化与轴突再生间的联系进行了许多定性和定量分析。当今，随着科技的飞速进步，在传统组织学观察方法的基础上，出现了大量直观、简便、稳定、准确的新观察方法。本研究团队曾应用血管灌注、血管放射造影、荧光显微镜、电子计算机分析以及显微/纳米 CT 扫描等技术进行周围神经血供的初步观察，成功观察到管径为 10 μm 的微血管，并建立起正常大鼠坐骨神经微血管的可视化研究模型。当今基础研究手段日趋完善，与时俱进才能使实验结果更好地实现我们的需求。下文将综述近年来对于周围神经微血管形态学的研究方法，以期能够为研究周围神经缺损后微血管分布和再生规律研究提供坚实的理论基础和手段。

一、一维研究

　　一维研究可用于测量神经内微血管的总容量，最早由 Best 等提出。该法常需选取某种标记物，它不仅要具备无毒或低毒、短时间内均匀分布、不通过血 – 神经屏障、排泄较慢、测定方法简单易行等特点，而且在体内无自生现象或易于被机体破坏，如 I^{131} – 白蛋白、伊凡斯蓝等。具体操作是将已定量的标记物注入体内，待全身平衡后，取血测定其血浆浓度，同时取出待测神经，通过事先描绘的标记物浓度 – 放射强度（吸光度）曲线，换算神经内的血容量。该方法虽简单、易行、较灵敏，但其稳定性有待进一步验证，故目前使用该法测定神经内血容量的文献甚少。

二、二 维 研 究

二维研究是在单个平面上的形态观察，包含平行与垂直神经纵轴两种观察平面，具体来说，可分为组织切片观察和放射造影观察等，前者需借助光学显微镜或电子显微镜完成，后者则需通过 X 线成像设备实现。组织切片观察法是在观察、分析组织结构时，最传统最重要的二维观测方法。传统的制作方法是将通过各种化学品灌注的待观察组织固定包埋于石蜡或 OCT 中，在切片机上切成薄片，清洗封片后，在显微镜下进行观察。目前，最常用的灌注剂是墨汁、树脂、乳胶等，如 Lundborg（1979）等就曾经使用墨汁灌注结合组织切片法对尸体周围神经内的血管进行了研究。

近年来，生物学、生物化学、免疫学、组织学等学科不断发展，在组织学研究的基础上进行了不同程度的学科交融，先后出现了组织化学、免疫组织化学、免疫荧光等新兴研究方法。组织化学染色技术是指用已知的化学反应显示组织、细胞内物质的化学组成、分布和含量的方法，最先是由法国植物学家 Raspail 在 1830 年提出的。他总结并发表了《在生理学中使用显微镜观察化学物质》（*essai de chimie microscopique*）的论著，标志着组织化学染色法的建立。1862 年，Bencke（1862）首次将甲苯胺蓝等苯胺染料应用到该领域，使得各种蛋白质能够通过染色方式标记出来。在 20 世纪 30 年代，显微镜技术的发展进一步带动了组织化学技术的推广和应用，使得 Takamatsu（高松英雄）和 Gomori（1939）等能在 1939 年同时发现了碱性磷酸酶（alkaline phosphatase，ALP/AKP）的组织化学染色技术。随后，Romanul 和 Bannister（1962）发现该酶在血管内皮细胞中有相当高的浓度，为将该法应用于观察微血管构筑的可行性奠定了理论基础。1984 年，Bell 等改良了 Gomori 染色法，并成功将其用于人脑海马和距状裂区毛细血管的观察，从实践上正式验证了 ALP 呈色反应用于观察神经组织毛细血管的可能性，使该法逐渐成为目前最常用的微血管组织化学观察方法之一，并广泛应用于对神经组织微血管形态及再生规律的研究当中。免疫组织化学（免疫荧光）染色技术是在组织化学染色法的基础上衍生而来的，是用带有特定显色基团的抗体，通过抗原抗体反应，标记待观察结构中的特征蛋白，使其能在光学显微镜下进行观察。该法是在 1934 年，由 Marrack（1934）等最先开始使用，他们通过化学标记的抗体观察到伤寒杆菌和霍乱弧菌的存在。随后，Coons（1941）等首次使用荧光素直接反应法标记肺炎双球菌粘多糖抗体，在显微镜下成功观察到小鼠肺组织内的肺炎双球菌，对免疫组织化学染色法进行了扩充，并开始了免疫荧光染色法的应用。在 20 世纪 60 年代，Avrameas（1966）、Nakane（1966—1968）为了提高标记物的稳定性，使用过氧化物酶取代荧光素作为标记物，结合直接或间接反应法，创立了酶标抗体免疫组化技术。后来，经过 Sternberger（1979）和 Nadji（1983）等众多学者的改良，先后出现了非标记抗体酶法（间接法）、辣根过氧化物酶－抗过氧化物酶（PAP）法、卵白素生物素复合物法（ABC 法）、链霉菌抗生物素蛋白（SP 法/LSAB 法），使该项技术得到更高的敏感性和稳定性，并广泛应用至今。目前，可用于观察和评估局部微血管形态和功能变化的特征蛋白众多，如 VEGF、FⅧ、CD31、CD34、vWF、氨基肽酶 P 等，大大拓展了组织切片技术的研究范畴，使其变得更为特异、直观、稳定、可靠、经济、简便，并逐渐成为当前观察微血管形态及生长规律最主要的研究方法。

　　血管放射造影技术是将不透 X 线的物质注入血管，根据不同物质对 X 射线的穿透能力的差别来显影。早在 1920 年，Chaumet 等已使用该法观察周围神经内部的微血管情况。众多学者也相继应用该法对周围神经内部微血管的结构进行二维观察，如 Nobel（1974）等通过从兔子腹主动脉中灌入不透 X 线的硅胶微球（microfil），成功在软 X 线下显示了其坐骨神经内直径为 7 μm 的微血管。彭田红（2009）等也通过明胶氧化铅显影血管，硝酸银标记尸体臂丛神经及其分支，在 X 线下良好地显示出周围神经的血供情况。

　　简言之，组织切片主要用于横截面上血管数量、大小的观察，而放射造影技术主要用于血管在平行神经长轴上的走行观察，二者均属二维研究的范畴。虽然，二维研究不仅可对截面上的血管直径、密度、面积及血管指数进行评价，而且可对血管内皮细胞形态、排列模式、化学成分（如特征蛋白）和代谢状态进行分析，但是，由于该法仅限于单个平面的观察，难以准确地对神经内血管的实际分布情况进行整体的评估，故该法存在一定的局限性。

三、三维研究

　　三维研究不仅可直观地显示神经内血管分布，而且可对血管容积进行定量研究，从而很好地弥补二维研究方法的不足。

　　传统的三维研究方法包括结合灌注技术的透明法或铸型法两类。透明法是通过透明剂（如甲苯、二甲苯、氯仿等）在标本组织内的渗透扩散作用，使组织和透明剂的折光指数相等，从而其内部已填充的血管结构能够清楚地显示出来。Smith（1966）等曾通过该法清晰地显示出尸体上肢周围神经营养血管的解剖血供情况。血管铸型技术，也称管道铸型技术，是通过在血管内注入耐腐蚀物质，待硬化后将周边组织腐蚀清除，仅留下待观察的血管架构进行观察和分析的方法。早在 15～16 世纪，意大利画家达·芬奇已尝试应用该法制备出脑室铸型标本。1974 年，Hiramatsu（1974）等尝试通过在犬体内灌注树脂并铸型，探讨了同种异体神经移植后，移植物再血管化的过程，获得良好的效果。后来，Hiramatsu（1982）和周长满（1983）等还尝试在血管铸型的基础上，结合电镜扫描，更好更完整地对神经内的微血管形态和分布方式进行显像。上述两种方法虽经济、直观、易掌握，能从整体上分析微血管的分布区域及其与神经间的空间关系，但标本制备耗费时间长，工序较为复杂，且仅能对血管的走行和分布进行观察，难以直接对微血管的口径分布、血管密度和容积进行较准确的测量和评估，仍未能完全满足分析微血管分布和生长特性的要求。

　　近年来，随着科技的进步，不仅出现了各种灵敏、便捷、高分辨率的图像捕获设备，如激光共聚焦显微镜、显微/纳米 CT 等，也出现了容量更大、运算速度更快的电子计算机，造就了更仿真、准确的新型三维研究方法。现今的三维研究已能够通过输入不同来源的二维图像，结合重建软件的精密算法，实现图像的提取、配准、重建和切割。它不仅能用于了解神经营养血管的起始部位、分布区域、进入神经的方位和方式等，而且能够通过电子计算机，快速、准确地对血管二维有关数据（横截面上的血管直径、密度、面积及血管指数）和三维数据（区域内血管容积、分支数量、血管长度）进行分析。

可用于获取二维图像的方法主要包括连续切片法和放射造影法。其中，连续切片法因具有较高的特异性和高分辨率，在对神经束进行三维重建时较为常用。但是，其制备程序烦琐、工程浩大，微血管的重建配准不仅容易受到染色技术和操作经验等主观因素影响，而且容易因切片过程中的变形、移位或缺失而出现偏倚，并不适用于对大批量的标本进行观察。而结合显微/纳米 CT 扫描的放射造影技术电子计算机具有极高的分辨率，能显示微米甚至纳米级的结构，达到可以与组织切片相媲美的显微作用，还能利用电脑进行三维图像切割和重建，明显减少了手工操作的工作量及人为误差，更完整地显示出组织内、外的微血管结构，准确地收集相关数据进行相应的统计分析。而且，显微/纳米 CT 的 X 射线辐射量较传统 CT 降低，可以明显减少对环境和个人的污染和损害，进一步推动了其在小动物实验中的应用。2010 年，Watling（2010）等已尝试将该种方法应用到对周围神经替代移植术后神经髓鞘和血管再生情况的观察，取得了较理想的效果。本研究团队应用 Micro-CT 和荧光显微镜，观察正常大鼠坐骨神经内微血管的结构，并通过 MIMICS 将二维图像转化为三维可视化研究模型。

上述三维研究方法虽简便、易行、稳定、可靠，但仍存在不足之处。一方面，由于该法仅能通过研究离体组织和脏器对神经或血管结构进行观察，不但需要应用大量动物进行实验，存在较大的个体差异性，也难以对神经、血管的生长情况进行动态的追踪观察；另一方面，无法对活体内血流动力学和组织代谢状态进行动态观察和评估。

四、四维研究

四维研究，亦为活体研究，是在传统三维研究的基础上，动态地显示活体内神经与微血管再生情况的研究方法。自美国哈佛大学 Weissleder 等人在 1999 年提出分子影像学（molecular imaging）的概念后，小动物活体研究逐渐成为现今实验研究的新趋势。分子影像学研究是指应用影像学方法，结合特异性分子探针追踪靶目标而成像，常需要依赖于转基因动物模型、新型成像药物、高特异性探针的应用，通过各种小动物活体成像设备而实现。该种研究方法是以体内特定分子作为成像对比度的医学影像技术，能真实、完整地通过图像直接显示活体内细胞或分子水平的生理和病理过程，不仅可以通过观测特异性细胞、基因和分子的表达或互相作用的过程，对活体状态下的过程进行分子水平的定性和定量研究，与当前组织、细胞水平的观察相比有更高的敏感性，还可以在同一生物体内同时检测多种分子事件，从分子水平上动态评估各种疾病的发展和转归。

目前，分子成像技术主要分为光学成像、核素成像、磁共振成像、超声成像和活体CT 成像等五大类。光学成像主要采用生物发光或荧光技术，通过特定的光学检测仪器，直接监控活体生物体内的细胞活动和基因行为，具有灵敏、快捷、特异、无辐射等优点。常用的光学检测仪器为活体可见光成像系统和二光子/多光子激光共聚焦显微镜，前者拥有高灵敏性，但空间分辨率很低，只能做出二维的观察，桎梏了其在小动物周围神经活体观察中的应用；后者因其能够通过进行不同时程的成像，直观显示活体组织深层的显微结构，不仅能够在同一个体上动态观察损伤或术后神经轴突生长和血管化的过程，减少研究对象个体间的误差，还能对促血管化抑或抗血管化的药物作用进行实时评估，逐渐成为当前研究的热点。Dray（2009）和 Moore（2012）等结合 Thy1-GFP 转基因动物系，前者动态重现了脊髓损伤后再血管化的过程，后者在活体中重现了轴突再生和运动终板重建的过程，为该项技术运用在周围神经研究领域的可行性提供了有力的实践支持。其他的一些检测技术，如核素成像、磁共振成像、超声成像以及活体 CT 成像，虽能发现机体早期在细胞和分子水平的变化，也有应用至小动物微血管生长情况的活体研究当中，但主要应用于肿瘤、骨骼、心脏、视网膜等研究领域，对于其在评估周围神经内的微血管分布和再生情况的应用报道少之又少。

活体观察技术的出现，不仅能够对周围神经及其微血管的再生情况进行定性和定量的分析，还能对血流动力学和组织代谢的情况进行实时评估；不仅减少实验对象间的个体差异，也能减少主观因素所引起的误差，解决了传统三维研究中存在的问题。但是，各种分子成像技术仍存在一定的局限性，如光学成像、核素成像、超声成像等的空间分辨率较低，而磁共振成像技术，特别是近年发展起来的磁共振力显微镜检测技术（magnetic resonance microscopy，MRM），具有极高的空间分辨率，可以显示纳米级的结构，并且已有报道应用于对小动物中枢神经系统血管结构的观察，但也存在价格高、普及困难等问题，仍需要对各项技术进行不断的尝试和完善，使其能够更好地在周围神经微血管研究领域当中发挥其所长。

综上所述，研究神经内微血管的方法众多，而且随着基础科学的发展，对于神经内微血管结构的研究更趋向精细、准确、稳定，为神经微血管的分布及再生规律的深入研究提供了相当大的依据。

第二节　周围神经的血供特点

研究证实周围神经移植物中的血液供应与施万细胞的存活及功能状态关系密切，因此，周围神经移植物的血运是影响周围神经功能的重要因素之一。周围神经的血供来自两套独立完整的血管系统，即神经干内血管系统和神经干外血管系统，它们二者一起对周围神经提供新陈代谢所需的营养。

一、神经干的血供来源

在体内，血管、神经往往一起伴行，从而形成我们常说的血管神经束。这些与神经一起伴行的血管可以是肢体的主干血管（如前臂段的尺神经和尺动脉），也可以是主干血管发出的知名血管（如腓浅神经与腓浅动脉），但更多的是主干血管发出的不知名血管形成的血管链，这些不知名血管也就是我们广义上的穿支血管，它们的分支在神经干周围节段性行走。按照血管与神经干的伴行关系，我们可将营养神经的血管分为两类：

（1）较粗大的神经伴行血管，其中相当一部分是知名血管（图 2 - 3 - 1），它们除了为伴行神经提供血供外，更多的是为走行过程中的周围其他组织及远端肢体提供营养，我们称之为神经伴行血管。

（2）由穿支血管节段性供血的血管链，它们都属于神经干外血管系统（图2-3-2），由于它们基本已经属于终末血管，其主要营养神经及周围有限范围的组织被称为神经伴行血管链。

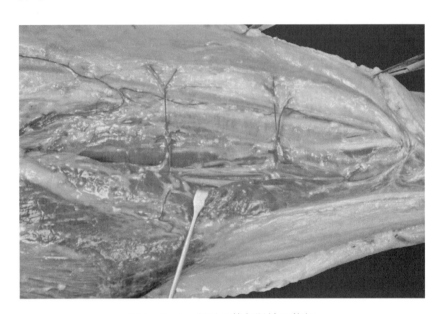

图2-3-1 胫后血管与胫神经伴行

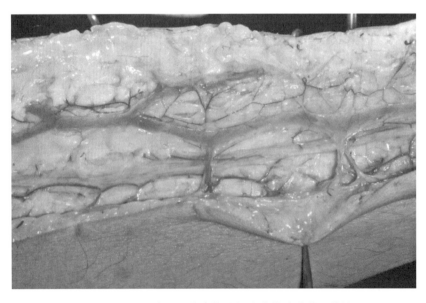

图2-3-2 隐神经营养血管链与小隐静脉营养血管链

根据神经干外血管系统的特点，有学者提出了"皮神经营养皮瓣"的概念。自1976年Taylor和Ham首先报道吻合血管的桡神经浅支游离移植以来，许多学者对人体的皮神经血供进行了解剖学研究，为临床实践提供了形态学基础。带肢体皮神经的神经皮瓣自巴西Bertelli（前臂，1991）和法国Masquelet（小腿，1992）首先报道后，已经历近20年发展历程。早期有学者认为，皮神经及周围的疏松结缔组织能为皮瓣提供血液循环，可以供养一定范围内的皮瓣存活。现在我们的临床解剖发现，实际上为皮瓣提供血供的是神经干周围的伴行血管或血管链及其内在的血管构成的一张庞大的血管网。（图2-3-3）

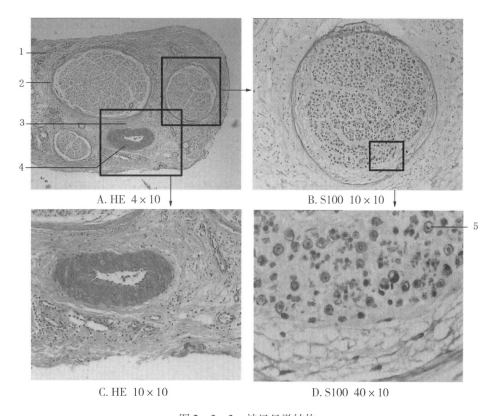

A. HE 4×10　　　　　　B. S100 10×10

C. HE 10×10　　　　　　D. S100 40×10

图2-3-3　神经显微结构
1. 神经外膜；2. 神经束膜；3. 神经内结缔组织；4. 神经内营养血管；5. 神经纤维

二、神经干营养血管的供血方式

不论是神经伴行血管，还是神经伴行血管链，它们发出的营养血管到达神经外膜时，继续分为升支和降支，与神经内血管发生广泛的吻合。神经干的血管由神经外膜、神经束膜和神经内膜上的血管丛构成复杂的血管网。神经外膜血管沿神经干长轴分布，由其还可以发出短的横支或斜支，呈弓状在神经束的表面分布（图2-3-4）。神经外膜血管纵贯神经的全长，手术中清晰可辨，是神经断裂后对位缝合的良好标志。由外膜血管发出短的横支或斜支，呈弓状在神经束的表面越过，行向神经深部，延续形成神经束间血管网。神经束间血管网是由神经外膜血管的分支延续形成的血管网，位于神经束间疏松结缔组织内，常呈弯曲盘旋状。这种结构对神经长度的改变有一定的适应性，在神经位置改变或被轻度牵拉时，由于弯曲的形态留有伸展的余地，不致立即挤压血管。只有当神经被轻度牵拉超过了正常的伸展范围后，神经的横截面面积才会变小。此时，神经干内的血管虽多，但仍将因血管管径被挤压而导致供血不足。因此，避免在张力下缝合神经，是神经修复术的原则之一。神经束间血管网以斜行穿过神经束膜的方式进入神经束内形成以毛细血管为主的微血管网。当神经束内发生水肿引起压力增高时，斜穿神经束膜的血管易受到挤压，影响神经束内的血液供应。

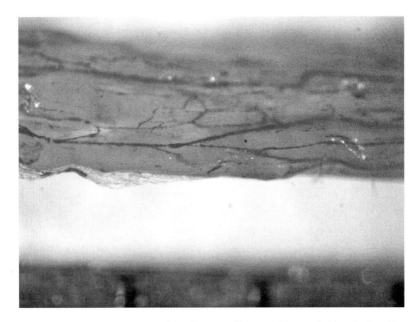

图 2 - 3 - 4　明胶氧化铅混合液灌注后在体视显微镜下观察神经内微血管

　　综上所述，神经干内有非常丰富的纵行吻合的血管网，而且有较强的侧支循环代偿能力。因此，在手术中，由于手术设计的需要，虽然游离较长距离的神经干，破坏了较多的神经节段血管，阻断了侧方的供血来源，但只要神经外膜的血管仍能保持完好，神经干很少出现缺血性功能障碍情况。

　　我们采用 Micro-CT 扫描明胶氧化铅混合液灌注神经，将获取的图像信息导入 MIM-ICS 计算机软件，建立了神经束膜间血管形成血管网可视化观察模型（图 2 - 3 - 5）。图 2 - 3 - 6 显示的是明胶伊凡斯蓝溶液灌注后的神经束膜内营养血管。神经束膜、神经内膜血管丛是神经内主要的营养血管，它们大部分与神经干长轴走行方向平行。

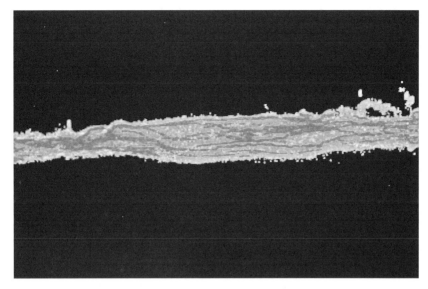

图 2 - 3 - 5　Micro-CT 扫描重建神经干内血管网

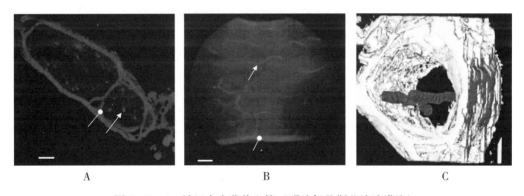

A   B   C

图 2 - 3 - 6　神经束内营养血管（明胶伊凡斯蓝溶液灌注）

　　A 为二维图像上的营养血管横截面，B 为二维图像上的营养血管纵切面，箭头所示为显影剂充盈部位，C 为重建的神经束膜及内在营养血管。

三、神经干内微循环的特点

　　早在 1945 年 Sunderland 报道神经的局解时，已发现神经营养血管在神经干内呈波浪状迂回行走。神经束间血管斜形穿入神经束后，形成纵行排列的、以毛细血管为主的微血管网，Lundborg 将其描述为"纵形篮状结构"（longitudinal basket formation）。神经对张力的耐受性较差，受到牵拉后，神经干内的血液循环有较大的影响。牵拉的张力主要使神经截面面积变小，导致内在血管被压而阻塞。在动物实验中，Lundborg 在镜下观察兔胫神经受牵拉时，可见神经束膜的静脉血流减慢，一部分交通支血流中断。到神经延长 8%（延长 4～7 mm）时，静脉血流受阻达 50%，而动脉仍通畅。到延长 15%（延长 8～12 mm）时，动脉血流也中断。由此可见，正常情况下神经束内血管网并不需要完全开放，而只需要交替开放即可。只有当神经干受到创伤或应激时，神经束内的血管网才可能大量开放。

神经内血管的通透性和神经束膜的扩散屏障作用对维持神经内环境的相对平衡起着非常重要的作用。应用荧光标记和同位素标记法研究发现，血管内皮在正常情况下只允许少量血清蛋白通过其细胞膜。用荧光显微镜观察发现荧光物质仅局限于血管腔内，而不能进入神经内膜的细胞外间隙，这种现象被 Waksman 称为血 – 神经屏障。超微结构上观察神经外膜和神经内膜血管并不完全相同。构成神经外膜血管的血管内皮细胞连接处通透性良好，大分子物质可通过此处渗透（图 2 – 3 – 7），少量血浆蛋白可扩散到神经外膜和神经束膜。神经内膜血管的内皮细胞紧密连接，以防止血管内蛋白分子渗出到神经内膜间隙。

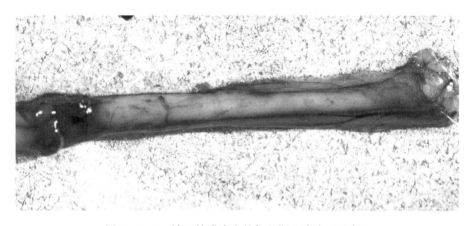

图 2 – 3 – 7　神经外膜渗出的伊凡斯蓝溶液（蓝色）

总之，神经内环境是神经内膜和神经束膜血管联合作用的结果，多层神经束膜包裹神经束，每层由多边形细胞构成，各细胞缘对缘紧密连接并被基板所覆盖，它的功能是对许多物质包括蛋白质起到一种屏障作用。这种内环境类似于中枢神经的内环境，它使神经内膜间隙内的神经冲动传导结构与其周围体液、组织代谢产物分开，从而对周围神经起到保护作用。

第三节　周围神经内微循环障碍对神经内部结构的影响

Lundborg 应用止血带损伤制作成兔后肢缺血模型，显微镜和荧光显微镜观察发现，缺血 2～4 小时后没有蛋白漏出现象，甚至缺血 6 小时后亦未发现显影物质透过血管壁。但当缺血 8 小时后，束膜屏障作用被破坏，显影物质进入内膜间隙，水肿明显形成。神经接受急性牵拉时，其延长度有限，超过其弹性极限，就会引起继发血供障碍的神经功能障碍。裴明等（1998）设计兔的正中神经逐步牵引的动物实验模型，把切断的正中神经远端与切断的肱二头肌腱近端缝合，在桡骨中下 1/3 处加以固定，术后利用肱二头肌收缩逐渐拉长这段正中神经。结果发现牵长率在小于或等于 20% 时，神经血供良好，神经膜性组织完整，无纤维性增生；牵长率在 20%～30% 时，神经血管变直，侧支血管部分消失，神经膜性组织增厚；牵长率在大于或等于 30% 时，血管变细消失，神经内明显纤维化。Bacock 游离长达 17 cm 兔坐骨神经发现，神经因缺血而导致了神经纤维化。

近年来的研究也表明，带血液供应的长段神经移植比不带血液供应的神经移植神经退变快，再生轴突生长顺利，移植神经无中心性坏死。吻合血管的神经移植可立即获得血液供应，保证了移植段神经内华勒变性所产生的轴突髓鞘碎片迅速得以清除，施万细胞定向排列增殖，也利于再生轴突的长入与成熟。Kumar 等研究发现，结核样型、界线类偏结核样型麻风患者体内的微血管基底膜增厚、血管内皮细胞肥大及裂隙闭塞而导致周围神经内缺血，同时还出现了施万细胞退行性变。

第四节　适度血管再生对神经再生的影响

从解剖学和动态学上研究神经再生与血管再生的关系已经有百年的历史，然而，两者在分子学和动态学上的变化的关系尚未完全阐明。"Neurovascular Congruence" 是近年来出现的一个学术词汇，表明了血管的再生带了有利神经再生的微环境，引导神经到达特定的靶点。因此，血液供应对周围神经的神经再生是非常重要的。周围神经再生是一个连续而复杂的过程。实验证实，周围神经移植物的缺血时间是影响神经再生效果的重要因素之一。缺血时间延长可导致施万细胞的死亡、成纤维细胞的入侵和神经内在结构的破坏。如果神经移植物较粗大或较长段，早期组织液很难渗透至中央部位，而后期长入血管所需的时间较长，结果导致中央区缺血，施万细胞长期缺乏营养而发生坏死，成纤维细胞的增生就会替代施万细胞，而留下瘢痕化的神经内膜管和纤维化的神经，阻碍着再生轴突的顺利通过。可见，周围神经移植物中的血液供应与施万细胞的存活及功能状态关系密切。因此，游离神经移植成功有赖于移植体的血运重建，可以肯定的是，游离神经移植时移植的神经段不能太粗太长，否则周围的毛细血管难长入，移植物中央部分常发生坏死、纤维化，影响疗效。相应地，适度的血管再生有利于神经再生微环境的形成，一方面，提高去细胞神经的渗透能力，增加了神经再生必需的营养物质的交换，增加了氧气的交换，提升了细胞的新陈代谢；另一方面，施万细胞活性的增强，有利于分泌促进神经生长的神经营养因子，并建立正确的神经生长锥，从而引导神经轴突到正确的靶点。

血管新生提高了组织渗透性和促进了施万细胞的增殖，渗透性增加氧供和营养物质的交换；增殖的施万细胞在神经远端形成 Bungner 带，诱导再生轴突进行迁移并起到桥梁作用；激活的施万细胞分泌多种有利于神经再生的因子，包括神经营养因子（neurotrophic factor，NTF）和神经生长因子（nerve growth factor，NGF），促进髓鞘的形成和轴突的再生；成纤维细胞和巨噬细胞的增殖在局部创伤的修复和愈合中能够发挥促进作用；基底膜内皮细胞有利于恢复再生神经的血液循环从而促进神经再生。

用 ACNG 修复 2 cm SD 大鼠坐骨神经缺损，是我们研究团队随机分为对照组 a 组（单纯去细胞同种异体神经修复组 ACNG 组）和试验组 b 组（ACNG + COMP-Ang1 组：每日腹腔注射 100 ng/mL·g 的 COMP-Ang1 溶液），结果表明试验组血管新生快于对照组（图 2 – 3 – 8），提示 COMP-Ang1 可有效促进血管新生。

采用荧光金示踪神经轴突逆行运输能力，术后 8 周取材，结果表明试验组（ACNG + COMP-Ang1）比对照组（ACNG 组）中显示更多的神经元荧光金标，试验组（图 2 – 3 – 8 中 b1、b2、b3）脊髓背根神经节细胞轴突逆行运输能力优于对照组（图 2 – 3 – 9 中 a1、a2、a3），组间比较有统计学意义（$P < 0.05$），提示 COMP-Ang1 能够有效提高神经轴突的逆行运输能力。

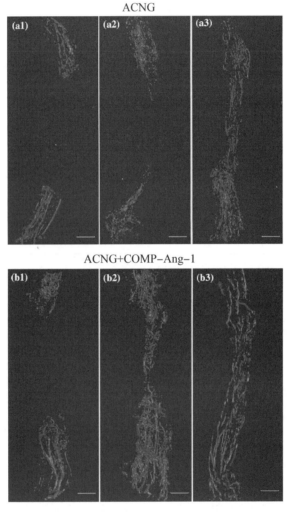

图 2 – 3 – 8　术后再生情况

　　术后 7 天（a1，b1）、14 天（a2，b2）和 21 天（a3，b3）移植的 ACNG 体内的再生情况。试验组术后 14 天，新生血管已经复通。标尺为 100 μm。

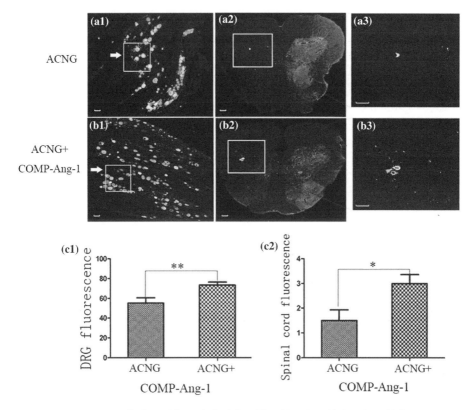

图 2 - 3 - 9　荧光金逆行示踪脊髓背根神经节细胞的轴突逆行运输能力

a1、b1 中箭头所示为荧光金标记后的背根神经节感觉神经元；a2、b2 中，箭头所示为脊髓运动神经元；a3、
b3 分别为 a2、b2 局部放大图。标尺 = 50 μm。

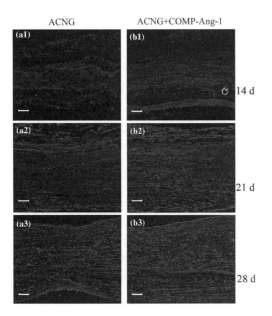

图 2 - 3 - 10　坐骨神经 NF-200 荧光染色

a1 b1：术后 14 天　a2 b2：术后 21 天　a3 b3：术
后 28 天。标尺 = 50 μm。

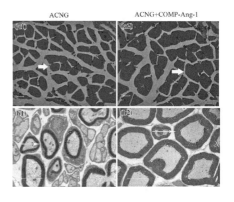

图 2 - 3 - 11　靶肌肉腓肠肌横切面的 HE 染色
（图 4a1 和 a2）及坐骨神经的超微结构
（图 4b1 和 b2），标尺 = 50 μm。

术后神经轴突蛋白标志物 NF-200 染色显示，术后 14 天，对照组几乎无法观察到神经纤维，而试验组可见散在分布的 NF-200 阳性纤维。术后 21 天和 28 天，两组均可见神经纤维蛋白的表达，试验组表达量多于对照组。（图 2-3-10）

术后 8 周取移植体行透射电镜检查显示神经纤维超微结构，神经靶器官（腓肠肌）行 HE 染色。光镜下可见试验组较对照组的腓肠肌肌纤维排列均匀，体积稍肥大。电镜下见试验组神经髓鞘数量较对照组更多，排列更规则，厚度更厚。上述结果表明，COMP-Ang1 能够有效促进神经纤维再生及靶肌肉的恢复。（图 2-3-11）

Ang1 通过促进 Tie-2 受体的磷酸化活化 ECs 的 Tie-2 受体促进血管成熟，而用软骨寡聚基质蛋白取代的 Ang1 的 N-末端部分形成的软骨寡聚基质蛋白-血管生成素-1（COMP-Ang 1）可以更有效地促进 Tie-2 受体的磷酸化。（图 2-3-12）

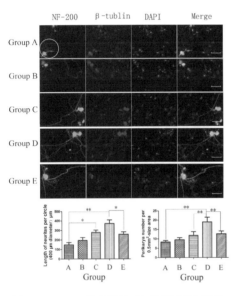

图 2-3-12 分离提纯 SD 乳鼠 DRG 细胞
分为 A 组：单纯 DRGs、B 组：DRGs +
100ng/mL COMP-Ang1、C 组：ECV304/DRGs
共培养、D 组：ECV304/DRGs 共培养 +
100ng/mL COMP-Ang1、E 组：ECV304/DRGs
共培养 +100 ng/mL COMP-Ang1 +250nM Tie-2
激酶抑制剂 S157701）5 组培养。

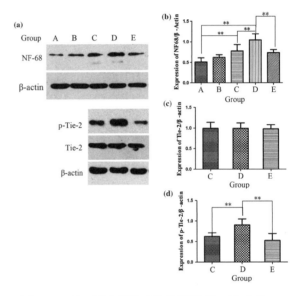

图 2-3-13 蛋白印迹实验检测 NF68、Tie-2 和
磷酸化 Tie-2（p-Tie-2）的表达情况
（ * P < 0.05 、 * * P < 0.01 标尺 = 200 μm）

分离提纯 SD 乳鼠脊髓背根神经节细胞（DRG 细胞），并分为 5 组进行培养：A 组（单纯 DRG 细胞）、B 组（DRG 细胞 +100ng/mL COMP-Ang1）、C 组（DRG 细胞/血管内皮细胞 ECV304 共培养）、D 组（DRG 细胞/血管内皮细胞 ECV304 共培养 +100ng/mL COMP-Ang1）、E 组（DRG 细胞/血管内皮细胞 ECV304 共培养 +100ng/mL COMP-Ang1 + 250nM Tie-2 激酶抑制剂 S157701）。蛋白印迹实验检测 NF68、Tie-2 和磷酸化 Tie-2（p-Tie-2）的表达情况，结果表明 COMP-Ang1 能够明显增加 ECV304/DRGs 共培养体系神经轴突蛋白 NF68 的表达。各组 Tie-2 表达水平无明显差异，加入 COMP-Ang1 后，p-

Tie-2 的表达明显增高。当 Tie-2 激酶被抑制时，p-Tie-2 表达水平下降，同时 NF68 表达也降低。图 2 - 3 - 13 进一步证实了 COMP-Ang1 通过促进 Tie-2 受体的磷酸化而活化 ECs，从而促进血管新生。

综上所述，ACNG 血管化可有效促进周围神经再生。原因在于桥接物内的新生血管为施万细胞的迁移提供了重要的支架，其重要性表现为如下两点：

（1）施万细胞无法架在三维基质中移动，常需要贴在血管表面进行有效的迁移。我们通过活体成像能够观察到这种阿米巴式的迁移模式。与此一致的是，在二维层面上，我们发现施万细胞的迁移并不依靠局部的黏附，而依赖于内皮细胞后方的肌动球蛋白的收缩力。这些研究都表明施万细胞无法如同成纤维细胞和内皮细胞一样，可以在三维基质中自由移动。当施万细胞与内皮细胞出现特异性的分子接触时，血管可以为施万细胞的活动提供一个非特异性的摩擦力，以及一个合适的环境，促使施万细胞在内皮细胞表面实现肌凝蛋白驱动的移动。

（2）血管能够有方向性地引导施万细胞的迁移。有研究表明，血管的重定向会使施万细胞索离开神经，长入毗邻的组织当中。这种依赖于细胞基质在体内进行迁移的过程十分常见。在发育阶段，多种细胞都进行长距离的移动，而且很多细胞会以已存在的细胞结构作为引导。譬如说，在发育阶段，淋巴内皮细胞随着业已存在的动脉迁移，同时神经母细胞会顺着胶质细胞移动。在成人体内，肿瘤细胞迁移也与血管相关。例如，在成人脑梗死后，神经母细胞的迁移活动会增加，这一过程与血管相关。同时也有报道指出，肿瘤细胞会利用血管作为离开原发灶转移的途径。如胶质瘤细胞具有高度的侵袭性，常常会沿着已有的血管结构在脑内播散。而且黑色素瘤细胞会顺着血管结构进行转移，转移瘤细胞会随着血管结构进入脑组织。对这种迁移活动机制的研究有助于研发更好的治疗药物。

总之，我们的结果证明促进或模拟移植物内血管结构的极化生长，能够促进施万细胞进入移植物，进而为轴突的再生提供一个良好的微环境。

第四章 周围神经微结构获取相关技术及二维图像的获取

  周围神经结构研究方法多种多样，研究的结构层次也不尽相同。多种方法可以获得神经的二维结构图像，概括来说主要包括手绘的解剖图谱、组织学切片染色、影像学技术等。随着近十年来计算机软件和硬件的不断发展，利用计算机分析、重建医学图像信息的能力得到了飞速发展，二维图像信息的提取将是周围神经微结构研究的基础。本章将概述获得周围神经二维图像的各种方法，并介绍不同方法所获得的周围神经结构信息，为后续周围神经三维重建及微结构分析奠定基础。

第一节 手绘解剖图谱

  神经内部拓扑结构这一概念最早由 Sunderland 于 20 世纪 40 年代提出，1945 年，他通过大体解剖学及连续组织切片染色方法描述了尺神经内部复杂的神经束型变化，手绘了神经横断面的二维分布图。Sunderland、Jabaley 等先后采用显微解剖分离的方法将四肢主要神经干制成一些有序的组织学切片，通过对不同平面上的组织切片的分析来研究神经干内的神经束分布情况与束型变化情况，以指导临床医生把运动束与感觉束区别开来，实现神经的配对吻合（图 2-4-1）。我国学者钟世镇、周长满等采用醋酸浸泡法显微镜下分离和追踪观察了成人尸体神经干内的神经束组，绘制出了四肢主要神经干在一些主要断面上的功能束组的局部定位图（图 2-4-2）。显微解剖的手绘图谱为我们认识周围神经内部结构提供了基础，然而，该方法为人工手绘，仅能作为神经真实结构的示意图粗略展示神经内部错综复杂的变化规律，难以进行定性、定量研究。事实上，随着周围神经科学领域研究的不断深入，学者们普遍意识到周围神经内部拓扑结构复杂、多变，其中重要的两个关键问题：神经束层面的神经束走形变化规律、不同功能区的分布仍无一种完美的研究方法实现完整清晰、准确快速的呈现。手绘解剖图谱虽无法提供准确的神经结构信息，却从全局上帮助我们加深对神经内部结构复杂性的认识，促使学者们探寻新的结构研究方法。

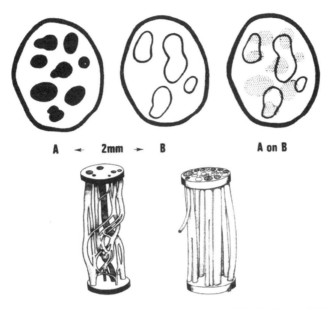

图 2 - 4 - 1　Sunderland（1945），Jabaley（1980）手绘周围神经内部结构模式

（引自 Sunderland. et al. Brain, 1945；Jabaley M E. et al. J Hard Surg AM, 1980）

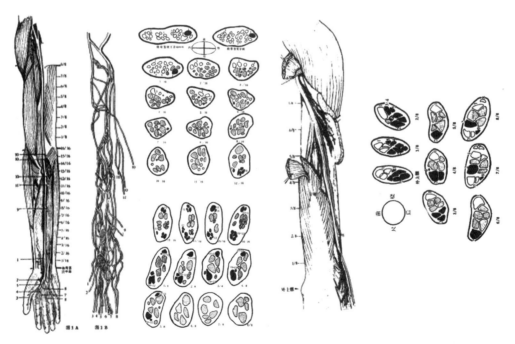

图 2 - 4 - 2　钟士镇（1980）手绘正中神经、桡神经内部结构模式

（钟士镇等. 解剖学报，1980）（钟士镇等. 广东解剖通报，1980）

第二节 组织学切片染色

21世纪被世界科学界公认为是生物科学、脑科学的时代,神经形态学的研究是一个最基本的重要方法。特别是随着计算机技术的飞速发展,三维重建越来越多地应用到形态学、比较解剖学等领域。组织学切片为研究人体组织显微结构最常用的方法,其能很好地显示人体内部细微结构的高精度信息,在阐明人体组织结构与生理功能之间的关系以及在形态学、比较解剖学、细胞化学定位等领域的研究中有着重要的意义。应用组织切片图像数据进行三维重建的一个基本前提是得到结构显示良好的连续的二维切片图像,因此,总结、归纳现有的神经组织切片的染色方法,找到一些质量上合乎三维重建要求,操作上适合于连续制作的神经组织染色方法,是很有必要的。与普通的神经组织切片的制作相比,用于三维重建的神经组织切片制作有着不同的要求。①切片数量巨大,有成百上千乃至成千上万,这就要求制作方法能规制统一,最好能流水作业。②定位要求严格,对切片的位移、上下配准、变形定位有高度的敏感性。这就要求在切片制作方法上能方便地进行这些操作。③对单片的质量除特殊要求外,对研究对象的下一级结构的显示一般不特别强求。神经组织染色技术是获取结构显示良好的二维图像的基础。本节将介绍神经科学领域常用的染色技术以及相关问题。

一、苏木精-伊红染色

苏木精-伊红染色法(hematoxylin-eosin staining),简称HE染色法,组织学切片技术里最常用的染色法之一。苏木精染液为碱性,主要使细胞核内的染色质与胞质内的核糖体着紫蓝色;伊红为酸性染料,主要使细胞质和细胞外基质中的成分着红色。1991年,Greg P. Watchmaker等在对前臂远段及手部的正中神经进行连续组织切片HE染色后,应用开发的软件进行图像识别和统计处理并通过三维构建的方法进行了神经束交错变化特征的研究。

构成组织内的蛋白质的氨基酸的种类很多,它们有不同的等电点。在普通染色法中,染色液的酸碱度pH为6左右,细胞内的酸性物质如细胞核的染色质、腺细胞和神经细胞内的粗面内质网及透明软骨基质等均被碱性染料染色,这些物质称为嗜碱性。而细胞质中的其他蛋白质如红细胞中的血红蛋白、嗜酸粒细胞的颗粒及胶原纤维和肌纤维等被酸性染料染色,这些物质称为嗜酸性。如果改变染色液的酸碱度,pH升高时,则原来被酸性染料染色的物质可变为嗜碱性;pH降低时,原来被碱性染料染色的物质则可变为嗜酸性。所以,染色液的pH可以影响染色的反应。

去氧核糖核酸(DNA)两条链上的磷酸基向外,带负电荷,呈酸性,很容易与带正电荷的苏木精碱性染料以离子键结合而被染色。苏木精在碱性溶液中呈蓝色,所以细胞核被染成蓝色。伊红Y是一种化学合成的酸性染料,在水中离解成带负电荷的阴离子,与蛋白质的氨基正电荷的阳离子结合使胞浆染色,细胞浆、红细胞、肌肉、结缔组织、嗜伊红颗粒等被染成不同程度的红色或粉红色,与蓝色的细胞核形成鲜明对比。伊红是细胞浆的良好染料。由于组织或细胞的不同成分对苏木精的亲和力不同及染色性质不一样，经苏木精染色后，细胞核及钙盐黏液等呈蓝色，可用盐酸乙醇分化和弱碱性溶液显蓝，如处理适宜，可使细胞核着清晰的深蓝色，胞浆等其他成分脱色。再利用胞浆染料伊红染胞浆，使胞浆的各种不同成分呈现出深浅不同的粉红色。故各种组织或细胞成分与病变的一般形态结构特点均可显示出来。细胞浆被伊红染成深浅不同的粉红色至桃红色，胞浆内嗜酸性颗粒呈反光强的鲜红色，胶原纤维呈淡粉红色，弹力纤维呈亮粉红色，红血球呈橘红色，蛋白性液体呈粉红色。着色情况与组织或细胞的种类有关，也随其生活周期及病理变化而改变。例如，很多细胞在新生时期胞浆对伊红着色较淡或轻度嗜碱，当其衰老或发生退行性变时则呈现嗜伊红浓染。胶原纤维在老化和出现透明变性时，伊红着色由浅变深。

　　HE 染色具体步骤：神经样本置于 4% 的多聚甲醛固定 6 h 后，乙醇梯级脱水至透明、浸蜡、包埋、纵行切片。将标本玻片置于 65 ℃烤箱烤 30 min → 二甲苯脱蜡 2 × 15 min → 无水乙醇洗脱二甲苯 1 min → 95% 乙醇 2 min → 80% 乙醇 3 min → 苏木精液 5 min → 自来水洗 1 min → 1% 盐酸乙醇分化 5 s → 自来水洗 1 min → 流动的自来水中返蓝 30 min → 伊红染色 3 min → 80% 乙醇 3 min → 95% 乙醇 2 min → 无水乙醇 1 min → 二甲苯 2 × 5 min → 中性树胶封片，观察，拍照。（图 2 - 4 - 3）

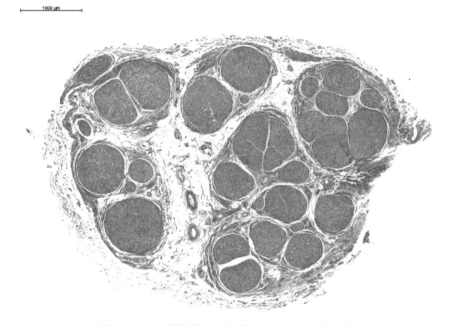

图 2 - 4 - 3　周围神经（胫神经）HE 组织学切片

二、尼氏染色法

　　尼氏体也称尼氏小体。尼氏体呈粒状、微粒状或虎斑状，是神经细胞的特征性结构之一，分散在神经胞质的内部，在轴突和轴丘内不含尼氏小体。尼氏体的化学成分是核糖核酸及蛋白质，在电镜下尼氏小体由粗面内质网和游离核蛋白体组成。按神经元的类型和不同生理状态，尼氏体的大小、形状、数量和分布也不相同。一般而言，大神经元的尼氏体比小神经元的尼氏体丰富，感觉神经元的尼氏体比运动神经元的尼氏体细小，尼氏体的粗细与神经元的大小并无明显直接关系。由于含有核糖核酸，尼氏体为嗜碱性，易为某些碱性染料着色。Nissl 等于 1892 年用美兰对尼氏小体首先确立了该染色方法。而另外一些碱性染料如硫堇、甲苯胺蓝、焦油紫、天青、派洛宁、中性红花及梉花青等，也染出了神经细胞体内的尼氏体，这些都称为尼氏染色法。

尼氏染色方法较多，这些方法中，用美兰、硫堇、甲苯胺蓝和焦油紫等染料染制出的尼氏体标本颜色鲜艳，尼氏体呈蓝色，但不能保存太久，容易褪色；而用梉酸菁兰染色，虽可长久保存，但颜色欠佳。尼氏体和神经元的功能极为密切，在病理情况下，尼氏体变化很敏感。当各种诱发因素如炎症、中毒、变性等导致神经元受损害变性时，尼氏体颗粒可出现数量及位置的变化，数量减少，呈明显的溶解或消失。病变一般为可逆性，去除病因后，尼氏体可以恢复正常。因此，尼氏体结构的变化、存在或消失是神经元是否受损的重要指标。尼氏染色时要注意新鲜组织及时固定，否则可能因溶解消失而致染色失败。

尼氏染色具体步骤如下：常规脱蜡至水（二甲苯Ⅰ、二甲苯Ⅱ各 15 min，然后梯度乙醇脱水：100%Ⅰ、100%Ⅱ、95%、90%、80%、70%、50%各 5 min）→蒸馏水冲洗 3 次，每次 5 min→置于 60 ℃温箱用 1% 甲苯胺蓝染色 40 min（或用焦油紫染色 30 s）→蒸馏水洗净染料后，于分别置于 70%、80% 和 95% 以及 100% 乙醇中脱水，再用二甲苯透明→封片。

三、髓鞘染色

髓鞘由髓磷脂构成，大约含有 60% 脂质和 40% 蛋白质，这种脂蛋白在石蜡组织制片过程中，易被高浓度乙醇和二甲苯试剂丢失部分，但还有足够的磷脂能够保存下来。冰冻切片可以验证石蜡切片中是否有丢失的情况。髓鞘染色可以分为两类，一类是染正常的髓鞘，另一类是染变性的髓鞘，即正常髓鞘不着色，变性髓鞘才着色。

常规髓鞘染色多采用传统的甲苯胺蓝、苏木精、Luxol-fast-blue 及锇酸染色法，原理也不相同。神经组织经甲苯胺蓝染色后，髓鞘呈深蓝色，而轴突不着色，横截面上表现为较为规则的环状结构（图 2-4-4）。该方法操作简便，结构显示清晰，可用于计算髓鞘的数量或测量髓鞘直径。利用铬盐或铁矾媒染与苏木精结合分色后就能着色清晰，属于退行性染色法。Luxol-fast-blue 属于铜-酚酞菁染料，在乙醇内具有与髓鞘内磷脂结合的染色特性。锇酸染色法原理是锇酸被髓鞘还原，并与髓鞘相结合，从而使髓鞘呈黑色。

甲苯胺蓝染色具体步骤如下：预固定：2.5% 戊二醛（使用磷酸盐缓冲液配制）过夜→漂洗：PBS 缓冲液反复洗涤 5 min×3 次→后固定：1% 四氧化锇，4 ℃固定 90 min→漂洗：PBS 缓冲液反复洗涤 10 min×3 次→脱水：50% 酒精 15 min→70% 酒精过夜→80% 酒精 15 min→90% 酒精 10 min→（90% 酒精+90% 丙酮）10 min→90% 丙酮 10 min→100% 丙酮 10 min×3 次→环氧树脂包埋，35 ℃×12 h→45 ℃×12 h→60 ℃×48 h，聚合后为淡棕色透明的包埋块→玻璃刀片修整组织块，切取厚度 1 μm 的半薄切

片；每个玻片上有 3～5 个小块组织 → 玻片上滴加 1% 甲苯胺蓝液，60 ℃ 加热 60 s →
高倍视野下观察有无裂片、皱褶、杂质、轴索变性、髓鞘脱失、间质水肿、原纤维丢
失、再生及炎性细胞浸润等组织病理学表现 → 蒸馏水洗 2～3 次后，吸净水并加热烘
干 → 中性树脂封固 → 显微镜下拍照。

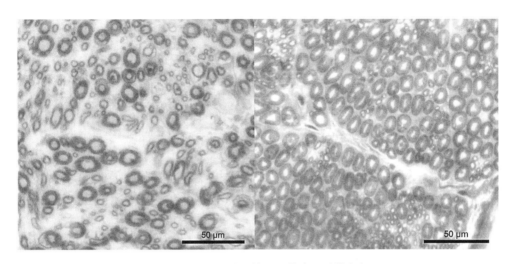

图 2 - 4 - 4　人周围神经甲苯胺蓝髓鞘染色

左图：皮支（以感觉纤维成分为主），右图：肌支（以运动纤维成分为主），甲苯胺蓝髓鞘染色可以清晰显
示二者在髓鞘化程度、髓鞘厚度、神经内膜管大小的差异及分布。

四、神经纤维染色

神经纤维由轴索及套在外面的膜鞘组成。神经纤维按照有无髓鞘可以分为有髓神经
纤维和无髓神经纤维两大类。神经纤维染色法很多，镀银法基本点都是把组织浸泡于硝
酸银溶液中，再经还原剂处理后，银颗粒沉着于轴索的轴浆中呈深棕色或黑色，有髓及
无髓纤维都可以着色。神经纤维染色开始于 Bielschowsky 氏法，此法对陈旧组织也能着
色。Cajal 法由 Bielschowsky 氏法与 Spielmeye 氏法演化而来，染小脑原纤维较好，可用
于对肿瘤的研究。Holmes 法也可以显示神经元。常用的还有 Glees、Marsland 及 Sevier
Munger 改变法等。对于溃变的纤维来说，有髓鞘纤维因为脂肪变性而形成单纯脂质，
可用还原法使之呈黑色。而变性的轴索及神经终末，氨银处理可以显示其特异性。在神
经组织的病理诊断和科研中，可以用显示神经元和神经纤维的染色方法观察损害程度。

改良 Bielschowsky 银染法观察轴突生长的具体步骤如下：石蜡切片脱蜡至水洗→蒸
馏水洗→放入 Bielschowsky 硝酸银溶液，并置于温箱内避光浸染→蒸馏水洗→用还原剂
还原数秒，至切片呈现黄色为止→蒸馏水洗→用 Bielschowsky 氨银溶液滴染→倾去染液
直接用还原剂再次还原，更换两次溶液，使切片呈棕黄色→蒸馏水洗→用氯化金溶液调
色→蒸馏水洗→用海波溶液固定→水洗 3～5 min，然后，用滤纸吸干切片周围水分→
95% 乙醇及无水乙醇脱水，二甲苯透明，中性树胶封固。

五、三色染色法

Masson 三色染色法是最为常用的结缔组织染色方法，由 Mallory 染色发展而来，可以用于观察组织中纤维结缔组织的增生和分布，对胶原纤维具有良好的染色效果，因此应用比较广泛。其原理是利用两种或三种阴离子染料混合在一起先后作用完成鉴别染色，后来经过改良也应用到神经组织染色。吴彩琴等将新西兰大白兔面神经全段石蜡切片，用包含固绿、变色酸及磷钨酸的改良三色法染色后，神经外膜和结缔组织显示绿色，神经髓鞘显示深红色，轴突被染成蓝绿色。对兔面神经干神经纤维束进行了三维重建，对研究神经束定位和空间规律有重要意义。Peng 等对支配人和猕猴眼外直肌的外展神经石蜡切片三色法染色后，对其主干和分支进行三维重建，比较两者外展神经形态和功能，寻求可能的在外直肌神经分布区域选择性的证据。

神经三色染色具体步骤如下：切片常规脱蜡至水 → Harris 苏木精液染 5 min → 双蒸水洗 → 加入三色液染色（0.3 g 固绿、0.6 g 变色酸及 0.6 g 磷钨酸先后加入 100 mL 双蒸水中溶解，调节 pH 至 3.4）20 min → 0.3% 冰醋酸（现配现用）分色 → 显微镜观察至效果满意，双蒸水洗至不脱色 → 梯度乙醇脱水 → 透明封片。

六、乙酰胆碱酯酶组织化学法

乙酰胆碱酯酶（AChE）组织化学技术的基础是 Koelle 和 Friedenwald（1949）首先提出的，后来有许多对原技术改进的方法。Karnorvsky-Roots 染色是唯一被应用的乙酰胆碱酯酶染色方法，该方法原理是根据乙酰胆碱酯酶的含量差异来判断神经纤维的性质和分布，自其问世以来，引起广泛关注，多家研究报道其染色结果图像中不同性质神经纤维特征一致，至今该方法仍是周围神经研究的常用方法。乙酰胆碱酯酶（AChE）在神经节胞体合成，然后经轴索运送到突触前膜和突触后膜。AChE 在周围神经中含量较高，尤其是在胆碱能神经中。已知躯体运动神经的全部副交感神经和小部分交感神经节后纤维都属胆碱能神经。因此，运动神经纤维中 AChE 远高于感觉纤维。通过 AChE 组织化学法来鉴别周围神经运动束与感觉束是可行的。基于这一机理，Karnovsky-Roots 于1964 年提出铜 – 铁氰化物染色法。该方法染色的原理是在胆碱能神经中含有催化乙酰胆碱的水解酶——乙酰胆碱酯酶。若以碘化乙酰硫代胆碱作为酶的底物而加入孵育液，组织中的乙酰胆碱酯酶使之水解产生硫代胆碱，硫代胆碱将孵化液中的铁氰化物还原为亚铁氰化物，后者与铜离子结合形成亚铁氰化铜，形成一种棕色的沉淀出现在酶的活性部位，以此来进行定性和定位。感觉神经有髓纤维不含乙酰胆碱酯酶，因而不显色，呈阴性反应；运动神经有髓纤维正好相反，故呈阳性反应。此外，皮肤汗腺、竖毛肌的交感神经无髓纤维呈强酶阳性反应，由于这些神经纤维主要存在于感觉神经束中，因此，无髓纤维的酶活性就构成了感觉束鲜明突出的特征。所以，基于 Karnovsky-Roots 铁氰化铜法 AChE 染色鉴别神经束运动和感觉性质，不仅在于有髓纤维酶活性不同，同时也表现为具有强酶活性无髓纤维分布的显著特征。以这两个特征综合判断，更有利于提高神经束性质鉴别的准确性。

Gruber 等于 1970 年用该法证明运动神经纤维和感觉神经纤维 AChE 活性不同，并据此于 1976 年在临床上首次将 AChE 组织化学法用于人体运动束和感觉束的定性研究。但该方法最佳染色效果需要孵育 24 h，难以满足临床应用。Sumita（1979）、何蕴韶（1988）和 Kanaya（1991）通过对制片染色方法的改进，将过去长达 1 天的时间缩短到 2 h 左右（见表 2-4-1），使之接近临床应用。

表 2-4-1　周围神经不同乙酰胆碱酯酶染色方法对比

方法	Kanaya（1991）	Sumita（1979）	He（1988）	Grüber（1973）	Karnovsky（1964）
pH	6.5	6.0	6.5	6.0	6.0
温度/℃	45	45～60	45	4	4
孵育时间	45 min	30～60 min	30～40 min	20～24 h	20～24 h
碘化乙酰硫代胆碱浓度/mM	3.0	2.5	2.5	2.5	2.5
Iso-OMPA 浓度/mM	0.6	1	—	1	—
染色效果	中等特异性	弱特异性	中等非特异性	强特异性	强非特异性

注：1mM＝1 Mmol/L。

改进后 AChE 组织化学法主要通过提高孵育温度或增加底物浓度来缩短阳性区域染色的时间，但通过文献复习和本课题组前期工作均发现，改变这些孵育条件后阳性区域的染色强度不易把握，即使多孵育 5～10 min，也会使神经束性质的鉴别产生困难。Karnovsky-Roots 铁氰化铜法在 4 ℃环境下孵育，虽然耗时较长，但阳性反应稳定可靠。

相对于其他定性定位神经纤维的方法，Karnovsky-Roots 法具有以下方面的优点：①低温长时间孵育，酶活性显示充分；②染色步骤简单，有利于保持组织切片的完整性；③在多年的实际应用和研究过程中，研究人员对该方法染色结果中不同性质神经纤维的特点有一致的结论；④适合对大量切片同时染色，有利于保证染色结果一致。

但在进行周围神经虚拟重建过程中，我们发现 Karnovsky-Roots 法有以下不足：①只有存在乙酰胆碱酯酶的区域着色，神经束区域由分散色斑构成，难以获取与实际相符的光滑圆钝的神经束轮廓；②感觉神经纤维无特异标志，代表不同性质神经纤维的色斑混杂排列时，没有足够的纹理特征供计算机对图像进行准确分析，只能通过交感神经纤维特征色斑分布推测感觉神经纤维的分布特征，并以此为根据粗略估计神经束的功能性质，难以实现对神经束功能性质的准确判定；③孵育液在染色过程中会产生非特异的沉淀，干扰神经纤维功能性质的准确判定。Karnovsky-Roots 法的缺点致使其染色结果图像的处理完全依靠研究人员根据专业经验来完成，整个构建过程繁冗，构建的模型粗糙、精准度不高。

该方法还有以下缺点，首先，染色使用的孵育液有一定的不稳定性，在染色的过程中可能出现非特异的沉淀，干扰对不同性质神经纤维分布特征的判断；其次，图像中神经束显示为由分散的棕黄色斑组成的类圆形区域，神经束膜及束间结缔组织不着色，神经束区域分割过程中只能以色斑为参照获取神经束边界，容易出现误分割，往往需要人手工描记才能获取与实际情况相符的神经束边界；最后，图像中乙酰胆碱酯酶阳性部位色斑只能显示运动神经纤维和交感神经纤维分布的区域，对神经束性质的判定必须依靠有相关背景知识的专业人员肉眼识别。因此，以现有技术条件，虽可构建出周围神经内部的空间结构，但重建研究普遍有模型粗糙、过程繁冗的问题。

为确定用于神经功能束三维重建的 AChE 组织化学染色的标准孵育条件，本课题组前期在孵育温度和底物浓度固定的情况下，改变周围神经 Karnovsky-Roots 铁氰化铜法 AChE 孵育条件中的时间因素，通过图像分析的方法，观察 Karnovsky-Roots 铁氰化铜法 AChE 染色的 24 h 内不同时段染色规律和孵育条件的稳定性。

Karnovsky-Roots 法 AChE 组织化学染色孵育液配制：碘化乙酰硫代胆碱 12.5 mg，0.1 mol/L 磷酸缓冲液 16 mL（0.1 mol/L 磷酸氢二钠 9 mL、0.1 mol/L 磷酸二氢钾 7 mL），0.1 mol/L 柠檬酸钠 1 mL，30 mmol/L 硫酸铜 2.5 mL，5 mmol/L 铁氰化钾 2.5 mL，蒸馏水 2 mL。阴性对照组：不加底物（作用液中不加碘化乙酰硫代胆碱）。孵育液于用前 20 min 配好。

染色方法：在切片后 3 h 内将所得组织切片 1～6 组置入孵育液于 4 ℃ 冰箱内孵育。分别于孵育后 1、2、4、8、12 及 24 h 后取出，第 7 组置入阴性对照组孵育液 4 ℃ 冰箱内孵育 24 h 后取出。放入 4 ℃ PBS 中洗去多余沉淀物，95% 乙醇和无水乙醇梯度脱水，每次 1 min，二甲苯透明 1 次，每次 3 min，自然晾干，中性树胶封片。

不同倍数的光学显微镜下观察可以看出，阴性对照组无棕褐色的阳性反应；染色 1 h，无髓纤维仅轻度着色，而运动有髓纤维几乎没有着色，此时，无法区分神经束的运动或感觉功能性质；染色 2 h，无髓纤维染色加深，可较清晰地看到同一个施万氏细胞包绕的几束有髓纤维呈间距较均匀、边界清晰的点状分布，而不同施万氏细胞包绕的无髓纤维则分布或密集或稀疏，运动有髓纤维开始轻度着色，纤维间距较均匀，此时已可大体区分出神经束的功能性质，但整体着色较淡，且尚有部分区域无染色反应，特别是混合束区域内的运动有髓纤维尚未表达出来；染色至 4 h 和 8 h，无论是无髓纤维还是运动有髓纤维着色均不断加深，阳性区域不断增加，但不同神经束内神经纤维的大体分布规律基本同 2 h 染色，均可区分出其功能性质。其中，在 8 h 时，同一施万氏细胞包绕的无髓纤维开始表现为融合成团块状的阳性反应；染色 12 h，无髓纤维和有髓纤维着色进一步加深，肉眼下观察阳性染色区域已无进一步增加，同一施万氏细胞包绕的无髓纤维融合成团块状的阳性反应，已经无法分辨其中的无髓纤维；染色 24 h，无髓纤维和有髓纤维着色最深，但髓鞘和神经内膜周缘也开始出现染色较浅的阳性反应。（图 2-4-5、图 2-4-6、图 2-4-7）

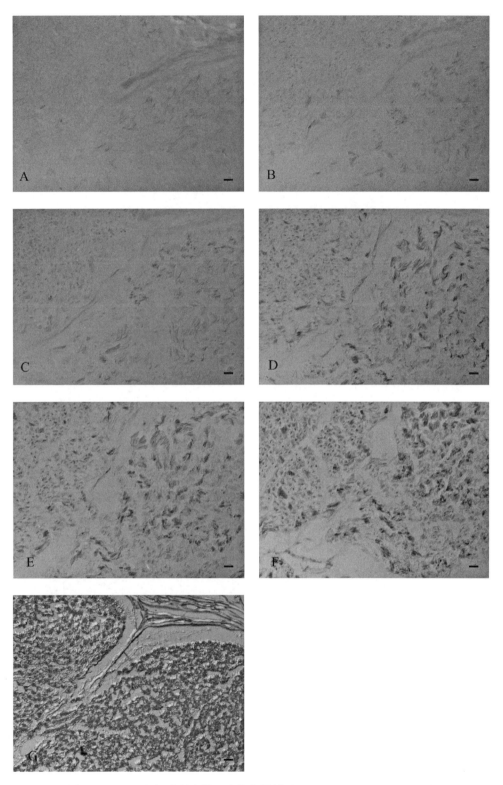

图2－4－5　7组切片混合神经束染色效果对比（Karnovsky-Roots ×200）

A：1 h；B：2 h；C：4 h；D：8 h；E：12 h；F：24 h；G：阴性对照组。标尺＝21.00 μm。

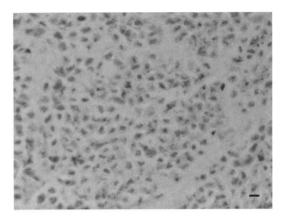

图 2 - 4 - 6　运动束 24 h 染色效果（Karnovsky-Roots ×400）
可见除轴索染色外，髓鞘也出现轻度阳性染色反应（标尺 4.20 μm）。

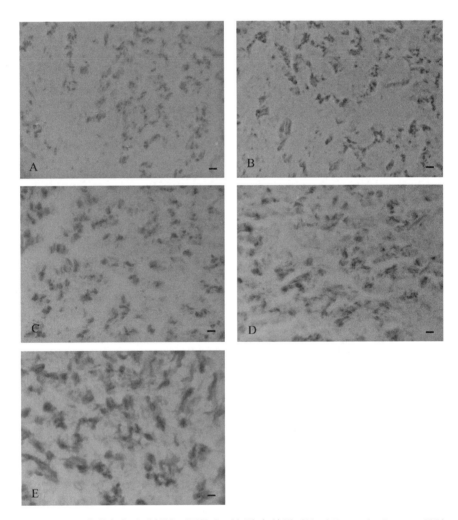

图 2 - 4 - 7　感觉束内无髓纤维不同染色时间染色效果对比（Karnovsky-Roots ×200）
A：2 h；B：4 h；C：8 h；D：12 h；E：24 h。标尺 4.20 μm。

因染色 1 h 时无髓纤维仅轻度着色，而运动有髓纤维几乎没有着色，故没有进行图像分析和统计分析。利用 IPP 6.0 图像分析软件对其余 5 个不同染色时段高倍视野（×400）下的阳性反应区域进行平均面积、平均光密度值、累计光密度值进行分析，所得数据见表 2 - 4 - 2、图 2 - 4 - 8。

表 2 - 4 - 2　不同染色时段阳性反应区域平均面积、平均光密度值、累计光密度值数据

染色时间	平均面积		平均光密度值		写计光密度值	
	均值	标准差	均值	标准差	均值	标准差
2 h	975. 9318	84. 2278	0. 3481	0. 0022	375. 4090	34. 3328
4 h	1241. 6170	116. 8450	0. 3561	0. 0047	509. 4979	53. 7005
8 h	1399. 5070	116. 5659	0. 3528	0. 0024	558. 7970	50. 7393
12 h	1987. 8533	149. 8386	0. 3617	0. 0028	846. 2342	72. 6326
24 h	2798. 3783	200. 3551	0. 3535	0. 0036	1217. 0570	102. 2702

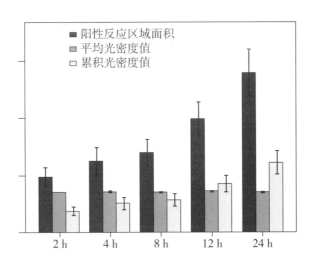

图 2 - 4 - 8　不同染色时段阳性反应区域平均面积、平均光密度值、累计光密度值直方图

不同染色时段阳性反应区域平均面积和累计光密度值随着染色时间的延长而呈增加趋势，而平均光密度值则无明显的变化规律，2 ~ 24 h 总体呈增高趋势，但却在染色 12 h 时数值达到最高。将不同染色时段阳性反应区域平均面积、平均光密度值、累计光密度值数据两两对比进行 t-test 统计检验，结果见表 2 - 4 - 3。

表2－4－3 不同染色时段阳性反应区域平均面积、平均光密度值、
累计光密度值数据两两对比t-test统计检验结果（P）

	平均面积				平均光密度值				累计光密度值			
	4 h	8 h	12 h	24 h	4 h	8 h	12 h	24 h	4 h	8 h	12 h	24 h
2 h	0.069	0.004	0.0009	0.002	0.128	0.149	0.0003	0.190	0.039	0.004	0.0001	0.0002
4 h		0.342	0.0002	0.0003		0.541	0.319	0.656		0.507	0.0004	0.0003
8 h			0.003	0.0005			0.019	0.878			0.002	0.0002
12 h				0.002				0.070				0.004

　　5个时段的阳性面积（Area）两两比较，$P(2\sim4\ h)>0.05$，$P(4\sim8\ h)>0.05$，表明2 h、4 h和8 h的阳性面积没有显著性差异；而其他的都有$P<0.05$，表明它们任两者之间阳性面积有显著性差异，可以认为12 h后可染色的阳性区域已经比较充分。5个时段的平均光密度（Mean density）的统计检验：$P(2\sim12\ h)<0.05$，$P(8\sim12\ h)<0.05$，其他的都有$P>0.05$，表明不同染色时间下切片的平均光密度没有显著性差异。结合镜下的大体观察和8 h/12 h间平均光密度存在显著性差异，而12 h/24 h间平均光密度无显著性差异等结果来看，12 h后的神经纤维染色强度已经比较满意，可用于不同性质神经束的准确鉴别。5个时间段的累积光密度（IOD）的两两统计检验，除了$P(4\sim8\ h)>0.05$，其余都有$P<0.05$，提示切片上阳性物质的总量24 h＞12 h＞8 h＞2 h，这说明了在一定时间范围内（一般≤24 h），染色时间越长，染色反应越彻底。而4 h和8 h染色结果的面积、平均光密度和累积光密度的比较都有$P>0.05$，表明4 h和8 h的染色效果没有显著性差异。

　　周围神经Karnovsky-Roots法AChE组织化学染色，在24 h时染色阳性区域面积和累计光密度值均最大，这与Karnovsky等报道的在染色24 h时肉眼观察效果最佳的结果一致。其他染色时段，由于4 h和8 h染色结果的面积、平均光密度和累积光密度的比较都有$P>0.05$，因此4 h和8 h的染色效果没有显著性差异；但8 h的平均光密度值与12 h的有显著性差异，而12 h与24 h的平均光密度值无显著性差异，结合8 h、12 h和24 h间的染色面积、累计光密度值均存在显著性差异，提示在染色12 h后染色效果已经足够充分，至24 h则存在过度染色，24 h染色切片的镜下观察可见到运动性质的有髓纤维除轴索染色外，髓鞘也出现轻度的阳性染色，但尚不影响运动束和感觉束的鉴别。孵育12～24 h间的切片，染色效果趋于一致，染色结果稳定可靠，神经束功能性质鉴别容易，神经束膜与染色的神经纤维间有清晰的分界。

　　根据镜下肉眼观察，染色至4 h后已经可以比较准确地鉴别神经束的运动或感觉性质，但在8 h以后染色对比才比较强烈，肉眼鉴别容易。而对无髓纤维的观察则在2 h～8 h间可鉴别其染色的数量，超过8 h则无髓纤维染色形成团块无法分辨单个的无髓纤维。但这一结果尚缺乏更客观的分析支持，有待进一步的研究。

　　通过图像分析可以发现，乙酰胆碱酯酶染色12～24 h间，染色效果趋于一致，染色结果稳定可靠，神经束功能性质鉴别容易，且神经束膜轮廓清晰，与染色的神经纤维间有明确的分界，对于三维重建的轮廓识别来说可通过软件处理达到基本的对比度要

求。由于该方法具有能够区分功能束的独特优点，因此在重建神经内部显微结构的同时，能够达到功能束定性和定位的要求，因而是一种较为合适的染色方法。根据本研究结果，在染色 12～24 h 染色效果没有明显差异，因而无须在某一染色时间点急需处理大量神经切片染色标本，从而可减轻工作紧张度。因此，周围神经 Karnovsky-Roots 法 AChE 组织化学染色 12～24 h 可作为周围神经功能束三维重建神经切片 AChE 组织化学染色的标准孵育条件。

七、髓鞘复染方法

周围神经主要由运动神经纤维、感觉神经纤维、交感神经纤维组成，运动神经纤维、感觉神经纤维是有髓神经纤维，交感神经纤维是无髓神经纤维。Karnovsky-Roots 染色结果中可以显示髓鞘轮廓，如能在 Karnovsky-Roots 染色基础上，同时显示髓鞘轮廓，对于确定神经纤维性质、排除非特异沉淀将有很大帮助，而且髓鞘较为清晰和特异地着色后，神经束区域亦可更加清晰地显示，亦有利于神经束轮廓的获取。对 Karnovsky-Roots 法染色规律观察分析显示，使用 Karnovsky-Roots 法染色神经标本切片后，绝大多数髓鞘轮廓显示不清晰；延长染色时间，能使部分区域的髓鞘显示更加清晰，但也增加非特异沉淀的产生和加深切片组织的非特异着色，减弱背景和乙酰胆碱酯酶阳性部位的视觉差异，干扰对神经纤维性质的判断。因此，依靠调整 Karnovsky-Roots 法染色时间来显示髓鞘不能得到满意的图像，需要选择更为特异的染色方法，使髓鞘轮廓清晰显示。

髓鞘染色是神经病理诊断和研究工作中的常用技术，普通染色中髓鞘不易着色，在正常或病理情况下均需用特殊染色法来观察髓鞘形态的变化，但目前尚无应用于周围神经虚拟重建方面的相关报道和可供直接借鉴的确切经验。因此，本课题组通过比较根据文献中提供的图像和对髓鞘染色结果的描述，结合周围神经三维重建中对图像识别和分析的体会，初步确定选择髓鞘染色方法要求如下：①特异性较强，髓鞘显示清晰；②不干扰 Karnovsky-Roots 染色结果，复染后髓鞘同乙酰胆碱酯酶阳性部位的视觉差异较明显；③结果稳定；④步骤相对简单，易于实现大量切片同时处理。依据上述要求，入选的试剂有甲苯胺蓝、坚固蓝、坚固绿、砂罗铬花青、丽春红 2 R、变色酸 2 R、水溶性猩红。

1. 乙酰胆碱酯酶染色（Karnovsky-Roots 法）

试剂配制：碘化硫代乙酰胆碱 12.5 mg，30 mM 硫酸铜 2.5 mL，5 mM 铁氰化钾 2.5 mL，0.1 M 柠檬酸三钠 1 mL，0.1 M 磷酸缓冲液（包括 0.1 M 磷酸氢二钠 9 mL、0.1 M 磷酸二氢钾 7 mL）16 mL，蒸馏水 2 mL。染色步骤：4 ℃条件孵育 24 h。

2. 甲苯胺蓝

试剂配制：称取甲苯胺蓝 1 g、硼酸钠 1 g，加蒸馏水溶解至 100 mL。染色步骤：37 ℃水浴孵育 15 min → 清水洗去浮色。

3. 坚固蓝

试剂配制：称取坚固蓝 0.1 g、10% 冰醋酸 0.5 mL，充分溶解于 100 mL 95% 乙醇。染色步骤：37 ℃水浴孵育过夜 → 0.05% 碳酸锂分化 → 清水洗去浮色。

4. 坚固绿

试剂配制：称取固绿 0.5 g、1% 冰醋酸 0.5 mL，充分溶解于 100 mL 95% 酒精。染色步骤：37 ℃ 温箱 30 min → 0.3% 碳酸锂分色 → 清水洗去浮色。

5. 砂罗铬花青

试剂配制：广州俪科公司砂罗铬花青染色试剂盒。染色步骤：砂罗铬花青 15 ~ 20 min → 硫酸铁胺分化 → 清水洗去浮色。

6. 丽春红 2 R

试剂配制：称取丽春红 2 R 1 g、冰醋酸 2.5 mL，加蒸馏水溶解至 100 mL。染色步骤：室温染 5 min → 1% 磷钨酸分化 → 1% 冰醋酸处理 10 s → 清水洗去浮色。

7. 变色酸 2 R

试剂配制：称取变色酸 2 R 0.5 g、磷钨酸 0.6 g、冰醋酸 0.2 mL，加蒸馏水溶解至 100 mL。染色步骤：染色 10 min → 2% 冰醋酸洗涤。

8. 水溶性猩红

试剂配制：称取水溶性猩红 1 g、冰醋酸 1 mL，加蒸馏水溶解至 100 mL。染色步骤：染色 4 min → 媒染液中作用 1 min → 1% 冰醋酸洗涤。

9. 甲苯胺蓝 – 丽春红 2 R

染色步骤：甲苯胺蓝复染 → 丽春红 2 R 复染 → 清水洗去浮色。

10. 丽春红 2 R – 甲苯胺蓝

染色步骤：丽春红 2 R 复染 → 甲苯胺蓝复染 → 清水洗去浮色。

11. 甲苯胺蓝 – 变色酸 2 R

染色步骤：甲苯胺蓝复染 → 变色酸 2 R 复染 → 清水洗去浮色。

12. 甲苯胺蓝 – 水溶性猩红

染色步骤：甲苯胺蓝复染 → 水溶性猩红复染 → 清水洗去浮色。

理论上，互补的颜色相邻搭配可以产生跳跃、浓郁的画面，容易形成明显的视觉差异，根据这一原理，如能将髓鞘复染成蓝色或绿色，可以与 Karnovsky-Roots 染色后出现的棕黄色色斑形成较鲜明的对比，所以，首先尝试的复染试剂有甲苯胺蓝、坚固蓝、坚固绿、砂罗铬花青。以上 4 种试剂是临床检验和科研工作中常用于观察髓鞘形态的染色方法，除甲苯胺蓝主要用于半薄切片外，另外 3 种试剂均用于普通厚度的切片。4 种复染结果图像显示，神经束区域着色，神经束间结缔组织不着色，说明甲苯胺蓝、坚固蓝、坚固绿、砂罗铬花青 4 种试剂对神经纤维染色具有一定的特异性；复染图像中，还可以看到神经束的边界轻微着色，这也有利于神经束轮廓的获取。与另外 3 种试剂不同，甲苯胺蓝复染后，乙酰胆碱酯酶活性部位的棕黄色斑变成蓝黑色斑，增强了该部位与神经束区域淡蓝色背景的视觉差异。但这 4 种复染方法都不能清晰地显示髓鞘的轮廓，考虑主要原因是 Karnovsky-Roots 染色后，神经髓鞘的成分、局部 pH 等条件发生了变化，而甲苯胺蓝多用于半薄切片，本研究中切片厚度为 6 μm，也可能是导致髓鞘显示不清的原因之一。

丽春红 2 R、变色酸 2 R、水溶性猩红也是用于显示髓鞘的试剂，其染色结果中，髓鞘可以显示为不同程度红色。Karnovsky-Roots 法染色后切片分别经 3 种试剂复染后，都能够清晰地显示髓鞘的轮廓，图像中神经标本整体着色，神经束显示为类椭圆形淡红色区域，神经束间结缔组织显示为较深红色；髓鞘显示清晰，但与 Karnovsky-Roots 法染色后形成的棕褐色斑对比，视觉差异不够明显，因此，单独使用丽春红 2 R、变色酸 2 R、水溶性猩红复染也不能得到满意的图像。

比较甲苯胺蓝、坚固蓝、坚固绿、砂罗铬花青、丽春红 2 R、变色酸 2 R、水溶性猩红复染图像可知，这些试剂都能使神经纤维相对特异地着色，因此，神经束区域的纹理特征普遍被增强；甲苯胺蓝还可以增强乙酰胆碱酯酶阳性部位同神经束区域背景的视觉差异；丽春红 2 R、变色酸 2 R、水溶性猩红则可清晰地显示髓鞘轮廓。如果能将复染方法合理组合，使它们的优势得以互补，则有可能得到更为满意的图像。根据这一设想，分别以甲苯胺蓝 – 丽春红 2 R 和丽春红 2 R – 甲苯胺蓝顺序复染 Karnovsky-Roots 染色后的切片。甲苯胺蓝 – 丽春红 2 R 复染后的图像显示，神经束显示为质地均一的淡紫色区域，神经束膜和神经束间结缔组织着较深的红色，乙酰胆碱酯酶阳性部位显示为蓝黑色色斑，同神经束区域背景颜色视觉差异明显；图像中髓鞘显示为清晰的环形结构，能够用于结合乙酰胆碱酯酶阳性部位分布特点确定神经纤维功能性质。在丽春红 2 R – 甲苯胺蓝复染后的图像中虽然也能分辨出神经束、髓鞘等结构，但整个图像都被笼罩在暗蓝色之下，各部分的视觉差异不明显，出现这种情况，考虑可能与先用丽春红 2 R 后，着色组织的 pH 改变，更加易于同甲苯胺蓝染液结合有关。以甲苯胺蓝 – 丽春红 2 R 复染经验为指导，使用甲苯胺蓝 – 变色酸 2 R、甲苯胺蓝 – 水溶性猩红进行复染后，依然可以得到与甲苯胺蓝 – 丽春红 2 R 复染结果特征相似的图像。（图 2 – 4 – 9 至图 2 – 4 – 19）

综上所述，在尝试的试剂和试剂组合中，甲苯胺蓝 – 丽春红 2 R、甲苯胺蓝 – 变色酸 2 R、甲苯胺蓝 – 水溶性猩红复染结果图像中，髓鞘轮廓显示清晰，能够有效增强图像中神经束和不同功能性质神经纤维纹理特征。

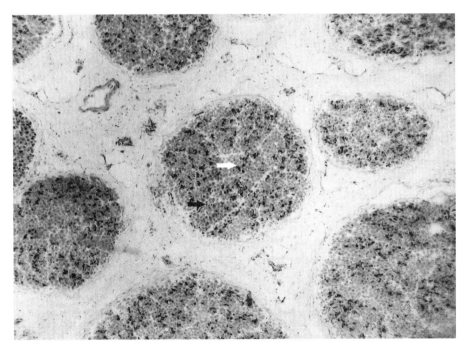

图 2 – 4 – 9　甲苯胺蓝复染结果图像（×100）
白色箭头指示交感神经特征色斑，黑色箭头指示运动神经特征色斑。

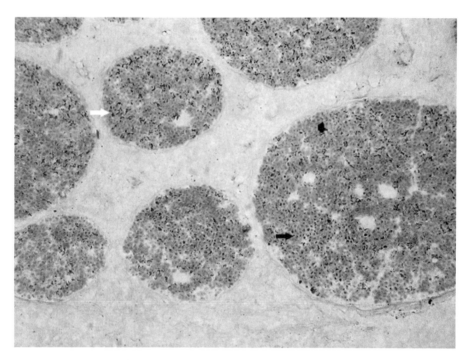

图 2 - 4 - 10   坚固蓝复染结果图像（×100）

白色箭头指示交感神经特征色斑，黑色箭头指示运动神经特征色斑。

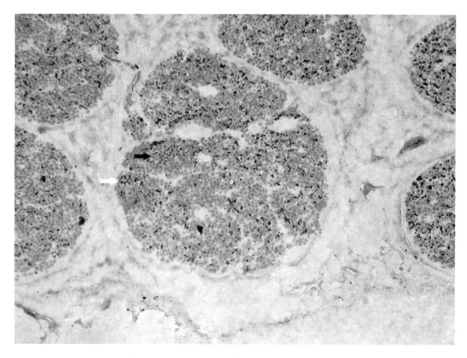

图 2 - 4 - 11   坚固绿复染结果图像（×100）

白色箭头指示交感神经特征色斑，黑色箭头指示运动神经特征色斑。

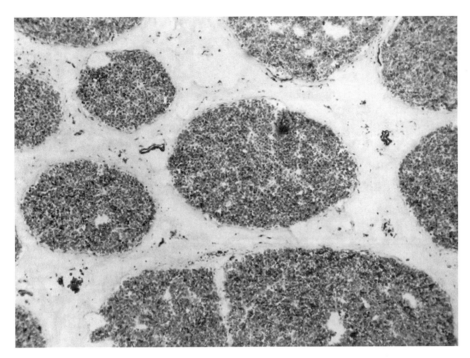

图 2 - 4 - 12 砂罗铬花青复染结果图像 (×100)

乙酰胆碱酯酶阳性部位色斑同深蓝色的神经区域背景视觉差异不明显,难以辨认。

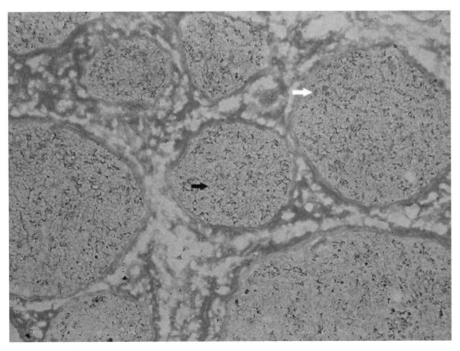

图 2 - 4 - 13 丽春红 2 R 复染结果图像 (×100)

白色箭头指示交感神经特征色斑,黑色箭头指示运动神经特征色斑。

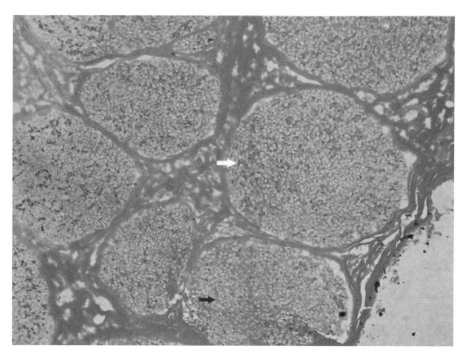

图 2 - 4 - 14　变色酸 2 R 复染结果图像（×100）

白色箭头指示交感神经特征色斑，黑色箭头指示运动神经特征色斑。

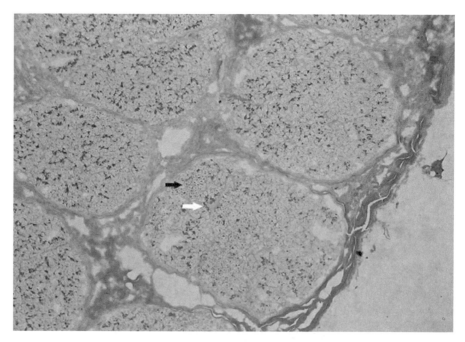

图 2 - 4 - 15　水溶性猩红复染结果图像（×100）

白色箭头指示交感神经特征色斑，黑色箭头指示运动神经特征色斑。

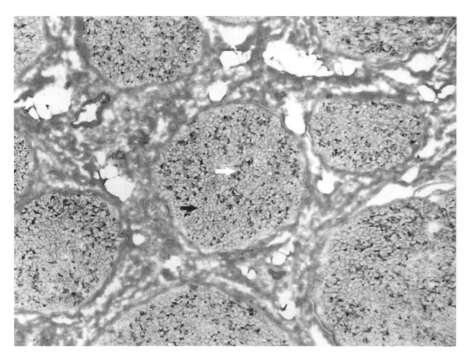

图 2 - 4 - 16　丽春红 2 R - 甲苯胺蓝复染结果图像 (×100)
白色箭头指示交感神经特征色斑，黑色箭头指示运动神经特征色斑。

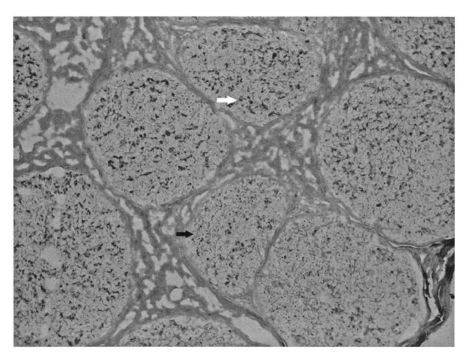

图 2 - 4 - 17　甲苯胺蓝 - 丽春红 2 R 复染结果图像 (×100)
白色箭头指示交感神经特征色斑，黑色箭头指示运动神经特征色斑。

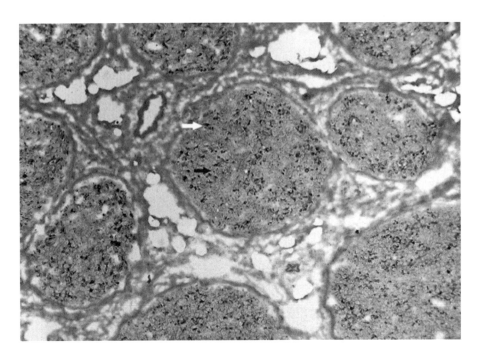

图 2 - 4 - 18　甲苯胺蓝 - 变色酸 2 R 复染结果图像 （×100）
白色箭头指示交感神经特征色斑，黑色箭头指示运动神经特征色斑。

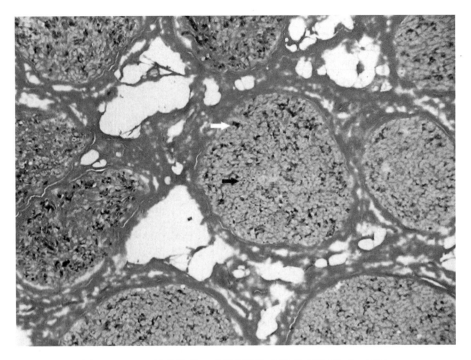

图 2 - 4 - 19　甲苯胺蓝 - 水溶性猩红复染结果图像 （×100）
白色箭头指示交感神经特征色斑，黑色箭头指示运动神经特征色斑。

八、胆碱乙酰转移酶免疫组化染色

胆碱乙酰转移酶（choline-acetyltransferase，ChAT）是乙酰胆碱的合成酶，也被认为是运动神经纤维的特异性标志。研究表明在运动神经中胆碱乙酰转移酶的活性高于感觉神经中的胆碱乙酰转移酶的活性，因此通过测定其活性推断神经或神经束的主要功能性质，但对其活性的测定多采用放射化学法，检测过程中要将神经组织制备成匀浆，不能同时形成二维图像，暂时不适合应用于三维重建工作。也曾有研究人员试图用组织化学方法显示组织中胆碱乙酰转移酶的位置，但反应过程中有可能因为有其他酶参与产生沉淀，胆碱乙酰转移酶组织化学定位法的特异性受到质疑。相比上述两种方法，胆碱乙酰转移酶的免疫组织化学染色方法利用抗原抗体反应，不仅能够较为特异地显示胆碱乙酰转移酶的分布特点，而且还能在不破坏所用标本切片完整的前提下提供相应染色结果的二维图像，是目前周围神经相关研究中运动神经纤维的定性、定位常用的实验方法。

具体染色步骤如下：3% 双氧水洗 1 次，15 min → PBS 液洗 3 次，每次 3 min → 10% 山羊血清封闭 30 min → 兔抗人胆碱乙酰转移酶抗体工作液，4 ℃ 孵育 48 h → PBS 液洗 3 次，每次 5 min → 生物素化羊抗兔二抗工作液，室温孵育 1 h → PBS 液洗 3 次，每次 5 min → HRP 标记的链酶亲和素工作液，室温孵育 30 min → PBS 液洗 3 次，每次 5 min → DAB 显色 10～20 min，清水洗去多余 DAB。

胆碱乙酰转移酶免疫组化染色结果图像中，胆碱乙酰转移酶存在部位着棕黄色，神经束膜、神经束间结缔组织着棕黄色，神经束区域由分散的棕黄色斑构成；不同性质神经纤维特征色斑聚集分布；运动神经纤维轴索部位着色，感觉神经纤维轴索不着色，交感神经纤维色斑位于髓鞘外。（图 2 - 4 - 20）

九、碳酸酐酶染色

碳酸酐酶（carbonic anhydrase，CA）是一种含锌的金属蛋白酶，有多种同工酶，结构、分布、性质各异，在体内组织有广泛的分布。实验显示运动神经纤维和感觉神经纤维的染色结果有明显的不同，但该物质在神经中的具体作用，还缺乏明确的理论基础。

具体染色步骤如下：4% 多聚甲醛固定 0.5 h → 梯度蔗糖过夜 → 混和后的 A、B 染液室温下染色 4～12 min（染液 A：称取 0.1 M 硫酸钴 5 mL、0.5 M 硫酸 3 mL、1/15 M 磷酸二氢钾 0.5 mL，加蒸馏水充分溶解至 8.5 mL。染液 B：称取碳酸氢钠 380 mg，加蒸馏水充分溶解至 20 mL。用前将染液 A 和染液 B 混合 4 min，静置 4 min，离心机 1500 r/min 离心 4 min。）→ 0.01 M 磷酸氢二钠洗 1～3 分钟 → 2%～3% 硫化铵液 1～2 分钟显色 → 清水洗去浮色后，0.01 M 醋酸水溶液洗片刻。

碳酸酐酶染色结果图像中，具有碳酸酐酶活性的部位着灰黑色，神经束膜着灰黑色，颜色稍浅，神经束间结缔组织着不均匀的浅灰色，碳酸酐酶阳性部位着色同神经束膜着色视觉差异不明显；有髓神经纤维髓鞘轮廓着色；部分有髓神经纤维轴索着色，部分有髓神经纤维轴索不着色。（图 2 - 4 - 21）

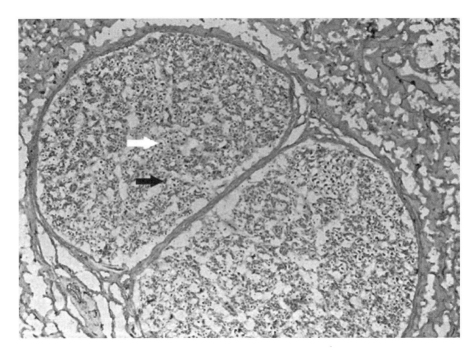

图 2 – 4 – 20　胆碱乙酰转移酶免疫组织化学染色图像（×100）

黑色箭头指示运动神经纤维色斑，白色箭头指示交感神经纤维色斑。

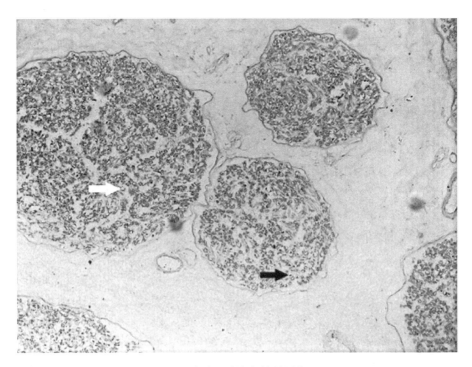

图 2 – 4 – 21　碳酸酐酶染色结果图像（×100）

黑色箭头指示轴索着色的有髓神经纤维，白色箭头指示轴索未着色的有髓神经纤维。

十、免疫组化

免疫组化是应用免疫学基本原理，即抗原与抗体特异性结合的原理，通过化学反应使标记抗体的显色剂（荧光素、酶、金属离子、同位素）显色来确定组织细胞内抗原（多肽和蛋白质），对其进行定位、定性及定量进行研究。按标记物的不同可以分为免疫荧光法、免疫酶标法、亲和组织化学法，后者敏感性更高，对微量抗原（抗体）在细胞或亚细胞水平的定位效果较好，其中生物素－抗生物素染色法最常用。特异性很强的免疫荧光技术，特别是间接免疫荧光法是荧光标记三维重建的主要方法。较为常用的轴突指标有：生长相关蛋白－43（GAP-43）、神经丝蛋白200（neurofilament 200，NF 200）、Ⅲ型β微管蛋白（β-tubulin Ⅲ），而常用的施万细胞指标有：S-100蛋白、髓鞘碱性蛋白（myelin basic protein，MBP）、神经生长因子低亲和力受体（P75）等。

NF 200、S 100双荧光染色具体步骤如下：取材后4%多聚甲醛固定24 h → 20%蔗糖脱水24 h → 30%蔗糖脱水24 h → OCT包埋 → 行冰冻切片，厚15 μm → 冰冻切片于60 ℃烤箱中烘烤10 min → 用PBS冲洗3×10 min → 将切片平整放置于免疫组织化学盒中 → 用10%山羊血清孵育60 min，37 ℃水浴 → 滤纸吸干山羊血清 → 加20 μl的NF-200抗体（1：200），4 ℃冰箱中孵育过夜 → 次日PBS冲洗3×10 min → 吸干PBS溶液 → 加20 μL的荧光二抗（1：2 000），室温孵育1 h → PBS冲洗3×10 min → 使用含DAPI防淬灭剂封片 → 晾干，拍照。

十一、周围神经断面二维全景图像获取方法

根据本课题组前期对组织学切片染色的摸索，我们总结可满足周围神经功能束三维可视化研究要求的组织学切片神经断面二维图像应具备如下几个特点：①真实的全景图像；②既包含清晰的神经束轮廓的静态信息，同时包含神经束功能性质的动态信息；③不同功能性质神经束间灰度差异对比度高，以利于图像分割。

不同放大倍数显微镜下图像，神经纤维染色效果清晰度不同。通过40倍与100倍镜下获取图像的对比可以看出，40倍图像经物理放大后神经纤维染色效果模糊，而100倍图像分辨率高，无须物理放大也可清晰地观察不同性质神经的染色效果，根据原始图像易于准确鉴别神经束功能性质。然而，100倍显微镜下摄影获取图像时，神经切片的面积大大超过视野范围，无法通过一次摄影获得全景图像。（图2－4－22）

李绍光等在进行尺神经功能束组走行三维重建中采取15倍镜下显微摄影，可一次获得全景图像而避开这一问题，但大大增加了后神经束功能性质鉴别的工作量；陈增淦等使用显微镜电动平台获取臂丛的二维全景图像，是一种比较理想的方法，但该软、硬件设备价格昂贵，多数实验室不具备该技术条件。目前，通过图像拼接软件实现显微镜下二维全景图像的获取是应用比较广泛和成熟的技术，多种图像拼接软件可由网络免费获得，可大大降低研究成本，目前的神经功能束三维重建研究中尚未见到应用图像拼接的方法实现神经横断切片二维全景图像获取的研究报道。但究竟哪种图像拼接软件适合于大量切片图像的拼接，亦未见有明确的结论。

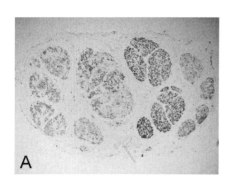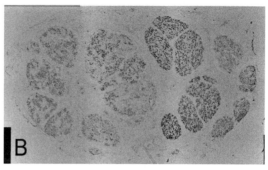

图 2 – 4 – 22　AChE 染色的腓总神经切片显微摄影二维全景图像

A 为 40 倍图像；B 为 100 倍图像。

　　图像拼接技术可以解决由于光学显微镜的视场有限，不可能一次拍出全景图像而产生的问题，它要求不同视场采集得到的图像要有足够大的相互重叠的部分，利用计算机进行自动匹配，合成一幅全景图像。目前，该技术已经广泛应用于工程学、材料学、气象学和医学等众多领域。在众多的图像拼接软件中，我们根据操作的难易程度、图像拼接的效果、自动化程度的高低、是否可提供矩阵全景（Tile）图像的拼接、图像拼接数量的限制等因素，在十多种图像拼接软件中选定 Autositch、Panorama Maker 及 Photostitch 三种图像拼接软件作为进一步的研究对象。这三种图像拼接软件均具有自动化程度高、操作简单、可进行矩阵全景图像拼接等优点。

　　通过对光学显微镜不同倍数下神经切片的 AChE 染色和 HE 染色图像的拼接对比，结果显示通过与 40 倍镜下一次成像的全景图像进行重叠对比，Autositch、Panorama Maker 及 Photostitch 等三种图像拼接软件均可较真实地还原神经断面的矩阵全景图像，图像接边处清晰、无重影。其中，Panorama Maker 和 Photostitch 完成 1 次图像拼接需要 3 步操作，而且需要手工调整图像排列顺序，而 Autositch 完成 1 次图像拼接需要 1 步操作，即将所需图像输入程序，即可自动完成图像拼接，无需手工调整图像排列顺序。通过对 15 张正中神经断面图像的拼接对比发现，Panorama Maker 只能实现 4 × 4 张矩阵的图像拼接，当某一轴向上的图像超过 4 张时则无法完成全景图像的拼接；Photostitch 可以满足不限数量的图像拼接，但不能实现图像间的色调自动均化；而 Autositch 不单可以满足不限数量的图像拼接，而且能自动实现图像间的色调均化。因此，最终选定 Autositch 最适于对连续神经组织切片高倍显微镜下神经断面系列图像的拼接。（图 2 – 4 – 23）

　　Autostitch 是英属哥伦比亚大学开发的全自动图像拼接程序。目前，虽然只支持 jpg 文件格式，但可以智能处理系列图像间的缩放、亮度、色调和变形等各种问题，一次图像拼接操作流程仅需一步操作，在 20 s 内完成。总之，Autositch 对光学显微镜下系列矩阵图像拼接效果佳，自动化程度高，适用于对大量连续神经组织切片高倍显微镜下系列矩阵图像的拼接，以获取二维全景图像。（图 2 – 4 – 24、表 2 – 4 – 4）

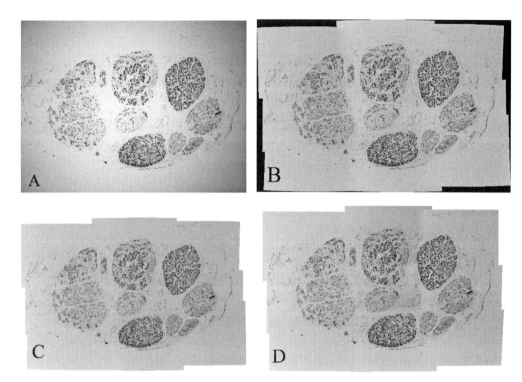

图 2-4-23　三种拼接软件对腓总神经 AChE 染色切片拼接效果对比

A：40 倍镜下一次成像获取的二维全景图像；B：100 倍镜下定焦 9 次摄影 Autositch 拼接效果；

C：Panorama Maker 拼接效果；D：Photostitch 拼接效果。

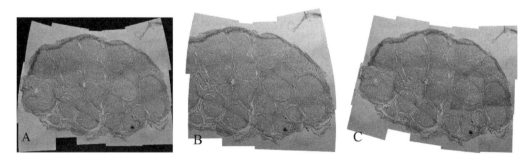

图 2-4-24　三种拼接软件对正中神经 HE 染色切片 100 倍镜下 15 次摄影拼接效果对比

A：Autositch 拼接效果；B：Panorama Maker 拼接效果，神经长轴超过 4 张图像，而无法实现全景拼接；

C：Photostitch 拼接效果，图像间色调不能均化。

表2－4－4　Autositch、Panorama Maker 及 Photostitch 三种图像拼接软件特点

特点	Photostitch	Panorama Maker	Autositch
操作步骤	3	3	1
图像接边	无重影	无重影	无重影
色调均化	差	好	好
最大拼接数量限制	无	有	无
图像格式限制	无	无	.jpeg
是否免费	是	是	否，有免费试用版

第三节　影　像　学

一、超　声

1987 年，Fornage 首次用高频超声观察了正常神经的解剖结构。现在应用的高频超声探头频率可达 15 MHz 以上，图像分辨率在 0.075 mm 以上，常规高频超声可较清楚地显示周围神经的神经外膜、神经束膜、神经束及神经周围组织等结构，超高频超声还可显示腓肠神经等细小皮神经的内部结构。高频超声可以探查四肢主要神经及部分脑神经的损伤，甚至可以发现较细小的皮神经、指神经和趾神经的损伤。而神经如果发生了病理性肿胀，平时看不到的细小神经也可以被超声探查到，例如肩胛背神经卡压状态就可以用超声诊断。彩色多普勒和能量多普勒技术的进展及应用，使评价周围神经内毛细血管血流的变化成为可能。

正常神经横切面超声表现为圆形或椭圆形"筛网状"结构，高回声的背景内有散在的点状低回声，周边为高回声带包绕；纵切面为高回声的管状结构，内有偏高不连续线状和低回声线状相间平行排列。经与病理切片比对，证实线状低回声为神经束，偏高不连续线状回声为神经束膜，周边高回声带为神经外膜。然而，在光镜下显示的神经束要比超声显示的神经束多得多。正常神经组织声像图应与周围肌肉、肌腱、筋膜、血管组织相鉴别。筋膜回声和神经相似，横断面不呈"筛网状"，纵切面缺乏线性回声。肌肉的回声低于神经，内规则分布条索样高回声，很容易与神经鉴别。肌腱回声略强于神经，各向异性高于神经，与相应的肌腹相连，实施动态扫描可见肌肉肌腱的位置，粗细会发生变化；而神经的大小、位置则相对固定。使用彩色多普勒技术很容易区分血管与神经。

周围神经损伤包括周围神经卡压伤、创伤性周围神经损伤及神经肿瘤等病变。损伤后的超声图像特征包括：①周围神经卡压伤横断面卡压处神经扁平，纵断面卡压处神经纤细，卡压处近端神经膨大，内部回声减低，"蜂巢"状结构及线性平行回声模糊、消失。②神经完全或部分断裂时，中断区无回声或低回声，神经内部条索状结构完整或部

分中断。③当损伤的周围神经因炎性肿胀与周围组织粘连时，粘连处神经界限模糊，走行稍弯曲，直径较对侧明显增粗。

创伤性周围神经损伤临床较常见的类型包括牵拉伤、挫伤、贯通伤及医源性损伤。高频超声检查对于创伤性神经损伤，特别是闭合性神经损伤的评估、术前指导及术后随访的临床实用价值优于神经卡压伤。超声能准确定位创伤性周围神经损伤的部位，描述神经形态学改变，初步判断导致神经损伤的直接原因，为临床治疗提供更多的信息。如超声可以扫查到神经周围组织所造成的周围神经损伤、骨折断端移位、骨痂包埋、活检、内固定的挤压及手术线的缝扎造成的神经损伤等。大量的文献证明，超声可以诊断周围神经轴突肿胀、残端神经瘤、神经离断和病灶周围瘢痕等。不同的损伤类型需要不同的治疗。超声在周围神经损伤分型方面也具有一定价值。超声可以对周围神经连续情况的范围及深度做出准确判断，并在皮肤上准确标记出神经断端；但当断端之间有条索样回声组织时，超声诊断连续性就出现了困难，此时，可利用动态扫描帮助诊断，如通过患者屈伸相邻关节，利用神经的移动性诊断神经的连续情况，帮助医生决定是否进行早期手术。

高频超声已成为周围神经病变较好的影像学检查方法，在诊断周围神经损伤方面具有重要的临床应用价值和良好的发展前景。随着科技进步，超声极具发展潜力，我们期待三维超声、超声造影、超声弹性成像等新技术的应用在神经损伤诊断方面取得新的突破。

二、X 线及 CT 检查

常规 X 线及普通 CT 检查不能直接显示周围神经损伤，只能观察神经周围骨骼有无骨折、关节脱位等。CT 检查能观察神经周围软组织情况，如软组织水肿、局部血肿等，图像后处理能显示局部神经的连续性。对比剂的使用使 X 线及 CT 检查能观察到是否存在神经损伤。

造影检查 X 线脊髓造影时，先行腰椎管或小脑延髓池穿刺，并注入对比剂，然后拍摄不同体位片。通过造影，可发现神经根袖消失、囊袋状创伤性脊膜囊肿形成、正常神经根影无显示等征象。有报道称脊髓造影准确率为84%，假阳性4%，假阴性12%，与手术所见相比，假阴性较高。其原因可能与神经根解剖结构特点、患者状况、X 线机分辨力及对比剂、操作者水平等有关。单纯脊髓造影已不作为诊断神经根损伤的常规方法。普通 CT 机空间分辨力及密度分辨力低，使 CT 脊髓造影检查（CTM）应用受到限制。CTM 正常表现为对比剂充盈蛛网膜下腔和神经鞘，椎管内的结构清楚显示，脊髓、神经根、硬膜囊均显影。对比剂局限于椎管内，无外溢。

HRCT 技术的应用提高了 CT 的显示能力。HRCT 的横断面能清晰分辨出臂丛神经的前、后根，三维重建可用于观察正常和损伤的神经根丝结构。许扬滨等研究发现，与单纯 CTM 技术相比，HRCT 薄层扫描加三维重建技术能清晰显示完整的和损伤的神经根丝。林井副等利用 HRCT 的图像后处理同层显示神经技术研究腰骶丛神经解剖及临床，发现同层显示重建能良好地显示腰椎间盘病变与神经根整体走行的各种异常关系，并能大体判断神经根新旧损伤的病理变化。

CTM 主要应用于诊断神经根的损伤。直接征象包括神经根缺损或缺如、神经根形态及走行异常。脊髓形状改变是常见的间接征象，包括脊髓中心偏移 1.5 mm 以上、蛛网膜下腔不对称等。创伤性脊膜囊肿是神经根损伤的重要依据，表现为沿神经根走行区分布着大小不等的囊状影，其内可见液 – 液平面，部分囊肿可沿椎间孔进入椎管外椎旁软组织内。脊膜囊肿出现、硬膜囊壁不完整，提示神经前后根单纯性或全部撕脱。有报道 CTM 诊断臂丛神经根损伤敏感度可达 95%，特异度达 98%。研究表明，CTM 与 MRI 准确性相当，敏感度为 92.9%，特异度为 81.3%。李娜等认为 HRCT 薄层扫描及三维重建技术可提高 CTM 对臂丛神经损伤诊断的特异度。与常规 CT 相比，HRCT 重建同层显示技术可用来观察腰骶丛神经或周围神经异常的指标增多。腰骶丛神经疾病 HRCT 重建同层显示的直接征象有神经的形态学异常、张力状态的变化、密度的改变、走行角度及方向的变化、连续性异常及神经瘢痕粘连等。通过同层显示周围神经，CT 诊断腰骶丛神经根发育异常、创伤、肿瘤等病变，以及神经周围病变化、神经改变的能力得到提高。X 线及 CT 对软组织分辨力低，不能直接观察神经受损情况，且有辐射。当脊髓损伤形态改变不明显、对比剂进入困难时，因脊膜囊肿较小与蛛网膜下腔不通，CTM 诊断的准确性不高。

三、磁共振成像

磁共振成像（magnetic resonance imaging，MRI）没有电离辐射，软组织和硬组织的成像的效果都很好，并且 MRI 图像能区分相同密度的不同的软组织，便于对不同信号强度的二维图像进行图形分割，进一步地基于区域增长的图像分割软组织，为软组织的三维重建创造条件。MRI 的分辨率没有 CT 和光学显微镜高，曝光时间也相对较长。

周围神经主要成分为水分、蛋白质、脂质。神经本身的 MRI 信号取决于这 3 种成分，反映神经的内部状态。根据周围神经的生物学特性及其在 MRI 中的理化特性，可选择不同的 MRI 策略行周围神经成像。

磁共振神经成像术（MRN）可显示神经根节前纤维结构、节后神经根走行，能区别周围神经与伴行血管。主要包括重 T2WI 脂肪抑制技术（T2WISPIR）和 DWI 两种成像方法。前者运用脂肪抑制技术、快速扫描技术、3D-STIRERPI 方法，使周围神经显示为高信号，显示神经纤维束的细微结构；后者将 DWI 技术与快速扫描、脂肪抑制、并行采集等技术结合，称为 STIREPI DWI，得到良好的背景抑制、较高的 SNR 和分辨力的图像显示周围神经。侯严振等通过优化后的背景抑制磁共振全身弥散加权成像行冠状图像，显示臂丛神经，分辨臂丛神经的解剖细节。MRN 多采用三维快速稳态振动成像序列，在工作站上进行图像后处理。随着研究的深入，MRN 诊断神经根性损伤的准确性与 CTM 效果类似。采用 TurboSE 斜冠状位薄层及交叉重叠扫描技术，MRI 在诊断臂丛神经根性撕脱的准确性方面与 CTM 的差异无统计学意义。3.0 TMRI 3D-STIR 序列与 1.5 TMRI 相比，在脂肪抑制、空间分辨力、成像范围等方面有优势。吕银章等利用 3.0 TM-RI 3D-STIR 序列及其增强扫描，显示臂丛神经的构成、走行、连续性、形态及信号，外伤或肿瘤累及臂丛神经所致的各种征象也得到显示。国外有学者认为，1.5 TMRI 与 3.0 TMRI 在诊断上无差别，3D-FIESTA 序列的 MRN 与 CTM 的图像质量相当。

正常神经节呈圆形或椭圆形，较神经根和神经干粗。神经根和神经干呈边缘清晰的长条状，信号低于神经节信号。神经根鞘内可见脑脊液信号。神经信号稍高于肌肉，呈条状影，边缘清晰。神经肿瘤和炎性病变直接侵犯或压迫神经，使其内水分改变、水分子物理状态和间隙发生变化，进而 T2WI 和 DWI 信号增高，T2WI 信号增高也见于周围神经损伤后。MRI 可诊断神经节前、后损伤。臂丛神经前、后根与脊髓分离或椎管内出现瘢痕组织，可认定为臂丛神经根性损伤。国外有学者认为，MRI 对臂丛神经节前损伤诊断的准确性可达 94.24%。国内学者认为，形态学改变（增粗、离断、移位等）、MRN 信号增高、ADC 值增高，提示臂丛神经病变的可能。神经根影消失或离断；在椎管或椎间孔处见瘢痕影，呈不规则的不均匀软组织信号；脊神经前后根增粗、迂曲，无法连续追踪至椎间孔处：是神经节前完全撕脱的表现。部分撕脱时神经根丝数目少于健侧、椎管内前根或后根不同时出现断裂或消失。出现创伤性脊膜囊肿、神经根袖形态异常、脊髓变形移位、脊柱旁肌信号异常伴或不伴肌肉体积缩小是神经损伤的间接征象。

　　MRI 检查对患者的配合程度要求较高，检查时间长，费用相对较高，对神经根部分损伤的检查仍有一定的限度，且视野不能足够大，易受呼吸、吞咽运动及脑脊液波动等影响。

四、显微 CT

　　显微 CT（Micro-CT）成像的优点在于成像的分辨率很高，其获取的图像可以分辨组织工程解剖学结构（10 μm 以内），甚至可以用于分析组织支架的机械性能，进而帮助改进支架工程解剖结构的设计和制造。其缺点在于具有电离辐射，不能区分具有相同密度的软组织。虽然 CT 理论上更适合于硬组织的重建，但是，近年来发现其在软组织重建方面的作用也不可小觑，比如 Hockaday 等利用软组织和空气在 CT 上对比度的差别，成功重建猪的主动脉瓣膜及相连结构的三维结构，并打印出具有、高生物活性高仿生的猪主动脉瓣支架。

　　综合对比之下，Micro-CT 对于我们对周围神经高精度结构显像又能对图像进行准确三维重建的要求最为接近，但是，关键问题是怎么让周围神经的 Micro-CT 清晰显像又能保持神经的原始结构。冷冻干燥是材料学中常常用到的一种保持材料结构的情况下去除材料中水分的技术，即将材料快速冷冻以最大程度地保持其内部固有结构，然后，通过冷冻干燥机让材料中的水分升华，最后得到材料的低水分或无水分状态。本课题组应用碘剂联合冷冻干燥法预处理神经，采用 Micro-CT 获得周围神经内部二维图像，并通过三维重建及计算机可视化技术观察神经内部结构、神经束走形，同时将数字化信号输出，实现了高精度神经内部二维图像的获取。我们认为，该方法的突破将为神经束拓扑结构研究提供新思路。Micro-CT 成像周围神经内部亚显微结构具有高清晰度、高保真度的成像特点是实现建立周围神经亚显微解剖结构数字化信息库的可靠技术支撑。（图 2-4-25、图 2-4-26）

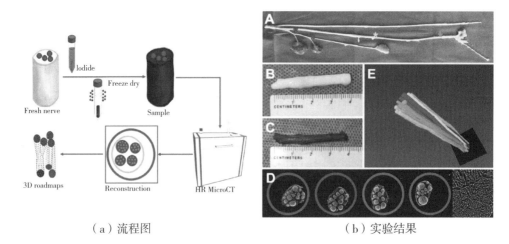

（a）流程图　　　　　　　　　　　　（b）实验结果

图 2 - 4 - 25　Micro-CT 预处理及实验流程

A：选择具有代表性的周围神经标本，正中神经近端（红色）；正中神经中段（黄色）；远端（绿色）；肌支皮支分叉处（紫色）；B：新鲜正中神经远端；C：经过预处理后标本；D：Micro-CT 图像，清晰显示神经内膜结构；E：神经三维重建图，2.4 cm（8 000 ＊ 3 μ）。

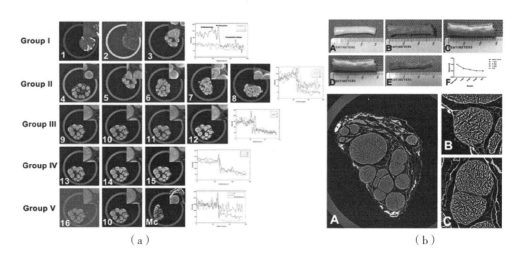

（a）　　　　　　　　　　　　　　　（b）

图 2 - 4 - 26　最佳碘剂预处理浓度及扫描参数分析，神经标本形变分析及周围神经束自动分割过程

五、显微 MRI

显微 MRI（Micro-MRI）同样作为新兴影像技术在脑组织、肝组织、肿瘤组织等软组织扫描有较成熟的应用，已有文献报道应用 Micro-MRI 作为定量、定性指标评价局部软组织水肿、粘连情况。Micro-MRI 在结合造影剂条件下可进行微血管成像、活体锥体束传导通路成像等。在周围神经科学领域，Micro-MRI 可用于评价动物模型中周围神经损伤的修复情况，定量测量局部周围神经 T1、T2 值可反应神经再生情况。然而，目前

尚未有相关研究尝试应用其获得周围神经束型结构图像。其应用潜力巨大，仍有待进一步探索。

　　这里介绍本课题组前期应用 Micro-MRI 获取周围神经束型结构的技术方法探索。基于 Aspect imaging 公司 1T Micro-MRI，我们成功获得神经内部连续扫描图像，并应用此图像成功重建神经束三维结构。该方法为首次报道应用 Micro-MRI 扫描周围神经样本，获取周围神经束型结构连续扫描二维图像，半自动分割三维重建可视化呈现神经束三维分布与走形。应用该方法，周围神经标本扫描操作简单，无须特殊预处理。Micro-MRI 标准化扫描参数设置提供了一种新的形态学观测神经内部结构的方式。基于本课题组的使用经验，Micro-MRI 扫描神经束型结构高效便捷，有望为长段周围神经束型结构三维重建及分析处理提供技术支持。长段周围神经束三维模型可为临床周围神经重建修复手术提供术前指导，也可为 3D 打印神经修复材料提供模板信息。其突出优点为扫描过程中标本形态保持稳定，扫描后的神经标本可重复利用。现详细介绍 Micro-MRI 扫描的标本处理及扫描参数设置。

　　我们选择新鲜成人截肢坐骨神经标本，于主干血管离断后 2 h 内获得，切取 2.5 cm 短段，修整标本，去除神经外膜周围脂肪组织等其他部分，做好相应标记。在探索过程中我们选择了两种扫描环境两个扫描序列进行比较。将新鲜神经直接浸泡于蒸馏水或造影剂环境中，应用 Micro-MRI，通过标准化参数设置 T1、T2 序列扫描得到周围神经横断面连续扫描二维图像，并基于此三维重建可视化呈现神经束型结构。选择的造影剂为钆喷葡酸铵注射液，该造影剂为临床常用的医用造影剂，安全性好，临床常用的浓度为 0.1% ～ 0.2%。我们将 0.1 mL 造影剂溶于 50 mL 有机碘剂中（碘剂仅作为有机溶剂溶解造影剂）配成 0.2% 的造影剂溶液。另一种扫描环境我们选择蒸馏水作为对照。将切取好的神经标本放入样本管中并分别注入两种液体（造影剂、蒸馏水），注意排空管内的气体。将样品管放入 Micro-MRI（Aspect imaging M3）头线圈，充分固定后安装好线圈。分别以 T1、T2 序列扫描神经样本得到 4 组图像（图 2 - 4 - 27）。

　　关于扫描参数的设置，通过大量的摸索，我们总结出标准化的扫描参数见表 2 - 4 - 5。目前，我们所获得图像精度为 0.05 体素值，扫描过程中发现影响扫描时间及图像质量的重要参数为激励次数。一般来说，激励次数越多图像质量越好，基于我们的经验激励次数超过 50 次，对图像质量的改善不是很大，而且大幅增加设备运行时间得不偿失，因此，我们将激励次数定为 50 次，单组图像的扫描时间为 150 min 左右。其他影响图像质量的因素还包括设备运行的环境温度，因为降温扇的高功率运转会使得图像噪点增加，因此，环境温度建议控制在 20 ℃ 左右。

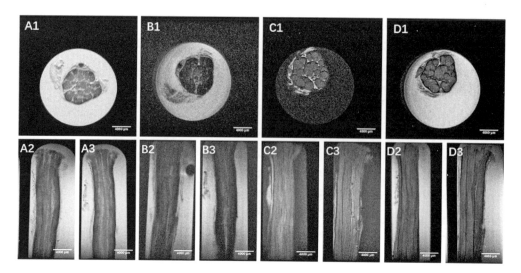

图 2 - 4 - 27   Micro-MRI 扫描图像

A 组图像：神经样本在造影剂（钆剂）环境下 T1 序列扫描图像。B 组图像：神经样本在造影剂（钆剂）环境下 T2 序列扫描图像。C 组图像：神经样本在蒸馏水环境下 T1 序列扫描图像。D 组图像：神经样本在蒸馏水环境下 T2 序列扫描图像。A1、B1、C1：横断面扫描图像；A2、B2、C2：矢状面扫描图像；A3、B3、C3：冠状面扫描图像。

表 2 - 4 - 5   Micro-MRI 扫描标准化参数设置

Group	A			B			C			D		
Slice Orientation	Axial	Coronal	Sagittal	Axial	Coronal	Sagittal	Axial	Coronal	Sagittal	Axial	Coronal	Sagittal
Number of slces	25	13	13	25	13	13	25	13	13	25	13	13
Slices thickness（mm）	1	1	1	1	1	1	1	1	1	1	1	1
Inter-slice gap（mm）	0.1	0.1	0.1	0.1	0.1	0.1	0.1	0.1	0.1	0.1	0.1	0.1
Hor. FOV（mm）	15	12	15	12	12	15	12	12	15	12	12	—
Vert. Fpv（mm）	15	25	25	15	25	25	15	25	25	15	25	25
# phase encodings	300	240	240	288	240	240	300	240	240	288	240	240
# sample	300	500	500	300	500	500	300	500	500	300	500	500
Time to repect（TR，ms）	607.025	539.57	539.57	8715.8	6872.32	6872.32	607.025	539.57	539.57	8715.8	6872.32	6872.32

续表 2 - 4 - 5

Group	A			B			C			D		
Time to echo (msec)	15.834	23.706	23.706	66.366	69.388	69.388	15.834	23.706	23.706	66.366	69.388	69.388
Inversion time (Ti, ms)	100	100	100	100	100	100	100	100	100	100	100	100
Pixel size (mm)	0.05	0.05	0.05	0.05	0.05	0.05	0.05	0.05	0.05	0.05	0.05	0.05
# excitations	50	50	50	50	50	50	50	50	50	50	50	50
Scan time	2:45 55	1:59 37	1:59 37	3:13 40	2:10 19	2:10 19	2:45 55	1:59 37	1:59 37	3:13 40	2:10 19	2:10 19

　　因标本无特殊预处理因素，最大程度减小了图像的失真，且扫描后的标本可以重复利用。同一神经样本在 Micro-MRI 扫描结束后进行连续组织切片比较图像发现，Micro-MRI 图像有良好的稳定性和更小的形变率（图 2 - 4 - 28）。近年来，新兴医学影像技术 Micro-CT、Micro-MRI 的新进展为神经束型结构的研究带来了可望实现技术突破的新思路。已有报道应用碘剂联合冷冻干燥法预处理神经，采用 Micro-CT 获得了周围神经内部二维图像。实际上，经过碘剂联合冷冻干燥法预处理标本后，神经不可避免地发生形变，其理化性质也会发生改变，该段神经很难再用于其他的研究。新兴医学影像技术为获取周围神经拓扑结构提供更多的手段，然而，这并不意味着传统组织学方法将被完全替代，未来研究过程中仍须更好地整合多种方法所获得的结构信息，因此，若能在获得能精准重建神经束结构的连续扫描图像的同时，最大程度减少标本的形变，增加同一标本的二次使用，有利于获得更精准的神经束拓扑结构。

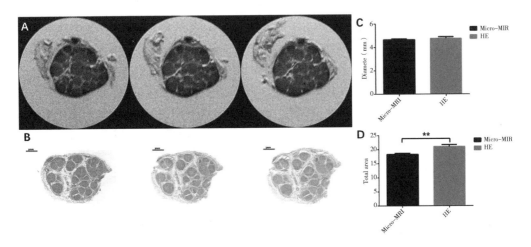

图 2 - 4 - 28　Micro-MRI 扫描图像与 HE 染色组织学切片图像形变分析
　　后应用 HE 组织切片比较二者图像。A：Micro-MRI 扫描图像；B：HE 染色组织学切片图像；C：二者图像中神经直径比较；D：神经总面积比较；＊＊$P < 0.01$。

第四节　超微结构

一、透射电镜与扫描电镜分析

如今，具有高分辨率的透射电子显微镜（transmission electron microscope，TEM）和扫描电镜（search engine marketing，SEM）在周围神经分析研究中的应用日趋广泛，已经成为现代实验室中一种不可或缺的综合仪器。

1. 透射电子显微镜

透射电子显微镜，简称透射电镜，是以波长很短的电子束作照明源，用电磁透镜聚焦成像的一种高分辨、高放大倍数的电子光学仪器。透射电镜同时具有两大功能：物相分析和组织分析。物相分析是利用电子和晶体物质作用可以发生衍射的特点，获得物相的衍射花样；而组织分析是利用电子波遵循阿贝成像原理，通过干涉成像的特点，获得各种衬度图像。

透射电镜主要由 3 个基本部分构成：电子光学系统、真空控制系统和电源系统。透射电镜用聚焦电子束作为照明源，使用对电子束透明的薄膜试样（101～103 nm），以透射电子为成像信号。透射电镜具有以下 3 个优点：①可以获得高分辨率；②可以获得高放大倍数；③可以获得立体丰富的信息。透射电镜虽然可以获得以上优点，由于其成像原理，其应用也存在以下 4 方面的缺点：①其样品的制备是具有破坏性的；②电子束轰击样品表面；③应用需要真空条件；④采样率低。透射电镜具有高分辨率、高性能的优势，可以应用于材料科学方面的成分和结构分析，也可以应用于生命科学方面的生化物质定位，为科研和实际生产提供可靠的数据来源。主要应用于以下 4 个方面：①用于气溶单颗粒的研究；②用于 C/C 复合材料的研究；③用于纳米粉体的研究；④用于铁材料的电畴观察。另外，透射电镜还是物理学和生物学相关的许多科学领域的重要分析方法之一，如癌症研究、病毒学、材料科学、纳米技术以及半导体研究等。

在利用透射电镜进行研究分析时，主要要制备金属材料样品、粉末样品和陶瓷材料样品。其中，陶瓷材料的样品主要分为 3 类，第一是颗粒试样，主要用于其形态观察、颗粒尺寸测定、成分分析等；第二是薄膜试样，可以做相组织、形态分布、结构、成分分析及位错观察等；第三是块状试样，用于观察试样表面形貌、断口分析、成分分析等。在实际应用中，透射电子显微镜的观察主要以颗粒试样和薄膜试样为主。对于陶瓷纤维样品，可先通过包埋处理，然后做超薄切片，放在有支持膜的铜网上，再用投射电镜观察分析。

透射电镜组织学观察要求超薄切片，其取材、固定、脱水和包埋步骤同甲苯胺蓝，余下步骤具体为：将上一节环氧树脂包埋好的组织块修成上下两边平行的矩形或梯形 →暴露出标本组织 → 切取 1～2 μm 半薄切片 → 用美蓝染色后在光学显微镜下观察，确定其有价值的部位 → 切取 60～80 nm 超薄切片 → 置于铜网上，饱和醋酸铀染色 0.5 h → 枸橼酸铅染色 10 ~ 15 min 并注意隔绝 CO_2 → 标本固定后，透射电镜下观察拍照 →了解再生神经髓鞘、轴突等形成情况。

2. 扫描电子显微镜

扫描电子显微镜，简称扫描电镜，不用电磁透镜放大成像，而是以类似电视摄影显像的方式，利用细聚焦电子束在样品表面扫描时激发出来的各种物理信号来调制成像的。扫描电镜现在在数量和普及程度上均已超过了透射电镜。

扫描电镜主要由 3 个基本部分构成：电子光学系统（镜筒）、信号收集和图像显示系统以及真空控制系统。扫描电镜的工作原理是用一束极细的电子束扫描样品，在样品表面激发出次级电子，次级电子的多少与电子束入射角有关，也就是说与样品的表面结构有关；次级电子由探测体收集，并在那里被闪烁器转变为光信号，再经光电倍增管和放大器转变为电信号来控制荧光屏上电子束的强度，显示出与电子束同步的扫描图像。图像为立体形象，反映了标本的表面结构。为了使标本表面发射出次级电子，标本在固定、脱水后，要喷涂上一层重金属微粒，重金属在电子束的轰击下发出次级电子信号。

扫描电镜是一种高分辨率的电镜，可以直接观察样品表面，图像富有立体感、真实感。而且它除了能显示一般试样表面的形貌外，还能将试样微区范围内的化学元素的光、电、磁等性质的差异以二维图像形式显示出来，并可用照相方式拍摄图像。另外，扫描电镜分辨本领高，观察试样的景深大，可直接观察试样表面起伏较大的粗糙结构。扫描电镜是一种有效的理化分析工具，通过它可进行各种形式的图像观察、元素分析、晶体结构分析、三维形貌的观察和分析，可以观察纳米材料、进口材料断口的形貌，直接观察大试样的原始表面，观察厚试样，观察试样的各个区域的细节。在观察形貌的同时进行微区的成分分析，还可以观察生物试样，进行动态观察。（图 2 - 4 - 29）

在利用扫描电镜进行研究分析时，主要制备块状试样、粉末试样和镀膜（真空镀膜、离子溅射镀膜）试样。扫描电镜的主要性能指标有：分辨率、放大倍数和景深。其中，分辨率是指清晰地分开两个物体之间距离的能力。扫描电镜的放大倍数是指电子束在荧光屏上最大扫描距离和镜筒中电子束在试样上最大扫描距离的比值。景深是指图像清晰度保持不变的情况下，样品平面沿光轴方向前后可移动的距离。景深与放大倍数密切相关，放大倍数越大，景深越小。

透射电镜常用于观察普通显微镜不能分辨的细微物质结构，扫描电镜主要用于观察固体表面的形貌。有时，将两者有机结合可以得到比较全面的材料分析结果。

二、激光共聚焦

长期以来，光学显微镜因对我们理解生物结构、揭示生命现象发挥着重大作用而备受关注。传统的光学显微镜受衍射极限和光源的限制，分辨率已达到极限。激光出现以后，光学显微镜得到了突破性的发展，出现了一系列新的高分辨率显微镜和新的成像方法，共聚焦激光扫描显微镜就是其中之一。随着 1955 年第一台共聚焦显微镜搭建成功，1987 年第一台商业化的共聚焦显微镜（Bio-Rad 公司）诞生，共聚焦显微成像技术得到了广泛应用。

CLSM 系统主要包括激光光源、扫描装置、检测器、计算机系统（包括数据采集、

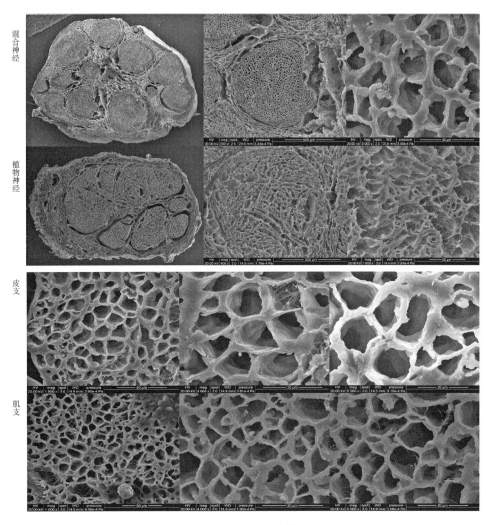

图 2 - 4 - 29　周围神经不同神经样本神经内膜管扫描电镜

处理、转换、应用软件）、图像输出设备、光学装置和共聚焦系统等部分。传统的荧光
显微镜采用的是汞灯或者氙灯等场光源，因为焦点模糊（光照区域内的荧光在轴向及侧
向上产生干扰），导致标本成像不清晰。CLSM 运用共轭聚焦的原理来达到点成像，其
技术要点是设置两个针孔（光栅针孔和探测针孔）共轭于物镜焦平面。CLSM 采用激光
作为激发光，激光束通过光栅针孔形成点光源，光经由分光镜反射并通过物镜聚焦于样
品，在荧光标记标本的焦平面上逐点扫描，采集到的荧光信号经原光路返回，透过分光
镜后进入探测针孔到达光电倍增管（PMT），再经过信号处理，输出图像。扫描点以外
的发射光均不能通过探测针孔而成像，有效地避免了轴向及侧向上的荧光干扰，提高了
图像的信噪比，使得荧光图像更清晰、真实。另外，显微镜的载物台上装有微量步进马
达，使之可以对样品进行逐层扫描，不需要实际切片就可以得到不同层面上的光学横断
面图像，即光学切片。图像经过计算机软件三维重建，可以获得该样本的三维结构图
像。相较于电子显微镜只能观察离体切片标本，无损的检测方式使 CLSM 能够对荧光标

记的活性样本进行实时、动态的监测。

激光共聚焦显微镜技术已经成为光学显微镜发展应用中最重要的一种手段。在常规的宽视野光学荧光显微镜中，样本发射的继发性荧光在物镜焦平面上黯淡不清，使一些细节丢失。共聚焦显微镜改善了中轴（Z 轴：平行于显微镜视轴）和侧平面（X 轴和 Y 轴：样品平面的维度）的光学分辨率，并且能够减少在成像过程中由样品在焦平面中产生的继发性荧光。即使共聚焦显微镜较传统的宽视野显微镜有了很大的提高，但是它不能动态、实时观测活细胞各项生理指标，活细胞激光共聚焦显微镜弥补了传统共聚焦显微镜的这一不足。

活细胞激光共聚焦成像系统是在显微镜上添加了一个透明的小型细胞培养箱，内部二氧化碳气体浓度为 5%，温度可保持在 37 ℃，因而，可以长时间动态地观测到细胞内从开始到结束的生物完整活动过程。在机械部分采用的转盘扫描技术减少了光毒性和光漂白。同步控制技术确保了样本的照射只在图像采集时进行，使得连续地观察活细胞数十分钟或数小时后仍能保持细胞的活性，其在这方面大大优于传统的点扫描型的激光共聚焦系统。在提高图像清晰度的基础上，活细胞共聚焦成像系统能够完成各种复杂的活细胞活动过程的成像。例如，在高分辨率和高灵敏度的情形下观察快速的生物过程，如蛋白质的细胞膜输运和钙释放/钙闪过程，并用超视频的速率记录和回放这些过程；可以根据实验的需要长时间地检测完整的细胞分裂循环和胞内活动过程。在膜电位测定中，传统的共聚焦只能测其固定时间点的膜电位，活细胞激光共聚焦则可以在一段时间内观测到细胞膜电位的动态变化过程，也可实时观测到细胞内复杂的生理活动，包括质粒穿梭、囊泡运动、负载荧光的药物靶向进入细胞的动态过程。

双光子激光共聚焦与普通共聚焦相比，光强度可减少 9 倍，为药理学实验打下了良好的基础。例如，在心肌细胞钙闪的电位钳研究中，一系列电位钳脉冲在同一区域要扫描上千次，双光子的高效性可以在相同时间内搜集到更多的数据，而且对钙荧光指示剂的光损伤和光漂白作用比较小。在平滑肌内，荧光指示信号在动物体内要比室温更易丢失。在未受损的动脉中，钙离子指示荧光信号也可被双光子共聚焦很容易地收集从而被检测到。传统激光共聚焦显微镜有两大局限：

（1）光毒性现象：因为共聚焦的针孔必须足够小，以获得高分辨率的图像，而高强度的激光会使荧光染料在连续扫描过程中迅速褪色，荧光信号会随着扫描进程变得越来越弱。

（2）在激光照射下，荧光染料分子会产生诸如单态氧或自由基等细胞毒素，因此，实验中要限制扫描时间和激发光的光功率密度，以保持样品的活性。活细胞激光共聚焦与双光子激光共聚焦弥补了传统激光扫描共聚焦显微镜的一些缺点，为生命科学提供了有效的检测工具。

第五章 周围神经二维图像的分割方法

第一节 周围神经组织切片的图像分割研究

一、问题的提出

神经损伤修复愈后效果差、致残率高，一直是外科临床上的难题。在神经损伤修复术中，最理想的是能做到相同性质的神经束配对吻合。现有的研究成果难以满足手术中结合部位随机对照调整以进行精确的神经功能束吻合修复的要求。在计算机中实现神经的三维可视化可能是解决这一难题的有效途径。

由于神经是软组织，不能通过常规 CT、MR 等方法直接获得其三维结构，只能通过人工切片的方法得到一系列切片图像，再通过三维重建实现其可视化。本课题组通过切片的制备，得到一段腓神经的一系列切片，切片间距 0.2 mm。

采用 M-Shot 成像系统拍摄切片，成像的分辨率为 100 万像素。任意取其中一张神经切片图像如第 2 张如图 2-5-1 所示。对图中标示为"A"的部分进行放大，结果如图 2-5-2 所示。在图 2-5-1 的切片图像中，呈现离散点状分布且又聚集在一起、面积较大的深色像素点群，代表的就是神经功能束。从图 2-5-1 可见，组成同一神经功能束的像素点群的颜色深浅并不一致，因此，无法直接采取颜色空间的方法自动提取功能束边缘。从图 2-5-1 中标示为"A"的部分的放大图像图 2-5-2 可见，在神经切片图像中，组成同一神经功能束的像素灰度变化很大，而且在位置空间上并不是完全连接在一起的，中间有许多空隙和间断，无法采用边缘检测算子等方法直接获取功能束边缘，也无法采用区域增长等方法获取其边缘。放大图像中其他功能束，发现代表功能束的像素点群具有相同的分布状况。此外，神经功能束在延伸过程中存在分裂和汇合的情况。在图 2-5-2 中显示的两根功能束正在逐步汇合。因此，在自动获取功能束边缘时，需要自动适应功能束数目的变化。

从上述分析可见，要从切片图像中提取呈现离散点状分布的神经功能束边缘，不仅要排除那些在组成功能束像素中的间隙和间断的影响，并排除杂质的影响，而且还要能够自动适应功能束的分裂和汇合的情况。虽然目前国内陈增淼、谢小棉等在神经三维可视化研究方面取得了一定的成果，但是，尚未见到有关从神经切片图像中自动提取离散点状功能束边缘方面的研究报道，因此，实现如何从图像中自动提取离散点状功能束的

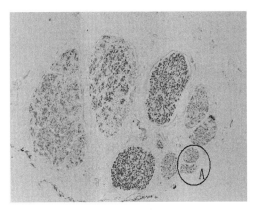

图 2 - 5 - 1 第 2 张神经切片图像

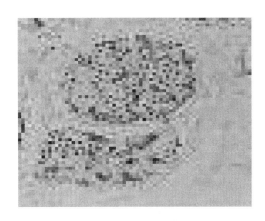

图 2 - 5 - 2 图 2 - 5 - 1 中标示为 "A" 部分的图像放大

边缘不仅对神经三维可视化的研究，而且对其他需要从图像中自动提取离散点状分布目标物的整体边缘，都具有较为重要的参考价值。

二、周围神经组织切片的图像分割算法

（一）算法流程设计

神经束在延伸过程中，其外形不断发生变化，并且神经束还会不断发生分裂与合并。为了适应这种情况，图像分割算法应当能够自动跟随神经束的外形和数目而变化。为此设计了如图 2 - 5 - 3 所示的流程。

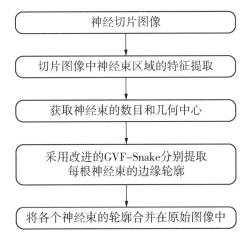

图 2 - 5 - 3 切片图像中神经束轮廓获取的流程

（二）神经束区域的特征提取

神经束区域的特征提取就是确定切片图像中哪些像素代表神经束区域，哪些像素是背景区域。根据切片图像中神经束的特点，选取各个像素的位置及其颜色灰度构成其特征集。

在聚类计算中采用欧氏距离作为依据。此处采用的欧氏距离不仅包括位置空间距离，而且包括颜色距离，其中，人为设定位置空间距离属性在欧氏距离计算中的权重为60%，颜色空间距离属性在欧氏距离计算中的权重为40%。

（三）获取切片图像中神经束的数目和几何中心

1. 聚类数目未知的动态聚类方法

采用聚类数目未知的动态聚类方法获取神经束的数目和几何中心。设图像中表示神经束的像素个数为 N，定义由这些像素属性集合组成的样本集为 $\{y_1, y_2, \cdots, y_N\}$。算法过程为：

（1）随机选取一个样本作为聚类中心 m_1，然后计算所有样本 $y_i(i = 1,2,\cdots,N)$ 与 m_1 的欧氏距离 $d_g(y_i, m_1)$。

（2）提取到聚类中心 m_1 的欧氏距离最大的样本点作为第二类的中心 m_2，$m_2 = \max\limits_i(d_g(y_i, m_1))$。

（3）计算所有样本 $y_i(i = 1,2,\cdots,N)$ 到 m_2 的距离 $d_g(y_i, m_2)$。

（4）按照以下准则，把样本尽可能分到这二个聚类中去，准则为：

若 $d_g(y_i, m_j) < d_0$，则 $y_i \in \Gamma_j$。

其中，$\forall i = 1, 2, \cdots, N$，$j = 1, 2$，$\Gamma_j$ 表示第 j 个聚类。

（5）选取与前面两个聚类中心 m_1，m_2 的欧氏距离和最大的样本点作为第三类的中心 m_3，$m_3 = \max\limits_i(d_g(y_i, m_1) + d_g(y_i, m_2))$。

（6）按照第（4）步的准则重新对所有样本进行分类。

（7）重复上面的计算过程，得到的聚类数为 k，聚类中心为 $m_1, m_2, \cdots, m_k$。

（8）计算所有样本与各个聚类中心的欧氏距离，把每个样本划分到与某类中心距离最近的类别中，然后计算新聚类的中心，再重新划分类别，直到聚类的中心值不再变化，则中止程序。

2. 神经束数目和几何中心的获取结果与分析

根据上述动态聚类算法，在计算机上采用 MATLAB 编写程序对第 2 张神经切片图像进行处理，结果如图 2-5-4 所示。在图 2-5-4 中，每个神经功能束的聚集中心打上了"＊"标志，其中，标识为"B"的功能束的中心没有位于功能束的绝对的位置中心。这是因为在聚类数目未知的动态聚类过程中，对位置属性和颜色属性设置了不同的权重，即在聚类时不仅考虑代表功能束像素点的位置坐标，而且考虑这些像素点的灰度。在标识为"B"的功能束的全体像素中，部分像素具有较深的灰度，另有一些灰度较浅，因此，在聚类过程中，聚类中心主要受到功能束像素的位置坐标的影响，但是同时聚类中心也受到灰度的影响，离灰度较深的区域更近一些，最终得到如图 2-5-4 所示的结果。其他的功能束没有出现这种情况，是因为其他功能束的像素灰度基本接近，而标识为"B"的功能束的像素灰度有明显的深浅差异。

神经在延伸过程中，其功能束不断发生分裂和汇合，所采用的聚类方法必须适应这种变化，不断调整聚类的数目和聚类中心的位置。如图 2-5-5 所示为经过预处理的第 22 张神经切片图像。从图 2-5-5 可见，在图 2-5-4 中标识为"B"的功能束已经完全分裂为两根功能束，而图 2-5-4 中标识为"C"的功能束正在逐步汇合为一根功能束。通过聚类数目未知的动态聚类方法处理，可以准确地获得相应的功能束的数目及其中心坐标。这两张切片图像的其他功能束也有类似的分裂与汇合情况，所采用的方法都正确获取了功能束的数目和中心坐标。

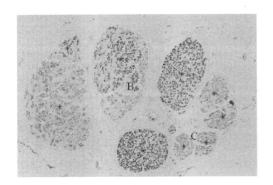

图 2-5-4　第 2 张神经切片图像神经束数目
　　　　　与几何中心的处理的结果

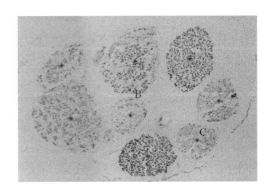

图 2-5-5　第 22 张神经切片图像神经束数目
　　　　　与几何中心的处理的结果

（四）离散点状神经功能束边缘的提取

由于组成功能束的像素之间存在大量的间断和间隙，不能用边缘检测算子方法直接获取其边缘，也无法采用区域增长等方法获取其边缘，因此，只能采用由外部包络的方法获得其边缘。

1. GVF-snake 模型的建立

GVF-snake 模型就是一条可变形的参数曲线及其相应的能量函数，以最小化能量函数为目标，控制曲线不断变形，具有最小能量的曲线就是目标轮廓。

在图像 $I(x, y)$ 中定义一条 snake 曲线为 $R(s) = [x(s), y(s)]$，$s \in [0, 1]$。snake 曲线的能量为：

$$E = \int_0^s [E_{in}(R(s)) + E_{ext}(R(s))] \mathrm{d}s \tag{1}$$

其中，E_{in} 为内部能量，E_{ext} 为外部能量。

若要使总能量 E 最小，则曲线 $R(s)$ 必须满足欧拉方程：

$$\alpha \frac{\partial^2 R}{\partial s^2} + \beta \frac{\partial^4 R}{\partial s^4} - \nabla E_{ext} = 0 \tag{2}$$

由于 snake 曲线对初始边缘的选择依赖性很大，并且在灰度平坦区域梯度很小，使得外部能量很小，进而导致曲线无法向目标移动，因此，采用梯度矢量流场 GVF 替代原来的梯度场。定义梯度矢量流场 GVF 为一般静态矢量场：

$$V(x,y) = [u(x,y),v(x,y)] \tag{3}$$

其中，u,v 分别表示图像在 x,y 两个方向上灰度的变化。

GVF 梯度矢量流场的能量为：

$$\varepsilon = \iint [\mu(u_x^2 + u_y^2 + v_x^2 + v_y^2) + |\nabla f|^2 |V - \nabla f|^2]\mathrm{d}x\mathrm{d}y \tag{4}$$

其中，$f(x,y) = -E_{\text{ext}}(x,y)$，$\mu$ 是平衡前后两项的权重系数，u_x,u_y,v_x,v_y 是 u,v 对 x,y 的偏导数。由于 GVF 场在远离目标边缘的地方仍然存在外部力，因此，具有很大的捕获能力。公式（4）的解满足欧拉方程：

$$\mu\nabla^2 u - (u - f_x)(f_x^2 + f_y^2) = 0 \tag{5}$$

$$\mu\nabla^2 v - (v - f_x)(f_x^2 + f_y^2) = 0 \tag{6}$$

其中，f_x、f_y 是 $f(x,y)$ 对 x,y 的偏导数，∇^2 是拉普拉斯算子。

2. GVF-snake 模型的分析

经典的 snake 曲线模型中的外部能量 $E_{\text{ext}} = -|\nabla I(x,y)|^2$ 是图像灰度的梯度场，也就是一个无旋量。

根据 Helmholtz 理论，一般静态矢量场可以分解为无旋量和无散量两个部分。由于 GVF 梯度矢量流场被定义为一般静态矢量场，因此，GVF 可以用无旋量和无散量两个部分的合成来表示。由此可见，从广义上来看，传统的 snake 曲线模型中的外部能量是 GVF 梯度矢量流场能量的一部分，所以，采用 GVF 定义的外部能量具有更好的性能，可以很好地解决传统 snake 模型存在的问题。但是，正是由于 GVF 同时包含了无旋量和无散量两个部分，使得在推动曲线向目标收敛时，计算复杂，收敛比较慢。

根据前面的分析，在任意一张神经切片图像中都包含若干功能束。为了获得功能束边缘，需要把代表各个功能束的像素单独提取到另外一张空白图像中，并在其中采用 GVF-snake 模型提取单个功能束的边缘轮廓，然后，再把得到轮廓合成在原来图像中。如果 GVF-snake 模型收敛很慢，将导致处理每张切片图像都要耗费很长的时间。为此，需要对 GVF-snake 模型进行改进，提高收敛速度。

3. GVF-snake 模型的改进

相关研究表明，拉普拉斯算子应用在局部图像中时，可以分解为曲线上某个控制点的切线分量和法线分量两个部分。针对公式（5）和（6），把其中的拉普拉斯算子进行分解，可以得到：

$$\mu(\delta u_T + \theta u_N) - (u - f_x)(f_x^2 + f_y^2) = 0 \tag{7}$$

$$\mu(\delta v_T + \theta v_N) - (v - f_x)(f_x^2 + f_y^2) = 0 \tag{8}$$

其中，δ、θ 是切线和法线方向上各自的权重，u_T、v_T 为切线分量，u_N、v_N 为法线分量。

由于是外部能量推动曲线向目标移动，因此，当外部能量作用在曲线上时，事实上只有法线分量才具有推动曲线向目标移动的作用，而切线分量事实上不会对曲线的移动产生实质影响，所以，在公式（7）和（8）中，有 $\delta = 0$，$\theta = 1$，这两个公式就简化为：

$$\mu u_N - (u - f_x)(f_x^2 + f_y^2) = 0 \tag{9}$$

$$\mu v_N - (v - f_x)(f_x^2 + f_y^2) = 0 \tag{10}$$

采用经过简化的 GVF 模型，曲线能够更加快速地收敛到目标区域的边缘。

4. 功能束边缘提取的结果与分析

在获得各个功能束的中心并对表示神经束的像素进行聚类处理后，就可以采用 GVF-snake 模型进行各个功能束边缘的提取。以图 2 – 5 – 4 中标识为 "B" 的功能束为例，在计算机上采用 MATLAB 编程提取边缘的过程为：

（1）把图 2 – 5 – 4 中标识为 "B" 的功能束的全部像素提取出来放置在另一个与原图尺寸相同的空白图像中，如图 2 – 5 – 6 所示。

（2）对图 2 – 5 – 6 所示的图像进行二值化处理，结果如图 2 – 5 – 7 所示。

（3）采用 GVF-snake 对图 2 – 5 – 7 所示的二值化图像进行边缘提取，结果如图 2 – 5 – 8 所示。

（4）把提取到的边缘叠加到原始图像中。接着对其他功能束按同样方式处理，边缘提取的最后结果如图 2 – 5 – 9 所示。

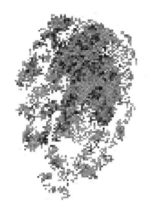

图 2 – 5 – 6　标识为 "B" 的功能束被
单独提取出来的结果

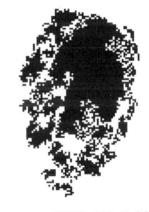

图 2 – 5 – 7　标识为 "B" 的功能束被
二值化的结果

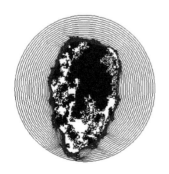

图 2 – 5 – 8　标识为 "B" 的功能束被改进的
GVF-snake 包络

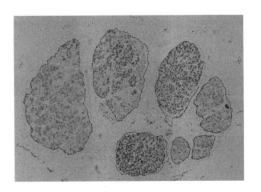

图 2 – 5 – 9　第 2 张切片神经功能束边缘
提取的结果

在采用 GVF-snake 模型进行提取时，初始轮廓的选择对收敛速度以及最后结果影响比较大。在本研究中，初始轮廓选取为圆形，圆心为预处理结果中各个功能束的聚类中心。在确定了圆心之后，寻找各功能束中距离相应圆心最远的像素点，以该像素点到圆心的距离作为半径，画出圆形作为初始轮廓，如图 2-5-8 最外面的圆形。需要说明的是，在图 2-5-6 中虽然得到了单独的功能束的像素群，但是不能采用区域增长等方法得到其边缘，因为在这个单独的功能束中包含大量的空隙和间断，若直接采用区域增长的方法提取边缘，那么得到的将是间断的、存在大量内凹的边缘，这不符合功能束的实际情况。

从图 2-5-9 可见，标识为"B"的功能束像素被包络，但是仍有少数与底色接近的功能束像素在轮廓外面，这是因为在图像预处理时，没有包括这些像素。这可以通过调整聚类参数得到解决。

采用同样的方法对第 22 张神经切片图像进行提取，结果如图 2-5-10 所示。对比图 2-5-4、图 2-5-5 和图 2-5-10 可见，在图 2-5-4 中标识为"B"的一根功能束分裂为两根，标识为"C"的两根功能束汇合为一根，本课题组的方法可以很好地提取得到相应的功能束边缘。

为了检验改进 GVF-snake 模型的收敛性能，对第 2 张与第 22 张切片图像分别采用改进前后的 GVF-snake 模型进行处理，在达到相同提取效果的情况下，其收敛速度结果如图 2-5-10 所示。从图 2-5-10 可见，经过改进后的 GVF-snake 模型收敛速度快于改进前的，平均每根功能束边缘提取的收敛时间可以减少 2～3 s。

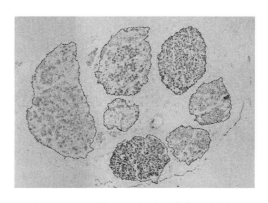

图 2-5-10　第 22 张切片图像提取的结果

三、结　　论

本节给出了一种从周围神经组织切片图像中提取神经束边缘的方法。由于在切片图像中，神经功能束呈现离散点状分布，并且在神经束延伸过程中大量存在分裂和汇合，为此采用聚类数目未知的动态聚类算法对切片图像进行预处理，自动获得功能束的数目和各功能束的聚类中心位置，这样就可以把各个功能束逐个提取到空白图像中，并采用改进的 GVF-snake 模型逐个提取各功能束的边缘轮廓，最后再把获得的边缘轮廓合成在原始切片图像中，得到最终的边缘提取结果。实验结果表明，聚类数目未知的动态聚类算法不仅能根据切片图像的特征，在切片图像中自动获得正确的功能束数目和各自的中心位置，而且能根据功能束的分裂和汇合，自动调整聚类数目和中心位置，收敛速度也快于聚类数目未知的方法。经过改进的 GVF-snake 模型不仅具有良好的功能束边缘提取效果，而且收敛速度快于传统的 GVF-snake 模型。最后提取得到的功能束边缘光滑连续，可以满足神经三维可视化的要求。

第二节　图像分割模型及其算法

图像分割是将图像细分为构成它的子区域或物体，这些区域是不相交的，图像的每个像素都必须在一个区域内。细分的精确程度取决于要解决的具体问题。图像分割的主要目的是简化或改变图像的表示形式，以便图像更容易理解和分析。对于不同问题，解决的方法也不尽相同。大多数分割方法是基于图像的灰度、颜色、纹理和形状等基本特征来进行。医学图像分割是目前图像分割处理中最常见的应用之一。

一、基础知识

令 K 表示一幅图像占据的整个空间区域。我们可以把图像分割抽象成把 K 分割成 m 个子区域 K_1，K_2，$\cdots$，K_m 的过程，需要满足以下 5 个基本条件：

（1）$\bigcup\limits_{i=1}^{m} K_i = K$。

（2）K_i 是一个连通集，$i = 1$，2，$\cdots$，m。

（3）对于所有的 i 和 j，且 i 不等于 j，K_i 和 K_j 相交不为空。

（4）$Q(K_i) = TRUE$，$i = 1$，2，$\cdots$，m。

（5）$Q(K_i \cup K_j) = FALSE$，对于任何 K_i 和 K_j 的邻接区域。

其中，$Q(K_i)$ 是定义在集合 K_i 的点上的一个逻辑属性。$\cup$ 表示并集。如果 K_i 和 K_j 的并形成一个连通集，则可以说明这两个区域是邻接的。条件（1）表明，对图像的分割必须是完全的，也就是说所有的像素都必须在指定的一个区域内。条件（2）表明，一个区域中的点必须以某些预定义的方式连接（即这些点必须是 4 连接的或者是 8 连接的）。条件（3）要求各个区域必须是不相交的。条件（4）要求分割后的区域中的像素必须满足指定的某种属性。条件（5）指出，两个邻接区域 K_i 和 K_j 在属性 Q 的意义必须是不一样的。

满足上述条件的分割方法有很多种，大致可以分成五类：第一，基于阈值的分割。基于图像的灰度特征找到基本的一个或多个阈值，将像素分到不同的类别中。第二，基于区域的分割方法，根据图像特征的相似性，主要包括区域生长法和分水岭法等算法。第三，基于图论的分割方法。将图像映射成带权无向图，根据边的权重大小即相邻像素之间在灰度、颜色等方面的相似度来分割图像，主要包括最大流最小分割等方法；第四，基于能量泛函的分割方法。主要包括活动轮廓模型（active contour model）以及由其发展而来模型。第五，基于深度学习的语义分割（semantic segmentation）方法。主要是 2015 年提出的全卷积神经网络（fully convolutional networks，FCN）和基于 FCN 改进的网络。这些方法在医学图像上都有很大的应用。

常用的医学图像有计算机断面成像（computed tomography，CT）和磁共振成像（magnetic resonance imaging，MRI）。计算机断面成像（CT），又称电脑断层扫描，其基本原理是利用不同方向上的 X 射线，计算机对这些来自不同方向的数据进行整合，重建断面内的图像。磁共振成像（MRI）依据所释放的能量在物质内部不同结构环境中不同的衰减，通过外加梯度磁场检测所发射出的电磁波，即得知构成这一物体原子核的位置和种类，据此，可以绘制成物体内部的结构图像。周围神经影像学二维图像大多是 CT 图像，CT/MRI 都是二维的，是三维物体的剖面（"切片"）图像。对切片图像直接分割，可以降低在三维空间操作的难度，但需要后期重建。

医学图像分割有很多方法，不同的方法适合不同的问题。在这一节，我们将介绍 GVF（gradient vector flow）分割方法以及提出这个方法的具体原因，然后，分别介绍其中基于能量泛函方法的 GGVF snake 算法和基于深度学习的 U-net 模型。

二、图像分割模型及其算法的介绍

对于二维周围神经细胞图像的分割问题，我们首先尝试用了两个经典的图像分割的模型——主动轮廓模型和连续的最大流模型，都没有达到理想的分割效果。

传统的主动轮廓模型依赖于初始边界，且对凹陷的边界收敛性差。在分割神经束细胞的过程中发现，这个模型对图像的灰度和噪声敏感，无法检测图像的弱边界，分割出来的神经束细胞在弱边界处断裂。而且在神经束细胞间隙非常小的时候，不能收敛到两个结构中间凹陷的边界，分割出的神经束细胞连成一个结构。连续的最大流模型分割速度快，但由于结构形状的多样和复杂性，不同病人的图像分割需要设置不同的参数才能达到最佳的分割效果，很难找到一种自适应的参数设置方法，而且即使达到最佳的分割效果，也不可避免弱边界断裂的情况。

对于主动轮廓模型，一种定义外力的方法是引入梯度向量流（GVF）。梯度向量流场扩大了传统主动轮廓模型的外力作用范围，不仅降低了模型对初始轮廓的依赖性，而且加强了对于目标凹陷轮廓边缘的收敛性。在 GVF 的基础上，一般化的 GVF（GGVF）引入了参数化的权重函数代替常系数，让模型能根据图像信息自动调节平滑的程度，减弱在强梯度附近的光滑效果。由这个外力定义的主动轮廓模型——GGVF snake 模型在人工给出初始轮廓之后能分别得到神经束细胞的完整轮廓。当边界图定义为原图时，这个模型中轮廓曲线最终会收敛到结构的内部高灰度位置，而非结构的边界。于是，考虑以这个曲线作为引导，循环做局部分割，这样就能分别分割出这两个完整的结构。

沿着 GGVF snake 得到的曲线做局部分割，由于局部区域大小的选择会使结构外部比较厚的高灰度区域的分割受到限制，这时运用连续的最大流算法对图像进行全局分割，补充结构外部的高灰度区域，而这不要求对于每个病人图像都找到最佳的参数，用一组常值参数就能达到要求。

所以，关于分割周围神经束细胞的问题，本课题组提出的新方法就是结合运用了这两个模型。具体步骤如下：

（1）从原始矢状面 CT 图像中提取包含神经束细胞的感兴趣区域（region of interest，ROI）。

（2）用 GGVF snake 模型做分割。

（3）同时用深度学习做语义分割，与之前的 GGVF snake 模型结果做对比。

三、GGVF snake 模型

GGVF snake 是基于主动轮廓模型改进的模型，主动轮廓模型（也称 snake 模型）广泛应用于图像分割、边缘检测、三维重建和物体跟踪等图像处理领域。这个模型是在内部能量和外部能量共同作用下极小化能量函数得到轮廓曲线，其中内部能量由轮廓曲线自身的弹性、刚性和黏性等特征决定，外部能量由图像的特征决定，其定义由问题的目标决定。Xu Chengyang 等提出了用梯度向量流定义外力场，并在此基础上提出了一般化的梯度向量场（general gradient vector flow，GGVF），基于 GGVF 定义的外力场的主动轮廓模型我们称为 GGVF snake。GGVF snake 既能克服传统的主动轮廓模型的两大缺陷，同时能让模型根据图像信息自动调节平滑的程度。

下面介绍以 GGVF 作为外力场的主动轮廓模型和算法。

（一）模型的介绍

1. 传统的主动轮廓模型

主动轮廓模型包含两种，即参数型主动轮廓模型和几何型主动轮廓模型。参数型主动轮廓模型（parametric active contour model）我们通常称为 snake 模型，snake 模型就是一条可变形的参数曲线及相应的能量函数，以最小化能量目标函数为目标，控制参数曲线变形，具有最小能量的闭合曲线就是目标轮廓；同时，snake 对噪声和对比度不敏感，能让目标物体从复杂背景中分割出来，并且能有效地跟踪目标的形变和非刚体的复杂运动，被广泛用于图像分割和物体跟踪等图像处理领域。几何型主动轮廓模型（geometric active contour model）是应用广泛的水平集方法（Level Set）。这里介绍的是参数型主动轮廓模型，即 snake 模型。

snake 模型初始是由曲线 $x(s) = [x(s), y(s)]$，$s \in [0,1]$ 表示，描绘的是一条首尾相接的封闭曲线，其中，$x(s)$，$y(s)$ 是像素点在图像中的坐标位置，s 是边界的傅里叶描绘子形式的自变量。为使曲线在图像空间域内移动到图像目标区域的边界，提出最小化能量函数：

$$E = \int_0^1 \left[\frac{1}{2} [\alpha |x'(s)|^2 + \beta |x''(s)|^2] + E_{\text{ext}}(x(s)) \right] \mathrm{d}s \qquad (11)$$

这里，α 和 β 分别是控制曲线的张力和刚性大小的权重参数，$x'(s)$ 和 $x''(s)$ 分别表示 $x(s)$ 对 s 的一阶和二阶导数，$x'(s)$ 的模和 $x''(s)$ 的模分别是弹性能量和弯曲能量，弹性能量迅速把曲线压缩成一个光滑的圆，弯曲能量驱使轮廓曲线成为光滑曲线或直线。表示外力的函数 E_{ext} 是从图像得到的，它在我们感兴趣的图像特征处能取到更小的值，比如图像感兴趣区域（ROI）的边界。

在最小化能量函数 E 时，模型必须满足欧拉方程：

$$\alpha x''(s) - \beta x''''(s) - \nabla E_{\text{ext}} = 0 \qquad (12)$$

这可以视为一个力的平衡方程：

$$F_{\text{int}} + F_{\text{ext}}^{(P)} = 0 \qquad (13)$$

这里，$F_{\text{int}} = \alpha x''(s) - \beta x''''(s)$，$F_{\text{ext}}^{(P)} = -\nabla E_{\text{ext}}$。其中，$\nabla$ 是求梯度操作，在内力和外力的相互作用下，吸引着曲线不断朝着目标物体轮廓运动，内力 F_{int} 限制曲线的拉伸和弯曲程度，外力 $F_{\text{ext}}^{(P)}$ 则使曲线靠近想得到的图像边界。

为找到方程（12）的一个解，引进时间变量 t，把曲线 x 看作关于时间变量 t 和 s 变化的函数 $x(s,t)$。然后求 x 关于时间变量 t 的偏导数：

$$x_t(s,t) = \alpha x''(s) - \beta x''''(s) - \nabla E_{\text{ext}} \qquad (14)$$

当函数 $x(s,t)$ 稳定不变时，$x_t(s,t) = 0$，于是可以得到方程（12）的一个解。

因为图像上的点都是离散的，所以，我们用来优化能量函数的算法都必须在离散域里定义。于是将方程（14）离散化并迭代，求解这个离散系统可以得到方程（14）的一个解。对于这个模型，首先，由于外力的捕获范围不够大，所以初始轮廓必须要很靠近图像的真实边界，否则外力很可能无法引导轮廓向真实的边界靠近，导致收敛到错误的结果，解决这个问题的关键在于增加外力的捕获范围。而若是增加外力的捕获范围，可能会使最终的轮廓曲线模糊和扭曲。snake 模型中轮廓很难收敛到凹陷的边界，现有很多方法都试图解决这个问题，但大多数方法在解决这个问题的同时带来了新的问题。

2. 梯度向量流（GVF）场

所有传统的设计主动轮廓模型的方法，起点都是利用力的平衡方程（13）。

snake 模型在应用中有两个关键的难点：①初始的轮廓线的位置必须离目标曲线足够近，否则难以得到正确的分割结果；②基本的 snake 模型很难收敛到凹陷的边界。下面介绍一种针对 snake 模型存在的这两个关键难点所提出的静态外力场的定义 $F_{\text{ext}}^{(g)} = v(x,y)$，这个外力场我们叫作梯度向量流（GVF）场。为了得到对应的主动轮廓模型的动态方程，用 $v(x,y)$ 替换方程（14）中的外力 ∇E_{ext}，得到：

$$x_t(s,t) = \alpha x''(s) - \beta x''''(s) + v \qquad (15)$$

我们称解上述动态方程所得到的参数化曲线为 GVF snake。定义梯度向量场 $v(x,y) = [u(x,y), v(x,y)]$，其中 x，y 是图像的坐标位置，通过最小化下列变分公式求解：

$$\varepsilon = \iint [\mu |\nabla v|^2 + |\nabla f|^2 |v - \nabla f|^2] \mathrm{d}x \mathrm{d}y \qquad (16)$$

对于这个变分公式，当 $|\nabla f|$ 很小时，能量函数 ε 主要决定于向量场 $v(x,y)$ 的偏导数的平方和；当 $|\nabla f|$ 很大时，公式（16）右边的第二项在能量方程中比重大，$v = |\nabla f|$ 时能量 ε 最小。那么在灰度图中做图像分割时，最小化（16）中能量方程可以得到这样的梯度向量场：在图像边界图的梯度值 $|\nabla f|$ 很大的区域，梯度向量场 v 近似等于 $|\nabla f|$；反之，$|\nabla f|$ 很小，即图像的灰度比较均匀的区域，梯度向量场变化缓慢。

f 是一个从图像 $I(x,y)$ 得到的具有更接近图像边界性质的边界图，一般通过 $\pm G_\sigma(x,y) \times I(x,y)$ 或 $|\nabla(G_\sigma(x,y) \times I(x,y))|^2$ 或其他任何常见的图像边缘算子计算得到。当定义 $f = \pm G_\sigma(x,y) \times I(x,y)$ 时，得到的梯度向量流向目标区域的最高灰度位

置扩散，GVF snake 模型轮廓曲线将收敛到目标区域的"骨架"；当定义 $f = |\nabla(G_\sigma(x,y) \times I(x,y))|^2$ 时，得到的梯度向量流向目标区域的边界扩散，GVF snake 模型将收敛到目标区域的边界。参数 μ 是用于控制能量方程（16）中右边第一项和第二项的作用大小的规格化参数，实质上控制了对图像的平滑操作程度的大小，依据图像的噪声多少来设置，图像的噪声越多，μ 应越大。

用梯度向量场定义 snake 的外力场时，模型对初始轮廓的依赖性减弱了，初始轮廓无论在真实边界的内部、外部或者跨过真实的边界，都可以在没有先验知识的指导下靠近真实边界，梯度向量场的扩散过程也增大了外力的捕获范围。

3. 一般化的梯度向量场（GGVF）

GVF 作为 snake 模型的外力虽然有许多令人满意的性质，但 GVF 模型中平滑项的系数 μ 是常值，那么，整幅图像的平滑程度都相同。为了让模型能根据图像信息自动调节平滑的程度，引入参数化的空间权重函数代替常系数 μ 以减弱在强梯度附近的光滑效果。下面我们用更一般的权重函数代替方程（16）中的 μ 和 $|\nabla f|^2$，得到新的变分公式：

$$\varepsilon = \iint [g(|\nabla f|)|\nabla v|^2 + h(|\nabla f|)|v - \nabla f|^2]dxdy \quad (17)$$

利用变分法将上述问题转化成求解下面的偏微分方程：

$$v_t = g(|\nabla f|)\nabla^2 v - h(|\nabla f|)(|v - \nabla f|) \quad (18)$$

这里，v_t 表示 $v(x,y,t)$ 对 t 的偏导，$\nabla^2 = \frac{\partial^2}{\partial x^2} + \frac{\partial^2}{\partial y^2}$ 是拉普拉斯算子。边界图 f 的定义与 GVF 中相同。权重函数 $g(\cdot)$ 和 $h(\cdot)$ 都是关于 $|\nabla f|$ 的函数，且依我们对图像在远离边界和靠近边界处的光滑程度要求不同，$g(\cdot)$ 和 $h(\cdot)$ 应该分别为单调非增和单调非减函数。

对于 GGVF，本课题组选择权重函数：

$$g(|\nabla f|) = e^{-(|\nabla f|/K)}$$
$$h(|\nabla f|) = 1 - g(|\nabla f|) \quad (19)$$

其中，K 决定了平滑度和梯度之间的平衡程度。

（二）算法

按照参考文献的算法，对于前文介绍的 GGVF snake 模型，由于 $v(x,y) = [u(x,y),v(x,y)]$，方程（18）可以转化为以下两个欧拉方程：

$$u_t(x,y,t) = g(|\nabla f|)\nabla^2 u(x,y,t) - h(|\nabla f|)(u(x,y,t) - f_x(x,y)) \quad (20a)$$
$$v_t(x,y,t) = g(|\nabla f|)\nabla^2 v(x,y,t) - h(|\nabla f|)(v(x,y,t) - f_x(x,y)) \quad (20b)$$

简化为：

$$u_t(x,y,t) = g(|\nabla f|)\nabla^2 u(x,y,t) - b(x,y)u(x,y,t) + c^1(x,y) \quad (21a)$$
$$v_t(x,y,t) = g(|\nabla f|)\nabla^2 v(x,y,t) - b(x,y)v(x,y,t) + c^2(x,y) \quad (21b)$$

其中：

$$b(x,y) = h(|\nabla f|)$$

$$c^1(x,y) = b(x,y)f_x(x,y)$$
$$c^2(x,y) = b(x,y)f_y(x,y)$$

利用显式有限差分格式可以得到迭代格式：

$$u_{i,j}^{n+1} = (1 - b_{i,j}\Delta t)u_{i,j}^n + g_{i,j}(|\nabla f|)\frac{\Delta t}{\Delta x \Delta y}(u_{i+1,j}^n + u_{i,j+1}^n + u_{i-1,j}^n + u_{i,j-1}^n - 4u_{i,j}^n) + c_{i,j}^1\Delta t$$

$$\tag{22a}$$

$$v_{i,j}^{n+1} = (1 - b_{i,j}\Delta t)v_{i,j}^n + g_{i,j}(|\nabla f|)\frac{\Delta t}{\Delta x \Delta y}(v_{i+1,j}^n + v_{i,j+1}^n + v_{i-1,j}^n + v_{i,j-1}^n - 4v_{i,j}^n) + c_{i,j}^2\Delta t$$

$$\tag{22b}$$

当时间步长 Δt 和空间采样间隔（取图像像素空间大小）Δx 和 Δy 满足条件

$$\Delta t \leqslant \frac{\Delta x \Delta y}{4 g_{\max}}$$

时，上述迭代格式是稳定的，这里 $g_{\max}$ 是函数 $g(\cdot)$ 的最大值。

（三）GGVF snake 模型相关变量的设置

本小节介绍在求解梯度向量场 GGVF 和 snake 模型时相关变量的设置。

1. 求解 GGVF 时

（1）边界图定义为对原图做高斯滤波后的图，即：

$$f(x,y) = G_\sigma(x,y) * I(x,y)$$

（2）初始化 $v(x,y) = [u(x,y),v(x,y)]$ 为边界图 $f(x,y)$ 的梯度向量：

$$[u^1,v^1] = [f_x,f_y]$$

其中，$f_x = \dfrac{\partial f}{\partial x}$，$f_y = \dfrac{\partial f}{\partial y}$。

（3）权重函数：

$$g(|\nabla f|) = e^{-(|\nabla f|/K)}$$
$$h(|\nabla f|) = 1 - g(|\nabla f|)$$

其中，$K = \mu^2$，$\mu = 0.005$。

（4）时间步长 $\Delta t = 0.25$。

（5）迭代步数可根据需要设置，这里设置为 30 步。

（6）迭代得到的外力场 $v(x,y)$ 经归一化操作：

$$px = \frac{u}{\sqrt{u^2 + v^2}}, \quad py = \frac{v}{\sqrt{u^2 + v^2}}$$

其中，$v = [px,py]$ 是求解得到的梯度向量场，作为 snake 模型中的外力场。

2. snake 模型

（1）外力定义：

$$\nabla E_{\text{ext}} = v(x,y)，v(x,y) = [px(x,y),py(x,y)]$$

其中，$v = [px,py]$ 由 GGVF 求解得。

（2）各项参数设置：

弹性参数：$\alpha = 0.1$。

刚性参数：$\beta = 0.5$。

黏性参数：$\gamma = 1.0$。

外力的权重：$\kappa = 1.0$。

这些参数都是 snake 模型的最小化能量函数中的，用于调节模型中内力和外力的各项对曲线迭代演化的影响程度，可以根据具体问题的不同调整参数之间的比例。

（3）迭代次数：可以根据具体问题调整次数的设置，本实验设置为 50 次。

（四）GGVF snake 模型实验过程

GGVF snake 模型算法基本工作流程如下：

（1）我们为单一图像中所有束设置初始轮廓。

（2）从初始配置抽象出每个神经束的粗糙区域和形状，用来估计 GGVF snake 模型的参数。

（3）GGVF snake 模型为每个神经束计算出精确的轮廓。

（4）获得的精确轮廓被用于接下来指定图像对应的神经束初始轮廓。

实际上，为了避免明显的误差和处理神经束形态变化，每 100 张图像切片必须有专业的周围神经解剖医生勾画出初始轮廓。为了加快处理速度，每个切片图像的神经束 GVF 场（gradient vector flow fields）用比初始轮廓大一点的矩形封闭轮廓来计算，并且图像可以下采样到原来的一半大小。原 Micro-CT 数据是 3 400 × 3 400 16 位 DICOM 图像，最终的轮廓结果存储为 8 位 Tiff 图像。我们也比较了手动和计算机处理之间的分段精度和时间。最后，在不同的神经束中的区域，根据空间神经束的连通性将图像标上特定数字，然后用于 3D 重建。

图 2 - 5 - 11 是用 IFD 高分辨率 Micro-CT 方法得到的高质量的周围神经图像。高分辨率通常要更高的采样频率，往往也会有更多的高频信息和低频信息被保留。在这种 Micro-CT 图像上，相邻切片之间的神经束的平移是很小的。相邻切片之间存在着相关性，可以取前面切片上的神经束的分割轮廓作为下一个切片的初始轮廓，因此，GGVF snake 模型能够被用于周围神经束的分割。此外，GVF 场的计算被限制在初始估计的一个小领域，这大大降低了成本计算。将 GGVF snake 模型应用于神经束分割的一个问题是一阶正则化项不是尺度不变的，我们不能用统一的规则系数在一个有很多神经束的单个图像上获得不错的结果。在实验中，我们发现配置 GVF 模型的系数与内切圆轮廓的半径成正比是一个不错的选择。神经束的边缘是手动定义的（图 2 - 5 - 11 中 B，C 中的红色实线），是由专业的医生定义；另外，一部分神经束的边缘是由计算机定义的（图 2 - 5 - 11B，C 中的绿色虚线）。在这一步中，我们从整个图像中随机选择 10 个切片图像，识别人周围神经束，并比较它们在 GVF snake 模型和人工分割下结果的准确率和效率。平均 dice 系数是 94.5%，GGVF snake 模型和人工分割平均预处理时间分别是 0.45 s 和 10 s。这表明对周围神经束进行人工和 GVF snake 模型分割是可行的、有效的、高效的。另外，这个方法对自动分割识别周围神经束是简单的、快速的、可靠的。

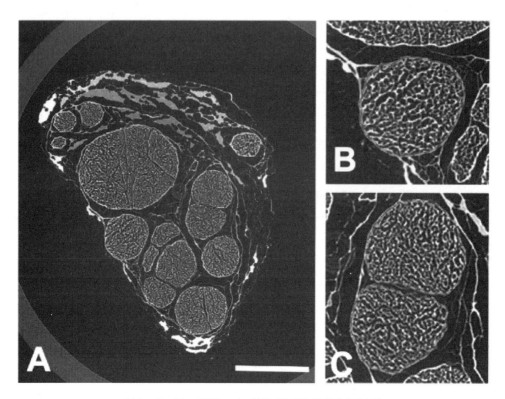

图 2 - 5 - 11　GVF snake 算法周围神经束分割过程

　　A：原始 DICOM（Digital Imaging and Communications in Medicine）图像感兴趣区域（Region of Interest，ROI）；
B：人工和计算机分割情况的简单比较；C：人工和计算机分割在聚集区域的比较，红色实线是由专业医师标注的，绿色虚线是由计算机给出的结果。

四、深 度 学 习

　　从 2012 年 Hinton 教授利用深度卷积神经网络在 Imagenet 比赛取得最好的成绩之后，深度学习在各个领域取得了优异的表现，令人不得不重视这种方法。最开始的 LeNet 神经网络能准确识别手写体，识别率高达 95% 以上，甚至超过人类的识别率。随后 Hinton 提出最近的 AlexNet 卷积神经网络在大数据集能出色地将图像分类，准确率达到 90% 以上，大大超过传统机器学习（比如支持向量机 SVM、人工神经网络等）的表现。其主要是利用卷积神经网络提取高层次特征，即高层次信息表达，最后通过全连接分类器分类。

　　随后，深度卷积神经网络被运用到目标识别、目标追踪等图像处理领域，也有不错的效果。2015 年，Jonathan 尝试将卷积神经网络运用到图像分割领域，提出一种全新的网络结构全卷积神经网络（FCN），是端到端、像素到像素训练的卷积神经网络；是可以输入任意尺寸、经过有效的推理和学习产生相应尺寸的输出网络；是先经过改编分类深度神经网络（AlexNet，VGGNet）到全卷积网络和通过微调传递它们的学习表现到像素级分割任务中，然后经过一个跳跃式的架构，结合来自深、粗层的语义信息和来自浅、细层的表征信息来组合产生精确的分割。由于 FCN 网络结构得到粗糙的图像分割，不是特别精确，不能准确地表达分割结果，紧接着出现一大批改进的图像分割网络，包括 SegNet、DeepLab-v3、U-net 等。这些改进的网络结构是在粗糙的图像分割结果基础上，融入图像局部细节信息（高频信息），微调图像分割结果边缘，能有效提高分割效果，已经广泛使用在图像分割领域。

（一）空间变换网络（spatial transformer networks，STN）

深度卷积神经网络（DCNNs）已经被证明能够训练一个能力强大的分类模型，但与传统的模式识别方法相比较，DCNNs 更容易受到数据多样性影响，有足够多的数据，深度卷积神经网络才能很好地学习。通常，大多数领域获取带标签的数据是很困难的。同样，在医学图像处理领域，标准的标注数据（"金标准"）是由专业医师给出的，而专业医师的时间宝贵，因此，获取带标签的数据比一般领域更困难。数据增强（data augmention）是通过对已标注的数据进行仿射变换（affine transfrom）、光照变换、裁剪、对比度增强等一系列变化的操作，到达增强数据多样性目的。空间变换网络（STN）能够根据分类或者其他任务自适应地将数据进行空间变换和对齐（包括平移、缩放、旋转以及其他几何变换等）。

在这一节，我们将描述空间变换网络（STN）。这个是可微的模型，输入单一的 feature map（由 CNN 卷积产生），通过一个基于任务的空间变换网络，产生相应的单一输出层（output feature map）。对于多通道输入，同样会对每个通道做相同的扭曲。为了更好地理解，这节我们仅考虑单变换和单输出，可以很容易地泛化到多通道。

空间变换机制分成 3 个部分，如图 2-5-12 所示。首先，局部化网络（localisation net）输入 feature map，然后通过几个隐藏层（hidden layer），输出空间变换的参数，任务不同参数也不一致。接着，预测输出空间变换参数被用于创造一个采样网格，有很多点对输入层采样得到输出层。这个又叫网格产生器。最后，feature map 和采样网格被同时输入采样器，产生经过采样的输出层。

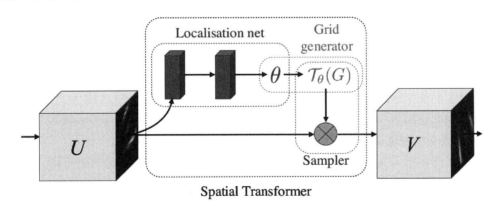

图 2-5-12　空间变换模块结构

输出 feature map U 通过局部化网络回归输出变换参数 θ。规则的空间网格 G 被转化成采样网格 $T_\theta(G)$，然后生成扭曲的输出 feature map V。局部化网络和采样机制组合成空间变换。

1. 局部化网络（localisation net）

局部化网络输入 $U \in \mathbf{R}^{H*W*C}$，宽为 W、高度为 H、通道为 C 的 feature map 和输出参数 θ，变换参数 T_θ 被应用到 feature map：$\theta = f_{\mathrm{loc}}(U)$。$\theta$ 的大小取决于任务类型，例如，仿射变换 θ 是六维的。这个局部网络函数 $f_{\mathrm{loc}}(\cdot)$ 可以用任何的形式，比如全连接网络或者卷积神经网络，但是，应该包括一个最终的回归层来产生变换参数 θ。

2. 参数化的网格采样

为了扭曲输入 feature map，每个输出像素的计算方法是在输入特性图中应用一个以特定位置为中心的采样内核。通过像素，我们指的是通用 feature map 的一个元素，而不一定是图像。总之，输出像素被定义在网格 $G = \{G_i\}$ 上的像素 $G_i = (x_i^t, y_i^t)$，最终形成了 $V \in \mathbf{R}^{H'*W'*C}$ 输出层（output feature map），其中，H' 和 W' 是网格的宽和高，C 是通道的个数，输入输出的 C 的大小是相同。为了更好地理解，假设 T_θ 是二维仿射变换 A_θ，当然，也可以是其他形式的变换。在仿射变换中，基于点的变换为：

$$(x_i^s, y_i^s)^{\mathrm{T}} = T_\theta(G_i) = A_\theta(x_i^t, y_i^t, 1)^{\mathrm{T}} = \begin{bmatrix} \theta_{11} & \theta_{12} & \theta_{13} \\ \theta_{21} & \theta_{22} & \theta_{23} \end{bmatrix} \begin{pmatrix} x_i^t \\ y_i^t \\ 1 \end{pmatrix}$$

其中，(x_i^t, y_i^t) 是在输出 feature map 上的规则网格目标坐标点，(x_i^s, y_i^s) 是在已经定义好的输入 feature map 上源坐标点，A_θ 是仿射变换矩阵。我们使用高和宽都标准化的坐标，如 $-1 \leqslant (x_i^t, y_i^t) \leqslant 1$（输出空间的边界）、$-1 \leqslant (x_i^s, x_i^s) \leqslant 1$（输入空间的边界），对 y 也是同样的。

对于三维仿射变换，允许剪切、平移、旋转、放缩。而这种三维变换可由局部网络产生几个参数简单地表达出来。同时也允许剪切，如果变换是收缩性的（左边 2×2 子矩阵的行列式应该大于单元长度），规则的网格将会是区域小于（x_i^s, y_i^s）的平行四边形。

变换 T_θ 的类有更多限制，比如经常被使用的：

$$A_\theta = \begin{bmatrix} s & 0 & t_x \\ 0 & s & t_y \end{bmatrix}$$

分别通过 s、t_x、t_y 到达剪切、平移、各向同性放缩。变换 T_θ 也是广泛的，可以是 8 个参数平面投影变换、基于块的仿射变换或者薄板样条变换。事实上，变换可以是任意带参数的变换，假设它是可微分的参数——这也就意味着梯度信息可以从采样点 $T_\theta(G_i)$ 到反向传播到局部网络的输出参数 θ。如果变换是用一种结构化、低维度方式来参数化，将会减少局部化网络（localisation net）的复杂度。

3. 可微分的图像采样

为了运转在输入 feature map 作空间变换，采样器（sampler）必须取采样点 $T_\theta(G)$ 的集合，同时输入 feature map U，将会产生采样过的输出 feature map U。在 $T_\theta(G)$ 中的每个 (x_i^s, y_i^s) 坐标定义在一个采样过的核输入空间位置，从而可以得到输出 V 中的每个特殊像素值。这个能被写成：

$$V_i^c = \sum_n^H \sum_m^W U_{nm}^c k((x_i^s - m); \varphi_x) k((y_i^s - n); \varphi_y) \quad \forall i \in [1 \cdots H'W'] \quad \forall c \in [1 \cdots C]$$

其中，φ_x 和 φ_y 是普通的采样核 $k(\cdot)$ 参数，这种核可以定义图像的插值（如二次插值），U^c_{nm} 是输入空间坐标为 (n, m)、第 c 个通道的值，V^c_{nm} 是输入空间坐标为 (x^t_i, y^t_i)、第 c 个通道像素 i 的值。对于每个输入通道，采样过程都是同样的，所以，每个变换都是同一种方式（保证空间转换的一致性）。

理论上，任何采样核都可以被使用，只要相应的 x^s_i 和 y^s_i 是可导的。举例说明，使用正数采样内核归纳为：

$$V^c_i = \sum_n^H \sum_m^W U^c_{nm} \delta(\lfloor x^s_i + 0.5 \rfloor - m) \delta(\lfloor y^s_i + 0.5 \rfloor - n)$$

其中，$\lfloor x + 0.5 \rfloor$ 是 x 的最邻近的整数，$\delta(\cdot)$ 是克罗内克函数（Kronecker delta function）。这个采样内核等同于复制点 (x^s_i, y^s_i) 附近的像素值到输出坐标 (x^t_i, y^t_i)。也可以选择二次插值内核，正如下面给出的：

$$V^c_i = \sum_n^H \sum_m^W U^c_{nm} \max(0, (1 - |x^s_i - m|)) \max(0, (1 - |y^s_i - n|))$$

为了使损失能通过采样机制反向传播，我们分别对 U 和 G 定义导数。对于上述式子分别求偏导：

$$\frac{\partial V^c_i}{\partial U^c_{nm}} = \sum_n^H \sum_m^W \max(0, (1 - |x^s_i - m|)) \max(0, (1 - |y^s_i - n|))$$

$$\frac{\partial V^c_i}{\partial x^s_i} = \sum_n^H \sum_m^W U^c_{nm} \max(0, (1 - |y^s_i - n|)) \begin{cases} 0 & \text{如果} |m - x^s_i| \geq 1 \\ 1 & \text{如果} m \geq x^s_i \\ -1 & \text{如果} m \leq x^s_i \end{cases}$$

同样可以求出 $\frac{\partial V^c_i}{\partial y^s_i}$。

这些都是一些可微的采样机制，不仅允许损失导数回传到输入 feature map，而且允许其回传到采样的网格坐标，由于 $\frac{\partial x^s_i}{\partial \theta}$ 和 $\frac{\partial y^s_i}{\theta}$ 能容易地从上述例子中求出，所以，可以传播到局部化网络参数 θ。

（二）深度学习分割模型

在过去几年里，深度神经网络已经在大多数计算机视觉识别任务中表现完美。尽管卷积神经网络已经存在很长一段时间，但是，它的成功一直受到可利用的数据集大小和成熟的网络结构大小限制。Krizhevsky 等人的突破是由监督训练的一个大型网络，有 8 层卷积层和数百万个参数，在规模为 100 万的训练图像数据库上。从那时起，更大、更深入的网络开始训练。卷积神经网络的典型应用是在分类任务上，图像的输出是一个单一的类标签。然而，在许多视觉任务中，特别是在生物医学图像处理中，想要的输出应该包括局部化区域。一个类标签应该被分配给每个像素。

在这一章中，我们建立一个更优美的架构，即所谓的"全卷积网络"。我们修改和扩展这个架构，即利用很少的训练图像，产生更精确的分割。正如图 2 - 5 - 13 所示，全卷积神经网络的主要内容是以连续的层作为常规的收缩网络的补充，其中池化（Pooling）操作被上采样操作替代。因此，这些层可以提高输出结果的分辨率。为了局部化，将收缩路径中获得的高分辨率特征（低频）与向上采样的输出相结合。一个连续的卷积神经网络层能基于这些信息学习到一个更精确的输出。

这个 U-net 模型结构最大的改变是我们在上采样部分也有大量的特征通道，允许网络纹理信息传播高分辨率层。因此，膨胀路径或多或少是和收缩路径对称的，所以产生U 型结构。这个网络模型没有加任何的全连接层，只使用每个卷积的有效部分，即分割图（the segmentation map）仅包括输入图像中完整上下文可用的像素。这种策略允许对任意大的图像进行无缝分割，允许把较大的图切成小块。为了预测图像边界区域的像素，缺失的上下文是通过对输入图像的镜像来推断的。由于 GPU 内存的限制，无缝分割这种策略对大分辨率图像有很好的提升作用。

对于医学图像较少的标注训练数据，我们可以利用数据增强来扩展数据量，可以利用上一节的空间变换网络（STN）嵌入 U-net 模型中。这使得网络可以学习三大不变性，不需要在带标注的图像库直接对图像变换。这在医学图像的分割中尤为重要，因为变形是神经组织中最常见的变化，而通过对图像的变形可以有效地模拟现实中的神经组织细胞的变化。

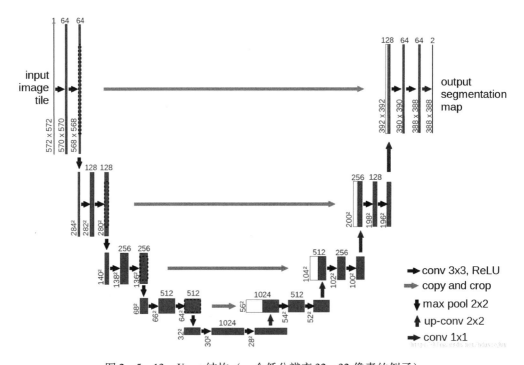

图 2 - 5 - 13　U-net 结构（一个低分辨率 32 × 32 像素的例子）

每个蓝色的框代表的是多通道 feature map，每个框上面是通道数目，每个框的左下边缘是 x，y 的大小，白色的框表示的是复制过来的 feature map，不同的箭头代表不同的操作。

U-net 的结构图如图 2 - 5 - 13 所示。它由收缩路径（左边）和膨胀路径（右边）组成。收缩路径是标准的深度卷积网络结构。它重复利用多个 3 × 3 卷积核（四周未补零卷积），并每一个紧跟着一个修正线性单元（ReLU）和一个滑动步长为 2 的 2 × 2 最大池化层，池化层用来下采样。在每个下采样过程中，尺寸大小都会减小一半。在膨胀路径中，每一步都包含了一个上采样特征映射，然后，用的是2×2卷积核（"反卷积"），为的是特征通道的数量减半，从收缩部分复制原先的特征通道信息和当前的信息拼接在一起，再进行两次卷积（3×3卷积核大小）操作，与左边部分类似，一个反卷积操作背后都跟着一个修正线性单元（ReLU）。由于在每个卷积层边界像素的损失，这个剪切是很有必要的。最后一层进行卷积核大小为1×1的卷积操作，把64个特征向量映射到对应的类别上，即在每个像素上分类。最后输出一张分割后的图像。整个U-net网络一共有23层卷积层。为了得到无缝分割结果，需要对输出图像大小做处理。

（三）实验结果

测试基本工作流程如下：①对已标注图像进行预处理或直接通过空间变换网络（STN）变换，以此增强数据的多样性；②用深度卷积网络U-net训练；③对其他样本图像测试。图2-5-14是高质量的周围神经图像。神经束的边缘是手动定义的（图2-5-14的B：红色实线），是由专业的医生定义；另外，一部分神经束的边缘是由计算机定义的（图2-5-14的B：绿色虚线）。

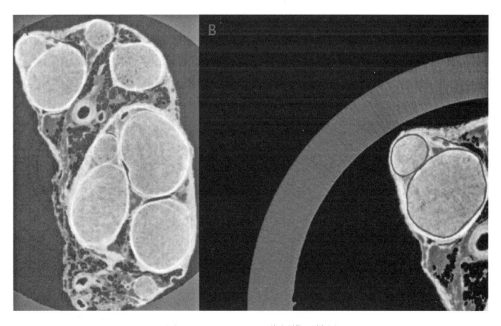

图2-5-14　U-net分割模型结果

A是周围神经束感兴趣区域（ROI）；B是人工和计算机分割在聚集区域的比较；红色实线是由专业医师绘制的，绿色实线是由计算机给出的结果。

测试平均dice系数是95.5%，深度学习模型和人工分割平均预处理时间分别是0.2 s和10 s，比GVF snake模型处理速度快了将近一倍，而且平均dice提高了1.8%。深度学习是端到端的学习，不需要经过各种烦琐的预处理。这表明对周围神经束进行深度学习模型分割是简单的、高效的。

第六章　周围神经三维重建技术

第一节　三维重建技术手段

　　三维重建是将物体在连续切片上的二维图像信息，按照切片的空间位置关系依次叠加排列而组成物体的三维数据；再利用计算机图形学技术、图像处理技术或视觉心理学原理在二维平面上形象直观地显示出具有立体感的三维图像。它实质上是一个三维体数据的可视化。通常根据生物医学图像数据的特性、对可视化的应用以及所需的可视化结果来选择合适的重建方法。目前的生物医学成像方法可以分为两类，一类是可见光成像，另一类是非可见光成像。依据可见光成像的主要是生物组织的光学显微成像；另一种就是组织切片的高分辨率数码相机成像，这主要是针对大的组织器官，如美国的可视人计划（visible human project）和中国的数字化虚拟人计划。而非可见光成像主要有 X 线断层扫描术、磁共振成像、正电子发射断层扫描术等。可见光成像获取的是物体表面的颜色属性或者物体经由染色增强后的颜色。而非可见光成像获取的是物体的某种属性，如对 X 射线的吸收程度，不同物质在不同磁场中的不同反应特性（T1、T2、TWI 和 PWI）等，或者是不同物质对不同同位素引起的生化特异反应。可见光成像可以获得分辨率非常高的图像；但是，由于目前计算机能力的限制，往往需要降低分辨率。生物医学成像一般生成规则的数据场，也就是说，能够在逻辑上组织成三维数组的空间离散数据，这种数据很适合计算机的处理。

　　目前，国内外利用生物组织的二维数据集来重建三维图像已在很多研究领域蓬勃开展，主要包括应用连续组织切片的光学显微镜放大图像来进行显微结构的三维重建，影像学手段包括 CT 和 MRI、Micro-CT 和 Micro-MRI、超声、SPECT、PET 等图像的三维重建，以及利用激光共聚焦和扫描电镜的三维可视化重建等。这些不同的重建手段各有不同的适用范围。

　　当前，研究人体组织显微结构最常用的方法是利用组织的连续切片经光学显微镜放大后，摄取二维图像信息，然后进行显微结构的三维重建。利用连续组织切片进行三维重建的优点在于：能很好地显示人体内部的细微结构的高精度信息，在阐明人体组织结构与生理功能之间的关系以及在形态学、比较解剖学、细胞化学定位等领域的研究中有着重要的意义，它不但能精确地显示人体复杂的三维结构，并可进行任意旋转、剖切等观察和操作，还可对重建的三维结构进行测量，获得长度、面积、体积和角度等大量精确的解剖参数；缺点是：需要连续切片，切片难度较大、质量要求高，如果标本较大，则需要专门的切片机；重建难度大，在组织切片的配准、轮廓跟踪、切片变形的矫正等方面还面临一系列问题。

在医学领域临床诊疗的三维重建大多是利用 CT、MRI 等进行，因为这些图像具有容易获得、规整性好，而且是自动匹配等优点，因而易于重建，并发挥了重要作用；但是，目前的 CT、MRI 图像由于受到扫描段层间距的限制，仅能达到毫米级水平，无法重建毫米级以下的组织结构，且分辨率有限，精确度较低，同时还受到图像灰度的制约，无法获得组织显微结构的精确信息，仅能显示组织器官的大体形貌特征，无法精确地重建组织的显微结构。

近年来，新兴医学影像技术 Micro-CT、Micro-MRI 的新进展为显微结构的三维重建带来了技术突破。Micro-CT 成像精度高，其分辨率可以达到 $10 \sim 50\ \mu m$；但 Micro-CT 装置的视野只有 $50 \sim 100\ mm$，可对骨骼硬组织、成人手指、四肢、婴儿和小动物做小范围的细胞级的成像，在此基础上可进行三维重建。显微 Micro-CT 成像技术能立体精确地显示皮肤表层 $5 \sim 10\ mm$，机体组织三维解剖结构包括表皮、真皮、脂肪层、动脉、静脉的空间分布及其相互关系，其再现畸形或病体模型的程度可以达到亚微米级解剖学的精度，主要应用于美容和颌面整形领域。在周围神经领域，为解决神经软组织成像问题，本课题组创新应用碘剂联合冷冻干燥法预处理神经，采用 Micro-CT 获得了周围神经内部二维图像，并通过三维重建及计算机可视化技术观察神经内部结构、神经束走形，分析其神经束拓扑结构。我们认为该方法的突破将为神经束拓扑结构研究提供新思路。Micro-CT 获得周围神经内部亚显微结构具有高清晰度、高保真度的成像特点是实现建立周围神经亚显微解剖结构数字化信息库的可靠技术支撑。但仍然面临图像增强与优化、图像微变形与还原、三维重建优化、海量二维图像对软硬件的需求、数字化建模及拓扑结构优化等诸多技术难题。与此同时，Micro-MRI 同样作为新兴影像技术在脑组织、肝组织、肿瘤组织等软组织扫描有较成熟的应用；然而，尚未有相关研究尝试应用其获得周围神经内部拓扑结构图像。本课题组应用 Micro-MRI 扫描神经标本后发现同样可以得到连续扫描图像，经三维重建后神经束走形、交叉融合规律清晰显现；然而，受到精度的限制，Micro-MRI 尚无法获得神经内膜管层次的结构信息。Micro-MRI 的优势在于其扫描过程中标本无需特殊预处理，扫描后的标本可以重复利用，最大程度减小了图像的失真。总之，Micro-CT、Micro-MRI 等新兴技术为获取周围神经三维重建提供更多的可靠手段。

激光扫描共聚显微镜是近代生物医学图像仪器的最重要发展之一。它是在荧光显微镜成像的基础上，利用共聚焦光路和激光扫描获得样品的显微图像，经过计算机进行图像处理，得到细胞或组织内部结构的荧光图像。激光扫描共聚焦显微镜具有高灵敏度和能观察空间结构的独特优点，从而对被检样品从停留在表面、单层、静态侧面的观察进展到立体、断层扫描、动态全面的观察，广泛应用于细胞间全面研究，细胞内亚微结构的立体形态研究，对细胞内荧光标记的物质进行免疫荧光定量、定性和定位测量，细胞内离子分析，细胞膜流动性测定及作为激光显微外科平台进行切割染色体特定位点的基因等细胞外科手术等领域。但是，它和扫描电镜一样仅适用于微米级超细结构的重建，无法进行大标本的重建工作。

三维重建的方法较多，各种重建方法大多是针对不同的研究对象而提出的特定算法，因而各有利弊且均有一定的适用范围。其主要分为两类，一类是基于中间几何图的表面绘制方法，另一类是直接基于三维数据场的体绘制方法。

表面绘制方法又分为两种不同的重建方法，一种方法是从三维体数据中抽取等值面，采用某一个值或几个值来提取感兴趣物体的等值面，由等值面生成三角面片进行显示。最早的方法是基于多边形技术，主要采用平面轮廓的三角形算法，用三角片拟合这组表面轮廓的曲面。Bussonna 提出了另外一种基于表面轮廓的 Delaunay 三角形方法，解决了系列表面轮廓的三维连通性问题。用三角形或多边形的小平面（或曲面）在相邻的边界轮廓线间填充形成物体的表面，所得出的只是分片光滑的表面，Lin 采用从轮廓出发的 B 样条插值重建算法，得到了整体光滑的表面。Lorenesen 提出了一种称为"MarchingCube"的算法，这是一种基于体素的表面重建方法，该方法先确定一个表面阈值，计算每一个体素内的梯度值，并与表面阈值进行比较判断，找出那些含有表面的立方体，利用插值的方法求出这些表面，这其实是抽取等值面的过程。这些方法得到的效果显示不能反映真个原始数据的全貌和细节，但是，可以对感兴趣的等值面生成清晰的图像，并利用现有的图形硬件实现绘制功能，速度快。而且对图像分割要求质量高，对于磁共振图像或生物切片的显微镜拍摄的图像，需要仔细地分割，提取物体的轮廓线，往往是很困难的。但是，由于目前的图像分割技术还不够成熟，往往需要人工干预，由医学专家勾画出感兴趣的区域，如血管、神经等。这时就必须采用由二维轮廓线重构三维形体的方法。在每层图像上画出感兴趣物体的轮廓线，将相邻两层图像的轮廓线用许多多边形面片连接起来，提取出所要查看的结构的表面轮廓，用算法把某种几何面片施加到每一轮廓点上，最后通过隐面消除、明暗处理、透明处理等方法获得组织结构的三维图像。其优点是轮廓数据量小，因此绘制速度相对较快，获得的图像直观效果好。此外，还可以利用标准的计算机图形学技术以及专门的图形硬件以加快几何变换和绘制过程。还可以表达成几何学解析的描述，这样就可以利用其他的几何结构可视化软件包（例如 CAD/CAM 软件）。这种技术的缺点主要集中在抽取结构轮廓过程切断了结构轮廓与体数据的联系，而这种联系在切片生成或数据测量中可能是重要的，因而所获得的仅为表面轮廓的信息，而丢失所有其他的所需重建物体的内部图像信息。因此，显示的只是物体表面，难以显示出实体剖面图像，不利于形态参数的分析计算，而且这种技术不能实现交互的、动态的表面绘制。

体素重建法是以单个小立方体，即体素作为三维图像的基本单元的一种重建方法，其特点是保留了重建物体的内部特征。体绘制方法的重要特点是对三维数据场进行重采样来生成二维数据场。体绘制方法包括最大强度投影法、光线追踪法、错切 – 变形法等。投影法（Projection）的原理是首先根据视点位置确定每一体素的可见性优先级，然后，按优先级由低到高或由高到低的次序将所有体素投影到二维像平面上，在投影过程中，利用光学中的透明公式计算当前颜色与阻光度，当从不同角度去投影时，就可以获得物体三维结构的直观的显示。目前，临床上常用的 CT 造影术、磁共振血管造影就是采用了最大强度投影法。光线追踪法（Ray-Casting）是指在对体数据进行分类后，从图像空间的每一体素出发，根据设定的方法反射一条光线，在其穿过各个切片组成的体域的过程中，等间距地进行二次采样，由每个二次采样点的 8 个领域体素用三次线性插值方法得到采样点的颜色和阻光度值，依据光照模型求出各采样点的光亮度值，从而得到三维数据图像。体素重建法摒弃了传统图形学中必须由面来构造体这一约束，不需要先做表面或物体的分割就可以直接观看体图像，并保存了原始图像体数据值的前后关系，而且，可以显示任意角度的图像；但表面直观效果稍差，重建工作量大，对硬件要求高，重建时间较长。由于三维医学体图像的数据量很大，对采用体绘制技术的系统要求有很强的计算能力和大量的内存，特别是当要求绘制过程保持结构的分辨率以使结构的可视化有足够的逼真度时更是如此。体绘制的优点是对分割的要求不高；其缺点是不能保留物体的几何信息，不能够测量物体的表面积和体积，而且容易混淆物体的前后关系，需要交互式操作才能分清物体的位置关系。

此外，还有其他几种重建方法：

（1）线框模型法：它是将切片中的物体轮廓线提取出来组成纬线，再用样条曲线插值组成经线，通过阴线消除，产生网状结构的三维物体图形的重建法。用这种方法形成的三维图像直观效果较差。

（2）立体图对法：该法是将处于不同深度层次的组织切片轮廓按照双眼视差原理重叠在一起，然后，用双眼立体镜对重叠图像聚焦而获取三维图像。这种计算机三维重建方法得到的立体构形比较准确，但观察离不开立体镜的辅助。与立体图对类似的形式是红绿二色立体图，它将左、右半图分别用两种颜色画在同一张图上，然后用红、绿眼镜就可观察了。

（3）深度彩色法：此法的基本原理是对切片图像进行彩色分割，即用不同的色彩对不同的组织块图像进行编码处理，并对不同层次的组织块赋予不同的颜色（伪彩色），也就是饱和度和色度，利用色度变化给人以由近及远的深度感觉。此法重建算法简单，硬件易于实现且重建速度可接近实时处理，对任意复杂形状的物体均可重建，因此使用范围广；然而，利用伪彩色人为地为特定组织指定颜色尽管提高了人眼对彩色的敏感度，但同时隐藏了组织内部的某些必要的三维信息。

（4）真实立体图像显示法：此法是利用光学原理和人眼视觉暂留特性的一种三维重建方法，其图像直观、立体感强。

（5）截面重建法：此法是利用画面上像点的明暗程度来表现模型，可见表面各部位的深浅而使人产生立体感觉的一种三维重建和显示方法。可观察物体不同剖面，算法简单，重建速度快，使用范围广；但旋转显示的可视侧面效果差，立体感不明显。

（6）基于三角形面元以及 NURBS（非均匀有理 B 样条）曲面的三维重建方法：此法根据三角形面元以及 NURBS 曲面的三维重建算法，并将模式识别的原理和模式分类方法引入多目标识别过程，从而实现对多目标离散体或任意复杂形状物体的三维重建。此法获得的图像直观效果好；但计算量大，重建时间长，而且显示的只是物体表面，难以显示出实体剖面图像，不利于形态参数的分析计算。

由于生物组织的结构十分复杂，各有特点，因此，在进行三维重建时应针对不同研究对象和目的选用不同的重建方法，现有的这些方法都有一定的适用范围，这要求我们对这些技术进行反复比较，并加以改进，最终可以快速地得到正确结果。

第二节　三维重建关键技术问题

周围神经三维重建根据二维图像信息来源的不同，面临多种技术难题，其中，图像定位、图像变形、数据输入及图像分割问题为实际科研、临床工作中面临的关键问题，本节将就上述问题展开讨论。

一、定位问题

定位问题是连续组织切片三维重建所必须解决的首要问题，也是三维重建中的共同难题。它直接影响到三维重建结果的准确性。定位也称对位、配准（registration），就是确定图像像素点在空间的位置，从而将二维序列图像合成三维图像。在进行三维重建前必须先进行连续组织切片的准确定位（也称配准），这一步是整个三维重建过程中最精细的也是最耗时的一步。不像 CT、MRI 和激光共聚焦，连续组织切片的配准不是自动完成的，在数据集内进行对齐和排序的工作必须由研究者来完成。在切片过程中，可能会产生组织切片的卷曲、压缩和拉伸等变化，个别切片可能出现破碎和皱褶等情况，在固定和脱水后可能产生组织的收缩。因此，配准包括纠正切片间的移位、旋转及图像变形等情况。此外，当切片的面积超过一个视野时，情况将会更加复杂，必须将图像分多部分拍摄后进行拼接，这样很容易产生图像的失真，影响切片的定位。在这种情况下，使用显微镜电动平台能够较为准确地获取和跟踪临近视野的信息，有利于二维图像信息的准确还原。

定位方法一般可分为硬定位和软定位两种。硬定位方法，是指采用各种机械的方法在连续切片图像上标记一些基准点，通过基准点的对齐来达到定位效果。而所谓"软"定位方法，是指根据生物组织的连续性和完整性，通过一定的配准算法，通过计算机软件的方法达到两幅连续切片图像间的对齐。这两种方法各有优缺点。

硬定位常用的方法是用各种定位标记包括用特定结构进行包埋，并沿着该结构进行切片。放置定位点的方法一般有以下几种：

（1）在组织内打孔或在组织外的石蜡块上打孔并注入墨水或有颜色的石蜡。例如，采用垂直于切片平面的石蜡块激光打孔或利用细针、微电极穿孔贯穿整个包块等，或在孔中插入神经纤维或包埋以前以仙人掌茎刺穿过组织，包埋于石蜡块中。大多数定位是穿 2～4 个孔，用这些基孔来实现切片对位。Vuillemin 等采用在石蜡块上钻 3～4 个孔，然后在孔内填入石蜡－木炭混合物的方法来进行定位，成功地进行老鼠心脏连续组织切片的三维重建。

（2）在石蜡块的边上开槽。也有人采取用修块机修平或用刀切平标本块所要切的面，侧面修成平面，由于切面平行，这样就可以对图像进行定位。

（3）切片前在组织周围插入标记物。Penczek 等采用胶态金颗粒作为外定位的材料，通过透射电镜获取老鼠肝脏线粒体连续组织切片的图像进行三维重建，取得较好效果。

　　（4）采用在组织块外嵌入"领子"的方法。Williams 等在采用连续组织切片重建老鼠胚胎时设计了一个新颖的外定位系统。他先将一个 1 cm × 1 cm 的牛脑用石蜡固定，然后在中央挖一个比老鼠胚胎稍大的圆柱形的孔，在孔的内缘用一个特制的工具挖 6 个槽，然后将胚胎放入孔内，用石蜡包埋，这样就完成了一个外定位系统，好像给老鼠胚胎带上一个领子一样，效果较为满意。穿孔的方法虽然较为简便实用，但也有其固有的缺点：①穿孔可能会导致原有组织结构的破坏，影响图像的复原。②组织切片在高倍放大后，所穿的孔位于显微镜的视野以外，故在镜下难以定位。③细针穿刺所穿的孔在高倍放大后显得过大而导致定位不准，若所重建的组织较长，激光打孔则不适用，因为组织越长，由激光所致热效应，所打的孔可能呈长漏斗形，在高倍放大后影响定位的精确度；而微电极穿孔在技术上难度很高，因而适用范围有限。采取在石蜡块的边上开槽或用修块机修平标本块切面的方法定位精度不高。此外，还可以采用根据对生物组织解剖学的先验知识来进行判别的定位方法，比如解剖结构的边缘、血管或可辨认的群集细胞等。此法简单易行，但需要有丰富的解剖学知识，且易使边界模糊，因而准确度较差。

　　软定位法具有灵活、准确度高和可进行回溯性研究等优点，所以是较有发展前途的一类定位方法。它一般采用以下一些计算机高级算法来实现图像的准确定位：

　　（1）重叠质心和/或连续切片的主轴法。

　　（2）通过分析它们的自体相关和交叉相关功能。

　　（3）使用最适法来匹配连续的轮廓。

　　（4）根据图像的灰度水平分布和组织形态的独特特征来进行连续切片的对齐等。

　　（5）分割计数法。

　　这些方法并不足以解决一些非线性变形如切片的卷曲等情况，根据图像的形状如质心和主轴来进行定位在遇到切片本身不对称时会产生错误对位，而且，由于存在需要针对重建对象专门设计软件、人机交互工作量及计算量均较大等问题，目前还无法完全替代机械定位的方法。因此，采用计算机辅助定位和机械定位相结合的方法，定位精度将更为理想，这是今后的发展方向。

二、图像的变形问题

　　图像的变形问题是三维重建过程中所遇到的又一难题。它包括线性和非线性变形。前者包括图像的旋转、偏移等，后者包括因组织发生皱褶、部分丢失等原因产生的图像变形。如何有效地解决各种原因产生的图像变形是一件很棘手但又很有意义的事情。

　　研究表明，固定可引起组织收缩，甲醛（福尔马林）使组织收缩30%。利用冰冻切片机进行连续组织切片时较容易产生图像的畸变。其主要原因在于贴片过程中将组织切片吸附在玻片上时，组织切片很容易产生皱褶、破损或不规则畸变。由于这一步完全是手工操作，所以很难避免产生变形，而且这种变形往往是非线性的，这就直接导致了后来图像配准上的困难。石蜡切片机也会碰到同样的问题，而且，在切片后，组织切片漂浮在水面上，准备捞片时也会引起变形。另外，组织染色也可能产生图像的变形，染色的次数和种类不同也会影响结构形态。虽然这些因素引起的变形一般很小，但是，在实际过程中应尽量减少变形的影响。

在重建过程中，其中的线性变形可以根据定位点之间位置关系的变化来进行校正，对于非线性变形，只好依靠高级算法软件来进行适当的调整。而我国在数字化虚拟人的数据采集的经验值得借鉴。研究者将标本进行低温冷冻（ -45℃～ -20℃），形成一个"钢体"，然后进行铣削；同时，进行照相和扫描以获取二维图像信息。这样产生标本变形的概率很低，最多产生图像的旋转和偏移。为了实现定焦距摄像扫描，他们采用采集系统和铣头固定的办法。铣头和采集系统同步运动，即和切削面的距离恒定不变。采集的顺序是先照相，后扫描，在铣头的左侧悬挂扫描仪、右侧是相机。切削完（由左至右）后，暂不退刀，此时相机正好在断面的上方，照完相退刀后，此时扫描仪又在断面的上方，扫描后正好切一下。借助铣头的移动，恰好完成一个周期的数据采集。由于照相机、扫描仪和标本之间的距离是固定的，所以，在图像采集过程中基本上不会产生图像的变形。对于特定组织的重建，可以根据他们的经验设计专门的切片和图像获取系统来进行，尽量减少图像的变形。

三、数据输入方法

组织切片后的图像处理，首先要将其转化为数字信号，通常有两种方法：一种是组织切片经显微放大，由摄像机摄取并直接由 A/D 转换器（如数字化板等）转化为数字图像存入计算机；另一种是将显微图像用照相机摄为底片，通过手工绘制或计算机扫描等方法，转化为数字信号，存入计算机。目前的方法一般直接采用高分辨率数码相机摄取组织切片图像输入计算机，这样避免了前述方法的一些中间环节，有助于减少误差。

四、图像分割技术

图像分割就是从复杂图像场景中分离出感兴趣目标物的方法，图像分割是提取影像图像中特殊组织的定量信息所不可缺少的手段，同时也是三维重建的预处理步骤和前提。由于图像的成像原理和组织本身的特性差异，而且图像的形成受到诸如噪音、场偏移效应、局部体效应等的影响，生物组织图像与普通图像比较，不可避免地具有模糊、不均匀性等特点；另外，生物组织的解剖组织结构和形状复杂，而且又存在个体差异，这些都给图像分割带来了困难。因此，图像分割技术是三维重建过程中的又一难题。本编第五章已详细叙述。

总之，任何一种单独的图像分割算法都难以取得令人满意的分割结果，因而，在继续致力于将新的概念、新的方法引入图像分割领域的同时，更加重视多种分割算法的有效结合，是今后的发展方向。

第三节　周围神经三维重建应用案例及应用体会

利用连续组织切片进行三维重建人体的大体器官目前已获得较好成果，如美国的可视人计划、正在进行的中国和韩国数字化虚拟人计划等，目前，已经建立了全身皮肤、肌肉、骨骼和心脏等部分器官的三维模型，血管和神经系统的建模工作正在进行中。Whiten 等成功地重建人胚胎的心脏结构，并做成互动式的多媒体软件。对组织和细胞水平的重建是目前的研究热点：Arnold 等重建了人胚胎和胎儿的膜迷路获得成功，Manconi 等重建了人子宫内膜的微血管和腺体的结构，Hounnou 重建了人体胎儿的下腹腔神经丛的结构，同时，Yucel 等重建结构清晰地显示了人体阴囊的支配神经分布情况；但目前还没有人体周围神经内部显微结构重建的报道。Steiniger 重建了人体脾脏白髓的精细结构，明确了 T 细胞和 B 细胞的分布情况。目前，对于人体细胞内结构的研究较少：Eils86 重建了人体内分裂间期活跃和休眠染色体的结构，结果显示它们虽然体积相同，但形状和表面结构不同；在病理方面，Nakayama 重建结果显示了喉癌的扩散情况，Maxwell 同样重建了肝外胆管癌的神经周围侵犯情况，重建结果增加了人们对于恶性肿瘤的理解。这方面的应用研究也是今后的发展方向之一。

总的来说，目前对人体器官三维重建与可视化研究大多仍集中于头颈部，如脑及颅神经，耳、喉、颈椎等器官，骨骼和大块肌肉，腹部和盆部器官等，而对周围神经、血管、小肌肉等研究相对较少。近年来，利用周围神经三维重建技术建立的可视化模型，不仅可以三维显示周围神经毗邻的复杂空间结构，而且可以将周围神经所有的内部三维结构任意显示、旋转、缩放、交互观察和适时三维测量，为影像诊断、临床选择治疗方案及手术方式提供明确依据，也为周围神经解剖教学和科研提供全新的工具和理念。目前，已经在臂丛神经、腰骶丛神经、神经干功能束（组）等方面取得了一些进展。

一、颈部与臂丛神经三维重建与可视化研究

人类认识与诊治臂丛神经损伤经历了 200 多年，但臂丛神经损伤诊治这个世界性难题仍未解决。由于臂丛神经内部各神经束的组成在结构和功能上互相交叉混合，臂丛神经内部神经束和神经纤维的立体结构错综复杂，因此，即使是目前最理想的 MRI、CTM 等影像诊断技术，准确性仍不能令人满意。Penkert 等术前通过 CTM 和 MRI 检查前瞻性研究 40 例患者，经颈椎半椎板切除证实 CTM 的诊断准确性达 85%，而 MRI 的准确性仅为 52%。因此，如何进一步发展与应用现代计算机技术和影像技术，以达到全方位精确显示臂丛神经损伤或病变性质，是进一步提高臂丛神经诊治水平首要解决的问题。三维重建与可视化技术为臂丛神经的诊治和科研提供了一种全新、有价值的手段，近年有一些初步研究的报道。刘光久等应用中国男性数字化可视人体数据集进行脊柱区颈段三维可视化模型的研究。由于其主要是研究脊柱区颈段重要结构的解剖，虽然能较好地显示脊柱颈段、脊髓、椎动脉、颈神经根及脊神经节等结构，但对完整的臂丛神经结构

显示尚不理想。陈增淦等取健康成年尸体臂丛神经标本进行连续等距超薄切片，ALP 组织化学染色后，采用数码显微摄像系统获取二维图像信息并配准分割，对臂丛神经显微结构三维重建，建立的三维可视化模型研究较好地显示了臂丛神经外部及内部的大体结构特征。张元智等应用"虚拟中国人女"Ⅰ号数据集的薄层断面图像配准切割后，应用 Amira 3.1 软件对臂丛神经进行三维面重建与体重建，建立的臂丛神经三维可视化数字模型较好地反映了臂丛神经的解剖结构特点，同时也能较好地显示臂丛神经与 C4 ～ T2 椎体及颈总动脉、锁骨下动脉和右椎动脉三维表面重建图像。刘光久等利用中国数字化可视人体提供的连续薄层断面图像，在 P4 微机上配准后，利用 3D-DOCTOR 软件进行图像分割，采用面重建的方法建立了臂丛神经三维可视化模型，使臂丛神经的组成、走行及其与脊髓、锁骨、锁骨下动静脉和腋动静脉等解剖结构毗邻关系的三维显示良好。彭田红等将明胶 - 氧化铅灌注新鲜成人尸体标本，解剖出上肢的主干血管和臂丛神经主要分支，硝酸银溶液涂抹神经后，行连续 CT 扫描，应用 Amira 3.1 软件进行三维表面重建。重建的三维图像可显示臂丛神经的主要分支、上肢主干血管及骨骼与神经。

目前，臂丛神经三维重建与可视化研究工作刚起步，主要是利用我国已有的数字化人体数据集或尸体标本薄层切片的二维图像，经 Adobe Photoshop 7.0 软件配准，以伪彩色对重建的不同结构加以区分，在图形工作站或个人电脑上利用已有的工具软件进行三维重建。由于原始二维图像对周围神经及其毗邻的软组织分辨困难，加上这些研究主要是针对臂丛神经部分结构而没有对毗邻解剖结构进行三维重建，因此，臂丛神经周围的软组织结构无法显示，臂丛神经的精细结构及其与周围组织的毗邻关系也不能清楚地显示，且重建的图像连续性尚不能令人满意，图像输出格式较单一。随着计算机技术和信息技术的发展，尽管臂丛神经三维重建与可视化研究仍面临不少难题，但是，其应用前景广阔。

二、盆底与腰骶丛神经三维重建与可视化研究

骨盆和腰骶丛神经局部解剖关系复杂。尽管由于骨盆骨折、髋关节后脱位造成腰骶丛神经损伤临床较少见，现有的临床体检、神经电生理、影像学等诊断技术尚不能对腰骶丛神经损伤做出精确定性与定位诊断，可能延误其早期诊断与早期修复的时机。因此，对腰骶丛神经结构与毗邻关系的三维重建与可视化研究，可准确显示该区域复杂的解剖结构及其空间毗邻关系，对腰骶丛神经损伤的发病机制、诊断和治疗具有重要的指导意义。目前，有关腰骶丛神经解剖的研究多基于新鲜尸体神经解剖和影像学解剖，而对其连续薄层断面解剖的研究尚不十分完善。

邱明国等应用中国数字化可视人体数据集（男、女各 1 例）建立的盆底部局部可视化数字模型，能清晰显示盆底部肌肉与骨性结构、膀胱、子宫、前列腺及直肠等的三维解剖关系及其空间毗邻关系，但腰骶丛神经的显示仍不太满意。Jokisch 等应用仿真椎管内窥镜虽然不能辨清组织的真实颜色，但可以在直视下观察脊髓、马尾神经、椎管、神经根管形态以及毗邻关系。为实现 L4、L5 神经前支和腰骶干以及与骨盆的三维重建与可视化，张景僚等在成年男性尸体标本上解剖显露上述神经，以钛粉和黏合剂均匀涂

抹，然后以螺旋 CT 扫描获取并重建的三维图像，可以直观显示腰骶丛神经与骨盆（骶髂关节）的空间位置关系、走行和毗邻关系，但不能同步显示神经血管和肌肉等信息。张元智等应用"虚拟中国人女"Ⅰ号数据集重建的数字化可视模型可以清楚地显示腰骶丛神经及其主要分支与主要血管和骨盆的关系，以及腰骶干及汇合成坐骨神经的结构特征。

为进一步加深和形象化腰丛神经及周围组织的解剖结构，为腰椎前路微创手术入路、手术模拟及腰丛神经损伤无创性诊断提供直观可靠的依据，陆声等利用"虚拟中国人"Ⅰ号女性数据集进行三维面重建和体重建，构建的腰丛神经及其周围组织结构三维可视化模型，可显示腰丛神经及其主要分支与主要血管、椎体及肾脏之间的关系以及腰丛神经与腰大肌之间的关系，有望为术中快速确认腰丛神经提供便利。

三、神经干功能束（组）三维重建与可视化研究

解剖结构的完整性和连续性是周围神经发挥正常神经传导功能的基础。因此，能否准确对合神经束（组）是确保神经吻合准确性和提高功能恢复的关键因素，也是神经移位术时最大限度节约神经纤维、减少供区神经功能损伤、提高受区神经功能恢复需要解决的关键问题。探求一种准确、迅速、简便的方法来鉴别神经束（组）的功能成分（主要指运动纤维和感觉纤维），使相关功能神经束（组）配对吻合，提高神经修复的疗效，一直是临床面临的难题。Terzis 认为，在周围神经修复中，正确对合神经功能纤维束（组）始终是巨大的挑战。

既往对四肢主要神经干内运动和感觉神经功能束的分布和局部定位、神经纤维定量组织学特征（横截面积、神经纤维数量和比例）进行了描述。然而，周围神经断面二维图像对量效关系的研究还处于感性认识阶段，缺乏系统深入的基础研究工作；现有的神经断面二维图像不能显示运动或感觉神经纤维错向生长、交叉吻合的关系。因此，如何尽可能地按照不同的功能进行神经束（组）的科学分类，精确地重建出神经内部神经束（组）和神经纤维错综复杂的立体结构，为准确对合相同性质的神经束（组）提供重要参考，避免神经纤维错向生长与对合带来的问题，成为医学界关注的焦点之一。

Terzis 等（1984）最早将计算机应用到周围神经显微解剖和神经纤维计数。Watchmaker 等对前臂远段及手部正中神经进行连续组织切片 HE 染色后，通过三维重建的方法进行神经束功能定位特征的研究，认为可以获得更具体、直观的神经干内部定位资料。李智等将桡神经连续组织切片后行 ALP 组织化学染色，利用计算机重建的可视化模型可初步显示桡神经的三维立体结构及其各神经束的三维立体行径。谢小棉等采用成年男性新鲜尸体尺神经标本，等距切取断面后采用乙酰胆碱酯酶组织化学染色法染色，在 OpenGL 支持下，采用基于轮廓的表面重建技术实现了尺神经干内部各个功能束（组）及外膜的三维可视化，并能在可视模型中区分浅束（组）、深支（手内肌）束（组）、腕背支束（组）、尺动脉支束（组）、尺侧腕屈肌远支束（组）、指深屈肌支束（组）和尺侧腕屈肌束（组）共 7 个功能束（组），初步显示了神经的内部结构。神经干的三维可视化模型克服了二维断面的神经束组研究的孤立、静止的缺点，可以更直观、更有效地反映神经干内部各个功能束组的整体三维信息，并可在计算机上通过任意

的三维旋转和虚拟切割来观察神经干内部各个功能束（组）在三维空间上的相对位置、走形与相互毗邻关系。随着研究的深入，如果能开发出方便应用的神经修复辅助软件，将为提高显微外科修复中神经对接的准确度和神经修复的精度提供有效的辅助引导方法。

本课题组戚剑等报道了在 0.25 mm 间距高精度切片的基础之上，重建了 5.0 cm 长的腓总神经内部功能束的三维结构，直观地显示了神经内部不同性质功能束型交叉融合的变化，重建的三维结构可以多色彩、透明或任意组合显示，并在其矢状轴、冠状轴、水平轴进行剖切和任意角度旋转观察，整体显示清晰、实体感强，相互关系一目了然。但该方法在图像配准、轮廓获取时仍需要较多的人为手工操作，不但增加了工作强度，而且降低了神经束型三维重建的精确度。

总之，随着计算机技术的迅猛发展，人体结构的计算机二维重建与可视化研究得到快速发展。利用计算机图像重建技术将一系列二维图像转换为三维数字模型，不但能精确、直观地显示周围神经复杂的内部三维结构和毗邻众多组织的空间位置关系，而且可在三维空间任意显示、测量、旋转、切割、重组、缩放。通过三维可视化数字模型，还可进行定量分析和动态模拟，实现三维诊断分析、手术的精确模拟，使术前设计、术后效果预览和评价更加清晰，提高了手术的安全性和可靠性，减少了并发症，确立了科学的量化指标，使周围神经的研究从定性向三维空间的定量研究发展，从解剖结构研究向三维解剖结构与生理功能同步研究发展，并将成为未来周围神经损伤诊治的新的发展方向和生长点。

目前，三维医学图像可视化的应用几乎涉及了人体的所有结构，它使信息技术和医学结合起来，并使走向成熟的三维重建图像处理技术以空前的速度普及；同时，也为周围神经系统数字化和虚拟化研究提供了新的契机。随着计算机技术、虚拟现实技术以及功能影像学和分子影像学等成像设备的进一步发展和完善，以人类基因组计划的完成为标志，医学生物学正处于以信息化为主要特征的时代。计算机技术、医学图像处理技术和信息化技术的高速发展，给周围神经三维重建和可视化研究的发展带来新的动力和应用前景。通过临床医生和工程技术人员的共同合作，三维可视化研究将会在周围神经领域拥有更加广阔的发展前景，这一研究成果也将为今后周围神经领域更高水平的教学、科研和临床应用提供研究平台和技术支撑。

第七章　周围神经微结构功能分区及生物学特点分析

第一节　周围神经微结构功能分区概念

应用生物制造（biofabrication）技术来制造出具有仿生结构的材料近几年备受关注，主要的原因是仿生材料的结构是生物体进化实现其生物学功能的最佳结构分布。生物组织复杂的多层空间结构是发挥其生物功能的基本条件，从纳米级结构到微米级结构。生物体复杂的天然结构具有低密度、低液体阻力和高孔隙率且能满足生物组织发挥功能需要的刚度、强度和韧性的特征。因此，制造出具有天然结构的组织器官是现代医学的趋势性发展。在神经组织工程领域，具有仿生结构的修复材料最主要代表就是"脱细胞神经类产品"，如中山大学刘小林教授团队研发的脱细胞神经类产品"神桥™"。为了进一步验证仿生结构在神经再生过程中的重要性，且排除其他因素的干扰，刘小林教授团队通过改变自体神经移植物中神经束的配皮性的动物实验设计来验证单纯结构在神经再生中的作用。结果显示，在术后 6 周，100% 匹配性组神经再生速度和功能恢复明显高于其他实验组（图 2－7－1），提示应用生物制造技术制造仿生结构的神经修复材料，将有望成为突破长段神经缺损修复困难的临床治疗挑战。

想要制造出具有仿生结构的周围神经修复材料的前提条件是，我们必须了解周围神经内部的微结构特征。这里的微结构特征并不是单纯的解剖结构研究，它必须是可以应用并服务于生物制造技术有用的、可行的数字化信息，再通过可视化技术表现出来的。为了完成从生物学中解剖学、生物化学的基础理论研究转化到工程学中制造技术的应用，刘小林教授提出"工程解剖学"（engineering anatomy，EA）的概念，其广义的理解为：天然三维结构的数字化信息中包含生物制造原材料的基本生物组分和需要构建的三维结构图案（这里的生物组分特指胶原的含量和分布，而不是细胞、生物活性分子的分布），再通过拓扑优化处理成为简化模型（可应用于现有的生物制造技术并满足生物学特征实现其功能发挥的需要）。在神经组织工程领域，工程解剖学（EA）可以狭义地理解为：周围神经内部微结构（如神经外膜、神经束膜、神经内膜和微血管）的三维结构分布数字化信息，通过分析各层结构的主要组成和生物学功能，拓扑优化为可行的生物制造数字化模型。为了实现工程解剖学（EA）的概念理解和临床转化，我们将周围神经内部微结构从传统的解剖学划分转变为工程解剖学（EA）划分。周围神经工程解剖学（EA）功能区域主要分为 4 区，如图 2－7－2 所示。Ⅰ区主要是外层神经外膜

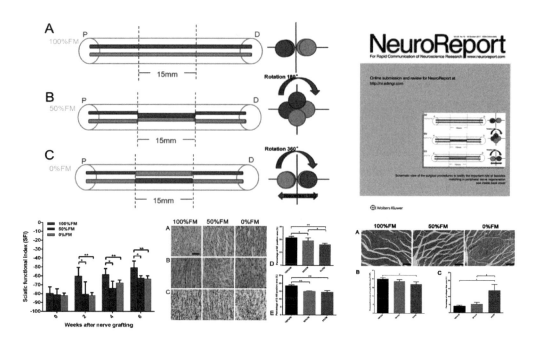

图 2-7-1　证明仿生结构神经移植物支架设计尤其是针对长段神经再生的过程中的重要性，NeuroReport 2017

（Yan. L et al, NeuroReport. 2017）

（external epineurium）和纵向血管（longitudinal vessels on the extrinsic epineurium），Ⅱ区主要是内层神经外膜（internal epineurium）和内部的横向及纵向的微血管（transverse and iongitudinal microvascular），Ⅲ区主要是神经束膜（perineurium）；Ⅳ区主要是神经内膜（endoneurium）。以下通过我们课题组研究的实例进行具体阐述。

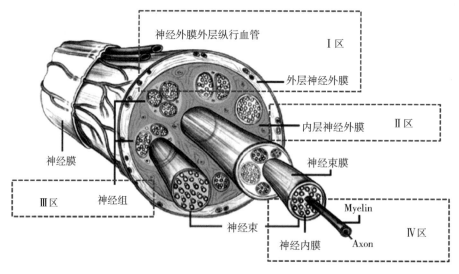

图 2-7-2　周围神经工程解剖学功能分区

Ⅰ区：外层神经外膜；Ⅱ区：内层神经外膜；Ⅲ区：神经束膜；Ⅳ区：神经内膜。

第二节　Ⅰ区的结构及其生物学特点

周围神经工程解剖学（EA）功能Ⅰ区域应该是最先应用到周围神经损伤修复材料的设计中，如神经导管（nerve guidance conduit，NGC）的设计，FDA（food and drug administration）批准最多的也是这类产品。这种神经套管术的主要作用是增加再生轴突的数量、速度和长度。其主要原理是用神经套管封闭神经断端后，轴浆内含有大量的神经营养物质可以在导管内保持高浓度而有利于神经再生。另一个NGC的作用主要是提供力学的支撑和轴突向远端发芽的主要方向，同时阻止周围组织向神经断端间隙生长。即可以总结NGC的设计理念是来源于神经外膜的生物学功能（具有渗透性、防止成纤维组织长入、防止施万细胞和营养物质的渗出、具有一定弹性和力学支撑等）（图2 - 7 - 3）。为此，科学家们提出周围神经导管在结构设计上应具有以下特性：导管壁上必须具备一定的孔隙以达到半渗透的效果，从组织液中吸收氧气和营养物质，阻止炎性细胞进入导管内和最小化的生长因子渗出导管外。孔隙大小应为 5～30 μm，最理想的应为 10～20 μm。据文献报道，小于 5 μm 不利于施万细胞的增殖，而大于 30 μm 导管内会增加大量的炎性细胞。渗透性的参数有可能影响早期纤维蛋白的形成，不利于施万细胞的黏附和迁移等。

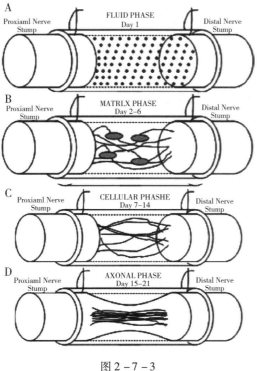

图 2 - 7 - 3
(S. Kehoe，et al Injury 2012)

　　根据周围神经工程解剖学（EA）的概念，我们可以归纳总结Ⅰ区具有的生物学特点主要包括：①具有物理形状的精确匹配性；②具有半渗透性需要的孔隙大小和孔隙率；③具有足够的力学支撑；④具有一定的刚度用于缝合断端。对于物理形状的精确匹配性，现有很多技术方法都可以精确地获取三维数据信息，如激光扫描、CT（computed tomography）、MR（magnetic resonance imaging）和OPT（optical projection tomography）等。对于力学支撑和刚度要求，已有研究人员对神经在体内和体外需要的力学强度不同进行了有限元模型分析，在这里我们不再赘述。本书重点讨论实现生物学最重要的一项指标：神经外膜（周围神经工程解剖学（EA）功能Ⅰ区）的半渗透性，即需要设计神经套管壁上孔隙的大小和孔隙率。

　　通过Micro-CT扫描人体周围神经，获取精度为1.2 μm的二维图像，并提取其中神经外膜区域进行三维重建（图2-7-4）。通过分析三维数据信息，结果显示，周围神经工程解剖学（EA）功能Ⅰ区的孔隙大小（pore size）为（5.75±1.05）μm，孔隙率（porosity）为（43.61±0.75）%。尽管我们通过Micro-CT获取的形态学数据与细胞大小的数据有一些差异，但是，我们发现Micro-CT获取的形态学数据中最大的孔隙大小为27.56 μm，小于30 μm，因此，炎性细胞也是不能大量进入断端区域的。以上的研究方法获取的数据可以作为生物制造的参考数据。

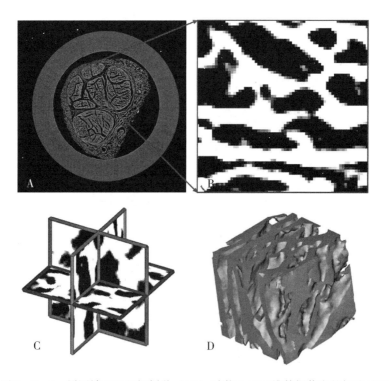

图2-7-4　周围神经工程解剖学（EA）功能Ⅰ区三维数据信息的提取过程

A：Micro-CT扫描高精度的人体周围神经，精度为1.2 μm；B：提取感兴趣区域（ROI）；C：不同方向的 Micro-CT二维图像；D：周围神经工程解剖学（EA）功能Ⅰ区三维可视化数据信息。

第三节　Ⅱ区的结构及其生物学特点

周围神经工程解剖学（EA）功能Ⅱ区域主要的生物学作用是有利于微毛细血管（microvascular）的长入，还有就是减轻生物组织的整体重量以到达低密度的生物学特性。这个区域的液体阻力很小，有利于神经内部营养物质的交换作用。通过神经组织的组织学 H&E 切片染色（图2－7－5）和 Micro-CT 二维图像（图2－7－6），可以观察到Ⅱ区含有大量的微血管分布。有研究者将周围神经内部微血管分为3种类型：

（1）主要是纵向的主干血管，如神经外膜区域的血管。

（2）结缔组织间微血管，即周围神经工程解剖学（EA）功能Ⅱ区域间的微血管。

（3）神经内膜的微血管，是最直接的营养交换区域。

为了更好地生物制造出具有仿生结构的神经修复材料，我们在周围神经工程解剖学（EA）功能Ⅱ区域重点研究微血管的分布特征，这里所讲的微血管分布是指天然结构的微血管分布，而不是再生过程中的微血管形成。

周围神经内部微结构的生物学特点，并不能单独进行局部研究，而是需要进行整体研究，在其中发现每个部分应有的特点。前期对神经束Ⅲ区三维解剖结构研究的预实验中发现，神经束Ⅲ区面积与内层神经外膜Ⅱ区面积具有一定的比例，切神经束Ⅲ区面积占整体面积比例为0.6（图2－7－7）。通过对数据的三维重建，发现内层神经外膜Ⅱ区内含有大量的微血管结构并具有一定的分布特征（图2－7－8）。因此，我们提出科学假说：神经束Ⅲ区三维结构的产生原理之一：来自内层神经外膜Ⅱ区提供营养（通过微血管扩散）以满足神经内膜Ⅳ区生长的需要，既满足Ⅱ区高孔隙率和低液体阻力的空间分布特征，又能到达Ⅳ区实现神经生理学功能需要的轴突数量占有的空间。

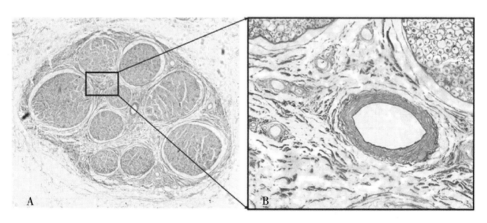

图2－7－5　周围神经工程解剖学（EA）功能Ⅱ区域内微血管分布的组织学图像（1）

A：HE 染色；B：局部放大观察微血管的形态。

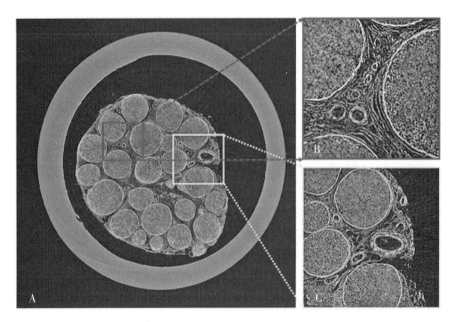

图2-7-6 周围神经工程解剖学（EA）功能Ⅱ区域内微血管分布的组织学图像（2）

A：Micro-CT 二维图像；B：和 C：局部放大观察微血管的形态。

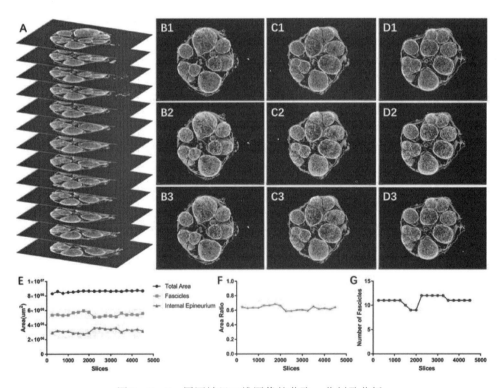

图2-7-7 周围神经二维图像的获取、分割及分析

A：连续的 Micro-CT 二维图像；B1，C1，D1：第 1 张、第 3 000 张和第 5 000 张图像；B2，C2，D2：神经束Ⅲ区分割；B3，C3，D3：内层神经外膜Ⅱ区的分割及为微血管的提取；E：分析每张二维图像上神经干面积、内层神经外膜Ⅱ区面积和神经束Ⅲ区面积；F：神经束Ⅲ区占有的面积比；G：神经束Ⅲ区内部神经束的个数。

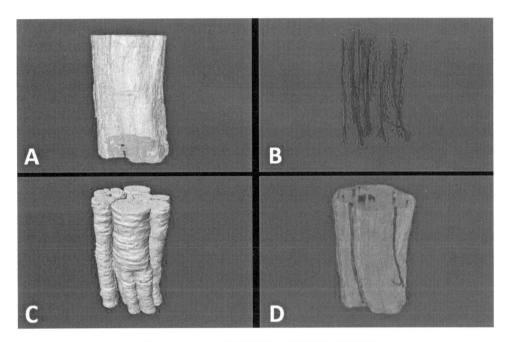

图2-7-8　"工程解剖学"功能区域三维重建

A：外层神经外膜Ⅰ区重建；B：内层神经外膜Ⅱ区的微血管重建；C：神经束膜Ⅲ区重建；D：神经干重建。

第四节　Ⅲ区的结构及其生物学特点

　　周围神经工程解剖学（EA）功能Ⅲ区域的解剖学研究已经具有几百年的历史，从最初基于连续组织切片和组织化学染色的方法 Sunderland（1945）肌皮神经、Jabaley（1980）正中神经，分别手工绘制了一段3 cm 长的神经束解剖走行的三维模型示意图，到 Watchmaker（1991）等应用计算机技术又三维重建了一段3 cm 腕部正中神经的内部功能束模型（但由于在图像配准和图像分割中采取了大量的手工干预，重建效果欠佳），再到本课题组（2016）应用影像学技术如 Micro-CT/MR 等重建正中神经内部结构。然而，到目前为止，还未有研究人员能阐明神经束三维走形的解剖学规律和生理学意思及其在神经再生中的应用。

　　本课题组针对周围神经功能束三维重建的探究，首先建立在前期关于对不同组织化学染色方法的对比筛选试验，发现二维图像和图像的分割对三维重建的准确性至关重要。在二维图像的获取方面，一直尝试不同的方法，如区分感觉束和运动束的研究。基于周围神经连续冰冻切片乙酰胆碱酯酶染色的方法，发现周围神经束型存在复杂的交叉融合解剖特点，初步实现了短段腓总神经和长段尺神经的神经束型三维重建，为本研究积累了图像分割和三维重建方面的技术经验（图2-7-9）。然而，周围神经超微内部目前还是停留在静态组织学知识层面，提出的大部分假说还无法用现有的方法证实。现代组织工程学的兴起（尤其是 3D 打印技术制造的修复材料）在神经领域的研究一直是一个难点。究其原因，就是缺乏周围神经内部超微结构的真实数据。关键是目前研究的手段技术还不能到达满足工程制造的需求（提供一个动态的 3D 数据信息），已经超越了组织学的能力范围（缺点：静态的/不连续的、失真的）。所以在"工程解剖学"层面上需要一些新的技术手段，如 MR/CT 等。"工程解剖学"的另一个目标是：① 提供再生医学需要的各个层次的解剖结构；② 帮助理解再生过程中功能和结构的关系；③ 为生物制造提供相应的信息。因此，我们应用高精度 CT 来实现以前技术的不足。但是，怎么来实现神经在不同结构上的光学差异，提取超微信息是一个难题（核心的技术）。实现 3D 超微解剖结构必须是影像、计算机和软件的技术集成。因此，本研究利用高精度的 Micro-CT 来满足这样的需求，并建立了碘剂联合冷冻干燥预处理神经用于高精度神经束重建的标准化流程，通过神经图像纹理的特征进行神经束提取，利用 VTK 开源软件在 Linux 环境下进行三维重建。本系列研究为该课题进行周围神经束型的全息化数字重建奠定了一条成熟的技术路线（图 2-7-10、2-7-11）。

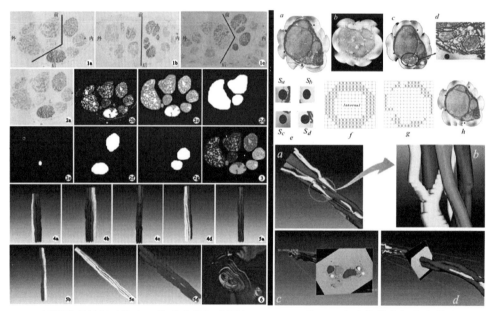

A. 短段腓总神经功能束三维重建的初步研究　　B. 基于二次成像技术标志点获取和自动配准的长段尺神经功能束三维可视化关键技术研究

图 2-7-9　图像分割和三维重建技术经验

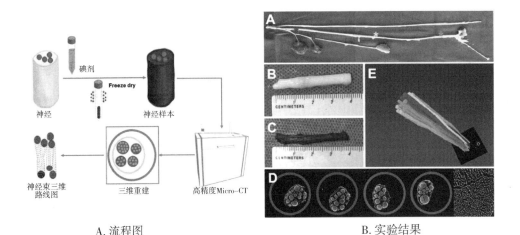

A. 流程图　　　　　　　　　　　　　　B. 实验结果

图 2 - 7 - 10　Micro-CT 预处理及实验流程

　　A：选择具有代表性的周围神经标本，正中神经近端（红色）；正中神经中段（黄色）；远端（绿色）；肌支皮支分叉处（紫色）。B：新鲜正中神经远端；C：经过预处理后标本；D：Micro-CT 图像，清晰显示神经内膜结构；E：神经三维重建图，2.4 cm（8 000 * 3μ）。

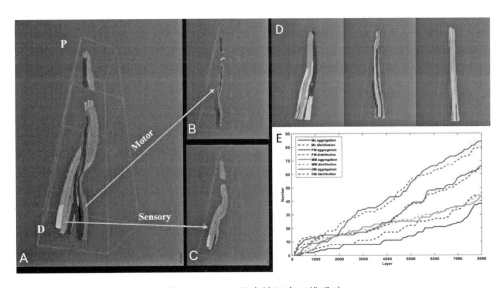

图 2 - 7 - 11　肌皮神经束三维重建

　　A、B、C：重建后图像可清晰显示感觉、运动不同神经束的走形规律及交叉融合规律；D：正中神经近端、中段、远端神经束三维重建；E：神经束交叉融合次数统计。

第五节　Ⅳ区的结构及其生物学特点

　　周围神经工程解剖学（EA）功能Ⅳ区域是周围神经再生和发挥功能最重要的区域。"自体神经移植物"和"同种异体去细胞移植物"在临床中修复效果优于其他神经移植物的原因之一，就是最大限度地保留了周围神经内膜三维结构，有利于施万细胞的黏附和迁移。因此，研究周围神经内膜的生物学特点，将有利于下一代周围神经修复材料的设计开发。周围神经再生过程中，轴突由近端延伸到靶器官需要化学信号的引导和物理结构的支撑和引导，其中微观结构和三维架构在支持缺损神经再生方面起着举足轻重的作用。材料学家已经尽最大的努力去模拟周围神经内膜的天然结构，应用于制造神经导管中。然而，材料学家的仿生制造出来的修复材料都是来源于周围神经的二维数据观察。到目前为止，还没有相关的文献对周围神经内膜三维结构进行分析和研究。本课题组基于前期大量的研究，对周围神经内膜部分进行三维重建（图2-7-12）。通过简单地对其解剖的三维数据进行了分析，并没有得到具体的生物学特点可以应用到生物制造中。

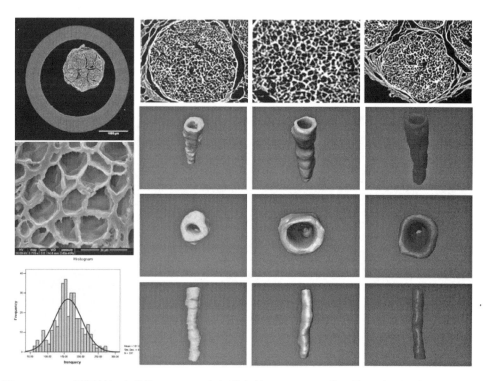

图2-7-12　周围神经内膜的 Micro-CT 和扫描电镜（SEM）二维图像，并进行单根内膜三维及其面积的分析（未发表）

　　为了能应用到现有的生物制造技术当中，本课题组先是通过对多样本、多区域和长距离神经样本孔隙率（porosity）参数进行分析，找到了周围神经内膜代表性（RVE，representative volume element）的三维数据模型（图2-7-13）。最终获取了一个可以代表周围神经内膜（混合神经）三维结构的数据模型，再分析其具有的生物学特点（图2-7-14）。周围神经内部结构重要的微观结构特征包括孔隙大小（pore size）、孔隙度（porosity）、曲折度（tortuosity）和渗透率（permeability），这些特征可能不仅影响多孔介质的流体动力学特性，而且还影响细胞穿透介质的能力，以及营养物质、氧气和废物产生通过这些材料的孔隙空间灌注。初步获取周围神经内部微观结构特征的参数：孔隙大小（pore size）为 10.3 μm，孔隙度（porosity）为 57.5%，曲折度（tortuosity）为 1.121 渗透率（permeability）为 3.635 μm²。

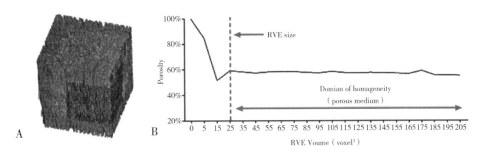

图 2-7-13　周围神经内膜三维数据分析过程

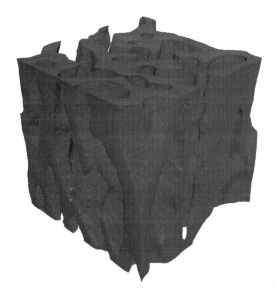

图 2-7-14　周围神经内膜代表性三维可视化模型

为了能更加形象地说明周围神经内部微观结构特征的参数，对轴突生长方向的引导，刘小林教授提出神经再生"水流灌注"理论，即周围神经修复材料内部设计需要多孔通道，孔隙之间具有很好的连通性，可以达到各个方向的物质交流；但具有沿着一定方向的主流生长趋势（图 2-7-15）。这样的设计理念来自于天然神经内膜的三维结构分析，是生物自然进化最有利于组织发挥其生理学功能的特征参数。

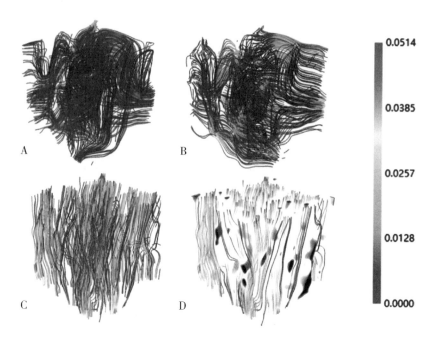

图 2 - 7 - 15　速度流线轮廓

A：X_{min} 至 X_{max} 的阈值处形成不同的方向；B：Y_{min} 至 Y_{max}；C：Z_{min} 到 Z_{max}；D：将周围神经内膜三维单元透明度调至 20%，与 Z 轴速度流线轮廓重合模型。

第八章　应用生物制造数字化模型设计方案

第一节　生物制造数字化模型设计的整体思路
（bioinspireddesign）

通过生物制造（biofabrication）的方式制造复杂的、多层次结构的、具有功能的组织和器官，首先必要的条件就是了解其内部微结构的构成。医学影像技术（medical imaging technology）如 CT 和 MR 在细胞、组织、器官和生物体不同层面提供关于三维结构和功能的信息是不可或缺的手段。再通过计算机辅助设计和计算机辅助制造（computer-aided design and computer-aided manufacturing，CAD/CAM）工具或数学建模技术把收集好的影像学微结构图像转化为数字化模型。第一种方法是 CT 成像，用于诊断和介入治疗，是基于不同的 X 射线吸收组织。X 射线源围绕物体旋转，并且作为 X 射线穿透人体，传感器测量透射束的强度和角度，并将数据记录为像素的汇编，表示组织的体积小（体素）。这种成像方式产生密集的组织结构的轴向切片，在表面呈现和立体成像编辑后，充分描述了组织的体积。第二种方法是应用 MRI 医学影像技术，利用增强感兴趣区域（ROI）的对比度以提高软组织的空间分辨率的方法，这种技术的优势是没有电离辐射。MRI 使用磁共振：强磁场导致正在成像的组织中的小部分细胞核与磁场自身对齐。核的能量状态的改变产生射频信号，可以用接收器线圈测量。生物结构的对比度可以通过添加对比剂的方式来实现，如钡或碘的造影剂用于 CT 扫描，氧化铁或钆或金属蛋白的造影剂用于 MRI 扫描。这些试剂通过衰减 X 射线或增强突出结构（例如血管）的磁共振信号，来描绘其周围的组织结构。一旦从这些成像方法中获得原始的成像数据，则必须通过层析重建来处理数据，从而产生二维的横截面图像。为了进一步分析或修改数据，可以制作三维解剖可视化图像。这个过程被描述为"分析解剖学"转化为"合成解剖学"的过程。一种生成基于计算机的器官或组织架构的三维模型的方法是使用 CAD/CAM 或数学建模技术。三维解剖可视化数据可以了解器官解剖学特点，同时保留图像－体素信息，可用于体渲染、容量表示和三维图像表示。三维重建图像或模型可以利用多种技术方式，如轮廓堆叠、线框模型、阴影模型或实体模型、透明度和反射率等。如果目的是生物制造出精确复制的器官或组织，二维横断面或三维表示可以直接用于生物打印应用。然而，患者自身器官或组织的直接复制可能是不理想的（由于疾病或结构过于复杂等），还有就是会耗费大的原因，这种直接获得的模型是不利于长远实施的。在这些情况下，基于计算机的模型可能完全或部分地有助于解剖结构的设计、分析和模拟。此外，计算机建模可以帮助预测制造的组织构建体的机械和生物化学性质等。迄今为止，CT 和 MRI 数据已最常用于再生医学中，提供组织尺寸的特定测量以帮助设计生物打印的构建体。想要完成组织或器官数字化模型与生物制造系统连接，用于生物制造组织或器官，要通过 3D 数据模型被分成 2D 横向切片（具有特定的尺寸和方向），2D 切片中包含数据的空间尺寸的数字化指令。组织或器官的数字化生物制造模型设计必须考虑到生物体本身应具有的生物学特性，并满足生物制造技术的现有精度等。本节重点介绍以周围神经为例的生物制造数字化模型的设计。

第二节　周围神经损伤性缺损修复材料生物制造模型的初步设计

应用生物制造技术制造的神经修复材料有望替代自体神经移植修复神经缺损，自体神经移植修复神经缺损在临床中一直被认为是修复效果最好的"金标准"。大量研究表明，在神经移植物中加入不同层次的物理引导不仅有利于神经再生，而且是神经功能有意义恢复的先决条件。周围神经内部结构复杂，主要包含神经束三维走行和神经内膜的三维结构。然而，现有的 TENG（tissue engineering nerve Grafts）设计并没有相应的内部物理引导。原因是目前并没有对周围神经内部解剖结构的深入了解以及相应的数字化信息可用于指导生物制造。在本节中主要介绍周围神经损伤性缺损修复材料生物制造模型的初步设计，主要的设计思路就是通过获取人体周围神经细胞外基质（Extracellular matrix，ECM）的三维结构、分析不同功能分区结构的生物学特性和仿真设计（设计中需满足不同功能分区的生物学特征的前提下，尽量可以用现有的生物制造技术实现制造）。我们通过一个具有代表性的神经缺损——肌皮神经（musculocutaneous nerve）缺损为例进行阐述。前臂肌皮神经是外侧束外侧头的终末支，在胸小肌下缘起自外侧束，在喙突下穿过喙肱肌，于肱二头肌和肱肌间下降，沿途分支支配喙肱肌、肱二头肌及肱肌，终末支为前臂外侧皮神经，在肘横纹上方约 3 cm 处，经肱二头肌和肱桡肌间隙穿过深筋膜分布于前臂外侧皮肤。肌皮神经包含三个肌支和一个皮支，我们选取远端包含一个皮支和一个肌支进行设计。

1. 肌皮神经三维解剖结构的获取

人体周围神经标本来源于捐献患者的前臂，如图 2-8-1 所示。选取远端具有特殊结构的区域包含一个肌支和一个皮支，通过标本的碘剂联合冷冻干燥（iodine and freeze-drying，IFD）处理用于 Micro-CT 扫描高精度的二维图像。分析二维图像神经束单个面积和总面积，可以发现近端神经束面积总和等于远端神经束面积总和，这为我们下一步拓扑优化模型建立了基础。（图 2-8-1、图 2-8-2）

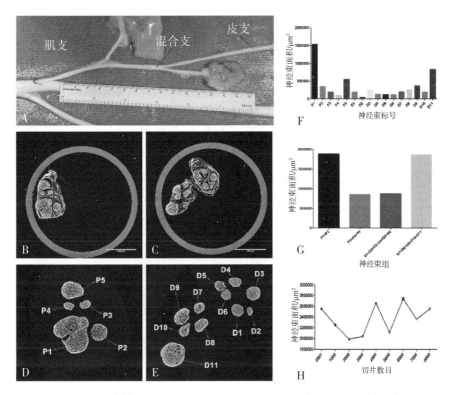

图 2 - 8 - 1　肌皮神经（musculocutaneous nerve）标本的获取以及图像的分析

A：为选择代表性的神经部位用于重建神经束的三维走行路线，肌支用于重建运动神经内膜三维结构，皮支用于重建感觉神经内膜三维结构；B 和 C：分别为混合神经束的近端和远端；D 和 E：为分割和标记；F：为每个标记区域的面积；G：为来源于同一走行路径神经束组的面积总和；H：为单一截面上神经束的面积总和。

2. 神经束走行路线优化处理流程

我们对肌皮神经内部神经束二维图像的面积进行分析后发现，只要保持近端和远端在神经缺损的断端到达高度匹配性就可以了，中间的路径是可以进行优化处理的。因此，我们对肌皮神经缺损区域的近端和远端神经束进行标记，如图 2 - 8 - 2 所示。通过恒定两端神经束在空间面积和位置上与原始解剖结构相匹配的原理，从而简化中间的路径。

3. 基于 CAD（computer-aided design）辅助设计初级结构

周围神经内部功能解剖结构分区中的Ⅳ区结构由于过于复杂和精细，现有的生物制造技术并不能实现其制造，因此，我们在本书中不进行相应的描述。首先利用 CAD 辅助设计出具有相应神经束简化后的三维模型（图 2 - 8 - 3），再通过设计结构单元 RVE（representative elementary volume）的形式进行周期性阵列，获取具有生物学特征的简单结构（图 2 - 8 - 4）。

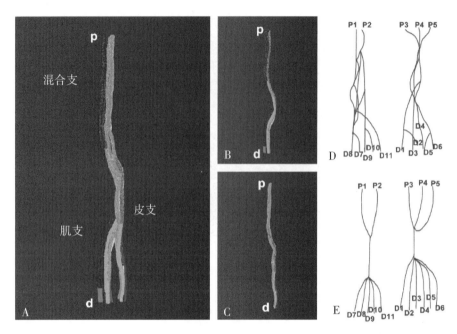

图2-8-2 肌皮神经神经束三维重建及神经束路径简化流程

A：为肌皮神经内部神经束总体重建；B：为肌支神经束重建；C：为皮支神经束重建；D：为原始神经束三维走行路线图；E：为简化后神经束三维走行路线图。红色为肌支束，蓝色为皮支束。

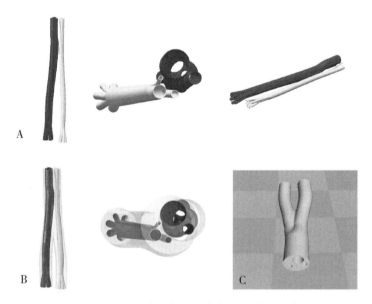

图2-8-3 简化神经束走行路线及3D打印的模型

A：为基于简化的神经束三维走行路线的 CAD 设计模型；B：为肌皮神经干设计模型；C：为可用于打印的 STL 模型。

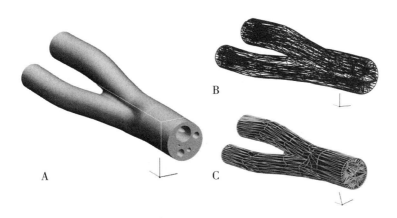

图 2-8-4　周围神经功能分区Ⅰ区和Ⅱ区结构设计

其生物学特征主要包含提供物理支撑及利于微血管的形成。A：为简化的神经干模型；B：为Ⅰ区提供物理支撑；C：为Ⅱ区多孔设计有利于微血管的长入。

第九章　微环境已知元素的仿生探索

　　周围神经损伤修复后疗效不佳主要原因，一是神经再生速度缓慢，待再生神经至效应器时，肌肉等已发生不可逆变性；二是神经缝合口周围组织床微环境的改变可导致组织渗出、粘连、瘢痕形成，影响再生神经通过。因此，如何改善神经再生的微环境，同时提供神经生长所需的物质，从而加速神经再生，使肌肉尽早重新获得神经支配，是提高周围神经恢复亟待解决的问题。去细胞神经因为是用化学或物理方法去除神经组织中的细胞成分而制成的移植体，在结构上完全仿生，且去细胞可忽略其免疫原性，有广泛的应用前景。然而，由于神经再生微环境不仅涉及桥接物，其周围环境的理化因素也是其中重要的因素，因此，深入探讨能促进神经再生、改善局部微环境的药物或者因子具有非常重要的实际意义。

第一节　微环境已知元素综述

一、神经再生微环境定义

　　周围神经损伤后的修复过程依赖于损伤神经所在的微环境，生物学上将微环境定义为特定细胞所处空间中能对细胞的生理过程产生影响的生物及理化环境。微环境的稳定是保持细胞正常增殖、分化、代谢和功能活动的重要条件，微环境成分的异常变化可使细胞发生病变。对周围神经来说，影响细胞生理功能的微环境要素主要包括：组织的微结构、邻近细胞组成、ECM 组分、细胞因子、激素及相关电解质离子成分等。神经损伤后，轴突发生 Waller 变性，施万细胞增殖，多种营养因子分泌增加，为神经再生创造良好的微环境。Longo 提出"神经再生室"的概念，用以描述神经再生的微环境，为近年来研究神经再生提供了理想的研究模型。周围神经微环境的变化影响神经再生和功能的恢复。目前对周围神经再生微环境的认识还很不完全，但已知的微环境相关研究成果已经帮助人们在细胞和分子水平上更加深入理解了调控周围神经损伤再生过程的相关机制，为临床治疗提供新的思路和依据。

二、微环境中有利于神经再生的因素

　　周围神经损伤后能否成功修复，取决于神经元、局部的微环境和靶器官等多种因

素。周围神经再生的微环境是指神经损伤后远、近端及其间隙中形成的具有促进神经纤维生长的细胞成分、细胞外基质成分和神经营养物质等。不少学者研究了如何利用药物或生长因子促进周围神经再生的因素，消除对周围神经再生不利的因素，来加速、促进周围神经再生，提高疗效。由于周围神经损伤的单纯外科修复始终难以令人满意，改善局部微环境促进再生有利因素，消除对周围神经再生不利的因素越来越成为一个研究的热点。周围神经损伤的药物治疗主要促进神经再生，改善功能。近年来，国内外学者从多方面进行了大量研究，并取得了一定成果。动物实验结果证明以下药物在神经损伤后具有促进神经再生的作用。

（一）神经营养药物

神经营养药物主要为维生素类药物，是通过加速神经纤维再生所需的蛋白质、磷脂等的合成，从而促进神经再生。包括乙酰左旋肉碱、甲基钴胺素、维甲酸等。乙酰左旋肉碱是线粒体三羧酸循环中的重要组成。Wilson 等人发现，大鼠坐骨神经缺损自体修复术后，应用乙酰左旋肉碱能增加再生的有髓轴突数目，增加髓鞘密度。甲基钴胺素是维生素 B12 的类似物。Okada 等人发现，大鼠坐骨神经缺损后，应用甲基钴胺素能促进大鼠感觉、运动功能恢复，增加再生轴突的数目。维甲酸是维生素 A 的代谢中间产物。Taha 等人发现，维甲酸应用于大鼠胫神经缺损模型后，能促进大鼠再生轴突密度、数目、直径的增加。

（二）外源性神经营养因子

20 世纪 50 年代神经生长因子的发现，表明神经元需要一些外源性生长因子来维持生存和生长，已发现神经生长因子、睫状神经节营养因子、脑源性营养因子等。但是，对于神经营养因子而言，很难在临床使用，因为它们很难到达预定部位，并有较多、较严重的副作用。NGF 是研究最多的一种神经营养因子。Madduri、Wood、Yu、Liu 等人的研究结果均显示神经营养因子能促进神经再生。

（三）神经节苷脂

神经节苷脂是细胞膜脂层的正常成分，外源性神经节苷脂体内应用可促进周围神经再生，其作用方式主要是促进施万细胞增殖并增强其吞噬功能，为神经再生创造条件并刺激轴突出芽。Silva-Neto 等人的研究发现，应用神经节苷脂能够促进大鼠坐骨神经挤压伤后 SFI 的改善，施万细胞、新生血管、髓鞘密度的增加。

（四）激素类

大量试验证实，某些激素如胰岛素、胰岛素样生长因子、甲状腺素、粒细胞集落刺激因子、褪黑激素、睾酮等能够促进神经再生。Toth 等人的研究发现，胰岛素能与胰岛素受体相结合，在大鼠左侧坐骨神经挤压后，应用胰岛素可促进感觉神经元的再生，减轻神经元凋亡，促进热感觉功能恢复。Apel 等人的研究发现，大鼠左侧胫神经缺损后，应用胰岛素样生长因子，能够促进再生轴突数目、直径的增加，促进施万细胞的活力，加快髓鞘的形成，改善突触后膜神经肌肉接头功能。Fargo 发现，周围神经损伤后，应用睾酮能促进神经再生，同时增加 Neuritin 的表达。粒细胞集落刺激因子 CSF 具有保护细胞生存、增生分化、抗凋亡、抗感染、促进血管生成的作用。Pan 等人发现，大鼠左侧坐骨神经挤压后，应用 CSF 能够使大鼠 SFI 4 周后显著提高，CMAP 显著改善，神经丝染色增加，凋亡细胞减少（Tunel 染色），炎症细胞减少（cd68 染色）。褪黑激素是一种非常重要的激素。Atik 等人发现，大鼠坐骨神经缺损后，应用褪黑激素能促进 SFI 恢复，改善神经电生理结果。

（五）精神类药物

研究表明，一些精神类药物，如依替福嗪、咯利普兰、胞磷胆碱、锂等对周围神经损伤后神经修复均有促进作用。咯利普兰是第一代 3'5'磷酸二酯酶 –4（PDE-4）抑制剂。2004 年，Nikulina 等人发现，咯利普兰可以促进脊髓损伤后轴突的再生。Udina 等人研究表明，大鼠腓总神经横断后，应用咯利普兰能够增加逆向标记运动神经元数目，增加免疫组化轴突数目、面积。胞磷胆碱是一种神经系统药物，能改善代谢、促进智力。Ozay 等人发现，大鼠坐骨神经横断术后，胞磷胆碱能够改善坐骨神经功能指数，增加再生轴突数目、髓鞘厚度。锂是一种常见的精神科药物。2008 年，Cho 等人发现，在周围神经损伤后，锂能够增加 Bcl-2 的表达，促进神经再生。

（六）免疫抑制剂

免疫抑制剂包括 FK 506、依那西普、TNF-a 拮抗剂、Interleukin-10 等。FK506 是一种常见的免疫抑制剂。Rustemeyer 等人的研究发现，大鼠 15 mm 坐骨神经缺损后，应用 FK506 能够增加 Myelin Basic Protein（MBP）的表达，改善 SFI，促进功能恢复。依那西普是 TNF-a 拮抗剂。Kato 的研究发现，大鼠左侧坐骨神经挤压伤后，应用依那西普能够促进神经再生，增加再生轴突 GAP43 的表达。Smith 研究坐骨神经挤压伤后应用依那西普的作用时，发现依那西普能够促进神经再生。IL-10（Interleukin-10）是一种常见的抗炎症因子。2007 年，Atkins 发现，大鼠左侧坐骨神经横断术后，应用 IL-10 能够使神经电生理结果改善，胶原纤维减少，轴突数目增加。

（七）中草药

国内学者对中草药进行了研究，并取得了积极有效的进展，目前，实验表明，银杏叶提取物、人参皂苷 Rg1 能够促进周围神经再生。人参皂苷为中药人参的提取物。Ma 等人研究了大鼠左侧坐骨神经挤压伤应用人参皂苷后发现，逆向标记运动神经元显示神经元增加，纤维直径，G-ratio 增加，1 周后 SFI 增加，HE 染色腓肠肌萎缩减少，CMAP 增幅增加。

（八）ROCK 抑制剂

ROCK 抑制剂包括法舒地尔、Y-27632、Y-39983、C3-07 等。Hiraga 等人的研究结果发现，大鼠左侧坐骨神经挤压伤后，应用法舒地尔能够促进 CMAP 恢复，增加再生的有髓纤维数目、密度。2007 年，Lingor 结扎大鼠眼神经后发现，应用 Y-27632 可以促进神经再生，增加再生轴突数目。Sagawa 等人的研究表明，应用 Y-27632 可以促进神经再生，增加再生轴突数目。C3-07 是 Rho 拮抗剂。Bertrand 等人的研究表明，大鼠左侧眼神经挤压伤后，应用 C3-07 可以促进体内损伤轴突再生。

（九）循环系统药物

循环系统药物包括奥普力农、佐芬普利、替罗非班、tPA 组织型纤维蛋白溶酶原激活剂。奥普力农是环磷腺苷的特异的磷酸二酯酶（PDE Ⅲ）特异性阻滞剂，具有增强心收缩力和血管扩张的作用。Tsubouchi 等人在大鼠右侧坐骨神经挤压应用奥普力农后发现，奥普力农在体内能被逆向转运至 DRG，同时，应用奥普力农能提高 HSP 的表达，增加坐骨神经功能指数 SFI 恢复，增加再生轴突数目、密度。佐芬普利为长效 ACE 抑制剂，用于轻度至中度原发性高血压治疗。Kalender 等人在大鼠右侧坐骨神经挤压模型中应用佐芬普利后发现，SFI 2 周后显著提高，电生理结果运动神经元传导速度提高。替罗非班是一种非肽类的血小板糖蛋白 Ⅱb/Ⅲa 受体的可逆性拮抗剂，适用于不稳定型心绞痛或非 Q 波心肌梗死病人。Chung 等人的研究发现，替罗非班能促进体外培养 PC12 细胞的生长，周围神经损伤后，替罗非班增加腓肠肌重量，增加 TB、GAP-43、MBP 的表达，增加脊髓运动神经元存活数目。tPA（tissue plasminogen activator）组织型纤维蛋白溶酶原激活剂能激活内源性纤溶酶原转变为纤溶酶。Zou 等人的研究发现，大鼠左侧坐骨神经挤压后，应用 tPA 能增加再生轴突数目，增加 NF 的表达。

（十）基质金属蛋白酶抑制剂

基质金属蛋白酶抑制剂包括伊洛马司他、BB1101 等。伊洛马司他是一种广谱基质金属蛋白酶抑制剂，可抑制包括 MMP21、MMP22、MMP23、MMP28、MMP29 和 MMP214 在内的多种基质金属蛋白酶活性。Liu 等人研究了大鼠左侧坐骨神经挤压伤后应用伊洛马司他，结果发现神经再生长度增加，GAP-43 表达增加。BB1101 是一种广谱基质金属蛋白酶抑制剂。Demestr 等人的研究发现，大鼠左侧坐骨神经挤压后，应用 BB1101 能增加电生理 CMAP。

（十一）其他类

其他类药物还有 Chitooligosaccharides、软骨素酶 ABC、4-methylcatechol（4-MC）、u0126、AG1478、Pam3Cys 等。Chitooligosaccharides 为壳聚糖的降解物。Jiang 等人的研究发现，大鼠左侧坐骨神经挤压后，应用 Chitooligosaccharides 能够使坐骨神经 CMAP 功能改善，肌肉重量增加，髓鞘厚度，轴突数目增加。软骨素酶 ABC 能够降解硫酸软骨素黏蛋白。Hattori 等人的研究发现，大鼠右侧胫骨 15 mm 缺损后，应用软骨素酶 ABC 能够使大鼠电生理 CMAP 改善，免疫组化神经丝蛋白纤维直径、纤维密度、施万细胞增加。Hsieh 等人的研究发现，大鼠右侧坐骨神经挤压模型应用 4-MC，能促进皮肤肌肉的神经再支配，促进有髓、无髓神经再生，改善 CAMP，增加各类神经营养因子的表达。Agthong 等人的研究发现，大鼠左侧坐骨神经挤压 30 s 后应用 u0126，能减少轴突再生长度。Robinson 等人在大鼠眼神经挤压伤后应用 AG1478 发现，GAP-43 染色轴突生长增加。Hauk 等人的研究发现，大鼠眼神经切断或挤压模型应用 Pam3Cys，可以使神经再生增加。

第二节　适用于"神桥"的仿生探索

一、筛选适用于"神桥"的已知元素的方法探索

周围神经损伤及继发的神经缺损，是骨科临床常见的致残性疾病。一旦神经缺损，患者将出现疼痛、麻木、所支配区域的运动和感觉功能丧失等症状。若得不到修复，神经缺损最终将导致该段神经功能完全丧失，引起严重的肢体残疾以及劳动、生活能力的丧失。因此，临床上出现周围神经缺损必须及时修复。然而，目前神经缺损修复的方法依然十分有限，缺损修复材料匮乏。在仅有的几种修复材料中，去细胞神经越来越受到重视。其中，主要是指用化学或物理方法去除神经组织中的细胞成分而制成的移植体。该材料在结构上完全仿生，且去细胞可忽略其免疫原性，有广泛的应用前景。经多年以来的研究，本课题组从临床和基础均证明经化学处理的去细胞神经能有效修复神经缺损。

然而，单独使用这种人工神经移植材料，目前的研究表明只能修复一定长度的周围神经缺损，主要是集中在修复 5 cm 以内的神经缺损距离，对于长段神经缺损（5 cm 以上）效果不佳。这对去细胞神经的研究以及临床应用又是一个巨大的挑战。究其原因，可能是由于去细胞的过程中加入了脱氧胆酸钠，脱氧胆酸钠能够溶解基质蛋白。同时在去细胞的过程中我们加入了 Triton X-100。Triton X-100 是一种非离子型的去污剂，它可以破坏蛋白质 - 蛋白质、蛋白质 - 脂质、脂质 - 脂质之间的连接，使蛋白质发生结构上的变性。蛋白质发生溶解和变性后，机体内环境势必遭到破坏。我们推测可能去细胞神经效果不好，其原因为去细胞后其内环境遭到了破坏。因此，寻找其他更有利于改善局部微环境因素再与去细胞神经复合，进一步优化局部再生微环境可能是促进周围神经再生的研究方向。

因此，我们提出在材料内复合一些已知的可促进神经再生和成熟的元素，从而提升去细胞神经修复材料的临床修复效果，扩大去细胞神经的适应征。然而，目前报道的药物种类繁多、鱼龙混杂，治疗的效果报道不一。如何在如此繁多的药物中筛选最可靠的药物复合入去细胞神经？筛选到了合适的药物应该以怎样的方式进行复合？复合后应该如何评价新型去细胞神经的疗效以及促神经再生机制？是否有更创新的方式进行药物与去细胞神经的复合？

为此，本课题组搜索近年来国内外发表的关于促进神经再生的药物报道，下载收集有关全文。根据我们目前去细胞神经的研究状况，对所找到的药物进行筛选。具体筛选方法如下。

（一）收集下载相关文献

用关键词"神经再生""药物"查找中文数据库 CNKI，再用关键词"peripheral

nerve regeneration"（其中"nerve regeneration"限定于摘要）和"drug or bioactive factor"查找外文数据库。阅读所有摘要，利用中山大学数据库下载尽可能多的全文。检索时间限制为 10 年以内的文献。

（二）第一次筛选

以安全、有效、易于获得作为标准进行第一轮筛选。首先通读所有摘要，以及下载的全文，归纳总结各种药物特点。"安全"的标准为：目前是科学研究或者临床工作中常见的药物，无重大的不良反应。"有效"的定义为：目前文献报道为具有促进神经再生的功能，无相关矛盾报道。"易于获得"的标准为：药物或生物活性因子能够在各种厂家直接购买获得。无需繁重的制备工业流程，以及复杂的药物基础临床试验。

（三）第二次筛选

以具有可能复合去细胞神经能力、透过血 - 神经屏障的特性进行第二轮筛选。在第一次筛选后我们共得到 11 类共 41 种药物或者生物制剂。此时将其制作成电子表格，同时查找药物作用机理，以具有可能复合去细胞神经能力、透过血 - 神经屏障的特性进行第二次筛选。

药物是否可能复合去细胞神经的标准为：以文献描述为准，如果筛选的药物在文献描述中有复合其他类型的修复材料则定义为"能"，若文献描述中无复合其他修复材料则为"否"。是否透过血 - 神经屏障的标准为：以药物说明书以及文献检索为准，若检索到药物能够透过血 - 神经屏障则计为"能"，若检索为不能，或者无相关报道则计为"否"。

（四）第三次实验筛选

在第二次筛选后，我们获得了 3 种药物：甲状腺素、依替福嗪以及 EGB761。然后，我们将其加入培养的 PC12 细胞，观察它们对 PC12 类神经元轴突生长的作用，以是否有促进神经再生能力作为标准进行第三次实验筛选。在此步筛选中，我们利用细胞实验，检测药物是否具有促进 PC12 细胞神经再生的作用，筛选标准为与生理盐水组对比，能够增加 PC12 细胞类轴突生长。

（五）第一次筛选结果

在建立好标准以后，我们通读所有摘要，以及精读下载的全文。以安全、有效、易于获得作为标准，筛选出 11 类共 41 种药物。如表 2 - 9 - 1 所示。

表2-9-1 第一次筛选结果

类别	药物名称	类别	药物名称
神经营养药物	乙酰左旋肉碱	中草药	人参皂苷Rg1
	甲基钴胺素		银杏叶提取物
	维甲酸	ROCK抑制剂	法舒地尔
外源性神经营养因子	NGF		Y-27632
	BDNF		Y-39983
	CNTF		C3-07
	GDNF	循环系统药物	奥普力农
激素类	胰岛素		佐芬普利
	胰岛素样生长因子		替罗非班
	甲状腺素		PRP富血小板血浆
	粒细胞集落刺激因子		tPA组织型纤维蛋白溶酶原激活剂
	褪黑激素	基质金属蛋白酶抑制剂	伊洛马司他
	睾酮		BB1101
精神类药物	依替福嗪	神经节苷脂	神经节苷脂
	咯利普兰	其他类	chitooligosaccharides
	胞磷胆碱		软骨素酶ABC
	锂		4-methylcatechol
免疫抑制剂	FK 506		u0126
	依那西普		AG1478
	TNF-a拮抗剂		Pam3Cys
	interleukin-10		

(六) 第二次筛选结果

接下来我们利用设定好的第二次筛选标准对以上所得的11类41种药物进行筛选。结果筛选出3种药物符合要求,它们分别是甲状腺素T3、依替福嗪、EGB761。见表2-9-2。

表2-9-2 第二次筛选结果

类别	药物名称	是否通过血脑屏障	是否可能复合去细胞神经
激素类	甲状腺素T3	是	是
精神类药物	依替福嗪	是	是
中草药单体	银杏叶提取物EGB 761	是	是

甲状腺素T3是调节神经发育和成熟最重要的激素之一。它可以通过单羧酸转运蛋

白 - 8，有机离子转运蛋白 - 14 等进入血脑屏障。Barakat-Walter 等在大鼠离断坐骨神经后用硅胶管复合甲状腺激素 T3 修复，结果发现坐骨神经再生和下肢功能恢复比单独使用任何一种神经营养因子、黏附分子等都好。由于甲状腺激素 T3 对神经元快速反应，并能调节多种神经营养因子、细胞外基质及黏附分子等基因表达，由此产生一种综合、有效且长时间效应。因此，甲状腺激素 T3 能够通过血 - 神经屏障，并且能够与硅胶管复合，具有可能与去细胞神经复合的能力，通过第二次筛选。

依替福嗪化学式为 $C_{17}H_{17}C_1N_{20}$，相对分子质量仅为 300.78。它是临床上常用的一种不良反应较少的抗焦虑药。2006 年，研究发现它能较轻易地透过血神经屏障，其抗焦虑效果显著高于西泮类药物：劳拉西泮。2008 年，Girard 等人发现在大鼠坐骨神经损伤模型中，应用依替福嗪复合硅胶管 7 天后能够改善坐骨神经功能指数（SFI），21 天后 SFI 接近正常水平。因此，依替福嗪能够通过血 - 神经屏障，并且能够与硅胶管复合，具有可能与去细胞神经复合的能力，通过第二次筛选。

银杏叶提取物 EGb761 是公认的治疗脑功能损害的有效药物，在临床上已被广泛应用于防治心血管疾病。随着对 EGb761 多种生物学活性作用的不断研究，近年来人们发现它能够通过血脑屏障，同时具有保护神经细胞结构、代谢和功能的明显作用，在防治神经细胞变性、脑血管等疾病中具有令人欣喜的应用前景。2004 年，Hsu 等在研究用复合 EGb761 的聚乳酸导管移植修复周围神经时，发现银杏叶提取物 EGb761 可以促进大鼠坐骨神经缺损后组织学、电生理学的功能恢复，促进周围神经再生。因此，EGb761 能够通过血 - 神经屏障，并且能够与硅胶管复合，具有可能与去细胞神经复合的能力，通过第二次筛选。

（七）第三次筛选结果

接下来，我们利用生物学实验的结果进行第三次筛选。我们将第二次筛选所得的药物按参考文献所述的溶度，加入到 PC12 细胞中。培养 7 天后观察其对类神经元轴突生长的影响。结果显示如图 2 - 9 - 1，经过 3 种药物处理以后，与生理盐水组相比，PC12 细胞出现胞体略变大，神经样轴突长度增加。相比于生理盐水，甲状腺素 T3、依替福嗪、EGB761 均能增加 PC12 胞体直径，但是，统计学结果显示无显著性差异。统计轴突长度，甲状腺素 T3、EGB761 虽然能增加轴突长度，但是统计学结果显示无显著性差异 $[（26.32 \pm 5.29）\mu m$ vs $（21.22 \pm 3.29）\mu m，P = 0.284；（28.05 \pm 3.21）\mu m$ vs $（21.22 \pm 3.29）\mu m，P = 0.085]$。依替福嗪能够显著提高轴突长度 $[（46.53 \pm 2.43）\mu m$ vs $（21.22 \pm 3.29）\mu m，P = 0.00184]$，经过第三轮的筛选。本课题组将依替福嗪作为目标药物。

二、依替福嗪复合"神桥"改善局部微环境的仿生探索

近年来，Whitlock 等人比较了不同修复材料修复神经损伤时的效果。在大鼠 14 mm 坐骨神经损伤模型中，作者发现去细胞神经效果优于 1 型胶原管；同时，在 28 mm 神经缺损模型中，术后 6 周、12 周去细胞神经的效果也优于 1 型胶原管。这说明保留了完整的基底膜管的去细胞神经更能够支持神经再生。目前，普遍认为与一些人工材料相比，

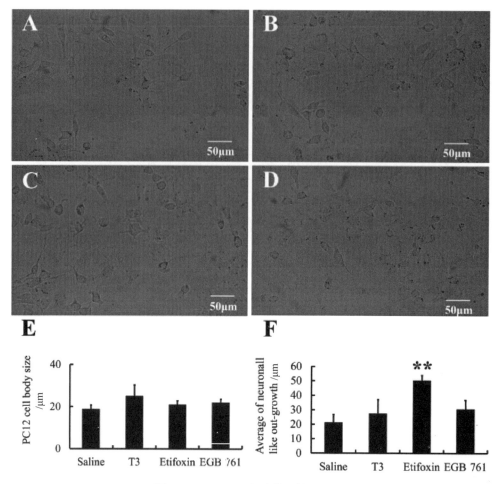

图 2 - 9 - 1　PC12 细胞模型筛选药物

A：PC12 细胞加生理盐水组；B：5 μM 甲状腺素 T3 组；C：20 μM 依替福嗪组；D：100 mg/mL EGB761 组；E：PC12 细胞胞体直径统计；F：PC12 细胞类神经元轴突长度统计。＊＊$P < 0.01$。

去细胞神经能够更好地促进神经再生。这种优势主要是由于它们保留了与原始神经相似的蛋白质结构和蛋白质成分；同时，具有能让宿主神经生长的微结构。

但是，单独使用这种人工神经移植材料，目前的研究表明只能修复一定长度的周围神经缺损，主要是集中在修复 5 cm 以内的神经缺损距离、长度，粗大神经效果不佳。究其原因是由于去细胞的过程中加入某些化学试剂破坏蛋白质 - 蛋白质、蛋白质 - 脂质、脂质 - 脂质之间的连接，使蛋白质发生结构上的变性。因此，我们推测可能去细胞神经效果不好，其原因为去细胞后其内环境遭到了破坏。我们提出在材料内复合一些已知的可促进神经再生和成熟的元素，从而提升去细胞神经修复材料的临床修复效果，扩大去细胞神经的适应证。通过以往的研究，课题组筛选出了依替福嗪作为目标药物。

（一）依替福嗪的作用机制

依替福嗪是临床上常用的一种不良反应较少的抗焦虑药。传统观点认为依替福嗪主要通过 GABAA 发挥功能。最近的实验研究表明，药物依替福嗪不仅通过 GABAA，也通过 TSPO 发挥其作用。实验证明，依替福嗪非竞争性的抑制特异性 TSPO 配体 PK11195 与大鼠脑提取物上的 TSPO 结合，从而减少 B_{max} 和 KD 值。

TSPO（translocator protein）与细菌的 Tryptophan-rich Sensory Protein for Oxygen 蛋白同源，它能与苯二氮类地西泮结合，叫周围苯二氮类受体；同时，TSPO 主要存在于线粒体外膜，所以又叫线粒体苯二氮类受体。它包括 5 个跨膜 α 螺旋，形成一个通道状结构，可容纳胆固醇或其他亲脂性分子线粒体通过。TSPO 胞质端羧基端包含高亲和力的胆固醇识别结构域，它能催化胆固醇从外膜到内膜的转运过程，胆固醇进入线粒体后通过细胞色素 P450 胆固醇活性链裂解酶（P450 scc；CYP11A1）的作用，形成所有其他类固醇激素的前体。因此，TSPO 在胆固醇代谢中起重要作用。

TSPO 在许多组织中存在，尤其是在类固醇合成（肾上腺、性腺和脑）或胆盐合成（肝）活跃的地方表达丰富。在缺乏 TSPO 的细胞中过表达 TSPO 能促进胆固醇的合成和转运。TSPO 的其他功能还包括蛋白质的进口、卟啉运输和血红素合成、离子运输、细胞呼吸、氧化过程、免疫调节。周围神经损伤后，在背根神经节（DRG）神经元，施万细胞和巨噬细胞中，TSPO 表达上调。有研究发现在面神经损伤后，TSPO 配体类药物能防止运动神经元变性，TSPO 配体类药物能防止丙烯酰胺中毒后感觉运动的障碍，能刺激 DRG 神经元的轴突再生。在中枢神经系统，TSPO 配体已被证明对神经具有保护作用，减少神经炎症。腹腔注射依替福嗪增加血浆和脑浓度孕烯醇酮、黄体酮、5A- 二氢孕酮和别孕烯醇酮。这些结果表明，作为 TSPO 配体 – 依替福嗪能提高神经类固醇水平，是一个很好的候选分子，提供神经保护和促进神经再生。

（二）局部给药系统复合"神桥"的仿生探索

传统的给药方式即通过皮下埋植 PE 管进行局部给药，虽然效果较理想，但由于这种方法一定意义上来讲是有创性操作，在临床上的应用势必会有部分限制。因此，在这一部分，我们对药物的给药方式进行进一步的研究。

微型包囊技术（microencapsulation）简称微囊化，是利用天然的或合成的高分子材料作为囊膜，将固态药物或液态药物包裹而成药库型微型胶囊，简称微囊（microcapsule）。若使药物溶解和/或分散在高分子材料基质中，形成骨架型（matrix type）的微小球状实体，则称微球（microsphere）。近年来，生物降解的材料得到广泛的应用，PLA、PLGA 经美国 FDA 批准，可以做注射用微球、微囊以及组织埋植剂的载体材料。利用 PLA 和 PLGA 可以将药物做成微球。药物微球化后能够获得很多优点，例如提高药物的稳定性，控制药物释放速率，使药物浓集于靶区，保护生物活性物质包囊不引起活性损失或变性等。聚己内酯（PCL）也是一种被 FDA 批准的生物降解和生物相容性材料，由 PCL 材料做成的神经导管也是被 FDA 批准最多的合成神经材料。2005 年，Bertleff 等人报道了在指神经上使用 PCL 管修复的多中心、随机对照临床实验。2012 年，在上肢神经损伤中，Chiriac 等人使用 PCL 管修复的回顾性研究，结果显示 PCL 管修复能改善神经恢复。同时，由于 PLA 不能溶解于乙酸乙酯，因此将 PLA-PLGA 微球嵌入 PCL 管的时候，能够有效防止微球溶解于 PCL 管。这样就可以利用 PCL 管嵌入 PLA-PLGA 微球形成新型给药系统。

1. 依替福嗪 PLA-PLGA 微球的制备方法

参考 Defail 等人的做法，首先将 200 mg PLGA 溶解于 2 mL 的二氯甲烷中，制作成 10% 的 PLGA 疏水性溶液。在空管中加入 5 mg 依替福嗪粉末，再加入 125 mL 的聚乙烯醇制作成亲水性溶液。将依替福嗪溶液倒入 PLGA 溶液，振荡 60～90 s。取 200 mg PLA 将其溶于 2.0 mL 二氯甲烷中，将 PLA 于 PLGA 溶液混合振荡 60 s。再将上述步骤所得的乳状液体加入到 200 mL 的 PVA 溶液中 800～900 r/min 的速度，磁力搅拌 2 h。1 500 r/min 离心 5 min 收集所得微球。再将其置于冻干机，24 h 冻干。保存于 −20 ℃。

2. 制作包裹依替福嗪微球粒的 PCL 基膜方法

参考 Lauren 等人的方法制作包裹依替福嗪的 PCL 基膜。首先将 1.3 g PCL、7.92 g NaCl 溶于 15 mL 醋酸乙酯制作 NaCl/PCL 溶液。取 2.0 mm 毛细玻璃管，将其浸于 17% PVA 溶液，并在室温下干燥。然后将其浸于 NaCl/PCL 溶液 1 min。取出室温干燥 30 s，然后将制作好的微球颗粒 15 mg 分散于 1.5 cm×1 cm 防水羊皮纸上。将包裹好 PCL 的玻璃管缓缓转动于羊皮纸上，让依替福嗪微球包裹于玻璃管表面。然后再室温干燥 10 min，后再浸于 NaCl/PCL 溶液 1 min，室温干燥 10 min，重复浸置与干燥 2 次，此时所得 PCL 基膜大约 800 μm。最后将玻璃管置于超纯水中 5 h。制作示意图如图 2−9−2 所示。

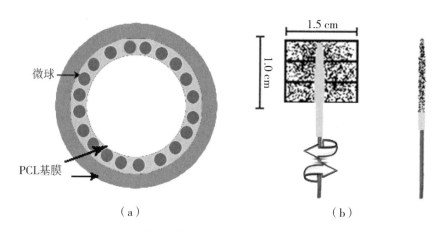

（a） （b）

图 2−9−2　GDNF 蛋白质表达，包裹依替福嗪的 PCL 基膜制作示意

3. 扫描电镜观察微球形态

依替福嗪微球化后，我们用扫描电镜观察其形态。结果显示，微球表面较光滑，内含大量孔隙结构，高倍镜显示表面分布有微小的细孔，依替福嗪可以通过这些细孔释放出来，微球的形态较均一。大部分微球半径位于 150～200 μm 之间（图 2−9−3）。

4. 包裹依替福嗪微球的 PCL 基膜管，以及新的给药系统

用上述包裹依替福嗪微球的 PCL 基膜制作方法我们制作出了 PCL 基膜。本研究第二部分中使用的给药方式即通过皮下埋植 PE 管进行局部给药，效果较理想。但是由于这种方法一定意义上来讲是有创性操作，在临床上的应用势必会有部分限制。查阅大量的相关文献后，我们发现将微球化药物合并入 PCL 基膜可以高效地给药；同时将带孔隙结构的 PCL 基膜缝于神经吻合口可以有效地防止神经瘤的产生。因此，在将来的研究中，我们希望能够将微球化药物融入 PCL 基膜，制作成新型给药系统，并将其缝于

神经吻合口。具体方式如图2-9-4所示。

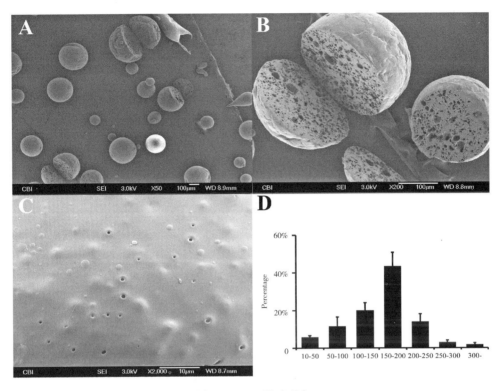

图2-9-3　微球形态

　　A：微球全景图；B：切开后的微球照片，可见微球内部充满可以容纳药物的孔隙；C：微球表面图像，可见表面有与内部相连的小孔，利于药物释放；D：微球直径统计。

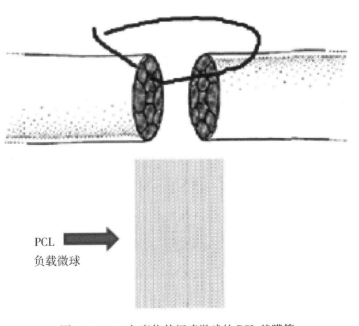

PCL
负载微球

图2-9-4　包裹依替福嗪微球的PCL基膜管

5. 包裹依替福嗪的 PCL 基膜管药物释放曲线研究

PCL 基膜管包裹依替福嗪后，我们用酶标仪测定单位面积 PCL 基膜管中依替福嗪释放曲线。结果显示在 0～9 天之间，PCL 基膜管均有较多的释放，随后其释放比较平稳，一直到第 17 天仍然可以观察到微球的释放（图 2 - 9 - 5）。

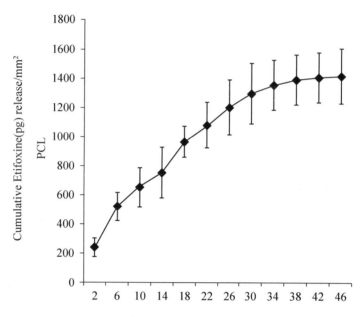

图 2 - 9 - 5　包裹依替福嗪的 PCL 基膜管药物释放曲线

（三）依替福嗪局部给药系统复合"神桥"的动物实验研究

图 2 - 9 - 6 为坐骨神经局部给药模型。具体操作是：雄性 SD 大鼠 5 只，体重 200～250 g。用 10% 水合氯醛（10 mL/kg）腹腔注射麻醉。大鼠取俯卧位剃毛机剃毛。常规消毒后在大鼠右侧臀部至大腿的后外侧做一弧形切口，在手术显微镜的帮助下切开皮肤、肌肉，在臀部肌间隙暴露坐骨神经，在离坐骨神经起始部 1 cm 左右切断坐骨神经，切断长度为 15 mm，用 18 mm 去细胞神经移植修复，移植后，用一端连有 PE-10 导管（6 cm）的无菌明胶海绵（9 mm 长、4 mm 宽、5 mm 高）包裹在坐骨神经近端吻合口周围，并将导管固定于周围肌肉上，用 3 - 0 医用缝合线逐层缝合切口，暴露于切口外的导管埋置于皮毛中。每日美兰溶液缓慢注射每次 500 μL 。逐层缝合臀部肌肉、皮肤，在皮肤切口旁边开一小切口，并在创口内注入适量庆大霉素 4 万单位，所有操作均由一人完成。术后大鼠进行分笼喂养，每笼 1 只，观察大鼠的一般情况、外接 PE 管皮肤炎症情况、精神状况、伤口愈合情况等，7 天后拔出外接 PE 管。

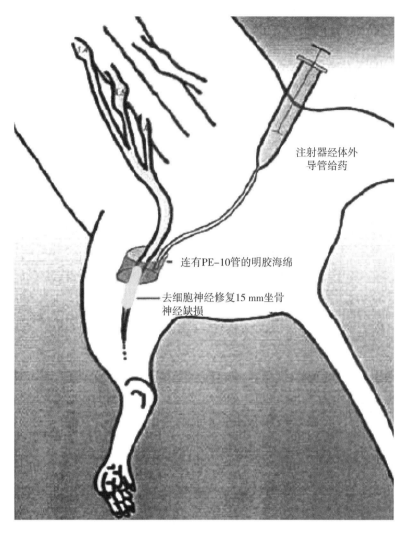

注射器经体外
导管给药

连有PE-10管的明胶海绵

去细胞神经修复15 mm坐骨
神经缺损

图 2 - 9 - 6　坐骨神经局部给药模型

1. 依替福嗪复合去细胞神经的仿生探索结果

按照材料与方法所介绍，我们制作出了周围神经局部给药模型，如图 2 - 9 - 7 所示。在制作出给药模型后，术后我们对 7 只大鼠进行有效性和安全性的评价。安全性判断如表 2 - 9 - 3 所示，结果显示，在一般情况，外置管周围炎症和伤口情况下共进行了 49 次观察，无不良事件发生。有效性评价如表 2 - 9 - 4 所示，结果显示，周围神经局部给药方式效果确切。

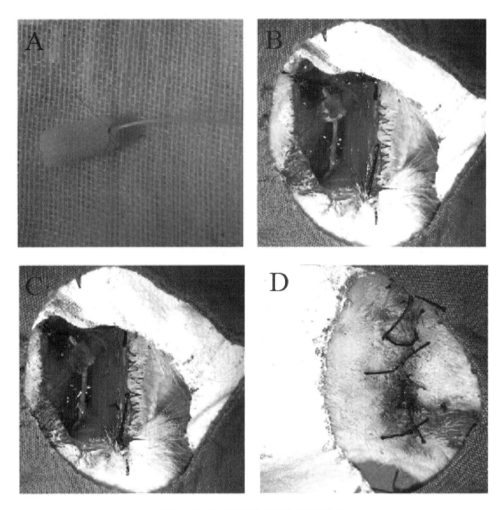

图2-9-7 周围神经局部给药模型

A：一端连有明胶海绵的 PE-10 管；B：明胶海绵包裹神经吻合口近端；C：局部固定 PE-10 管；D：另外一端开口于皮下。

表2-9-3 局部给药安全性评价

观察指标	数目（百分比）
1. 一般情况	
良好	35（100%）
一般	0（100%）
较差	0（100%）
2. 外置管周围炎症	
无	35（100%）
一般	0（100%）
较重	0（100%）

续表2-9-3

观察指标	数目（百分比）
3. 伤口情况	
良好	35（100%）
一般	0（100%）
较差	0（100%）

表2-9-4　局部给药有效性评价

观察指标	数目（百分比）
1. 注射时是否通畅	
是	35（100%）
否	0（100%）
2. 明胶海绵，PE管是否在位	
是	35（100%）
否	0（100%）
3. 是否到达坐骨神经周围	
是	35（100%）
否	0（100%）

2. 大体观察结果

术后2周，各组动物均有不同程度的足踝部肿胀、溃疡。各组均在5周左右溃疡愈合。步态观察：术后各组动物均有不同程度的垂足畸形、步态不稳、走路拖行。这个时间点神经取材时见各组动物神经移植段与周围组织没有粘连，吻合口处有轻微粘连，容易游离。神经移植段色泽较正常神经略暗，直径稍细，表面有明显的毛细血管网，神经移植体结构完整，连续性良好。远近端吻合口轻度膨胀形成神经瘤。显微镜下解剖观察到，环绕移植体周围形成一薄层疏松结缔组织膜，用显微器械易与移植体剥离，故排除了移植体周围硬化的纤维结缔组织对神经的卡压。切取神经移植体，可引起大鼠很明显的疼痛反应所导致的患肢收缩。

3. 术后2周检测结果

（1）NF免疫荧光染色。术后2周，每组取6只动物进行神经丝蛋白NF免疫荧光染色。以往的研究指出，神经丝蛋白染色是早期的神经再生的重要标志。我们的结果如图2-9-8所示，在复合依替福嗪后神经NF免疫荧光染色明显增多，与单纯去细胞神经比 IOD 为（546,953±22,110）vs（455,760±24,979）（$P < 0.01$），但是，与自体神经组相比，$P < 0.001$（图2-9-8）。

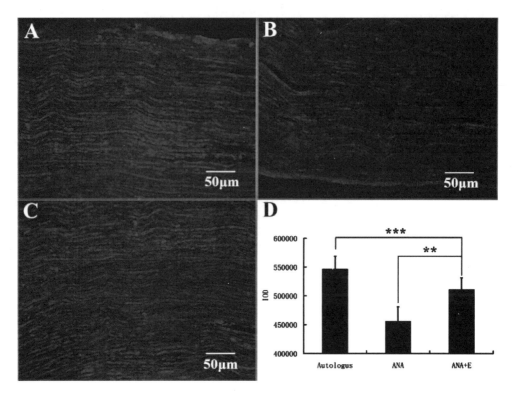

图 2-9-8　NF 免疫荧光染色

A：自体神经移植组；B：单纯去细胞神经移植组；C：去细胞神经移植复合 20 μM 依替福嗪组；D：NF 荧光染色光密度统计。与单纯支架组相比，复合支架能显著提高 NF 的表达，但是，与自体神经移植尚有差距。＊＊P<0.01。

（2）基因表达变化。神经损伤修复过程中炎症因子的表达变化对修复过程会产生很重要的影响。为了探究依替福嗪对于炎症因子的表达变化的影响，我们用 RT-PCR 的方法检测了 TNF-α、IL-1、IL-6 的表达，如图 2-9-9 所示，结果显示，与单纯去细胞神经相比，TNF-α 是降低的 [(1.11±0.14) vs (0.64±0.13)，P=0.034]，IL-1 的表达水平也是明显降低的 [(1.08±0.18) vs (0.48±0.11)，P=0.025]（图 2-9-9）。

同时，我们还检测了神经营养因子 NGF、BDNF 和 VEGF 的表达。结果显示，术后 14 天依替福嗪显著地提高了神经营养因子 NGF、BDNF 和 VEGF 的表达。与对照组相比，NGF，1.9 倍，P = 0.019；GDNF，2.1 倍，P = 0.0036；VEGF，1.7 倍，P=0.072。

4. 术后 6 周取材结果

（1）腓肠肌。

大体形态：术后 6 周，取出实验侧的腓肠肌，由于失去神经的营养作用，与健侧相比较，各个组均有不同程度的肌肉萎缩、凹陷、变小。比较不同组中肌肉萎缩的情况，结果表明，单纯去细胞神经组修复的时候，肌肉萎缩明显；相反，用自体神经进行修复时，萎缩状况较轻，肌肉呈现饱满、充实的状态，近似于正常肢体；复合依替福嗪修复组情况介于两者之间，未见肌肉明显萎缩，但是，肌肉饱满充实的状态较自体神经

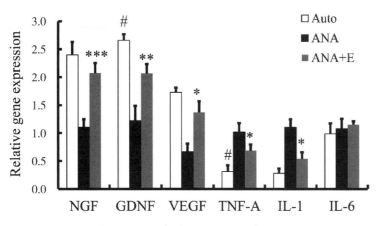

图 2-9-9　术后 14 天 mRNA 表达量

Auto：自体神经移植；ANA：去细胞神经移植；ANA + E：复合依替福嗪的去细胞神经移植。*：$P < 0.05$；**：$P < 0.01$；***：$P < 0.001$ 与单纯去细胞神经相比。#：$P < 0.05$ 与复合依替福嗪组相比。

组轻。

HE 染色：将各组标本进行 HE 染色，结果显示，在各手术组均有骨骼肌不同程度的萎缩，肌肉面积变小，肌纤维的形态变形失去正常的多边形形态，反而出现圆形，肌肉呈现铺路石样，蓝色的细胞核分散地分布于各处，肌肉间隙之间有不同数量的胶原纤维，其染色呈现蓝色，此为结缔组织增生的表现。用 IPP 测量胶原纤维与肌肉纤维的比值，结果显示，单纯去细胞神经组高于复合依替福嗪组，复合依替福嗪组高于自体神经组，其中，前两组比较有统计学意义，后两组比较无统计学差异（图 2-9-10）。

（2）甲苯胺蓝染色。接下来是甲苯胺蓝染色观察各组中神经再生的情况。术后 6 周，各手术组均出现再生轴突，再生轴突被髓鞘包绕。在自体神经组中，神经的甲苯胺蓝染色结果较正常，表现为神经纤维直径较粗大，大小较均匀，有髓神经分布较为集中。复合依替福嗪组中，神经纤维直径较自体神经小，分布也是大小不太均匀，在神经染色切片中可见大量的结缔组织。单纯去细胞神经结果更为不理想，再生轴突数目、直径、密度等各项指标均低于前面的各组。统计学结果显示，单位面积中轴突数目复合依替福嗪与自体神经组相似〔（49，533 ± 1245）vs（54，674 ± 2486）；$P > 0.05$〕，但是，明显高于单纯去细胞神经组〔（49，533 ± 1245）vs（40，523 ± 1436），$P < 0.001$〕。与轴突数目结果类似，再生轴突的直径复合去细胞神经组明显高于单纯去细胞神经组〔（2.69 ± 0.21）vs（1.93 ± 0.33），$P < 0.05$〕（图 2-9-11）。

（3）电镜。电镜能客观准确地反应神经组织的再生情况。术后 6 周，对每组 6 只大鼠进行电镜观察，在每个处理组中可以清楚地看见有再生的轴突，再生的轴突外包绕着规则排列并密度较高、显色较黑的髓鞘。它们呈现出分布不均匀、大小不一的同心圆形状排列。外层可见施万细胞。施万细胞包绕轴突，形成髓鞘。血旺细胞中可见丰富的细胞器，细胞核中染色质丰富。在电镜图片中也可见部分地方出现无髓纤维。在各处理组中，自体神经修复组可见再生的有髓神经呈现椭圆形，边缘清晰，接近于正常的神经组织。复合依替福嗪的去细胞神经组中可见髓鞘多呈现扁平状，施万细胞稍有收缩，有明

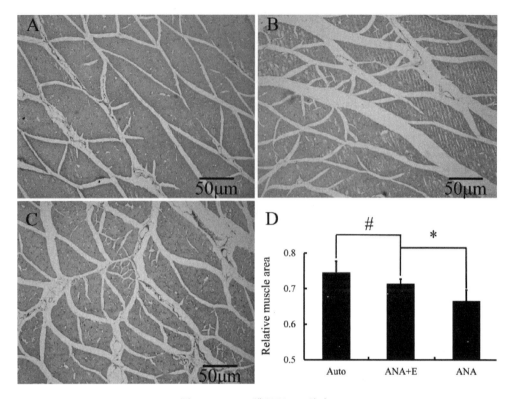

图 2-9-10 腓肠肌 HE 染色

A：自体神经移植组；B：单纯去细胞神经移植组；C：去细胞神经移植复合 20 μM 依替福嗪组；D：相对肌肉面积。与单纯支架组相比，复合支架组相对肌肉面积高于单纯去细胞神经组，但是，与自体神经移植尚有差距。*：$P < 0.05$ 与单纯去细胞神经比较，#：$P < 0.05$ 与复合支架比较。

显的变性以及水肿，施万细胞中细胞器结构较模糊。单纯去细胞神经组中髓鞘结构较紊乱，普遍直径较小。利用 IPP 软件分析统计髓鞘厚度，结果显示，复合依替福嗪组髓鞘厚度高于单纯去细胞神经组 $[(1.02 \pm 0.13)$ vs (0.66 ± 0.10)，$P < 0.05]$。复合去细胞神经组与自体神经组相比，自体神经组高于复合去细胞神经组，但是，结果无统计学差异（图 2-9-12）。

5. 神经电生理

术后 3 个月，用神经电生理仪于近端缝合口近侧 5 mm 刺激坐骨神经干，同时取对侧正常神经作为对照，测量自体神经移植组神经传导速度 NCV 平均为 $(84.1\% \pm 7.3\%)$ m/s，最大振幅 CMAP 平均为 $(49.6\% \pm 0.252)$ mV；单纯去细胞神经组神经传导速度平均为 (18.35 ± 2.700) m/s，最大振幅平均为 (0.83 ± 0.386) mV；复合依替福嗪组神经传导速度平均为 (26.16 ± 3.422) m/s，最大振幅平均为 (1.24 ± 1.421) mV（图 2-9-13）。从均数可以看出，对于 CMAP，自体神经组显著优于单纯去细胞神经组和复合依替福嗪组 $(P < 0.05)$；对于 NCV，复合依替福嗪组优于单纯去细胞神经组且接近自体神经组 $(P > 0.05)$。神经电生理检查对于评价神经损伤后修复情况能够提供很好的参考，神经损伤后 NCV 和 CMAP 会有所下降。在本节中我们发现，

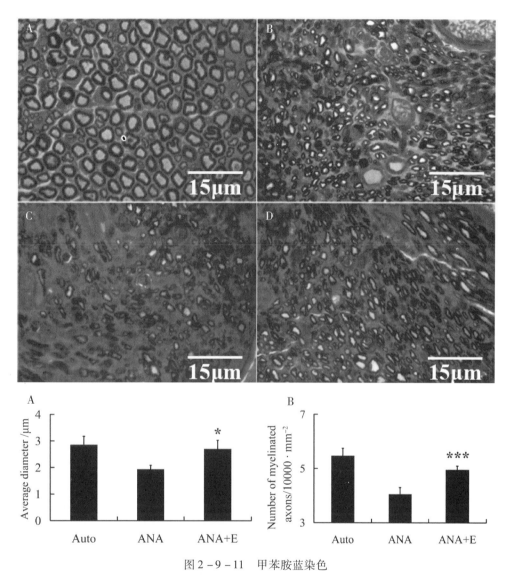

图 2 - 9 - 11　甲苯胺蓝染色

　　A：正常神经；B：自体神经移植组；C：单纯去细胞神经移植组；D：去细胞神经移植复合 20 μM 依替福嗪组；E：平均轴突直径、平均轴突数目。与单纯支架组相比，复合支架组平均轴突直径、轴突数目高于单纯去细胞神经组。*：$P < 0.05$ 与单纯去细胞神经比较。

　　相对于 NCV 而言，依替福嗪效果更好。经过查找文献我们发现，CMAP 的大小反映的是能支配肌肉的再生轴突的数目，它与神经刺激时释放的乙酰胆碱数量相关；而 NCV 与运动功能的改善密切相关。因此，本节的研究结果中 CMAP 接近于整体神经组，提示我们依替福嗪可能能够更好地促进神经肌肉接触的恢复，改善乙酰胆碱的释放。

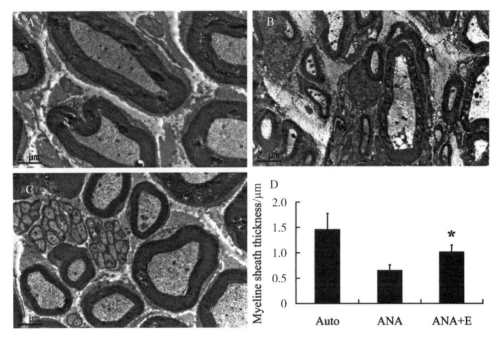

图 2 - 9 - 12 透射电镜

A：自体神经移植组；B：单纯去细胞神经移植组；C：去细胞神经移植复合 20 μM 依替福嗪组；D：髓鞘厚度。与单纯支架组相比，复合支架组髓鞘厚度高于单纯去细胞神经组。＊：$P < 0.05$ 与单纯去细胞神经比较。

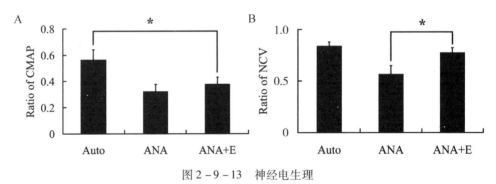

图 2 - 9 - 13 神经电生理

A：复合肌肉动作电位幅度；B：神经传导速度，与单纯支架组相比，复合支架组神经传导速度高于单纯去细胞神经组。＊：$P < 0.05$。

6. 坐骨神经功能指数

坐骨神经功能指数是评价坐骨神经恢复情况的重要指标，本研究术后 2 周开始监测 SFI，结果显示，术后 8 周开始，C 组优于 A 组、B 组，差异有显著性（$P < 0.01$），A 组、B 组间比较无显著性差异（$P > 0.05$）。术后 12 周，A 组和 C 组均优于 B 组，差异有显著性（$P < 0.01$），A 组和 C 组间比较无显著性差异（$P > 0.05$）（图 2 - 9 - 14）。

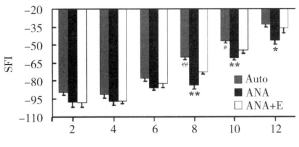

图 2 - 9 - 14　坐骨神经功能指数

从第 8 周开始，与单纯支架组相比，自体神经、复合支架坐骨神经功能指数高于单纯去细胞神经组。但是，第 8 周、第 10 周自体神经移植组优于复合支架组。到第 12 周，自体神经组虽然高于复合支架组，但是，差异无统计学意义。 $*$ ： $P < 0.05$ ， $**$ ： $P < 0.01$ ， $***$ ： $P < 0.001$ 与单纯去细胞神经比较。#： $P < 0.05$ ，##： $P < 0.01$ 。

（四）局部给药系统复合"神桥"的仿生探索结论

通过以上的研究，我们通过嵌入 PCL 管的方式，形成了一种新型的给药系统。利用该给药系统，目标药物依替福嗪的释放速度进一步变慢。在本研究中，17 天后，包裹依替福嗪微球的 PCL 管仍然有有效的依替福嗪释放。这样的释放速度基本可以做到一次给药后无需进一步给药，从而在神经再生的整个时间窗内能有有效的药物支持。同时，由于将这种新型给药系统包绕于神经吻合口可以有效地防止神经瘤的产生，从而对神经修复与再生有显著的促进作用。

参 考 文 献

［1］ GAO X, WANG Y, CHEN J, et al. The role of peripheral nerve ECM components in the tissue engineering nerve construction ［J］. Rev Neurosci 2013, 24 (4): 443 – 453.

［2］ SONDELL M, LUNDBORG G, KANJE M. Regeneration of the rat sciatic nerve into allografts made acellular through chemical extraction ［J］. BRAIN RESEARCH 795, 1998 (1 – 2): 44 – 54.

［3］ WANG D, LIU X L, ZHU J K, et al. Bridging small-gap peripheral nerve defects using acellular nerve allograft implanted with autologous bone marrow stromal cells in primates ［J］. BRAIN RESEARCH 1188, 2008, 44 – 53.

［4］ HOCKADAY L A, KANG K H, COLANGELO N W, et al. Rapid 3D printing of anatomically accurate and mechanically heterogeneous aortic valve hydrogel scaffolds ［J］. Biofabrication 4, 2012 (3): 35005.

［5］ 袁丁, 赵纪春, 康裕建, 等. 3D 打印技术辅助复杂主动脉夹层腔内治疗 ［J］. 中国普外基础与临床杂志, 2015 (7): 852 – 854.

［6］ CECCHINI M P, PARNIGOTTO M, MERIGO F, et al. 3D printing of rat salivary glands: The submandibular-sublingual complex ［J］. ANATOMIA HISTOLOGIA EMBRYOLOGIA 43, 2014, 3, 239 – 244.

［7］ 戚剑, 罗鹏, 程思红, 李增宏, 张毅, 刘小林. 基于图像分析的周围神经 Karnovsky-Roots 法染色规律的效果观察 ［J］. 中国临床解剖学杂志, 2011 (4): 436 – 441.

［8］ ZHU S, ZHU Q, LIU X, et al. Three-dimensional Reconstruction of the Microstructure of Human Acellular Nerve Allograft ［J］. Sci Rep 6, 2016 (30): 694.

［9］ YAN L, GUO Y, QI J, et al. Iodine and freeze-drying enhanced high-resolution MicroCT imaging for reconstructing 3D intraneural topography of human peripheral nerve fascicles ［J］. J Neurosci Methods 287, 2017, 58 – 67.

［10］ VARGEL I. Impact of vascularization type on peripheral nerve microstructure ［J］. J Reconstr Microsurg, 2009, 25 (4): 243 – 253.

［11］ 何波, 傅国, 郑灿镔, 等. 皮神经营养血管皮瓣的临床解剖学研究 ［J］. 中华显微外科杂志, 2012, 35 (5): 395 – 398.

［12］ 王增涛, 王一兵, 丁自海. 显微外科临床解剖学图谱 ［M］. 山东: 山东科技出版社, 2014.

［13］ 朱昭炜, 毛以华, 何波, 等. SD 大鼠坐骨神经微血管三维可视化研究初探 ［J］. 中国修复重建外科杂志, 2013, 27 (2): 189 – 192.

［14］ ZHU Z, HUANG Y, ZOU X, et al. The vascularization pattern of acellular nerve allografts after nerve repair in Sprague-Dawley rats ［J］. Neurol Res, 2017, 39 (11): 1014 – 1021.

［15］朱家恺. 显微外科学 ［M］. 北京：人民卫生出版社，2008.

［16］LONGO F M，HAYMAN E G，DAVIS G E，et al. Neurite-promoting factors and extra-cellular matrix components accumulating in vivo within nerve regeneration chambers ［J］. Brain research，1984，309 (1)：105.

［17］闫家智，姜保国，徐海林，等. 周围神经延长后单根神经纤维的组织学观察 ［J］. 中华手外科杂志，2004，20 (1)：58 -60.

［18］韩秀月. 周围神经损伤的手术治疗进展 ［J］. 实用手外科杂志，2007，21 (2)：103 -105.

［19］刘冬乐，张阳阳，高华. 神经营养因子促进角膜上皮损伤修复的研究进展 ［J］. 眼科新进展，2017，37 (5)：492 -495.

［20］JOHNSON B N，LANCASTER K Z，ZHEN G，et al. 3D Printed Anatomical Nerve Regeneration Pathways ［J］. Advanced functional materials，2015，25 (39)：6205.

［21］TAMURA S，SUZUKI H，HIROWATARI Y，et al. Release reaction of brain-derived neurotrophic factor (BDNF) through PAR1 activation and its two distinct pools in human platelets ［J］. Thrombosis Research，2011，128 (5)：55.

［22］GRATTO K A，VERGE V M. Neurotrophin-3 down-regulates trkA mRNA，NGF high-affinity binding sites，and associated phenotype in adult DRG neurons. ［J］. European Journal of Neuroscience，2015，18 (6)：1535 -1548.

［23］SHIMAZU K，ZHAO M，SAKATA K，et al. NT-3 facilitates hippocampal plasticity and learning and memory by regulating neurogenesis. Learn Mem，2006，13 (3)：307 -315.

［24］YAO M，MOIR M S，WANG M Z，et al. Peripheral nerve regeneration in CNTF knockout mice. ［J］. Laryngoscope，1999，109 (8)：1263 -1268.

［25］OMURA T，SANO M，OMURA K，et al. Different expressions of BDNF，NT3，and NT4 in muscle and nerve after various types of peripheral nerve injuries. ［J］. Journal of the Peripheral Nervous System Jpns，2005，10 (3)：293 -300.

［26］COHEN S. Epidermal growth factor ［J］. Annual Review of Biochemistry，1987，59 (4)：239 -246.

［27］HELDIN C H，WESTERMARK B. Growth factors：Mechanism of action and relation to oncogenes ［J］. Cell，1984，37 (1)：9 -20.

［28］蔡明. bFGF/EGF 对大鼠胚胎神经干细胞增殖的影响 ［D］. 大连医科大学，2005.

［29］尚咏，王利清，汪爱媛，等. 外源性表皮生长因子促端侧吻合神经再生的研究 ［J］. 中华显微外科杂志，2003，26 (1)：36 -38.

［30］KUZIS K，COFFIN J D，ECKENSTEIN F P. Time course and age dependence of motor neuron death following facial nerve crush injury：role of fibroblast growth factor ［J］. Experimental Neurology，1999，157 (1)：77 -87.

［31］KATO H，WANAKA A，TOHYAMA M. Co-localization of basic fibroblast growth factor-like immunoreactivity and its receptor mRNA in the rat spinal cord and the dorsal root ganglion. ［J］. Brain Research，1992，576 (2)：351 -354.

［32］陈伟. bFGF 壳聚糖微球的制备及其促施万细胞分裂增殖的研究 ［D］. 遵义医学

院，2011.

[33] SHERER T B, FISKE B K, SVENDSEN C N, et al. Crossroads in GDNF therapy for Parkinson's disease [J]. Mov Disord, 2006, 21 (2): 136 – 141.

[34] CAMPANA W M. Schwann cells: activated peripheral glia and their role in neuropathic pain [J]. Brain Behavior & Immunity, 2007, 21 (5): 522 – 527.

[35] KORIYAMA Y, HOMMA K, SUGITANI K, et al. Upregulation of IGF-I in the goldfish retinal ganglion cells during the early stage of optic nerve regeneration [J]. Neuro-chemistry International, 2007, 50 (5): 749 – 756.

[36] 范红石，王艳，陈国平. 周围神经损伤后轴突再生微环境的研究进展 [J]. 中国康复理论与实践，2015，21 (3): 288 – 291.

[37] BARAKAT-WALTER I. Role of thyroid hormones and their receptors in peripheral nerve regeneration [J]. Journal of Neurobiology, 1999, 40 (4): 541 – 559.

[38] IOANNIS D. PAPAKOSTAS, GEORGE A. Macheras. Thyroid Hormones and Peripheral Nerve Regeneration [J]. Journal of thyroid research, 2013, 64 (8): 395.

[39] MACICA C M, LIANG G, LANKFORD K L, et al. Induction of parathyroid hormone-related peptide following peripheral nerve injury: role as a modulator of Schwann cell phenotype. [J]. Glia, 2006, 53 (6): 637 – 648.

[40] 戚剑，刘小林，熊卓，等. 短段腓总神经功能束三维重建的初步研究 [J]. 中国修复重建外科杂志，2008 (9): 1031 – 1035.

[41] 刘鹏，林支付. 神经组织三维重建的连续切片染色方法 [J]. 神经解剖学杂志，2014 (2): 241 – 243.

[42] WATCHMAKER G P, GUMUCIO C A, CRANDALL R E, et al. Fascicular topography of the median nerve: a computer based study to identify branching patterns [J]. J Hand Surg Am, 1991, 16 (1): 53 – 59.

[43] 李继承. 组织学与胚胎学实验技术 [M]. 北京：人民卫生出版社，2010.

[44] 周君，陈勤. 神经细胞尼氏体染色方法改良 [J]. 生物学杂志，2010 (5): 94 – 95.

[45] CC J D H. Manual of Histological Techniques [M]. NewYork: Churchill Livingstone, 1984.

[46] 顾兵，金建波，李华南，等. 神经组织染色方法的研究概况 [J]. 中国药理学通报，2011 (10): 1472 – 1475.

[47] 刘介眉. 病理组织染色的理论方法和应用 [M]. 北京：人民卫生出版社，1983.

[48] 顾晓松. 神经再生 [M]. 北京：科学出版社，2013.

[49] YANG L M, LIU X L, ZHU Q T, et al. Human peripheral nerve-derived scaffold for tissue-engineered nerve grafts: histology and biocompatibility analysis [J]. J Biomed Mater Res B Appl Biomater, 2011, 96 (1): 25 – 33.

[50] 徐维蓉. 组织学实验技术 [M]. 北京：科学出版社，2009.

[51] WERDIN F, GRUSSINGER H, JAMINET P, et al. An improved electrophysiological method to study peripheral nerve regeneration in rats [J]. J Neurosci Methods, 2009, 182 (1): 71 – 77.

［52］GONZALEZ-PEREZ F, COBIANCHI S, GEUNA S, et al. Tubulization with chitosan guides for the repair of long gap peripheral nerve injury in the rat ［J］. Microsurgery, 2015, 35 (4): 300－308.

［53］吴彩琴，戴培东，杨琳，等. 兔面神经乳突段神经纤维的空间构筑及其意义 ［J］. 中国临床解剖学杂志，2010 (5): 514－517.

［54］PENG M, POUKENS V, DA S C R, et al. Compartmentalized innervation of primate lateral rectus muscle ［J］. Invest Ophthalmol Vis Sci, 2010, 51 (9): 4612－4617.

［55］吴赤球，余丹，高坚，等. 周围神经干的超声定位 ［J］. 中国医学影像技术，2008 (12): 2017－2019.

［56］李征毅. 臂丛超声影像学解剖与可视化研究及其临床意义 ［D］. 南方医科大学，2012.

［57］卫梅，朱家安. 高频超声评价创伤性周围神经损伤的进展 ［J］. 中国医学影像技术，2011 (6): 1299－1302.

［58］高亮，康斌，熊羿，等. 周围神经源性良性肿瘤的超声特性 ［J］. 实用医学影像杂志，2013 (3): 188－190.

［59］宋英茜，陶冶，杨光. 高频超声在周围神经源性肿瘤诊断中的应用现状 ［J］. 大连医科大学学报，2014 (3): 291－294.

［60］王晓刚，鄂占森，陈一武，等. 高频超声检查在周围神经损伤鉴定中的应用价值 ［J］. 中国法医学杂志，2015 (3): 252－255.

［61］李洪飞，唐杰，王月香. 高频超声在周围神经损伤诊断中的应用进展 ［J］. 解放军医学院学报，2015 (10): 1061－1064.

［62］陈红天，夏晓辉. 高频超声在四肢周围神经损伤诊断中的应用 ［J］. 中国现代医学杂志，2015, 25 (9): 81－83.

［63］陈涛，郭稳，陈山林，等. 高频超声对医源性周围神经损伤的诊断价值 ［J］. 中国超声医学杂志，2015 (6): 527－529.

［64］陈松，黄泽和，陈广，等. 周围神经鞘瘤的 CT 和 MRI 影像学表现 ［J］. 右江医学，2017, 45 (5): 584－587.

［65］华景军. 应用 64 排螺旋 CT 三维重建周围神经影像对腰椎间盘突出的诊断价值 ［J］. 中国医药指南，2017 (1): 29－30.

［66］刘胜全，张付龙，王巧玲，等. 膝关节周围神经多层螺旋 CT、磁共振成像对照 ［J］. 中国矫形外科杂志，2017 (9): 830－834.

［67］包洪靖. 磁共振神经成像在上肢周围神经疾病诊断中的应用 ［D］. 山东大学，2016.

［68］丁文全. 基于磁共振弥散张量成像与多种后处理方法的上肢神经形态学研究 ［D］. 苏州大学，2014.

［69］CAGE T A, YUH E L, HOU S W, et al. Visualization of nerve fibers and their relationship to peripheral nerve tumors by diffusion tensor imaging ［J］. Neurosurg Focus, 2015, 39 (3): E16.

［70］HOCKADAY L A, KANG K H, COLANGELO N W, et al. Rapid 3D printing of ana-

tomically accurate and mechanically heterogeneous aortic valve hydrogel scaffolds ［J］.
Biofabrication, 2012, 4（3）：35005.

［71］ YAN L, QI J, ZHU S, et al. 3D micro ct imaging of the human peripheral nerve fasci-
cle ［J］.

［72］ 陆圣华, 曹晓建, 王立新, 等. 7.0T Micro MRI 观察丝裂霉素 C 预防硬膜外粘连
的效果研究 ［J］. 南京医科大学学报（自然科学版）, 2008（10）：1263 - 1266.

［73］ 文颂, 高歌军, 杨涛, 等. 7.0T Mn ～（2 +）增强 MRI 追踪大鼠神经传导束
［J］. 中国医学影像技术, 2010（1）：29 - 32.

［74］ 李甲, 李雪元, 滕皋军, 等. 弥漫性轴索损伤大鼠易损区微结构损伤7.0T MRI 定
量研究 ［J］. 中华创伤杂志, 2011, 27（7）：643 - 647.

［75］ WANG G, XIE H, HOU S, et al. Development of High-Field Permanent Magnetic Cir-
cuits for NMRI/MRI and Imaging on Mice ［J］. Biomed Res Int, 2016
（86）：59298.

［76］ TABIBIAN J H, MACURA S I, O'HARA S P, et al. Micro-computed tomography and
nuclear magnetic resonance imaging for noninvasive, live-mouse cholangiography ［J］.
Laboratory Investigation, 2013, 93（6）：733 - 743.

［77］ 张保林, 弋楠, 朱蓉英, 等. 透射电镜与扫描电镜分析 ［J］. 无线互联科技,
2016（23）：25 - 26.

［78］ 周长满. 周围神经的扫描电镜初步观察 ［J］. 广东解剖学通报, 1982（2）：153 - 155.

［79］ 王有琼, 郑晓克, 张海鹏, 等. 激光共聚焦显微镜在神经科学研究中的应用
［J］. 中山大学研究生学刊（自然科学. 医学版）, 2010（2）：1 - 4.

［80］ 邓平, 徐小虎, 陈耀文, 等. 激光扫描共聚焦显微镜观察脑干中的神经轴突
［J］. 中华物理医学与康复杂志, 2000（1）：22 - 23.

［81］ 张鹏, 毕明刚. 激光扫描共聚焦显微技术及其在神经、肿瘤相关研究中的应用
［J］. 医疗卫生装备, 2010（2）：43 - 45.

［82］ 骆健明, 赵泽林. 激光共聚焦显微镜观察新生鼠海马齿状回神经干细胞的增殖
［J］. 山西医科大学学报, 2010（4）：285 - 287.

［83］ 庄正飞, 刘智明, 郭周义, 等. 共聚焦激光扫描显微镜及其在神经科学研究中的
应用 ［J］. 中国医学物理学杂志, 2011（1）：2441 - 2443.

［84］ 钟世镇. "虚拟中国人"（VCH）切片建模研究进展 ［J］. 中国临床解剖学杂志,
2002（5）：323.

［85］ 刘光久, 张绍祥, 刘正津, 等. 首例中国数字化可视人体脊柱区颈段的三维重建
研究 ［J］. 局解手术学杂志, 2003（3）：177 - 179.

［86］ 柴慧臻, 杜光伟, 罗述谦, 等. 中国第 1 例数字化女虚拟人的三维重建 ［J］. 中
国医学影像技术, 2003（4）：387 - 389.

［87］ 陆芸婷, 陈有青, 李振军. 基于显微镜图像的三维场景重建技术研究 ［J］. 计算
机应用, 2005, 25（2）：329 - 331.

［88］ 唐铖. 医学物理切片图像处理关键技术研究 ［D］. 广东工业大学, 2011.

［89］ 彭婧峰. 神经切片图像中离散点状神经束分割的方法研究 ［D］. 广东工业大

学，2012.

[90] 胡智魁. 生物医学图像计算机智能识别关键技术研究［D］. 广东工业大学，2012.

[91] 刘胜全，张付龙，王巧玲，等. 膝关节周围神经多层螺旋 CT、磁共振成像对照［J］. 中国矫形外科杂志，2017（9）：830-834.

[92] 陈松，黄泽和，陈广，等. 周围神经鞘瘤的 CT 和 MRI 影像学表现［J］. 右江医学，2017，45（5）：584-587.

[93] 华景军. 应用 64 排螺旋 CT 三维重建周围神经影像对腰椎间盘突出的诊断价值［J］. 中国医药指南，2017（1）：29-30.

[94] 钟映春，戚剑，刘小林，等. 从图像中提取离散点状神经功能束边缘的研究［J］. 系统仿真学报，2011（7）：1414-1418.

[95] 周学礼. 周围神经图像增强算法研究［J］. 常熟理工学院学报，2011（4）：98-101.

[96] 邹继杰. 生物医学显微图像分割与识别技术的研究［D］. 广东工业大学，2013.

[97] 冯旭冰. 基于 D-S 理论的医学物理图像识别方法的研究［D］. 广东工业大学，2014.

[98] 赖志飞. 神经纤维的分割与智能识别［D］. 广东工业大学，2015.

[99] 刘斌，周学礼，张敏，等. 周围神经图像分割算法研究［J］. 常熟理工学院学报，2016（2）：64-68.

[100] 怀效宁，高荣坤，郭玉璞，等. 周围神经图像的计算机分析［J］. 中国临床解剖学杂志，1990（1）：4-7.

[101] 刘光久，张绍祥，刘正津，等. 首例中国数字化可视人体脊柱区颈段的三维重建研究［J］. 局解手术学杂志，2003（3）：177-179.

[102] 李绍光，顾立强，邵岩. 尺神经功能束组走行模式的三维重建［J］. 中华创伤骨科杂志，2004，6（12）：1358-1361.

[103] 陈增淦，陈统一，张键，等. 臂丛神经显微结构的计算机三维重建［J］. 中华骨科杂志，2004（8）：17-21.

[104] 张景僚，顾立强，王龙江，等. L4、5 神经前支和腰骶干与骶髂关节关系的三维重建［J］. 南方医科大学学报，2006，26（3）：364-366.

[105] 邱明国，张绍祥，刘正津，等. 女性盆底可视化研究［J］. 解剖学杂志，2004（6）：581-584.

[106] TERZIS J K, KOSTOPOULOS V K. The surgical treatment of brachial plexus injuries in adults［J］. Plast Reconstr Surg, 2007, 119（4）：73e-92e.

[107] TERZIS J K, KONOFAOS P. Nerve transfers in facial palsy［J］. Facial Plast Surg, 2008, 24（2）：177-193.

[108] ZAN G, WU Q. Biomimetic and Bioinspired Synthesis of Nanomaterials/Nanostructures［J］. Adv Mater, 2016, 28（11）：2099-2147.

[109] WEGST U G. et al. Bioinspired structural materials［J］. Nat Mater, 2015, 14（1）：23-36.

［110］ZHU S, et al. Analysis of human acellular nerve allograft reconstruction of 64 injured nerves in the hand and upper extremity: a 3 year follow-up study ［J］. J Tissue Eng Regen Med, 2017, 11 (8): 2314 – 2322.

［111］YAN L, et al. The role of precisely matching fascicles in the quick recovery of nerve function in long peripheral nerve defects ［J］. Neuroreport, 2017, 28 (15): 1008 – 1015.

［112］JORDAN P J, PIKOULIS M, Operative treatment for chronic pancreatitis pain ［J］. J Am Coll Surg, 2001, 192 (4): 498 – 509.

［113］JENSEN P H, et al. Axonal transport of synucleins is mediated by all rate components ［J］. Eur J Neurosci, 1999. 11 (10): 3369 – 3376.

［114］KOKAI L E, et al. Diffusion of soluble factors through degradable polymer nerve guides: Controlling manufacturing parameters ［J］. Acta Biomater, 2009, 5 (7): 2540 – 2550.

［115］LIETZ M, et al. Neuro tissue engineering of glial nerve guides and the impact of different cell types ［J］. Biomaterials, 2006, 27 (8): 1425 – 1436.

［116］BELLAMKONDA R V. Peripheral nerve regeneration: an opinion on channels, scaffolds and anisotropy ［J］. Biomaterials, 2006, 27 (19): 3515 – 3518.

［117］JIA H, et al. Biocompatibility of acellular nerves of different mammalian species for nerve tissue engineering ［J］. Artif Cells Blood Substit Immobil Biotechnol, 2011, 39 (6): 366 – 375.

［118］HUISMAN M, et al. Non-Invasive Targeted Peripheral Nerve Ablation Using 3D MR Neurography and MRI-Guided High-Intensity Focused Ultrasound (MR – HIFU): Pilot Study in a Swine Model ［J］. PLoS One, 2015, 10 (12): e0144742.

［119］PRATS-GALINO A, et al. 3D reconstruction of peripheral nerves from optical projection tomography images: A method for studying fascicular interconnections and intraneural plexuses ［D］. Clin Anat, 2017.

［120］MA Z, et al. In vitro and in vivo mechanical properties of human ulnar and median nerves ［J］. J Biomed Mater Res A, 2013, 101 (9): 2718 – 2725.

［121］SUNDERLAND S, RAY L J, The intraneural topography of the sciatic nerve and its popliteal divisions in man ［J］. Brain, 1948, 71 (3): 242 – 273.

［122］JABALEY M E, WALLACE W H, HECKLER F R, Internal topography of major nerves of the forearm and hand: a current view ［J］. J Hand Surg Am, 1980, 5 (1): 1 – 18.

［123］WATCHMAKER G P, et al. Fascicular topography of the median nerve: a computer based study to identify branching patterns ［J］. J Hand Surg Am, 1991, 16 (1): 53 – 59.

［124］ZHONG Y, et al. Three-dimensional Reconstruction of Peripheral Nerve Internal Fascicular Groups ［J］. Sci Rep, 2015 (5): 17168.

［125］ZHANG Y, et al. A nerve graft constructed with xenogeneic acellular nerve matrix and autologous adipose-derived mesenchymal stem cells [J]. Biomaterials, 2010, 31 (20): 5312 – 5324.

[126] YU W, et al. Sciatic nerve regeneration in rats by a promising electrospun collagen/ poly (epsilon-caprolactone) nerve conduit with tailored degradation rate [J]. BMC Neurosci, 2011 (12): 68.

[127] BOZKURT A, et al. The role of microstructured and interconnected pore channels in a collagen-based nerve guide on axonal regeneration in peripheral nerves [J]. Biomaterials, 2012, 33 (5): 1363 – 1375.

[128] MURPHY S V, ATALA A. 3D bioprinting of tissues and organs [J]. Nat Biotechnol, 2014, 32 (8): 773 – 785.

[129] MANKOVICH N J, et al. Surgical planning using three-dimensional imaging and computer modeling [J]. Otolaryngol Clin North Am, 1994, 27 (5): 875 – 889.

[130] MEGIBOW A J, BOSNIAK M A. Dilute barium as a contrast agent for abdominal CT [J]. AJR Am J Roentgenol, 1980, 134 (6): 1273 – 1274.

[131] ZAGORIA R J. Iodinated contrast agents in neuroradiology [J]. Neuroimaging Clin N Am, 1994, 4 (1): 1 – 8.

[132] JOHNSON W K, et al. Superparamagnetic iron oxide (SPIO) as an oral contrast agent in gastrointestinal (GI) magnetic resonance imaging (MRI): comparison with state-of-the-art computed tomography (CT) [J]. Magn Reson Imaging, 1996, 14 (1): 43 – 49.

[133] WOLF G L. Current status of MR imaging contrast agents: special report [J]. Radiology, 1989, 172 (3): 709 – 710.

[134] MATSUMOTO Y, JASANOFF A. Metalloprotein-based MRI probes [J]. FEBS Lett, 2013, 587 (8): 1021 – 1029.

[135] MIRONOV V, et al. Biofabrication: a 21st century manufacturing paradigm [J]. Biofabrication, 2009, 1 (2): 022001.

[136] SUN W, LAL P. Recent development on computer aided tissue engineering – a review [J]. Comput Methods Programs Biomed, 2002, 67 (2): 85 – 103.

[137] HOLLISTER S J. Porous scaffold design for tissue engineering [J]. Nat Mater, 2005, 4 (7): 518 – 524.

[138] PELTOLA S M, et al. A review of rapid prototyping techniques for tissue engineering purposes [J]. Ann Med, 2008, 40 (4): 268 – 280.

[139] HUTMACHER D W, SITTINGER M, RISBUD M V. Scaffold-based tissue engineering: rationale for computer-aided design and solid free-form fabrication systems [J]. Trends Biotechnol, 2004, 22 (7): 354 – 362.

第三编

周围神经缺损的修复材料与生物制造

（责任主编：全大萍）

第一章　周围神经缺损修复材料研究

第一节　合成材料

合成材料根据其能否被机体降解吸收，可分为不可降解合成材料和可降解合成材料两大类。

合成材料易获得，有些具有较好的生物相容性，可控制其机械性能、降解性和微结构，能根据设计要求进行批量生产，是组织工程材料中广泛研究的材料。

一、不可降解的高分子材料

（一）硅橡胶

硅橡胶是由二甲基硅氧烷单体或它与其他有机硅单体一起，在酸性或碱性催化剂存在下聚合制成的一类线性高分子聚合物，主链由—Si—O—链节重复组成，侧链含有有机官能团。以二甲基硅氧烷单体均聚或与甲基乙烯基硅氧烷等单体共聚，制备的硅橡胶化学结构如图 3 - 1 - 1 所示。

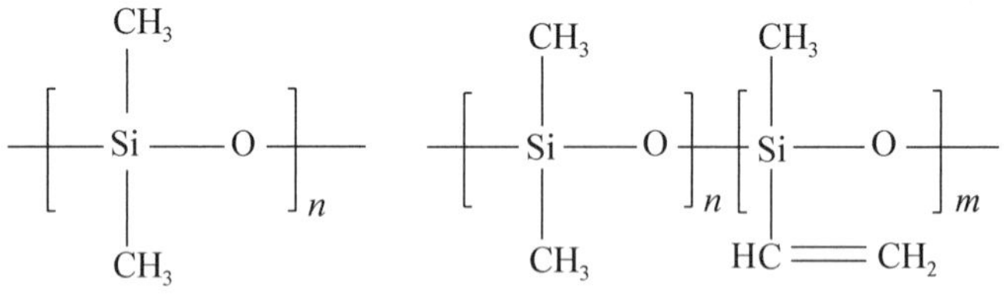

二甲基硅氧烷均聚物　　　二甲基与甲基乙烯基硅氧烷的共聚物

图 3 - 1 - 1　硅橡胶化学结构式

硅橡胶具有化学稳定性、耐热、耐天候老化的特点，在弱酸、弱碱和多种介质（如生理盐水、甲醛）中性能变化小，在高温热空气条件下也比较稳定。

另外，硅橡胶具有较高的选择性、渗透性和低吸水性，可应用于肝、肾透析，药物释放以及人工肺。硅橡胶的吸水性低，在 35 ℃、pH 为 6.8 的水中放置 40 min 其吸水量仅为 0.038 mg/cm^2，常温下长期浸于水中，其吸水量小于 0.001 5%。

硅橡胶既具有良好的机械力学性能，如强度、抗动态压缩性，又柔软、富有弹性，可调控制备使得制品的硬度、弹性尽可能接近被取代的器官和组织。硅橡胶能加工制成表面光滑的各种形状的制品，如薄膜、气囊等，也能加工成海绵。

硅橡胶具有生物惰性，无味、无毒；有好的抗凝血性、低溶血率，与血液相容性好；有良好的组织相容性，在各种医用高分子材料中，硅橡胶对组织刺激作用极小、无异物感，不会引起炎症和过敏反应，不致癌；表面张力低，呈疏水性，不经特殊处理不会自黏，也不会和其他材料黏合，因此，制品与机体、分泌液长期接触不会发生粘连；具有耐生物老化性能，长期置于机体组织内，受体液、血液、酶等作用，其机械性能也不会发生明显变化，机体内新陈代谢对其性能影响极小，能长期、稳定地置于体内。

由于硅橡胶具有上述良好的性能，在桥接断裂的神经方面也得到应用。Lundborg 课题组使用硅胶管桥接大鼠坐骨神经缺损，最大程度可完成 10 mm 缺损修复；但较长神经缺损修复受到限制，这与硅橡胶导管不降解且缺乏功能性有关。

（二）丙烯酸酯树脂

用于神经缺损修复的聚丙烯酸酯类材料也有很多，既包括均聚物也包括共聚物，如聚甲基丙烯酸甲酯（PMMA）、聚甲基丙烯酸羟乙基酯（PHEMA）、聚 α - 氰基丙烯酸酯（PCA）等，其化学结构式如图 3 - 1 - 2 所示。

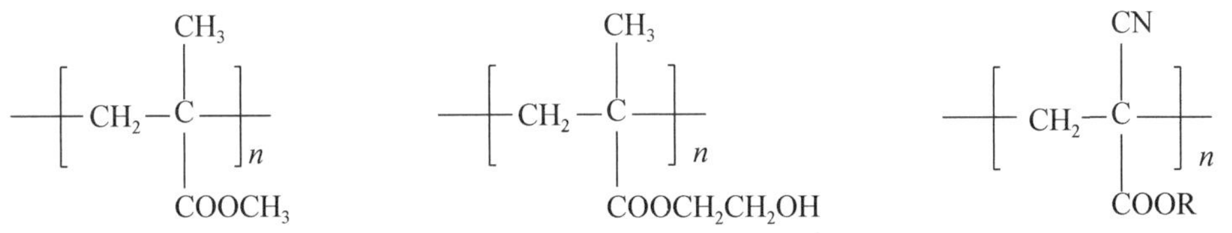

聚甲基丙烯酸甲酯（PMMA）　　聚甲基丙烯酸羟乙基酯（PHEMA）　　聚 α -氰基丙烯酸酯（PCA）

图 3 - 1 - 2　丙烯酸酯的化学结构式

聚甲基丙烯酸甲酯（PMMA）俗称有机玻璃，无定型聚合物，为刚性无色透明材料，透光率可达 90% ～ 92% ，由于其分子链具有较大的侧基，因此，玻璃化转变温度约为 104 ℃ ，流动温度约为 160 ℃ ，热分解温度约为 270 ℃ ，有较宽的加工温度范围。PMMA 具有优异的光学性能、耐候性、电绝缘性，良好的物理机械性能、化学稳定性，及良好的加工性能，尤其具有优良的生物相容性，但亲水性比较差。

聚甲基丙烯酸羟乙基酯（PHEMA）在水中吸水膨胀平衡后，形成水凝胶，透明柔软，富于弹性，任意弯曲也不会折断。甲基丙烯酸羟乙基酯既属于丙烯酸酯类，又具有醇类单体的性质，由于聚合物每个结构单元的侧基上均含有羟基，因此它有一定的亲水性，表现出良好的生物相容性。PHEMA 水凝胶内部呈三维网状结构，一些低分子量物质（如水、氧、二氧化碳、盐类、氨基酸等）均能自由透过，渗透人体各种代谢物。

将甲基丙烯酸甲酯与丙烯酸羟乙基酯共聚，可调控共聚物的性能，随着单体甲基丙烯酸羟乙基酯（HEMA）比例的增加，共聚物的拉伸强度逐渐减小，断裂伸长率上升，亲水性提高。

α-氰基丙烯酸酯（CA）类材料常被作为医用胶使用，具有单组分、无溶剂、流动性好、室温下易固化、黏结时无需压力、铺展性好等特点，固化后无色透明、用量小、黏接强度高；具有一定的生物相容性，可以与天然组织相适应；化学性能稳定，不降解出有害物质。在临床中具有黏接固定、代替缝线、迅速止血、填塞堵漏等作用。

常用丙烯酸树脂具有生物惰性，组织相容性好，无"三致"（致癌、致畸、致突变），无毒，易灭菌消毒等优点，可作为体内永久性植入材料使用，其作为神经缺损修复材料也有文献报道。

PMMA 通过电纺丝加工制造出不同的拓扑结构，体外培养观察 PMMA 纳米纤维的拓扑结构对于大鼠 DRG 神经突的生长能力和生长方向的影响，有序的 PMMA 纤维支架可引导神经轴突生长方向、促进轴突生长能力；同时，有序的纤维结构可以增加施万细胞和神经元细胞的共定位，可能后期促进髓鞘化的形成。PMMA 也可通过光刻痕制备一系列不同微观模式的表面，材料表面不同的微观模式对于周围神经元轴突生长也有不同的影响，还可以控制施万细胞在材料表面的特定排列，进而引导神经轴突的延伸。

以 PHEMA 水凝胶制备的定向多通道导管可以引导周围神经轴突定向生长，通道的直径与数目会影响神经再生修复效果。将多层碳纳米管引入到多通道 PHEMA 水凝胶导管中，可增加导管的导电性、力学性能、疏水性，提升 PHEMA 水凝胶定向多通道导管促进神经再生效果。以 PHEMA 水凝胶为墨水通过 3D 打印技术，构造特殊的图案和生物化学信号模型，可研究物理、生物、化学不同因素对神经细胞生长、迁移的引导作用。

P（HEMA-MMA）共聚物导管用来修复大鼠坐骨神经 10 mm 缺损，导管具有良好的稳定性和生物相容性。导管内部填充包含生长因子（如 NT3、FGF-1）的胶原，可以更有效地促进神经缺损的修复。

（三）其他

聚乙烯、聚氯乙烯、聚四氟乙烯、聚乙二醇等非降解性合成材料在周围神经再生方面的应用也有广泛研究。

聚丙烯腈和聚氯乙烯的共聚物制作神经导管，内壁具有半透膜性质，仅能允许相对分子质量小于 50 000 的物质通过，使再生轴突能从导管外获取营养物质和生长因子，并避免纤维瘢痕组织的侵入；但因其不能降解，在完成引导再生轴突通过神经缺损段之后，仍将长期留存于体内，有可能对神经造成压迫。

聚乙二醇（PEG）具有生物惰性，无毒，具有良好的生物相容性、低免疫原性，材料机械力学性质可控，水溶性好，被广泛应用在组织工程支架领域。将 PEG 与其他可降解性材料结合，可以得到多种嵌段聚合物，可以调控材料降解性及机械力学性质。将 PEG 负载生长因子，通过保护生长因子活性、调控因子释放速率，促进受损神经修复。但 PEG 细胞黏附性较差，一般需将 PEG 与其他材料共聚或者复合。

二、可降解的高分子材料

(一) 聚丙交酯 (PLA)、聚乙交酯 (PGA) 及其共聚物

1. 合成与结构

聚丙交酯 [polylactide，或称聚乳酸 (polylactic acid)，PLA] 和聚乙交酯 [polyglycolide，或称聚羟基乙酸 (polyglycolic acid)，PGA] 作为线性聚羟基脂肪酸酯，其分子结构的通式为：

$$\left[O-\underset{\underset{R}{|}}{\overset{\overset{H}{|}}{C}}-\overset{\overset{O}{||}}{C} \right]_n$$

式中，R 为 H 时，为 PGA；R 为 CH₃ 时，为聚乳酸。

高分子量的医用 PGA 和 PLA 的合成主要是由单体乙交酯 (GA) 和丙交酯 (LA) 开环聚合而得。一般是先由相应的酸脱水生成低分子量的聚合物，然后在高真空和惰性气体保护下形成环状交酯，经反复纯化后，在辛酸亚锡催化下开环聚合得到高分子量的聚合物 (图 3 - 1 - 3)。关于 GA 和 LA 单体的开环聚合反应，文献有大量报道，除传统的金属催化体系外，非金属催化体系、生物惰性金属化合物 (如镁、铁、锌) 也受到了重视。另外，直接由乳酸和乙醇酸缩聚也能得到 PLA 和 PGA，但大多分子量不高，分子量分布较宽。

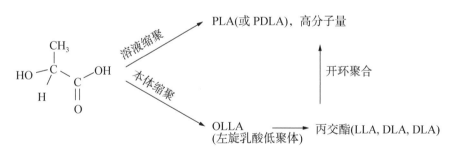

图 3 - 1 - 3　高分子量 PLA 的合成

2. 物理性能、降解性及生物相容性

PGA 是最简单的线性脂肪族聚酯，具有规整的分子结构，因而易形成结晶状聚合物。其结晶度为 40%～50%，强度高，熔点为 225 ℃，具有亲水性，降解速度快。PGA 作为手术缝线，2 周后其强度损失 50%，4 周后强度损失 100%，4～6 个月后其碎片完全被体内吸收，所以适合 2～4 周伤口愈合的外科手术。PGA 在体内完全降解而不需特殊酶的参与，降解后生成乙醇酸，可被人体代谢吸收，最终从尿液或呼吸系统排出体外。以 PGA 通过特殊工艺制作的骨钉具有很高的力学强度，模量约为 7GPa，远远高于常见的聚酯纤维材料。其溶解性比较独特，高分子量的 PGA 几乎不溶于所有常见的有

机溶剂，只能溶于高氟溶剂中，如六氟异丙醇等。

PLA 与 PGA 的化学结构相似，但是由于 LA 在 α - 位上甲基的存在，使得 LA 具有光学活性，即存在左旋（L）、右旋（D）和消旋（DL）三种光学异构体。因此，PLA 同样也存在多种主链旋光性不同的聚合物，其中只有左旋聚乳酸（PLLA）和外消旋聚乳酸（PDLLA）为常用的医用可降解高分子材料。PLLA 分子中不对称的碳链为规整构型，形成结晶性聚合物，熔点为 173～178 ℃，机械强度高，降解速率较慢，完全在体内被吸收需要 2 年以上，一般为 3～3.5 年，可制成内植骨固定装置。PDLLA 分子中不对称的碳链为非规整构型，形成无定型聚合物，T_g 为 65 ℃，力学强度低，拉伸率高，生物降解速率高，吸收时间短（一般为 3～6 个月），主要作为软组织修复材料和药物控制释放载体应用。

另外，聚合物的分子量和分子量分布也极大地影响聚合物的力学性能。一般来讲，聚合物分子量越大，材料强度和刚性越大，在体内被降解和吸收所需要的时间也就越长。作为体内植入材料，一般要求 PLA 和 PGA 分子量至少 10 万以上；而作为药物载体，几万即可。

PLA 和 PGA 在介质中的降解通常是单纯的本体水解，降解过程中首先是分子量和力学性能的下降，材料外形可以保留比较长时间，即质量损失滞后，也就是吸收比较缓慢（图 3 - 1 - 4 左图）。这类材料的降解速率与其形状密切相关，在相同分子量情况下，块状物与多孔材料相比降解速率反而更快，这是由于块状材料中存在由降解中间产物的端基引起的酸自动催化作用，而在多孔材料中，低分子量的降解产物容易扩散，故降解速率反而要慢。

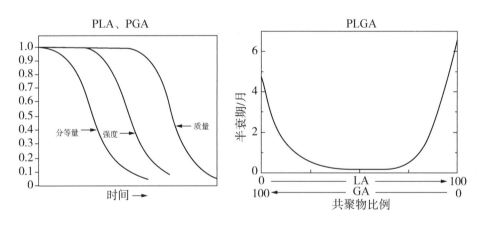

图 3 - 1 - 4　PLA、PGA 和 PLGA 的体外降解规律

为了控制聚合物的降解吸收速度，可以通过改变聚合物的分子量来实现。特别是可以通过不同单体如 LA 和 GA 单体的共聚，改变两种单体的比例来调控聚合物的降解速率。（图 3 - 1 -4 右图）

PLGA［poly（lactic-co-glycolic acid）］是由不同比例的丙交酯（LA）和乙交酯（GA）单体开环共聚而成，如两种单体比例为 GA/LA = 90/10 的无规共聚物 PLGA910，由于破坏了原有均聚物分子的规整性，共聚物的结晶度大大降低，材料的柔韧性增加，

是一种优良的可吸收缝合线的原材料。当 GA/LLA = 50/50 时，共聚物的降解速度比两种均聚物的降解速度都要快。而共聚物中 GA 占比在 20%～70% 的共聚物为无定型非晶态，其熔点降低为 205 ℃，形成的 PGLA 可在较低的温度下加工成纤维，与 PGA 比，它在体内维持有效强度的时间延长，被完全吸收的时间却缩短，90 天即可被完全吸收，成为更优良的可吸收缝合线。

以 PGA、PLA 及其共聚物 PLGA 为代表的聚酯类生物降解材料是目前组织工程研究中最常用的可移植细胞的支架材料之一。与天然的细胞外基质（ECM）、胶原和蛋白多糖等相比，PLGA 材料不仅具有良好的物理机械性能，可通过分子量及分子量分布的调节适应不同需要，而且具有丰富的加工手段，可采用包括盐析法、气体发泡法、乳液冻干法、相分离法等一系列方法制备具有合适体型结构的组织工程支架。已有的研究表明，该类材料对成纤维细胞、骨髓基质干细胞、施万细胞等多种组织再生细胞无毒，被美国 FDA 批准可用于人体，其在体内代谢的最终产物是 CO_2 和 H_2O，中间产物羟基乙酸或乳酸也是体内正常糖代谢的产物，不会在重要器官聚集，因此具有优异的可生物降解吸收性，在组织工程领域获得了广泛的研究。

但是 PLA、PGA 及 PLGA 等材料不具备细胞外基质材料良好的细胞亲和性能，从而成为制约其作为理想组织工程支架材料的主要障碍之一。聚乳酸缺乏反应性官能团的化学结构决定了与各种第二单体进行共聚，与其他具有生物活性功能的材料共混成为其改性的最主要方法。

3. PLA、PGA 及其共聚物在周围神经缺损修复中的应用

由于 PLA、PGA 及其共聚物具有良好的生物相容性、降解性和加工成型性能，被广泛研究应用于周围神经缺损的修复中。

由 PGA 纤维编织制备的神经鞘管是第一个可以临床应用的生物可吸收神经鞘管。这种材料相比硅胶管来说，更加柔软，并且其表面的多孔结构可以实现氧和营养物质的交换。这种材料的降解时间为 6～12 个月。该材料形态上看起来像一个密织布网卷曲形成的管，其网格间缝隙足够小，允许营养物质进入的同时，又能阻止成纤维细胞侵入。动物实验及临床应用证实，应用这种神经鞘管修复小于 3 cm 的感觉或运动神经缺损，可以获得与自体神经移植或神经直接吻合相同的效果，部分研究证实其效果甚至超过了自体神经移植的手术修复效果。实验对比静脉移植与 PGA 神经鞘管修复 4～25 mm 的感觉神经缺损，12 个月后，二者在修复效果上没有差异。但其存在的弊端也被发现，神经鞘管可能在神经完全恢复功能之前就已经降解了，神经鞘管降解产物在局部被组织排斥的现象也有报道。

PLA 的降解时间稍长，利用其进行神经修复也有诸多报道。而 LA 与 CL 的共聚物 [poly（L-lactide-co-caprolactone），P（LA-co-CL）] 具有比 PLA 和 PGA 更长的降解时间，这种透明的材料制成的神经鞘管降解产物几乎没有毒性，并且其降解时间长达 16 个月。在大鼠动物模型中，重建大鼠坐骨神经后的 16 个月，其降解成微小的碎片。在这 16 个月的修复过程中，没有发现任何碎片或者是异物被排斥出来而影响神经的再生过程。Shin 等分别应用 P（LA-co-CL）神经鞘管、Ⅰ型胶原神经鞘管和 PGA 神经鞘管修复 Levis 大鼠长约 1 cm 的坐骨神经缺损，通过对修复效果比较发现，P（LA-co-CL）神经鞘管与自体神经移植效果相当，优于其他两种神经鞘管。Chiriac 等将此种神经鞘管应

用于 28 例上肢神经损伤的修复中，治疗结果却不尽如人意。为了进一步优化这种神经鞘管，不同的学者又通过将肌肉组织填充到神经鞘管内或者通过改变材料孔隙率的方法对神经鞘管加以改良，但都没有收到预期的效果。目前，仍需要进一步的临床对照研究来判断这种神经鞘管的效果。

利用可吸收聚酯材料构建合适的力学性能和降解性能的周围神经修复载体并搭载生长因子修复周围神经是当前周围神经修复的大势所趋。路来金等将降解速度快但脆性大、韧性较差，成型后不能耐受形变应力、易折断的 PLGA 材料与韧性好、断裂伸长率大但降解慢的 PCL 按 1∶1 比例混合，并将其与碱性成纤维细胞生长因子（bFGF）结合，构建可吸收神经鞘管。结果表明其构建的神经鞘管具有良好的力学强度和表面孔隙结构，生物相容性好，降解时间长，其材料本身及其降解产物不会对机体造成毒副作用和炎症刺激，能够有效地促进周围神经再生，并能防止周围组织及瘢痕组织对再生神经的阻碍作用。复合 bFGF 的 PLGA/PCL 神经鞘管在早期能够对损伤神经的修复起到进一步的促进作用，具有与自体神经移植相近的效果，具有应用于临床修复周围神经缺损的价值。

（二）聚己内酯（PCL）及其共聚物

1. 合成与结构

聚己内酯（Polycaprolactone，PCL）是由 ε-己内酯（ε-coprolactone，CL）在金属有机化合物做催化剂，$140 \sim 170 \,℃$ 下熔融本体开环聚合而成的，属于线性的脂肪聚酯，结构式为：$—(O—CH_2CH_2CH_2CH_2CH_2—CO—)_n$。在聚合过程中加入不同种类的二羟基或三羟基醇做引发剂，可以获得不同分子量与支化度的 PCL 类材料。

2. 物理性能、降解性能与生物相容性

PCL 是一种半结晶性聚合物，结晶度约为 45%，熔点和玻璃化转变温度较低（T_m 为 $59 \sim 64\,℃$，T_g 为 $-62 \sim -60\,℃$），因此，在室温下呈橡胶态。由于其结构重复单元上有 5 个非极性亚甲基—CH_2—和一个极性酯基—COO—，这样的结构使 PCL 具有很好的柔韧性，质地比 PLGA 类材料柔软，具有极大的可伸展性；又由于其熔点较低，可低温成型，具有较好的热塑性加工性能。另外，由于其具有良好的生物降解性、生物相容性和力学性能，自 20 世纪 90 年代以来获得了广泛的研究，并获得美国 FDA 的批准应用于人体内，目前其已经被广泛应用于可降解缝线、药物载体、组织工程支架等生物医学领域的研究。

PCL 及 CL 单体均无毒并具有良好的生物相容性，与 PGA 和 PLA 有类似的组织反应和吸收代谢过程，其在生理环境中可以水解成分子量较低的碎片并可被吞噬细胞吞噬，在细胞内进一步降解。在自然界特定酶存在下，PCL 的水解速率明显加快；而在体内由于缺少这种特异性的酶，降解很慢，需要 $2 \sim 3$ 年时间才能完全降解吸收。PCL 的降解为本体降解，分两个阶段进行：第一阶段表现为分子量不断下降，但不发生形变和失重；第二阶段指分子量降至 5 000 Da 以后，材料开始变为碎片并发生失重，逐渐被机体吸收和排泄，其降解动力学符合酯类水解的一级速率方程。宋存先等研究了起始分子量为 6.6 万 Da 的 PCL 材料在大鼠体内的降解，结果表明该 PCL 胶囊在体内可完整存在 2 年。用氚标记低分子量聚己内酯植入大鼠皮下，测定其吸收及排泄，结果证明聚己内

酯不在体内蓄积，排泄完全。陈建海等经细胞毒性试验、全身急性毒性试验、皮内刺激试验及植入试验研究表明，样品中微量有机溶剂的存在对细胞毒性有一定影响。样品植入初期有轻度炎症反应，3个月后炎症反应基本消失。证明PCL材料具有良好的生物相容性。刘建国等采用细胞免疫学方法，观察PCL对小鼠淋巴细胞转化功能及NK细胞活性的影响发现，PCL对机体免疫功能无明显影响且PCL材料具有良好的生物相容性。

3. PCL 的共聚物

单一的聚己内酯用做神经修复导管存在亲水性不足，降解太慢及细胞相容性不足的问题，它具有很好的拉伸强度（＞700%），所拥有的流变性能和黏性弹性，对于神经修复材料这类对机械性能要求较高的组织修复材料有较大的优势，因此，各国学者通过将其与其他性能较好的生物材料聚合形成共聚物以改善其力学性能和降解性能。

用来与CL单体共聚改进共聚酯的力学性能和降解性能的单体主要有LA，GA，三亚甲基碳酸酯（TMC）等环状单体，通过分子设计，可以合成无规、嵌段的二元或三元共聚物，其中CL与LA、GA的无规共聚反应方程式如图3-1-5所示。

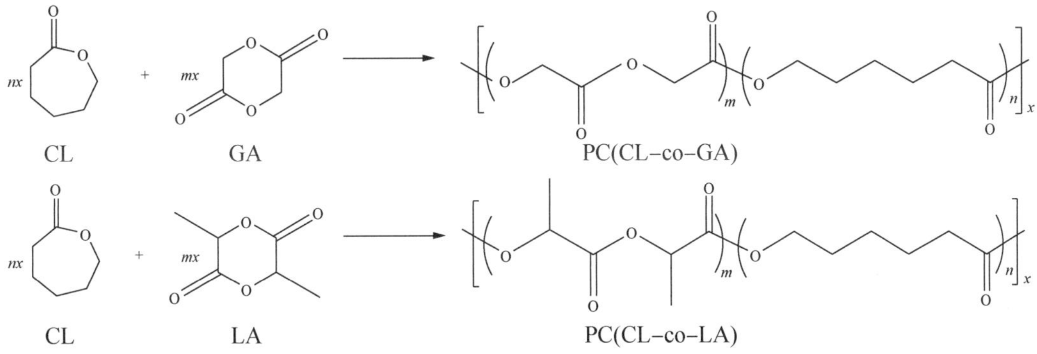

图3-1-5 P（CL-co-GA）和P（CL-co-LA）共聚物的合成

PCL与PLA的共聚物或共混物，降解速度明显快于PCL，其降解速度取决于共聚酯中乳酰单元的含量，随着共聚酯中LA组分的增加，降解速度加快（表3-1-1）。

表3-1-1 P（CL-co-LA）共聚物在体内吸收时间

组成比（CL/LA）	吸收时间/天	组成比（CL/LA）	吸收时间/天
100/0	875	10/90	84
73/27	224	0/100	350

（引自 Webb et al Expert opinion biological therapy，2004；Lee et al. Journal of Biomedical Materials Research Part A，2003）

与无规共聚物相比，PCL-b-PLA嵌段共聚物由于保留了两嵌段相对较长的序列长度，兼具两种聚合物的热性能和力学性能；但两嵌段之间热力学不相容，影响材料性能。为改善两嵌段之间的相容性，有时会在PLA链段引入少许的CL（小于5%）。另外，这类共聚物在合成中通常是先开环聚合CL，然后以较小位阻的PCL-OH为大分子引发剂引发LA或GA开环聚合。

与 CL 单体共聚获得具有不同组成比的共聚酯来调控共聚酯材料的力学性能和降解性能有很多研究，这些共聚单体的加入能赋予共聚酯材料特殊的热性能、力学强度和降解速率。但是共聚单体间竞聚率的差距，往往使得共聚酯的分子量比均聚物的分子量低，从而影响共聚酯材料的综合性能。

组织再生过程中植入材料与再生组织的力学顺应性问题越来越受到人们的关注。王小莺等通过将己内酯与具有和 CL 类似环状结构的单体 4 -（乙二醇缩酮）- ε - 己内酯（TOSUO）共聚调控 PCL 的结晶性，同时提高共聚酯的亲水性，从而获得了一类具有优良拉伸性能的弹性共聚酯材料。该共聚酯能通过调控共聚组成比方便地调控材料的力学性能，使得构建具有与人体天然神经组织生物、力学性能相近的导管材料成为可能，通过在共聚酯上引入环状醚键能提高支架材料的亲水性，同时环醚以多嵌段的形式分布在共聚酯链中，具有改善共混体系界面的作用，使得本来不能共混的两组分形成均匀多相共混的体系，使得该共聚酯能更容易地与其他生物活性组分共混构建具有生物活性的组织工程支架用于神经修复。该共聚酯的合成方法如图 3 - 1 - 6 所示。

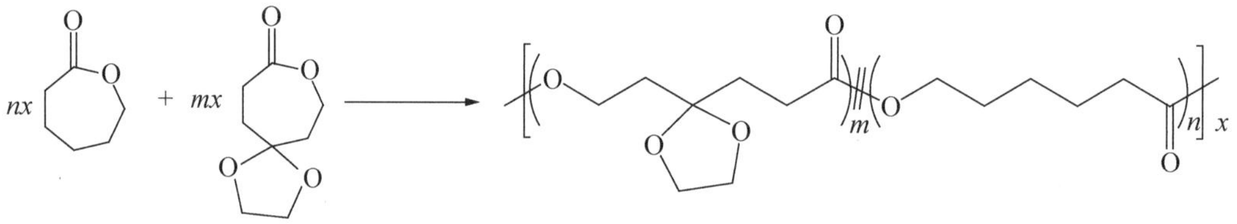

图 3 - 1 - 6　环醚侧基改性聚己内酯的反应式

这类共聚酯随着共聚单体 TOSUO 含量的增加，材料的黏性、弹性增加，模量降低，当 [CL] / [TOSUO]（单体摩尔比）= 80%（记为 PCT8 - 2）时，共聚物薄膜的断裂伸长率高达 1600%，明显优于 PCL 等现有脂肪族聚酯材料；而且，环醚基团的存在改善了 PCL 材料的亲水性，使其更有利于细胞黏附，因此该类新材料有望在神经再生领域获得应用（图 3 - 1 - 7）。

4. PCL 类材料在周围神经缺损修复中的应用

由于 PCL 类材料具有良好的力学性能和加工性能，特别是具有一定的柔韧性，很早就有将其应用于神经修复的研究。但由于 PCL 降解较慢，缺乏生物活性，大多采用 CL 与其他单体共聚或者 PCL 与其他聚合物如 PLA、胶原、丝蛋白、壳聚糖等复合使用。

早在 20 世纪 90 年代，Dendunnen 等将 PCL/PLLA 用于引导神经再生。通过体外细胞毒性测试和大鼠坐骨神经处皮下埋植，发现 PCL 神经导管无毒，显示温和的异物反应。光学显微镜、透射电子显微镜和形态测量学的分析显示，大鼠运动和感觉神经功能均得以恢复，对短距离神经损伤（1 cm）修复的重建效果甚至优于自体神经移植。

Shin 等分别用 P（LLA-co-CL）神经鞘管、I 型胶原神经鞘管和 PGA 神经鞘管修复 Levis 大鼠长约 1 cm 的坐骨神经缺损，通过比较修复效果发现，P（LL-co-CL）神经鞘管与自体神经移植效果相当，优于其他两种神经鞘管。

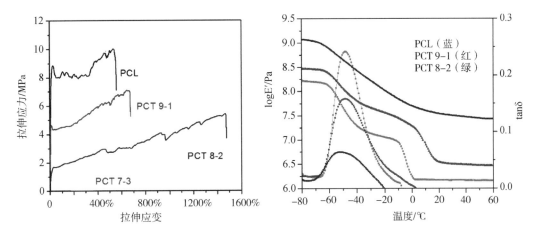

图 3 - 1 - 7 左图是不同共聚组成比的 P（CL-co-TOSUO）共聚酯拉伸曲线；右图是动态黏弹谱
（引自王小莺等，专利 CN2016100B211.8，2016，中国）

（三）聚三亚甲基碳酸酯（PTMC）及其共聚物

1. PTMC 的合成及结构

脂肪族聚碳酸酯最大的优势是在降解过程中无酸性降解产物生成，不会使机体产生无菌炎症等副作用，作为生物医用材料的可生物降解脂肪族聚碳酸酯，最常见且研究较广泛的是聚三亚甲基碳酸酯（PTMC），其化学结构式如下所示。

$$\left[O \left(CH_2 \right)_3 O - \overset{\displaystyle O}{\overset{\displaystyle \|}{C}} \right]_n$$

按照聚合机理分类，聚碳酸酯一般可由环状碳酸酯开环聚合、缩合聚合以及环氧化合物与二氧化碳加成聚合等三种方法来制备。环状聚碳酸酯的开环聚合反应，具有热效应低、聚合速率快、无副产物、能获得较高分子量的聚合物等优点，是合成高分子量脂肪族聚碳酸酯的最主要方法。PTMC 由三亚甲基碳酸酯（TMC）开环聚合得到，其开环聚合种类有阳离子开环聚合、阴离子开环聚合、配位聚合、酶促开环聚合以及微波开环聚合等方法。常以 TMC 为单体，辛酸亚锡为催化剂，通过配位开环聚合反应制备 PT-MC。

2. PTMC 的物理性能、降解性能和生物相容性

PTMC 的物理性能取决于其自身的分子量，分子量越低，其物理性能越差。当重均分子量 $M_w < 6\,000$ 时，PTMC 呈黏稠的油状物；当 $6\,000 < M_w < 50\,000$ 时，PTMC 为柔软的塑料，具有较好的弹性；当 $M_w > 50\,000$ 时 PTMC 聚合物变硬，弹性显著增加。

PTMC 是一种无定形态或具有少许结晶的聚碳酸酯，其玻璃化转变温度较低，大约为 -17 ℃，虽然玻璃化转变温度随着分子量增加而上升，但仍低于室温，在室温和体内条件下 PTMC 具有良好的弹性。PTMC 相比同分子量的 PCL 弹性更好。但当高分子量 PTMC（$M_n > 100\,000$）处于拉伸状态时，由于拉伸应力取向导致其可以成为结晶性聚合

物，呈现高弹性、高硬度、低黏性等性质。随着聚合物分子量增加，材料模量、拉伸强度也会增加，当分子量达到20万时，模量及拉伸强度达到极限。

PTMC 是美国 FDA 批准的可以植入人体的合成型生物可降解材料。它具有生物可降解性，能够进行简单的水解，在体内能够被酶加速水解。PTMC 的体内降解是表面蚀解，降解产物一般为中性的二氧化碳和二醇，降解过程中没有酸性物质的形成，因此不会引起人体局部的炎症反应，优于其他生物降解材料，同时不会因为局部酸性上升而导致自动加速的降解行为发生。PTMC 在体外水解极慢，在生理缓冲溶液中降解2年后失重很小，与相同分子量的 PCL 相比较，其体外水解速率是 PCL 的1/20。

3. PTMC 的共聚物

PTMC 均聚物的降解速率要比其他常用生物可降解高分子材料如聚丙交酯、聚己二酸酐、聚己内酯等慢很多，且机械强度较差，从而大大限制了它在组织工程方面的应用范围。将 TMC 与其他单体通过共聚改性、功能化、共混等，可调节和改变材料的性能，以满足不同的需求。TMC 易与其他环状交酯或内酯，如 GA、LA、CL、1,4 - 二氧六环酮（PDO）等发生共聚物反应，调节共聚物成分、组成可达到共聚物改性的目的，获得一系列具有特殊功能的生物医用可降解高分子材料。

TMC 与 GA 的无规共聚物，当 GA 含量大于20%时，共聚物以本体降解为主；当 GA 含量小于20%时，共聚物则主要发生表面溶蚀降解。

TMC 与 LA 的无规共聚物玻璃化转变温度和熔点随着 TMC 含量的增加而降低，但拉伸强度随着 TMC 含量的增加反而提高，TMC 的引入使得共聚物的韧性较 PLLA 有所提高。

TMC 与 CL 的无规共聚物玻璃化转变温度低于室温，当 TMC 含量超过25%时，共聚物丧失结晶性能，随着共聚物结晶度的降低，共聚物的力学性能逐渐降低。含有高 CL 含量的 P（TMC-CL）共聚物能够加工成为尺寸稳定的多孔结构，适合应用于人工神经导管的制备。P（TMC-CL）的体外降解速率较慢，TMC 含量越高，共聚物的降解速率越慢。

Kricheldorf 等利用有机铋催化剂合成了 CL、LA 和 TMC 的三嵌段共聚物 PLLA-P（CL-co-TMC）-PLLA，并对分子结构进行表征，所合成的 A-B-A 型三嵌段共聚物中间段为无规的 CL 和 TMC 共聚物，两端为结晶性的 PLLA，改变聚合物链段长度可调节其机械力学性能，与商品化的热塑性弹性体力学性能类似。Dobrzynski 等合成了具有形状记忆功能的 GA、LA 和 TMC 三元共聚物，其聚合反应式如图3-1-8所示，其回弹性温度接近体温，形变回复率大于0.89，在人工合成可降解植入支架领域有着广泛的应用前景。

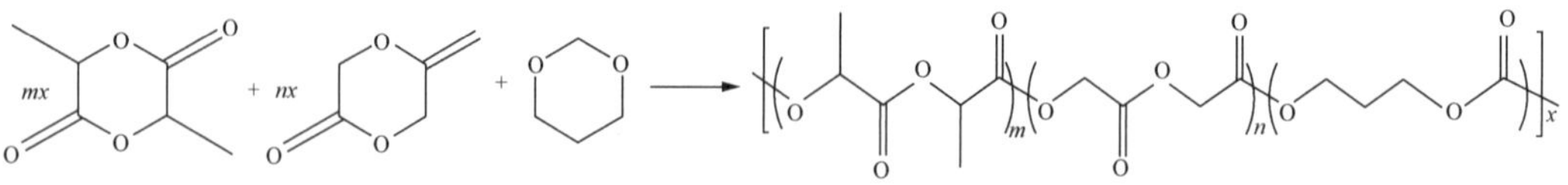

图 3 - 1 - 8　GA、LA 和 TMC 三元共聚物的反应式

　　TMC 与其他单体的共聚研究还有很多，如磷酸酯、对二氧六环酮、酸酐、聚乙二醇等，不同单体引入，可以对共聚物的物理性能、降解性能、生物相容性、生物活性进行调节。

　　全大萍等采用短链聚三亚甲基碳酸酯（PTMC）对 F127 进行疏水改性，使温敏水凝胶 F127 的最低凝胶化浓度由 20% 降低到 4%～5%，力学强度明显增加。PTMC-F127-PTMC 嵌段共聚物在低温溶于水，在接近体温时由于物理缠结形成水凝胶，非常有利于在医学领域的应用。他们还合成了六臂 P（DLLA-co-TMC）₆ 负载他克莫司的聚合物微球，利用 PTMC 表面溶蚀降解机理，实现稳定持续给药。

　　由于碳酸酯单体合成步骤相对较少，很多含侧氨基、羧基、叠氮、卤素、活泼双键等活泼官能团的碳酸酯单体被设计出来并用于与 TMC、LA、CL 等内酯共聚，这类共聚物很容易通过侧链修饰获得特定的生物功能，例如聚合物侧链的活泼双键可通过 Michael 加成反应化学键结合促进细胞黏附的短肽 RGDC，促进神经细胞在材料表面的黏附和铺展。

4. PTMC 及其共聚物在神经缺损修复中的应用

　　生物可降解聚碳酸酯是一类重要的生物医用材料，具有表面侵蚀的降解机理、良好的生物相容性和机械加工性能，在组织工程和药物控制释放等生物医用领域的应用日益受到重视。通过改变主链的化学结构和引入侧链功能基团可以使聚合物具有广泛的物理、化学和生物学性质，以满足其在生物医用领域不同的需要。

　　PTMC 作为体内植入材料以及药物缓释材料应用于临床，已在皮下避孕埋植剂、可吸收缝合线、三维组织工程支架、神经修复和药物控制释放等领域表现出极大的应用潜力。Maxon 手术缝合线是由 TMC 与 GA 聚合制备的单丝缝合线，这种缝合线的结节强度和平直拉伸强度比聚丙烯和尼龙还要高，而其组织反应小，6～7 个月完全被机体吸收。

　　朱康杰等将 2,2-二甲基三亚甲基碳酸酯（DTC）与 CL、GA 等共聚，发现所得共聚物具有良好的生物相容性、低毒性和渗透性，通过合理调整单体比例，可得到降解速率合适、既柔软又有一定强度的聚合产物。当 DTC/CL/GA 比例为 2∶8∶1 时，分子量 7 万左右的共聚物拉伸强度和弹性模量可以分别达到 4.3 MPa 和 22 MPa。体外降解实验显示，其在 4 周时，质量损失 18%，10 周时，质量损失达 60%。该类共聚物用于可降解性神经导管的制备，以取代临床常用的导管材料——硅胶管时，可避免二次手术取管，减轻患者的负担和痛苦。

　　Schappacher 等用 TMC 和 CL 的无规共聚物 P（CL-co-TMC）制备神经导管，具有良好的力学性能及生物相容性，无细胞毒性。体外将施万细胞种植在聚合物薄片上，施万细胞在 P（CL-co-TMC）上的增殖速率高于 PLGA）。将圆柱状 P（CL-co-TMC）及 PLGA 导管植入体内，观察其与软组织的相容性。发现 P（CL-co-TMC）导管植入后，ED1 巨噬细胞未明显增加，无急性炎症反应产生，有望用于神经修复领域。

（四）聚羟基脂肪酸酯（PHA）

1. PHA 的合成及结构

　　聚羟基脂肪酸酯（PHA）是微生物合成的高分子聚酯，由含有羟基的脂肪酸单体组成，单体的羧基与相邻单体的羟基之间形成酯键，分子结构如下所示。

$$\left[O-\underset{\underset{R}{|}}{CH}-\left(CH_2\right)_m\overset{\overset{\displaystyle O}{\|}}{C}\right]_n$$

其中，R 为烷基、烯基、含苯环的基团或含卤素的基团等。

根据单体的链长，PHA 分成三大类：单体组成为 3～5 个 C 原子的称为短链 PHA（scl-PHA），单体组成为 6～16 个 C 原子的称为中长链 PHA（mcl-PHA），由短链和中长链单体共聚形成的共聚 PHA 称为 scl-mcl-PHA。根据单体单元连接方式不同，PHA 分为均聚物、无规共聚物、嵌段共聚物等。PHA 的单体组成及其分布、分子量等因素决定了 PHA 的多样性。

与 PLA 等可吸收聚酯相比，PHA 在生产过程中可以通过改变菌种、给料、发酵过程方便地改变 PHA 的组成。实现调控 PHA 单体组成的方法主要有两种：一种是通过改造代谢途径，增加聚合酶能够利用的供体种类或含量；另外一种是通过对聚合酶分子进行改造，使其能够聚合本来不能利用的前体物，成为一种具备广泛底物特异性的酶，从而也增加了 PHA 单体的种类。PHA 组成、结构的多样性，使得其性能多样化，在应用中具有明显的优势。

PHA 家族的种类庞大而且性能分布宽广，有聚羟基丙酸酯（PHP）、聚羟基丁酸酯（PHB）、聚羟基戊酸酯（PHV）以及它们的嵌段共聚物等。聚 3 - 羟基丁酸酯 P（3HB）是最常见的生物聚酯，由单一的 R 型 3 - 羟基丁酸的重复单元组成，经过多年的研究，其生产技术已经有了飞速发展，可以被很多种细菌所合成，其结晶度为 55%～80%。野生菌合成的 P（3HB）的分子量在 $1\times10^4～3\times10^6$ 之间，分子量分布在 2 左右。

2. PHA 的物理性能、降解性能和生物相容性

PHA 的性能主要由单体组成及其分布、分子量等结构因素决定。不同的结构导致不同的热力学性能、材料力学性能、降解性、生物相容性，以及疏水性、光学异构性、压电性、无毒性、无刺激性、无免疫原性等特殊性能，可以满足不同的应用要求。

依结构单元的组成不同，PHA 具有从硬的晶体到软的弹性体等一系列不同聚合物的性质，完全可以与传统的热塑性塑料（如聚乙烯）相媲美。短链 PHA 大多数有比较高的结晶度，表现硬而强的塑料特性；而中长链 PHA 由于结晶度很低，表现软而韧的弹性体特征。

P（3HB）纯化后在某些性能上近似于聚丙烯（PP），性脆，断裂伸长率低，加工性能差；P（3HB）玻璃化温度及熔点较高，且在加热温度高于熔点（180 ℃）10 ℃时就会裂解，从而增加了后处理加工难度。为了增加 P（3HB）的应用范围，其他的单体的引入会显著地改善 PHA 的物理性能并带来一些新的特性；加入不同的增塑剂或者与其他聚合物共混等也可改善材料性能。如 3 - 羟基戊酸（3HV）的引入使 PHBV 的结晶结构明显改变，硬度下降，强度下降，熔点下降；但分解温度没有下降；随着 3HV 的逐渐增加，结晶规整性下降，呈现不同的结晶形态。这些都对 PHBV 的性能有所改进。中长链 PHA 是热塑性的弹性体，柔韧性好，能够补充 PHB 的不足。

PHA 的降解是酶促水解，影响其降解的因素很多，包括环境类型、微生物种群及活力水分、温度，材料自身性质如分子结构、聚集态结构、材料宏观形态、第二组分，如添加剂和共混的聚合物等。

从细菌中提取出的 PHA 多为半结晶聚合物，如 P（3HB）结晶度能高达 50%。半结晶的 PHA 的体内外降解速率一般要比 PLA、PGA、PLGA 慢。PHA 的体外降解过程分为两部分：第一步是链段的随机断裂，首先发生在聚合物的非晶区，随着聚合物分子量的下降，聚合物的结晶度上升。当聚合物的分子量降至约 13 000 Da 时，质量损失开始发生，也就是第二阶段。与 PGA、PLA 和 PLGA 降解相似，PHA 的降解过程中会发生自催化，但加速程度较小，降解速率也要比 PGA、PLA 和 PLGA 要慢得多。PHA 植入人体后可以被完全吸收，而且相比 PGA、PLA 和 PLGA 降解产生的酸性物质更少。体内降解速率的顺序大致是 PDLLA > P（4HB）≥PLLA > P（3HB）。受孔隙率和移植组织不同的影响，P（3HB）的吸收时间从 12 个月到 30 个月不等，而 P（4HB）吸收时间要短些，大部分情况下只需要 6 ～ 12 个月。其中 P（3HB）的体内降解总体上是表面溶蚀，但其机理比一般的表面溶蚀复杂。

PHA 具有良好的生物相容性，能够提供多种组织器官细胞生长的环境，且不具有致癌性，其降解产物大多在动物体内存在。但细菌来源的 PHA 中残余的蛋白、表面活性剂以及热原内毒素，都可以诱发炎症反应。为了改善 PHA 成品的细胞毒性，常常使用氧化剂去除热原以解决因发酵产物导致的免疫反应。目前已制备出满足美国 FDA 内毒素标准的高纯度 PHA。

3. PHA 在周围神经缺损修复中的应用

PHA 类材料通过调节不同组成结构可以方便地调控其性能，P（3HB）、P（4HB）、P（3HB-co-3HV）、P3HB4HB 及 PHBHHx 等 PHA 类材料有着良好的机械性能以及降解速率，已作为生物医学组织工程植入材料及药物缓释载体等被广泛地研究。在组织工程领域，其作为支架引导组织修复再生，修复成骨、软骨、周围神经、脊髓、食道及皮肤等。

P4HB 及其共聚物可以很大程度上拓宽材料性能的范围，其在体内实验中都表现出良好的生物相容性，P4HB 被成功地批准为植入生物材料。P4HB 及其共聚物在生物相容性和弹性上，适合作为软组织工程修复材料。P3HB 已经在骨、神经、心血管系统、泌尿系统、消化系统修复等组织工程领域上都有过研究。

PHB 导管在提供合适通道的同时，具有良好的力学性能和弹性，几乎不对神经元生长产生压迫，能够较好地促进神经再生，且降解产物只有水和二氧化碳。Wiberg 课题组将 P3HB 制备成一种可吸收导管用于兔的腓总神经损伤模型中，P3HB 导管可修复长达 4 cm 神经缺损，并提供神经轴突接触诱导以及力学支撑。此时 P3HB 较为缓慢的降解速率反而成为了优势，它能给予受损神经组织足够长的时间再生，并且酸性降解产物的累积较少，在长段神经缺损修复中有很大潜力。

为了更好地提升长段神经缺损的修复效果，在 P3HB 导管中负载因子（如神经胶质细胞生长因子 GGF），可以对缺损神经修复长达 63 天，长期的修复使得修复神经可以对运动器官进行支配；同时，负载因子的导管组在术后 120 天，其施万细胞的数量、轴突再生数量、髓鞘化的纤维数量都高于空白导管组。

在 P3HB 支架上负载细胞，如施万细胞（SCs）或可分化成施万细胞的脂肪来源干细胞（ADSCs），能够更大程度修复受损神经，提升功能恢复，改善 P3HB 修复神经缺损能力。

将 PHB 与其他组分材料共混，一起加工制备导管，可以兼具不同材料的优点；同时，使用不同的加工手段构建导管，可以实现化学、物理结构的共同作用。Molloy 等用 PHB 与聚乳酸－己内酯共聚物 P（LA-CL）通过电纺丝制备模拟天然细胞外基质的纳米纤维结构支架。该支架有利于细胞黏附和增殖，可作为一种修复神经缺损的支架。

（五）网络型弹性聚酯

由于人体许多组织器官是具有弹性的，人们逐渐认识到组织工程支架材料力学刺激响应应对组织再造功能的重要性，因此，制备具有和人体软组织具有力学顺应性的支架材料逐渐受到人们的关注。这类材料是由多元羧酸与多元醇缩聚而成的网络型聚酯弹性体，目前应用和研究最广泛的网络型聚酯弹性体主要包括两大类，一类是 Wang 等首次获得的聚癸二酸甘油酯（PGS）生物弹性体及其改性物，另一类是 Yang 等主要研究的以柠檬酸基为主的聚柠檬酸辛二醇酯（PDC）生物弹性体及其改性物。

1. PGS 生物弹性体及其改性物

（1）PGS 的合成与结构：PGS 材料首先由 Wang 等在 2002 年作为模拟细胞外基质的亲水性弹性体合成出来，参加聚合的单体甘油和癸二酸是天然代谢物，甘油是油脂的基本构成，癸二酸是在 ω－氧化中长链脂肪酸的天然介质。

PGS 类材料是以酯键共价交联的热固性弹性材料。其合成通常分为两步：第一步是多元醇两端的羟基与羧酸基团聚合得到预聚物；第二步是主链上未反应的伯醇侧基将与羧酸进一步酯化，交联成网状结构。预聚反应主要发生在伯羟基上，只有少量的仲羟基会参与反应，因此预聚物的分子结构整体上呈线性。交联后的三维网络中存在大量的羟基，羟基间的氢键作用和交联网络共同赋予了材料优越的柔韧性。和其他一些化学交联的聚合物相似，交联后的 PGS 类材料不溶不熔，但 PGS 的预聚物可以在 50 ℃下熔融或溶于甲醇、丙酮、四氢呋喃等有机溶剂，制备成各种形状后再进行交联（图 3－1－9）。

（2）PGS 类材料的物理性能、降解性能及生物相容性：PGS 类材料有着良好的生物降解性，其各类聚合物的降解普遍较快，只需数周就能完全降解。以 PGS 为例，小鼠皮下植入实验的结果表明，PGS 材料能在 60 天内被完全吸收，对应的材料在体外降解实验中只有 6% ～ 17% 的质量损失，降解过程无瘢痕形成。聚 PGS 的降解主要是表面侵蚀造成的，其体内和体外的降解差异可解释为体内酶和巨噬细胞的作用造成的；而且 PGS 的酶解很可能是以表面降解的模式进行，其降解速率受材料的比表面积影响。然而，较快的降解速率也制约了其在组织工程的应用范围，导致它并不适用于为期数月或更长时间的组织修复（比如心肌组织的修复）。

PGS 类材料的结构类似于硫化橡胶，有着稳定的机械性能和结构，其力学性能与交联密度直接相关。总的来说，其杨氏模量和拉伸强度会随着交联密度增大而上升，断裂伸长率则会随之下降。而且交联密度高的网络结构水解速度较慢，基质中的降解产物的浓度能够维持在一个较低的水平，降低了对细胞的毒性。但交联密度高的 PGS 类材料往往比较脆，其细胞相容性是建立在牺牲柔韧性的基础上的。单纯的 PGS 体系聚合物作为支架材料，细胞相容性和力学顺应性之间的矛盾将难以解决。PGS 类材料的杨氏模

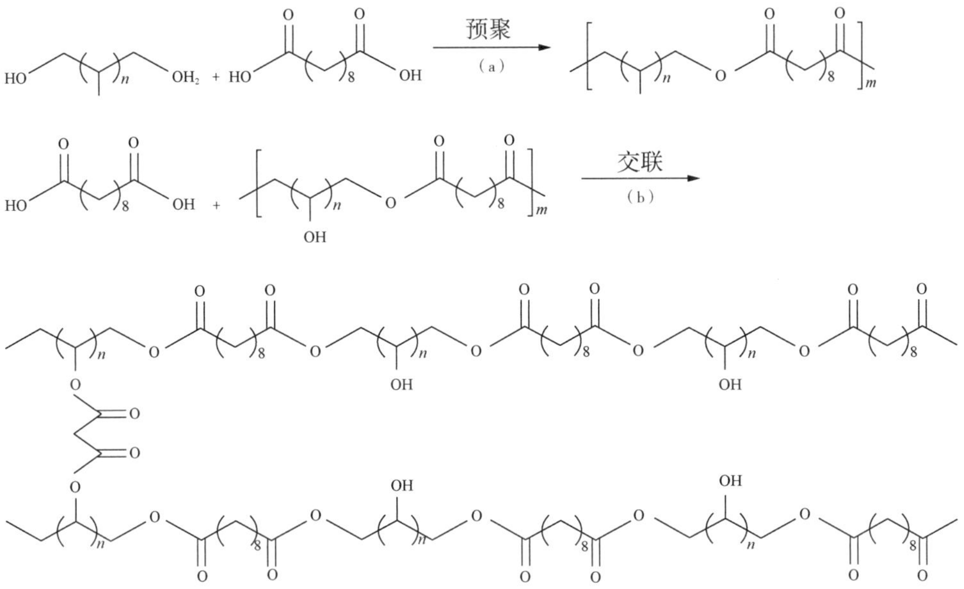

图 3-1-9　PGS 预聚物的反应式（a）以及交联（b）的反应式

量在 0.056～1.5 MPa 之间，伸长率则从 40% 到 450% 不等；很多软组织的杨氏模量都在 PGS 的范围内，比如皮肤为 0.7～16 MPa，韧带为 0.5～1.5 MPa。但是由于其交联结构及强亲水性，材料在植入体内后力学强度下降过快，另外，PGS 类材料的应力-应变曲线在低形变（<15%）时均接近于线性，然而活体组织为非线性，呈 J 字形变化，PGS 类材料与活体组织的非线性弹性还有一段差距。

该类网络弹性聚酯具有多羟基结构，亲水性强，并且能方便地利用细胞外基质组成成分的蛋白质，如胶原蛋白、弹性蛋白、纤连蛋白或层黏连蛋白进行表面改性。这些蛋白质涂层已被证实在促进细胞增殖、减少细胞凋亡方面有重要意义，对改进细胞与材料之间的相互作用有积极的影响。该类生物弹性体的生物相容性已经利用内皮祖细胞、施万细胞和成纤维细胞进行了证实。

总的来说，PGS 弹性体的生物相容性优异并且力学性能分布范围较宽，可以通过使用不同的多元醇单体、改变预聚单体配比或固化条件来调整材料的机械性能。但 PGS 类聚合物仍有需要改善强度低、保水性差、降解速率过快等问题，并需要在细胞毒性和机械性能以及匹配软组织的非线性弹性之间取得平衡。为了改善软质 PGS 的细胞相容性、降解速率以及机械强度等性能，PGS 常与其他聚酯共聚，或者与一些生物陶瓷复合。

（3）PGS 类材料在周围神经缺损修复中的应用：PGS 可通过编织制成神经导管，其表面经过涂层后用于体内，研究表明其具有比 PLA、PCL 等脂肪族聚酯更好的生物相容性和力学顺应性，甚至在某些方面超过 PLGA 的性能。

Ma 等将 PGS 与苯胺五聚体缩聚得到具有导电性、可降解的弹性支架，研究表明，该电活性支架能促进施万细胞分泌更多的神经生长营养因子，进而促进受损神经修复。

2. 聚柠檬酸辛二醇酯（PDC）

（1）PDC的合成与结构：可降解弹性体聚柠檬酸酯PDC是由无毒的柠檬酸和二元醇通过简单且经济的方法合成的。其合成方法与PGS相似，都分为两步酯化反应（图3-1-10）。首先，含有3个酸性基团的柠檬酸和脂肪族二元醇在加热条件下进行缩聚反应，得到预聚。第二步则为固化，和其他一些缩聚反应不同，PDC的固化所需条件较为温和。其交联时间、交联温度、真空度以及单体投料比都会对PDC的力学性能产生影响。和PGS弹性体相比，PDC弹性体的合成方法比较简单，合成条件也比较温和，在80 ℃、60 ℃、37 ℃温度下，常压和空气气氛中都可以得到（有利于在药物缓释方面的应用）。

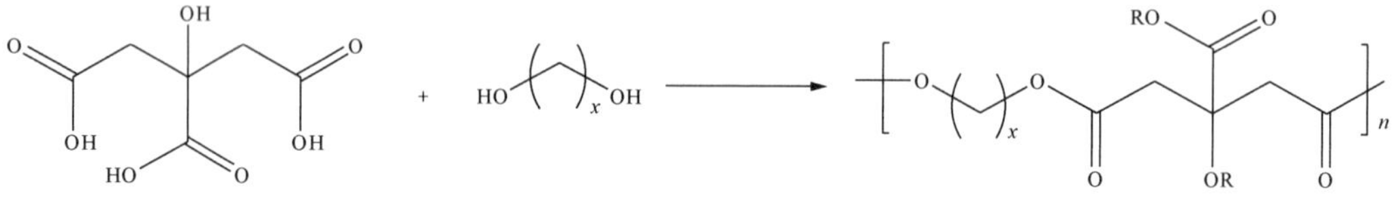

图3-1-10　PDC的合成反应式

（2）PDC的性质：合成PDC类材料的原料柠檬酸是新陈代谢Krebs循环的一种无毒产物，并已被美国FDA批准可用于各种生物医学应用中。柠檬酸作为一个高反应活性的单体，通过一个简单的缩合聚合过程，参与了PDC预聚体的制备，并且保存了侧链的官能团，使得这些预聚体能够通过后处理形成交联的聚酯网状结构，而形成的酯键还可以降解。交联使得聚合物含有类似于细胞外基质（ECM）的弹性，而细胞外基质正是由交联的胶原蛋白和弹性蛋白组成的。此外，柠檬酸的钠盐——柠檬酸钠也是临床上常用的抗凝血剂。因此，PDC不但具有多功能性和生物相容性，同时也具有一定的血液相容性，可用于和血液接触的很多生物医学应用上。

2004年，Yang等人通过简单而经济的缩合聚合方法首次合成了聚柠檬酸二醇酯（PDC）。带有多官能团的柠檬酸单体与含有3～16个碳原子的脂肪族二醇以1:1的比例反应，得到PDC的预聚物。这些预聚物经过不同的后处理制得交联的聚酯网络。最终所得的材料表现出较大范围内可调控的机械性能、降解性能和表面特性。这些性能都对控制植入材料的生物学反应具有重要意义。

基于柠檬酸的生物可降解弹性体类材料显示出在很大范围内可控的机械性能和降解性能，并对很多细胞种类具有良好的亲和性和官能性。通过改变预聚的时间、温度和配方可以设计调整PDC的力学性能和降解性能。PDC的杨氏模量在（0.92 ± 0.02）～（16.4 ± 3.4）MPa范围变化，拉伸强度约为6.1 MPa，断裂伸长率为117%～265%，这些指标可以满足包括血管、软骨、膀胱等在内的软组织工程需要。

PDC具有优良的生物降解性，其降解产物有柠檬酸，是食品工业中常用的有机酸，还是人体代谢产物，对人体没有毒性，在体外完全降解的周期可达到6个月，并具有良好的生物相容性。在没有表面改性的情况下，PDC能促进人动脉平滑肌细胞及内皮细胞在其表面生长。研究表明其具有与PLLA相似的细胞相容性，有利于细胞的存活和生长。有研究发现PDC有抗血小板黏附的性能，特别适合于血管替代物的构建，目前关于 PDC 的研究主要集中在血管组织工程领域。

聚柠檬酸 -1,8- 辛二醇酯（PDC）具有无毒性、合成条件温和、合成方式简单、降解性可以控制、特殊的细胞表面亲和力等优点，在医用材料的其他领域也逐步得到发展。

将两类交联弹性聚酯的性能对比总结如表 3-1-2 所示。

表 3-1-2　两种不同种类的交联弹性聚酯的性能对比

种类	生物相容性评价	生物降解速率	机械性能	主要优点	主要缺点	主要用途
聚癸二酸酯(PGS)	良好的体内生物相容性以及温和异物反应	较快，小于2个月	E^a：$0.05 \sim 1.50$ MPa UTS^b：$0.05 \sim 1.50$ MPa ε_{max}^c：$10\% \sim 500\%$ 回弹率：大于98%	良好的顺应性，成本低廉	降解过快，具有体外细胞毒性	心肌补片神经导管
聚柠檬酸酯(PDC)	良好的体内外生物相容性	较快，小于6个月，（体外）约2个月	E：$1 \sim 16$ MPa UTS：6 MPa ε_{max}：265% 回弹率：大于98%	良好的顺应性，温和的合成条件，成本不高	降解过快	软骨

a：E 为材料的杨氏模量；b：UTS 为拉伸强度；c：ε_{max} 为断裂伸长率。

（引自 Chen et al. Progress in Polymer Science，2013）

（3）PDC 类材料在神经修复中的应用：PDC 满足周围神经再生过程中对材料弹性的需求，因此该类材料也被用作周围神经再生的新材料。已有的研究表明，利用 PDC 材料能构建出多个内部纵向通道以及模仿天然神经内膜微管结构和神经外膜结构的支架材料，该类多通道管道的力学强度为（2.83 ± 0.24）MPa，断裂伸长率为（259.60 ± 21.49）%，能满足周围神经的力学性能要求。将这种多通道弹性支架用于修复 1 cm 的大鼠坐骨神经缺损，术后 8 周，该支架与自体神经移植在纤维的数量、密度、直径相比毫不逊色。

（六）　自组装短肽纳米水凝胶

分子自组装是自然界中十分普遍的现象。具有一定结构特点的分子在热力学平衡的状态下，能够通过非共价的作用自发地组织成有序或特定结构的聚集体，这些非共价键包括氢键、静电相互作用、疏水作用、π - π 共轭、范德华力等。近年来，分子科学的进步极大地促进了生物技术的发展和新型生物材料的开发。在此背景下，多种多样的纳米生物材料通过自下而上的分子设计——自组装制备出来，如纳米微球、纳米纤维、纳米管、纳米囊泡等，用于药物、细胞和再生组织的载体，在生物医学及组织工程等领域呈现出广阔的应用前景。

在对氨基酸分子充分的认知下，人们通过对氨基酸的排列组合，设计合成具有一定序列特点的短肽分子，在生理条件或者改变 pH、离子强度、温度等条件触发形成含水量高达 99% 的水凝胶。与其他的自组装分子相比，短肽分子有显著的优势：①短肽分子基本结构单元是氨基酸，有着较好的生物相容性和生物可降解性，并且降解产物无毒；②短肽分子通过人工合成得到，可获得较高的纯度肽，并且肽链中含有氨基和羧基，易于通过化学键与其他官能团连接，合成新的功能材料；③由于设计的灵活性，可在短肽序列中引入具有特定生物功能的短肽序列，赋予生物活性。基于这些优点，近些年来对于短肽自组装形成的水凝胶材料研究已经逐渐成为材料和生物医学领域的研究热点。根据短肽结构特征可以分为离子互补型自组装短肽、两亲性自组装短肽及其他类型自组装短肽等。

1. 离子互补型自组装短肽

第一个人工设计合成并系统研究的离子互补型自组装肽分子是 EAK16 – Ⅱ（AEAE-AKAKAEAEAKAK），它含有 16 个氨基酸，是美国麻省理工学院的张曙光教授在酵母中提取的一种左旋 Z-DNA 黏附蛋白（Zuotin）中的一个片段，这一发现开拓了离子互补型自组装短肽的研究领域。

亲疏水相间的离子互补型自组装肽中研究最多的是 EAK16 和 RADA16 系列，它们由带电荷的氨基酸形成的亲水面和非极性氨基酸形成的疏水面分别分布在主肽链的两边。氨基酸具有多选择性，如带电荷氨基酸既可以选择酸性氨基酸（带负电）中的天冬氨酸（Asp，D）、谷氨酸（Glu，E），也可以选择碱性氨基酸中的赖氨酸（Lys，K）、精氨酸（Arg，R）、组氨酸（His，H）（带正电），疏水性氨基酸选择性更大，如选择丙氨酸（Ala，A）、亮氨酸（Leu，L）、苯丙氨酸（Phe，F）、缬氨酸（Val，V）等。因此，氨基酸的排布顺序可以有很多种模式，根据短肽亲水表面带正负电荷氨基分子交替的间隔模式，一般可以分为三种：① –+–+–+– ；② ––++––++ ；③ ––––++++ （图3–1–11）。自组装短肽链中亲疏水氨基酸分布在主肽链的两边，肽分子通过反平行方式自组装成 β-折叠二级结构，从而有着一个亲水表面，一个疏水表面。肽链与肽链之间的电荷氨基酸因静电力相互作用形成缎带，而两缎带之间则由于疏水面的疏水作用靠在一起形成稳定的、直径在 10～20 nm 的纳米纤维，再由这些纳米纤维进一步交织成含水量大于 99% 的水凝胶（短肽浓度 1～10 mg/mL）（图3–1–12）。

随后报道了一系列离子互补型自组装肽分子，这类短肽分子形成的纳米纤维水凝胶与细胞外基质的结构十分相似，在广泛的温度范围内稳定。并且 RADA 16 类型自组装短肽中的 RAD 序列与已知的细胞黏附三肽序列 RGD（Arg-Gly-Asp）相似。这就使得该种材料具有其他材料无法比拟的优异性，可以将其运用于神经细胞培养和周围神经再生。研究显示，EAK16 作为基质膜能够促进 PC12 细胞黏附；同时，RADA16 类型的自组装短肽能够促进神经元黏附、分化以及轴突生长，并且能促进神经元之间形成功能性的突触联系。

为了拓展离子互补型自组装肽在周围神经再生中的应用，很多学者对自组装短肽进行功能化修饰，常用的策略是通过共价键在短肽序列上引入具有一定功能的氨基酸序列，例如 RGD、IKVAV 和 YIGSR 等。三肽 RGD 来源于纤维蛋白，是一个多功能的细胞识别作用的信号，能够促进多种细胞黏附。而五肽 IKVAV（Ile-Lys-Val-Ala – Val）和 YIGSR（Tyr-Ile-Gly-Ser-Arg）来源于层黏连蛋白，分别具有促进神经轴突伸展和神经细胞黏附的功能。IKVAV 能够调控 PC12 细胞的生长行为，特别是分化。Chau 等利用 IKVAV 修饰 RADA 短肽，通过改变 IKVAV 的位置获得两种功能性自组装短肽（RA-

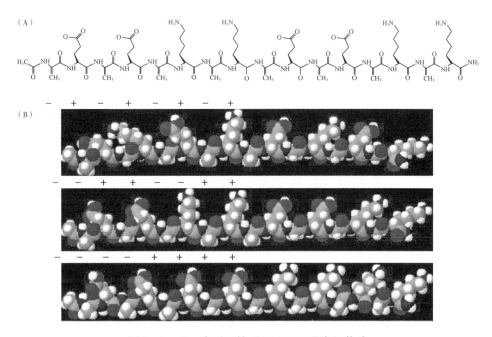

图 3 - 1 - 11 离子互补型 EAK16 - Ⅱ 自组装肽

（A）化学结构；（B）其三种不同电荷分布模式。短肽含有交替的疏水性（丙氨酸，A）和亲水性（谷氨酸，E 和赖氨酸，K）残基，负（E）和正（K）带电荷的侧链按顺序交替，形成一个独特的两亲结构，一边是疏水区，另一边是亲水区。（B）中最上面表示的是 EAK16 - Ⅰ（ -+-+-+ ），中间表示的是 EAK16 - Ⅱ（ --++--++ ），下面表示的是 EAK16 - Ⅳ（ ----++++ ）。（引自 Chen, Colloid Surf A-physicochem. Eng. Asp, 2005）

DA)₃IKVAV（RADA）₃ 和（RADA）₄ - IKVAV。他们研究发现，IKVAV 的调控能力具有位置和细胞培养维度依赖性。将 PC12 细胞种植在短肽水凝胶表面进行二维培养时，含 IKVAV 的短肽水凝胶能显著促进轴突生长，而（RADA）₃IKVAV（RADA）₃ 的促进作用要大于（RADA）₄ - IKVAV。当把细胞分散至水凝胶中进行三维培养时，PC12 细胞具有较高的增殖速率和活性，此时（RADA）₃IKVAV（RADA）₃ 的效果仍大于（RADA）₄ - IKVAV。此外，其他功能性短肽也被用来修饰 RADA16 型自组装短肽，例如神经细胞黏附分子 FGL（EVYVVAENQQGKSKA）、神经细胞黏附分子模拟肽 FRM（SIDRVE-PYSSTAQ）、骨髓归巢肽 BMHP1（PFSSTKT），等等。它们在提高神经细胞存活，促进周围神经再生方面具有良好的表现。

离子互补型自组装短肽在中性 pH 条件下净电荷为零，触发该类型短肽发生自组装的开关是屏蔽短肽净电荷，致使短肽分子疏水基团相互作用，可以通过调节短肽水溶液 pH 至中性或者加入离子实现。因此，为了获得短肽水溶液，需调其 pH 偏离中性获得分子间或者纤维间的静电排斥作用；然而这对细胞三维培养和原位注射病灶促神经再生非常不利。通过分子设计在 RADA16 - Ⅰ 短肽末端引入功能性短肽 IKVAV 和 RGD 的同时，在两者之间插入酸性或者碱性氨基酸，获得中性 pH 条件下带正电的 RADA16-RIKVAV 或带负电的 RADA 16-DGDRGDS。两种短肽水溶液在中性 pH 条件下混合很快形成纳米纤维水凝胶（图 3 - 1 - 13）。

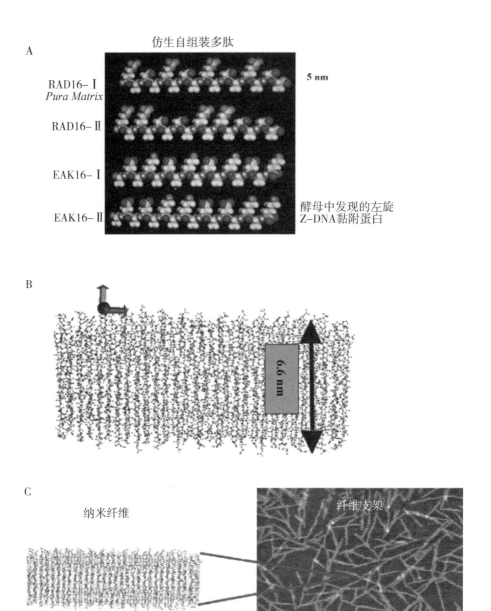

图 3 - 1 - 12　几种自组装短肽的分子模型

A：RADA16 - Ⅰ、RADA6 - Ⅱ、EAK16 - Ⅰ和EAK16 - Ⅱ的分子模型。每个分子长度约为5 nm，一侧为8个丙氨酸，另一侧为4个负电荷氨基酸和4个正电荷氨基酸相交替。蓝色为赖氨酸和精氨酸上带正电荷的胺基；红色为天冬氨酸和谷氨酸上带负电荷的羧酸。浅绿色为疏水性丙氨酸。B：数百个自组装短肽分子形成了一个有序的纳米纤维，其直径由肽的长度决定。C：数千、数百万和数十亿个自组装肽形成纳米纤维，进一步形成含水量超过99%的水凝胶。　（引自 Zhang et al., PNAS, 1993；Zhang et al., Biomaterials, 1995；Holmes et al., PNAS, 2000）

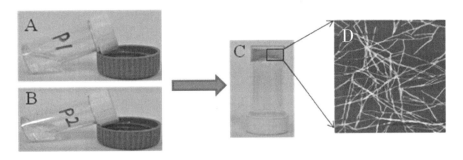

图 3 - 1 - 13 功能性短肽自组装成纳米纤维凝胶

A：RADA 16-RIKVAV 中性 pH 水溶液；B：RADA 16-DGDRGDS 中性 pH 水溶液；C：两种短肽水溶液混合后形成水凝胶，细胞培养基深入后未改变颜色，说明水凝胶 pH 为中性，D：水凝胶原子力显微照片，尺寸：2 μm ×2 μm。（引自 Sun. et al. ACS Appl. Mater. Interfaces，2016）

　　将经分子修饰的活性纳米水凝胶注射至大鼠坐骨神经缺损（5 mm）处后能够均匀地填充在缺损部位，和宿主结合较好，同时发现大量的神经在活性纳米水凝胶中再生。而作为对照组，RADA 16 - I 形成的水凝胶不均匀，有大量的空洞。少量的再生神经沿着缝隙生长（图 3 - 1 - 14），证明这种方法设计制备的水凝胶具有明显的优势，在神经再生中具有潜在的应用前景。

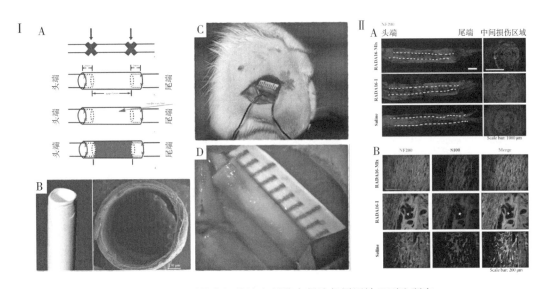

图 3 - 1 - 14 活性自组装纳米纤维水凝胶促周围神经再生研究

　　I：利用电纺丝纤维导管桥接大鼠坐骨神经缺损处，然后注射活性纳米纤维水凝胶。II：3 个月后周围神经再生情况。（引自 Wu et al.，Regen. Biomater，2017）

2. 两亲性自组装短肽

　　根据物理化学性质不同，氨基酸可分为非极性疏水性的氨基酸和亲水的极性氨基酸。有学者模仿自然中的膜脂质分子设计类似表面活性剂结构的短肽，含有亲水的头部和疏水的尾部。它们可以在水溶液中自组装成具有脂质双层类似结构的双分子层纳米管或纳米囊泡，如图 3 - 1 - 15 所示。

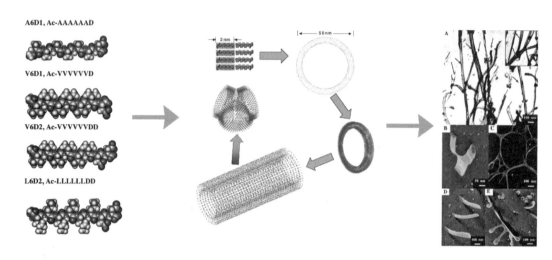

图 3 - 1 - 15　类表面活性剂短肽自组装示意图
（引自 Vauthey et al.，PNAS，2002）

美国西北大学的 Stupp 等人将棕榈酸、胆固醇等疏水性的化学基团连接在亲水性的短肽链上，获得两亲性短肽分子，通过改变其水溶液离子强度、pH 或者温度等条件能够自组装成纳米纤维，疏水性烷烃链居于纳米纤维核而亲水性肽链部分处于纳米纤维外表面。该类两亲性自组装短肽含有四个组成部分：①疏水的烷基链；②β - 折叠形成短肽序列；③氨基酸软臂连接亲水的头部和疏水的尾部；④生物活性的功能基团（图 3 - 1 - 16）。

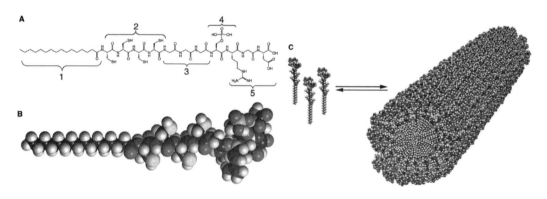

图 3 - 1 - 16　两亲性肽分子结构
A：两亲性肽分子的化学结构；B：短肽的分子模型，分子从窄疏水性尾部到大体积短肽区域，总体呈现圆锥形状。不同颜色代表不同的分子：C，黑色；H，白色；O，红色；N，蓝色；P，青色；S，黄色。C：短肽分子自组装成圆柱形胶束的示意图。（引自 Hartgerink et al. PNAS，2002）

在这种纤维中，短肽分子与纤维方向相垂直，因此，功能性短肽序列可以高密度富集在纤维表面，增加纳米纤维水凝胶生物活性。Stupp 等将 IKVAV 链接在两亲性自组装短肽的头端，获得的纳米纤维水凝胶能够选择性地促进神经干细胞向神经元分化。并且具有良好的施万细胞相容性，体外培养能够促进施万细胞黏附和增殖。体内试验显示，两亲性自组装短肽纳米水凝胶能够促进周围神经损伤后运动和感觉功能恢复，可与自体神经移植物相媲美。

3. 其他自组装短肽

除了以上常见的离子互补型自组装短肽和两亲性自组装短肽已得到较为系统的研究之外，还有其他的一些自组装短肽，如环肽、苯丙二肽类短肽（Fmoc-FF）、"β-发卡"型短肽（(VK)$_4$V^{D}PPT(VK)$_4$）等。这些短肽也能自组装成纳米管、纳米囊、纳米纤维等不同的聚集态结构的水凝胶。通过改变氨基酸序列或者引入功能性短肽序列可获得具有生物活性的纳米纤维水凝胶，在周围神经再生中具有潜在的前景。

由于自组装短肽水凝胶是通过分子间非共价相互作用，在神经组织工程中应用存在一些不足。例如在浓度较低时形成的水凝胶力学强度较差，一般通过增加浓度提高力学性能，但效果不明显，并且这会降低水凝胶支架孔隙率和孔径，不利于细胞存活和再生神经长入。此外，自组装短肽在体内降解速率较快，容易产生缝隙甚至空洞，不利于神经再生。引入共价键交联或者与其他生物材料复合可以有效改善其力学性能和降解速率，同时保持纳米纤维结构和生物活性。

第二节　天 然 材 料

一、概　　述

许多研究致力于探寻适用于周围神经修复的生物材料，这些材料与神经再生息息相关，是神经再生成功与否的关键。它们应该具备以下基本性能：①良好的生物相容性，以避免炎症过敏反应的发生；②生物可降解性，且降解速率适中；③一定的力学强度与弹性，既要有足够的强度保证神经修复材料在机体运动的过程中保持完整，不会断裂，又要有足够的弹性避免损伤处出现应力断裂现象。

此处的天然材料主要指来源于人体或者动植物体内天然存在的高分子材料。它是人类最早使用的医用材料之一。相对于合成材料，天然材料或者简单改性的天然材料具有以下优势：①多数天然材料在体内可被降解吸收，且降解产物无毒副作用；②具有良好的生物相容性，适合细胞黏附与铺展，有利于组织再生；③原料来源较丰富，多数天然材料便宜易得。天然材料可大致分为多糖类材料和蛋白质类材料两大类。

二、天 然 多 糖 类 材 料

自然界中存在多种天然多糖类高分子材料，如纤维素、甲壳素、透明质酸、海藻酸、木质素、淀粉等。本节主要针对周围神经修复时使用的天然多糖类材料加以介绍。

（一）纤维素

纤维素是自然界中分布最广、含量最多的一种天然多糖，不溶于水及一般有机溶剂，常温下性质稳定。纤维素以 D-吡喃式葡萄糖基作为结构基环，结构式如图 3 - 1 - 17 所示。

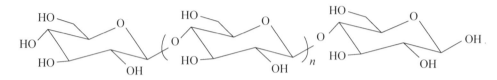

图 3 - 1 - 17　纤维素的结构

由纤维素的结构式可以看出，其结构单元上的 3 个醇羟基可以发生各种酯化或者醚化反应。所以，可以有效地对纤维素进行改性，获得一系列的纤维素衍生物，用于生物医药及其他领域。通过侧基的酯化反应，可以制备得到硝酸纤维素、醋酸纤维素等，而通过醚化反应，可以获得甲基纤维素、乙基纤维素、羟乙基纤维素、羟甲基纤维素等。此外，通过接枝共聚或者交联等方法改性纤维素，也可以获得相应的共聚物材料。

Gan 等将纤维素与大豆蛋白复合，制备成薄膜状和海绵状两种神经导管修复大鼠 10 mm 周围神经缺损。采用电生理、荧光逆行示踪、免疫荧光双染等方法评价基于纤维素制备的神经导管的修复能力。结果表明，术后 3 个月，植入海绵状神经导管的动物组在肌肉功能恢复、髓鞘再生厚度与密度等方面展现出良好的周围神经再生修复功能。Xu 等通过表面聚合的方法，在纤维素膜的表面自组装一层直径约为 300 nm 的聚苯胺粒子，将复合材料用于修复大鼠坐骨神经缺损。结果表明，聚苯胺粒子的引入增强了纤维素修复大鼠坐骨神经缺损的能力。Hou 等通过高碘酸钠氧化还原反应改性细菌纤维素的降解性能，获得易降解的细菌纤维素支架材料，并对其结构、生物相容性等性能进行研究与表征，结果表明这种材料性能优异，具有潜在的周围神经修复功能。Agenor 等研究神经修复材料对周围神经损伤后神经瘤形成的影响时发现，纤维素/透明质酸复合神经导管可以通过接触再生轴突抑制其向外扩增，阻止周围神经损伤早期神经瘤的形成。

（二）甲壳素与壳聚糖

甲壳素又名甲壳质、几丁质，提取自甲壳类动物的外壳、昆虫的骨骼或者真菌细胞壁，是自然界第二丰富的多糖资源。甲壳素的化学名称是(1,4) - 2 - 乙酰胺基 - 2 - 脱氧 - β - D - 葡萄糖，它是通过 β - (1,4)糖苷键连接在一起的线性高分子，结构式如图 3 - 1 - 18 所示。甲壳素结构规整，易结晶，分子间有强烈的氢键作用，不溶于水及常用有机溶剂。甲壳素虽化学性质稳定，但是也可以通过酰基化、羧基化、酯化、醚化、烷基化、水解等方法进行化学修饰和改性。在众多甲壳素改性后得到的产物中，最受人们关注，应用最为广泛的就是壳聚糖。甲壳素与壳聚糖的分子结构与细胞外基质中的粘多糖相似，这使得壳聚糖与细胞外基质的相容性良好。

壳聚糖的化学名称是聚葡萄糖胺(1,4) - 2 - 氨基 - β-D-葡萄糖，结构式如图 3 -

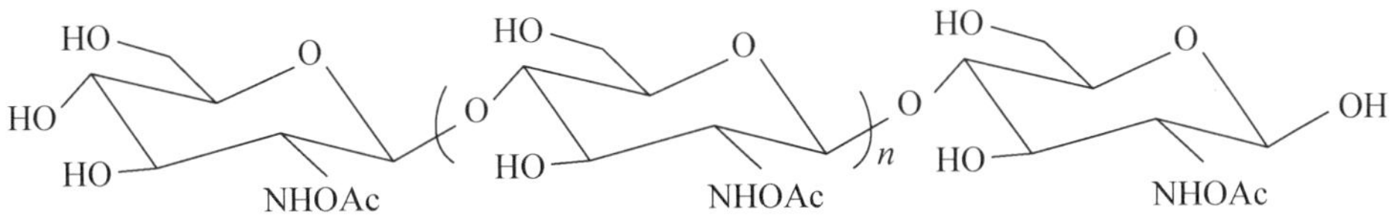

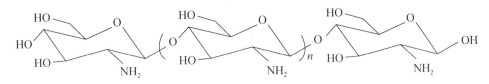

图 3 - 1 - 18　甲壳素的结构

1 - 19 所示。自然界中天然的壳聚糖少量存在于一些菌类中，而商用的壳聚糖主要是由甲壳素经过脱乙酰基作用而制得，脱乙酰度范围可调节，一般情况下，脱乙酰度达到55% 以上的甲壳素即可称之为壳聚糖。目前，脱乙酰基的方法较为有代表性的有碱熔法、浓碱液法、碱液催化法、水合脱法及甲壳素脱乙酰酶法等。

图 3 - 1 - 19　壳聚糖的结构

　　脱乙酰度是壳聚糖最重要的特性参数之一。甲壳素脱乙酰度的大小及壳聚糖的自由氨基含量的多少，直接影响着壳聚糖在稀酸中的溶解性、黏度、对过渡金属离子的吸附能力、氨基有关的化学反应以及在多方面的应用。较为常用的测量壳聚糖脱乙酰度的方法是酸碱滴定法，其次是红外光谱法和电位滴定法。分子量的高低也是壳聚糖的重要参数，它直接影响着壳聚糖的应用领域。与其他高分子化合物一样，所谓分子量实际上是不同分子量的同系混合物。即使像甲壳素，因生物合成过程中受控制因素不同，合成出的也是不同分子量的混合物。分子量的测定方法有黏度法、光散射法和凝胶色谱法。壳聚糖稳定性受脱乙酰度、浓度、分子量、pH、离子强度和温度等多种因素的影响。氨基葡萄糖的 C_1—OH 是半缩醛羟基而不是醇羟基，它显示出较大的活性，这种结构对酸是不稳定的。壳聚糖的酸性溶液在放置过程中会发生酸催化的水解反应，壳聚糖分子的主链不断降解，黏度越来越低，分子量逐渐降低，最后被水解成寡糖和单糖。因此，壳聚糖溶液一般是随用随配。

　　壳聚糖不溶于水、碱和普通的有机溶剂，可溶于稀的盐酸、硝酸等无机酸和大多数有机酸，但是不溶于稀的硫酸、磷酸。甲酸和乙酸是溶解壳聚糖最常用的有机酸。Sannan 等发现甲壳素在均相条件下进行脱乙酰反应，当脱乙酰度为 50% 左右时，这种壳聚糖能溶于水。后来，Kurita 等又发现，对较高脱乙酰度的壳聚糖进行乙酰化，控制其脱乙酰度在 50%～60%，也可得到水溶性的壳聚糖。

　　壳聚糖分子链上的功能基团包括氨基葡萄糖单元上的 6 位伯羟基、3 位仲羟基和 2位氨基或乙酰氨基以及糖酐键。其中糖酐键较稳定，不易断裂，也不与其他羟基形成氢键；乙酰氨基化学性质稳定，但参与氢键形成。所以，通常壳聚糖的化学反应只涉及 2个羟基和氨基。近年来，通过对壳聚糖进行改性研究，形成了多种衍生产品，拓宽了壳聚糖的应用领域。

甲壳素和壳聚糖皆具有良好的生物相容性，无毒，可降解，性质稳定，还具有良好的抗菌性能，易于加工制备成膜、海绵、纤维或水凝胶等多种结构的材料，还可以用于制备药物载体和组织工程支架。在周围神经再生与修复研究与临床实践中，甲壳素和壳聚糖也扮演着重要角色。杨吟野等系统地研究表征了壳聚糖等材料的亲水性、保持吸附蛋白有序结构的能力、机械性能、加工性能及细胞相容性，综合评价了壳聚糖等材料作为神经修复材料的可行性。目前，壳聚糖导管材料已经商品化，应用于临床上治疗周围神经缺损。

支架材料的力学性能影响周围神经再生修复。Itoh 等制备了横截面为圆形和三角形的两种壳聚糖导管并负载层粘连蛋白及相应氨基酸序列用于修复大鼠坐骨神经缺损。结果表明，圆形截面的导管相对较易坍塌，而截面为三角形的壳聚糖导管有更强的力学强度，有利于阻止周围纤维组织的长入。事实上，壳聚糖本身力学强度一般，经常需要用化学交联的方式增强或者与其他材料混合使用制备支架。全大萍等在壳聚糖类神经导管的制备工艺方面做了许多有效探索，利用低压注塑技术，结合模具设计，冷冻干燥壳聚糖水凝胶制备得到四种不同微观形貌的壳聚糖 12 通道神经导管，制备方法如图 3 - 1 - 20 所示。研究表明，控制壳聚糖的凝胶化过程，可以调控神经导管的微观形貌，如图 3 - 1 - 21 所示。与直接冻干的壳聚糖导管（NC）相比，以磷酸盐物理交联（pNC）和京尼平化学交联（gNC）结合的壳聚糖水凝胶制备得到的神经导管（gpNC）呈现均一的微孔结构，其结构稳定性、力学性能、孔隙率与吸附能力优于其他工艺制备的神经导管。值得一提的是，此类壳聚糖导管具有良好的回弹性，当应变达到 80%，神经导管已经被压缩成密实的饼状后，撤除应力，导管的回弹率仍然高达 95% 以上。

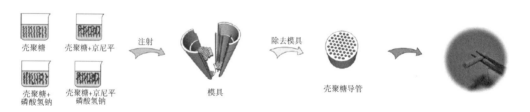

图 3 - 1 - 20　具有多纵向通道壳聚糖神经导管的制备流程

（引自 Zhu et al. Int. J. Bio. Macromol, 2012）

甲壳素/壳聚糖支架材料的脱乙酰度对神经再生的影响也受到研究人员的关注。Freier 等研究甲壳素导管以及脱乙酰度分别为 88%、97% 和 99% 壳聚糖导管的力学强度，结果表明，甲壳素材料具有较高的力学强度，但是，其力学强度随导管降解而迅速下降；对于壳聚糖膜材料，随着脱乙酰度的升高，力学强度逐渐增强，降解速度减慢。研究还表明，背根神经节细胞在脱乙酰度高的壳聚糖材料上黏附较好，这可能是因为材料表面的电荷影响细胞的黏附，而脱乙酰度较高的壳聚糖表面有较多的氨基基团，所带电荷有利于背根神经节细胞的黏附。Talini 等在研究不同脱乙酰度壳聚糖导管修复大鼠 10 mm 坐骨神经后指出，脱乙酰度为 95% 的壳聚糖导管最适宜周围神经修复；而脱乙酰度为 98% 的壳聚糖导管较难持续支持轴突再生；脱乙酰度为 80% 的壳聚糖导管体内降

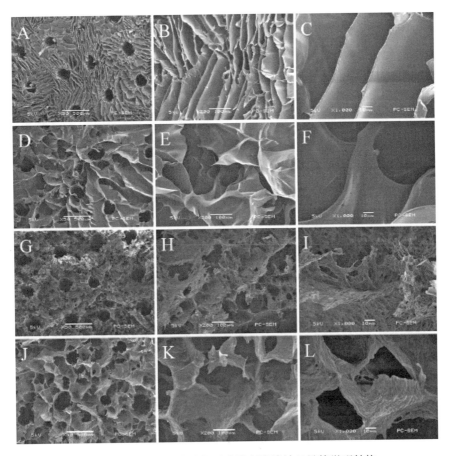

图 3 - 1 - 21　具有多纵向通道的壳聚糖神经导管微观结构

A～C：壳聚糖溶液冻干制备的神经导管；D～F：化学交联壳聚糖凝胶冻干制备的神经导管；G～I：物理交联壳聚糖凝胶冻干制备的神经导管；J～L：物理化学交联壳聚糖凝胶冻干制备的神经导管。（引自 Zhu et al, Int. J. Bio. Macromol, 2012）

解速度较快，力学强度与稳定性较难维持，也不宜于周围神经修复。Perez 等也报道了相似的体内实验结果，在修复大鼠 15 mm 坐骨神经缺损时，脱乙酰度为 95% 的壳聚糖导管也优于脱乙酰度为 98% 的壳聚糖导管。

　　将壳聚糖与其他材料复合制备神经导管可以提高修复功能。韦玉军等考察脂肪干细胞/壳聚糖复合材料在促进修复大鼠周围神经损伤方面的作用，结果表明，复合材料在修复大鼠 10 mm 坐骨神经部分损伤时，能够极大地促进损伤神经再生以及术后功能恢复。Xiao 等用 RGD 修饰胶原/壳聚糖复合神经导管，修复大鼠 15 mm 坐骨神经缺损，结果表明，这种复合导管可以达到快速修复损伤神经的目的，术后 4 周，可以观察到新生神经，术后 2 个月，复合导管部分被体内吸收，轴突再生明显，部分功能恢复。Huang 等制备的壳聚糖/胶原复合材料具有高度平行的微管结构，在其周围电纺聚己内酯材料，制备得到具有微通道的复合神经导管用于 15 mm 坐骨神经缺损修复，体内外实验结果表明，这种带有平行微管结构的复合神经导管具有与自体神经相似的再生修复功能。曾文等采用三聚磷酸钠为交联剂，制备了负载神经生长因子的壳聚糖微球，系统地研究了交联剂浓度对壳聚糖微球缓释性能的影响；进一步将负载神经生长因子的壳聚糖微球复合于壳聚糖/胶原仿生神经支架中，用于大鼠 15 mm 坐骨神经缺损修复，研究表明，该复合神经修复支架可以有效缓释具有生物活性的神经生长因子，有利于加快神经再生速度，缩短再生神经轴突到达靶肌肉的时间，促进神经运动功能恢复。

壳聚糖还可以制备成生物胶水，黏合损伤神经，进行神经再生修复。Lauto 等将壳聚糖的醋酸水溶液与靛青绿混合制备获得胶水，在强度为 46J/cm^2 的激光照射下，修复大鼠胫神经缺损，获得了较好的修复结果。这可能是由于亲水性壳聚糖胶水在激光照射下有较高的黏合强度，在体液环境下较好地保持了稳定性，并且，壳聚糖胶水有一定的抗菌抗感染性能，这些皆有益于神经再生修复。

三、天然蛋白质类材料

蛋白质是生命的物质基础，是组成人体一切细胞、组织的重要成分。它是由 20 多种氨基酸以脱水缩合的方式组成的多肽链经过盘旋折叠构成。蛋白质中一般含有碳、氢、氧、氮和少量的硫元素。基于天然蛋白质获得的神经修复材料也有许多种，将在下文中介绍。

（一）胶原

胶原又称胶原蛋白，是哺乳动物体内含量最多的蛋白质，占蛋白质总量的 25%～30%，由原胶原蛋白质分子经多级聚合形成纤维。根据氨基酸组成和含糖量以及结构的不同，人们已经至少分离出 13 种胶原，广泛分布于生物体的不同组织中。

胶原由 3 条不同的 α 多肽链缠绕组成，每一条 α 多肽链自身为左手螺旋结构，3 条 α 多肽链相互缠绕形成右手超螺旋结构。天然胶原不易溶于碱、弱酸中，在强碱中长时间浸泡后，等电点会由 7.0～7.8 降低至 4.7～5.3，并伴有溶解现象。动物的胶原酶可以使胶原分子链断裂，断裂的碎片可以被普通的蛋白酶水解。胶原具有良好的生物学特性，可以被分布在细胞表面的整合素识别并结合。胶原还具有凝血功能，一定程度上促进血管的新生。在神经修复领域，胶原也是临床上较早使用的材料之一，目前已经有多种商品化的胶原类神经修复材料。

在早期的研究中，胶原主要是作为纤维状材料直接填充在神经导管或者直接桥连损伤神经用于修复周围神经缺损，这也为后来胶原类神经修复材料的制备与使用提供了参考。Yao 等人用 EDC 与 NHS 交联胶原制备单通道与不同通道数的多通道神经导管，在体外，研究它们的力学强度、降解性能以及细胞相容性；在体内，修复大鼠 10 mm 长坐骨神经缺损。动物实验结果表明，单通道和 4 通道神经导管的神经再生修复能力优于其他实验组别导管；相对于单通道神经导管，2 通道和 4 通道神经导管在达到修复要求的情况下，明显降低了再生神经的分支现象。此外，将胶原与其他材料复合使用，也取得了良好的神经修复效果。Hu 等将胶原与壳聚糖复合后制备成具有微孔道结构的神经导管，用于修复大鼠 15 mm 坐骨神经缺损，12 周后，大鼠的神经功能恢复与自体神经对照组相当。Itoh 等将层黏连蛋白及 YIGSR 短肽与胶原纤维复合，修复大鼠 15 mm 坐骨神经缺损，8 周后取得了良好的修复效果。Madduri 等的研究结果表明，将 GDNF 与 NGF

加入胶原/PLGA 的复合神经导管，可有效促进早期的周围神经再生。Piquilloud 等的研究也证实，加入 GDNF 的胶原/PLGA 复合神经导管有利于周围神经缺损后的再髓鞘化，对神经功能恢复有益。Ladak 等在胶原神经导管中种植骨髓间充质干细胞与施万细胞后进行大鼠坐骨神经 12 mm 缺损修复，结果表明，神经再生与功能恢复良好。

（二）明胶

明胶与胶原具有同源性，氨基酸组成与胶原相似，是胶原经高温或者化学处理破坏其三股螺旋结构而得到的产物。明胶易溶于水、醋酸和甘油，不溶于乙醇和乙醚等有机溶剂。明胶作为胶原的降解产物，与胶原的性能相似，生物可降解，具有良好的生物相容性，同时，具备凝胶化、高反应活性、低抗原性等特点，且生产成本低、易加工，在实际应用中比胶原更具优势。

虽然明胶性能优异，在生物医学领域有着广泛的应用，但是，由于其溶解性能较好，作为神经修复材料，在使用前需要通过交联的方式来提高其力学性能，保证其在神经修复过程中的完整性。Chen 等使用天然交联剂京尼平交联明胶制备神经修复材料，在修复 10 mm 大鼠坐骨神经缺损时，效果良好，并且和其他力学强度较好的合成类材料相比，修复性能相当。Chen 等使用化学类交联剂 1 -（3 - 二甲氨基丙基）- 3 - 乙基碳二亚胺盐酸盐/ N-羟基琥珀酰亚胺（EDC/NHS）交联明胶制备神经导管，同样可以有效修复大鼠 10 mm 坐骨神经缺损。在研究管壁为多孔微观形貌与管壁为实心结构的明胶神经导管在修复大鼠坐骨神经缺损的区别时，Chang 等发现，在神经修复的早期（4周内），相对于管壁为实心结构的明胶神经导管，多孔结构的导管并不占优势，这可能是因为多孔结构的导管降解相对较快，而较多的降解产物不利于再生神经的稳定性；而在 8 周以后，多孔结构明胶神经导管中神经再生效果要优于管壁为实心结构的明胶神经导管，这也有可能是因为多孔结构神经导管的降解性能优异，为再生神经提供了更多的生长空间。

神经导管的微观结构对神经的再生有一定的影响。纳米纤维结构在一定程度上可以促进细胞的黏附和迁移，有利于神经再生。Ma 等首先报道了采用相分离技术制备明胶纳米纤维支架的方法。全大萍等对明胶神经导管的制备与性能也做了深入的研究。以明胶为原料，结合特定的模具，改变交联剂用量和明胶浓度制备了一系列具有精细多孔结构的多纵向通道导管，如图 3 - 1 - 22 所示。进一步以 30% 的乙醇水溶液为混合溶剂，经过液 - 液相分离，制备了具有纳米纤维结构的明胶多通道导管，通过控制明胶的浓度，可以使纳米纤维直径在 100 ~ 300 nm 范围之内调控，如图 3 - 1 - 23 所示。他们的另一项研究表明，将明胶与纳米纤维结构的多通道聚酯导管复合后，通过交联剂京尼平的用量调控支架中明胶的交联度，可有效延长支架纳米纤维结构在模拟体内环境中的存在时间至 10 周，从而有利于支架中种植的神经干细胞向神经元分化，在神经再生修复中具有潜在的应用价值。

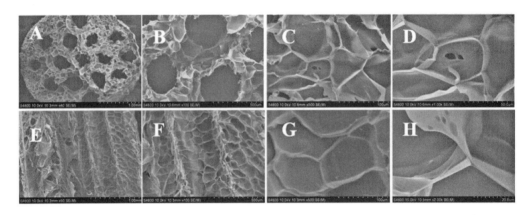

图 3 - 1 - 22　具有多纵向通道明胶神经导管的微观结构

A～D：横截面结构；E～H：纵截面结构（引自郑琼娟，中山大学硕士学位论文，2012）

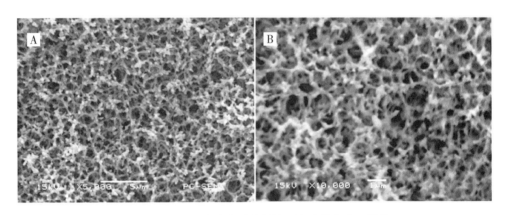

图 3 - 1 - 23　具有纳米纤维结构明胶导管的微观结构

A：5 000 倍；B：10 000 倍（引自郑琼娟，中山大学硕士学位论文，2012）

（三）纤维蛋白

纤维蛋白原是由 αA 链（分子量 66 500）、βB 链（分子量 52 000）和 γ 链（分子量 46 500）三对多肽链组成的二聚体。它主要由肝脏合成，存在于血液中。纤维蛋白是纤维蛋白原在凝血酶的作用下，切除部分多肽链的产物。其实，凝血过程就是血液中的纤维蛋白原在凝血酶的作用下，先转变为可溶性的纤维蛋白单体，然后单体相互作用，形成不溶于水的纤维蛋白多聚体凝胶的过程。纤维蛋白在凝血酶的作用下聚合形成纤维蛋白凝胶的同时，可以释放多种生长因子来促进细胞黏附与增殖。纤维蛋白凝胶可以止血并快速粘接创面，数天或数周左右时间可以完全被体内吸收。因具有良好的生物学功能，纤维蛋白被广泛应用于临床医疗与组织工程修复领域。

纤维蛋白因其独特的性能，在神经损伤修复中，主要作为生物胶水使用。对于短段缺损，可以在神经缝合时，使用纤维蛋白胶水复合相应功能分子直接在断裂处涂抹，进行神经缺损修复；对于较长的缺损，可将纤维蛋白胶水配合神经导管共同使用，改善修复效果。张新波等研究临床上纤维蛋白胶水与神经生长因子（NGF）联合使用在周围神经修复过程中的作用。他们将 48 例腓总神经损伤患者分为 2 组，一组仅采用神经缝合的方法治疗，另一组在直接缝合的同时，局部使用纤维蛋白胶水复合 NGF 进行粘合。术后 6 个月至 5 年随访全部患者，发现单纯神经缝合组中，患肢感觉、运动功能基本恢复 6 例，部分恢复 11 例，无明显恢复 7 例，优良率 70.8%；神经缝合时使用纤维蛋白胶水复合 NGF 粘合组中，患肢感觉、运动功能基本恢复 21 例，部分恢复 3 例，优良率 100%，疗效明显优于单纯神经缝合组（$P < 0.05$）。Draeger 等报道临床上直接用纤维蛋白胶水粘合移植神经治疗周围神经缺损，早期的结果表明，神经修复效果良好，持续的术后观察仍然在进行中。Childe 等重点研究在周围神经缺损治疗时，纤维蛋白胶水的使用是否可以有效增加再生神经的拉伸强度。他们将来源于尸体的手指神经套入尼龙管后，缝合于受损神经缺损处，然后使用纤维蛋白胶水进一步粘合损伤部位。结果表明，纤维蛋白胶水粘合后，可以有效提高再生神经的拉伸强度，并且，如使用纤维蛋白胶水粘合损伤神经，适量减少手术缝合，仍可以保持再生神经的拉伸强度。

（四）丝素

丝素又称丝素蛋白、丝蛋白或丝心蛋白，是一种从蚕丝或蛛丝等天然材料中提取的特殊蛋白质聚合物。对于蚕丝的研究与应用，中国有着五千多年的历史。近几十年，基于蚕丝或蛛丝等提取的丝素材料，因其性能优异，也成为组织工程材料研究的热点。

目前，用于生物医药与组织工程修复研究的丝素材料主要来源于桑蚕丝或蜘蛛丝。桑蚕丝具有核壳结构，核层就是丝素，约占桑蚕丝质量的 80%，共含有 18 种氨基酸，以丙氨酸、甘氨酸和缬氨酸组成的蛋白重复序列为主，由比摩尔比为 6:6:1 的 H-链蛋白（350 kDa）、L-链蛋白（25 kDa）和 P25 蛋白（30 kDa）三种蛋白通过 β-螺旋、β-折叠及 α-螺旋结构和间隔区等二级结构组成。桑蚕丝的壳层是丝胶蛋白，它是一种胶样蛋白，可将蚕丝纤维粘合在一起形成蚕茧，具有免疫原性。蛛丝与蚕丝结构相似，来源于蛛丝的丝素由紧密的氨基酸重复序列组成的特殊蛋白质构成，具有 β-螺旋结构，富含丙氨酸的晶状 β-折叠结构和间隔区。

Kaplan 等在早期的研究工作中，提出了丝素成丝机制的"胶束"理论，并对基于丝素的自组装调控、组织修复材料、手术固定螺钉等进行了深入的研究。Vollrath 等则提出"液晶"理论，与"胶束"理论成为解释丝素成丝机制的两大支柱理论，他们在丝素类植入材料、给药系统、材料表面改性等方向做了大量有意义的工作。Asakura 等采用磁共振技术精密解析了天然丝素以及重组丝素的基序或聚集态结构，并设计制备管状丝素材料，评价其体内外性能。朱良均教授与杨明英教授团队融合高分子、材料学以及生物医学研究领域，开展基于丝素的骨组织修复材料、敷料、药物缓释载体、水凝胶等方面的研究，在丝素的结构解析、自组织调控等方面取得了大量研究成果。邵正中等研究了影响丝素结构与性能之间的关系，探究调控丝素性能的方法，设计基于丝素的生物医用材料，在材料学、医学等领域有广泛的应用。

丝素的使用形式多种多样，从零维到三维材料，包括丝素纳米颗粒、丝素纤维、丝素膜以及丝素支架等。可以采用乙醇分散、盐析法以及静电喷雾等方法制备颗粒直径在 100 nm 左右的负载紫杉醇或阿霉素等抗癌药物的丝素纳米微球，在抗癌治疗方面疗效显著。采用编织的方法制备丝素纤维，可以制备人工韧带用于体内组织替换修复。另外，丝素纤维是良好的手术缝线材料。采用旋涂法、浇注法、静电纺丝等方法可以制备丝素膜材料，在皮肤组织修复、人工角膜等方向有广泛的应用。制备丝素三维多孔支架的方法多种多样，包括冷冻干燥法、致孔剂法、3D 打印法等。选择不同制备方法并调控制备参数，可以制备具有不同微管形貌且孔径大小不同的丝素支架，在体内骨组织修复、神经修复、血管修复等领域有着重要的应用。

此外，丝素还可以用于制备水凝胶材料。因其结构中含有大量可以被化学修饰的氨基酸，故采用诸如 EDC/NHS 等交联剂进行化学交联后，可有效形成三维网状结构，得到性质稳定的化学水凝胶。与此同时，可以实现蛋白质、生长因子、酶等生物活性分子与丝素材料的有效复合。基于丝素水凝胶的良好性能，丝素水凝胶可以作为 3D 打印所需的"墨水"，与生物活性物质以及细胞一起，用于直接打印生物组织材料。

丝素生物相容性良好，力学性能优异，基于丝素制备的神经修复材料，在神经组织工程领域扮演着重要角色。饶建伟等采用冷冻干燥的方法制备了丝蛋白多孔支架，支架的孔隙率大于 90%，具有良好的生物相容性，在蛋白酶的作用下，3 周之内可以降解，降解速度可以通过蛋白酶的浓度加以调控。Yang 等对丝素纤维材料的体内外性能进行了详细的评价，将施万细胞与丝素纤维的提取液共培养，结果表明，丝素蛋白提取液对施万细胞的生长形态、增殖与稳定性没有影响，对施万细胞分泌的促进神经再生的生长因子也没有影响；在丝素纤维上种植背根结，共培养后发现丝素纤维可以有效支持背根结的生长。通过大鼠坐骨神经 10 mm 缺损模型考察丝素神经导管的修复功能，术后 6 个月，大鼠再生坐骨神经髓鞘数量、密度与厚度及腓肠肌重量接近自体神经对照组。Ebrahimi 等制备出纳米纤维结构的丝素神经导管，与施万细胞复合后，修复大鼠 10 mm 坐骨神经缺损，术后 4 个月，相关生物学检测表明，负载施万细胞的纳米纤维结构丝素神经导管可以有效提高再生神经的连续性与髓鞘化，此类丝素神经导管将有望修复更长段的周围神经损伤。将丝素与其他生物材料复合，改性后修复周围神经缺损也取得了良好的实验结果。Zhou 等将丝素纤维与 PLA 导管复合，制备 4 种不同结构的神经导管用于修复大鼠 10 mm 坐骨神经缺损。结果表明 4 种神经修复材料都显示出良好的神经修复功能，其中，管壁有微米级孔结构且填充了丝素的神经修复材料可以有效促进施万细胞生长和神经细胞再生，修复效果优于其他几种结构的材料。顾晓松等采用静电纺丝的方法制备丝素类神经修复支架，用于修复狗 30 mm 坐骨神经缺损。神经再生功能评价、组织学分析以及形态学分析等结果表明，术后 12 个月，丝素类神经修复材料可以有效修复缺损的坐骨神经，各项评价指标接近自体神经对照组。在另一项研究中，他们把骨髓间充质干细胞种植于丝素/壳聚糖复合支架内，并在支架表面沉积脱细胞基质制备复合神经修复材料。用这种材料修复 60 mm 狗的坐骨神经缺损，实验结果表明，术后 12 周，狗的坐骨神经再生及功能恢复与自体神经对照组相当。

第三节　动物源性材料

一、概　　述

（一）动物源性材料定义

根据《YY/T 0606.25—2014 组织工程医疗产品 第 25 部分：动物源性生物材料 DNA 残留量测定法：荧光染色法》对动物源性材料的定义如下：

动物源性生物材料：来源于生物组织（包括人源组织）的各种基质，经脱细胞而制成的基质材料，可以是固体状态（干燥型或湿润型）、粉末状态，也可以是液体或胶体（凝胶）状态。

（二）动物源性材料应用在周围神经再生领域的研究历史

自 1870 年 Philipeaux 和 Vulpain 首次采用自体神经修复舌下神经缺损以来，经过多年的探索与改进，自体神经移植已经成为周围神经损伤修复的标准临床治疗方法，目前临床上常采用腓肠神经、细小皮神经等作为自体神经移植材料。然而，自体神经来源有限且通常为细小神经，难以满足粗大或长段神经缺损修复的需求。此外，自体神经移植属于"拆东墙，补西墙"，供区可能会因为神经缺损而功能受影响。因此，众多学者不断探寻可用于周围神经损伤治疗的神经移植替代物。

Albert 率先将同种异体神经移植应用于临床中，但最终因为免疫排斥反应的发生而导致移植失败。随后，Forssman 在动物身上进行异体神经移植，并成功观察到神经轴突向远端生长。Forssman 的实验在世界各地被重复，但大量的实验均以观察到不良结果而告终。随着研究的不断深入，发现这些不良结果主要是因为大量宿主细胞出现在移植部位周围，产生免疫排斥反应，抑制了神经轴突的再生。大量的体内外实验证实，引起免疫排斥反应关键在于神经组织中的施万细胞、间隙细胞和髓鞘等。施万细胞中的黏附分子和主要组织相容性复合是异体神经组织的主要免疫原物质，间隙细胞和神经束膜等细胞也有与施万细胞类似的组织相容性复合物的表达。

在后续的研究中发现，通过对异体神经组织进行预变性处理，能降低异体移植的免疫排斥反应。这些预变性处理措施包括：冷冻保存、冷冻干燥、冷冻辐射、反复冻融和化学萃取等，处理后神经组织中的抗原成分减少，减轻植入后的免疫排斥反应，提高了异体神经移植的成功率。长期的动物试验和临床试验证实，经充分去抗原处理的同种异体神经满足人体移植物的安全要求，具备临床治疗神经损伤的可行性。

异种神经具有与同种异体神经相似的组分与生理结构且供体来源丰富，不少研究者开始了异种神经用于神经移植可能的探索。有人将犬、大鼠和兔子等哺乳动物的脱细胞神经植入大鼠体内进行比较，实验表明不同物种的脱细胞神经支架并未出现免疫排斥反应，具有良好的生物相容性。

来源于人体或动物的其他组织，如骨骼肌、黏膜、静脉血管、羊膜等，含有与神经组织类似的基底膜结构，具有多种活性物质和一定的生物力学性能，能够为施万细胞的迁入提供有利的环境，而施万细胞的迁入是轴突长入移植体的先决条件，因此，作为修复周围神经材料也得到了相当的重视。这类型材料用于神经修复时，被认为主要是神经趋化性的结果，也受接触性引导和神经营养性的影响。由于神经趋化性距离有限，通常只能用于较短距离缺损的修复，对于长距离神经缺损的修复效果并不理想。

与其他非生物组织材料相比，生物组织材料具有优异的细胞亲合性，能与宿主细胞形成生物特异性相互作用，但异体/异种中具有高度抗原性，能诱发机体的免疫排斥反应，阻碍神经再生。要提高生物组织材料对周围神经缺损的修复效果，必须要解决生物组织材料的免疫原性问题。

二、不同组织来源的脱细胞支架

（一）脱细胞周围神经支架

1. 同种异体脱细胞周围神经支架制备

同种异体周围神经是一种良好的神经再生修复材料，但存在免疫排斥反应问题。为此，国内外众多研究者围绕同种异体脱细胞周围神经支架的制备开展了大量的研究工作。大量的研究证实，神经组织中的施万细胞、髓鞘、间隙细胞是引起免疫排斥的主要原因。因此，如何有效、快速、彻底地除去组织中的施万细胞、髓鞘、间隙细胞，同时最大限度地保持支架的完整性和活性，是制备同种异体脱细胞周围神经支架的关键。

化学方法的原理是通过化学去污剂裂解组织中的细胞，并除去组织中的细胞碎片。目前文献报道适用于神经组织脱细胞化学去垢剂包括：①非离子型，如 TritonX-100；②两性型，如 SB-10、SB-16；③离子型，如脱氧胆酸钠、TritonX-200 等。细胞的清除效果与去垢剂的浓度和处理时间呈正相关，与神经组织的直径呈负相关性。单一的化学除垢剂对细胞和髓鞘的清除能力有限，为了提高细胞和髓鞘的清除效率，通常利用多种化学除垢剂对神经组织进行脱细胞处理。

中山大学附属第一医院刘小林教授研究团队对脱细胞人神经支架方面做了大量的探索，并建立了一套脱细胞人周围神经的标准制备方法。2004 年，朱庆棠等用 3% 硝基甲苯和 4% 脱氧胆酸钠分别对人神经进行 1 次、2 次和 3 次处理，组织学观察发现脱细胞处理后的神经组织仅剩下致密纤维围成的排列有序的空管结构，且随着处理次数增多，组织内 S-100 蛋白残留量显著下降，但支架结构受到一定的破坏。2009 年，易建华等采用 3% Triton 和 4% 脱氧胆酸钠对人神经进行脱细胞处理，对比不同处理时间及处理次数对脱细胞及脱髓鞘程度的影响，结果显示脱细胞处理 2 次获得神经支架更适合于临床使用（图 3-1-24），并最终确认人源性神经脱细胞支架材料的标准方法流程为：①无菌 PBS 浸泡 2 h；②3% TritonX-100 振荡 24 h；③PBS 冲洗 3 次，每次 5 min；④4% 脱氧胆酸钠液振荡 24 h；⑤PBS 冲洗 3 次，每次 5 min；⑥3% TritonX-100 振荡 24 h；⑦PBS 冲洗 3 次，每次 5 min；⑧4% 脱氧胆酸钠液振荡 24 h；⑨PBS 冲洗 3 次，每次 5 min。采用该方法制备的脱细胞神经材料在体内未发生免疫排斥反应、过敏反应、感染等不良反应，神经功能恢复良好。2012 年，刘小林团队与中大医疗有限公司合作开发的国内首个脱细胞神经修复材料——"神桥"成功通过国家食品药品监督管理局的审批，获得生产注册证。

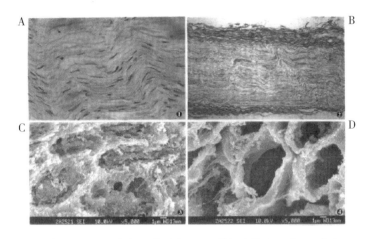

图 3 - 1 - 24　A：新鲜神经组织 HE 染色显微照片；B：脱细胞处理 2 次 HE 染色；C：新鲜神经组织横断面扫描电镜照片；D：脱细胞处理 2 次扫描电镜照片（引自易建华等《中华显微外科杂志》，2009）

Advance® Nerve Graft 是由美国 AxoGen 公司开发的脱细胞同种异体神经支架（图3 - 1 - 25），该产品取材于尸体，经过专利技术处理除去神经组织中的细胞、细胞碎片以及硫酸软骨素，同时保持神经组织的三维结构（图 3 - 1 - 26），用于神经再生修复。

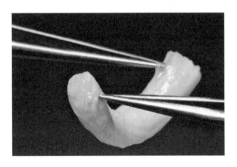

图 3 - 1 - 25　Advance® Nerve Graft

（引自 www. axogeninc. com）

2. 异种脱细胞周围神经支架的制备

同种异体神经主要依靠截肢、人体捐赠等，来源有限，用于临床治疗成本高。而异种异体神经组织来源广泛，如能去除或降低其免疫原性，将会有非常大的应用前景。目前，已经有大量关于异种异体脱细胞神经支架制备工艺的研究文献报道，包括鼠、犬、猴、猪等哺乳动物。异种异体脱细胞周围神经支架的制备工艺与同种异体脱细胞周围神经支架的制备工艺类似。

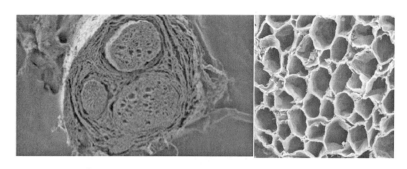

图 3 - 1 - 26　Advance® Nerve Graft 的扫描电镜照片

（来自互联网）

Dumont 等用浓度为 0.7% 的溶血磷脂酰胆碱溶液对老鼠的神经进行 5 天浸泡处理后，用 PBS 彻底漂洗，最后得到除去细胞、轴突和髓鞘的脱细胞周围神经支架，如图 3 - 1 - 27 所示。然后将施万细胞注入脱细胞神经支架，实现脱细胞神经支架的再细胞化。将脱细胞神经、再细胞化神经和自体神经移植后进行比较，结果显示三种神经支架的促神经生长作用无显著性差异；脱细胞神经支架移植到体内能够促进和诱导施万细胞向移植体渗透和迁移，且与体外再细胞化神经中的施万细胞起着相同的作用。

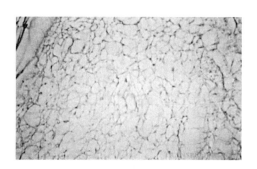

图 3 - 1 - 27　大鼠脱细胞神经支架 HE 染色照片（400X）

（引自 Dumont, Hentz. Transplantation, 1997）

Sondell 等将 SD 大鼠坐骨神经置于蒸馏水中漂洗 7 小时，然后用 3% TritonX-100 水溶液浸泡过夜，再将组织放入 4% 脱氧胆酸钠水溶液中浸泡搅拌 24 h，重复上述步骤 1 次，再用蒸馏水充分漂洗神经组织，最后置于 PBS 溶液中，4 ℃保存待用。在扫描电镜下对脱细胞处理后的神经组织进行观察，发现神经的基底膜管保留完整，如图 3 - 1 - 28 所示，将上述得到的脱细胞神经移植到大鼠体内，术后观察到轴突的生长和施万细胞迁移至基底膜管内。

Hudson 等对 Sondell 的方法进行了改进，使用 SB-10 浸泡 15 h 后，用 0.14% TritonX-200 和 SB-16 浸泡处理 24 h，再用 SB-10 处理 7 h，SB-16/ TritonX-200 处理 15 h，最后用 PBS 漂洗 3 次，每次 15 min。将上述脱细胞神经组织植入大鼠体内，再生轴突密度是 Sondell 所用方法的 4 倍，证明该工艺对于神经组织基底膜结构及活性的保留要优于 Sondell 方法（图 3 - 1 - 29）。

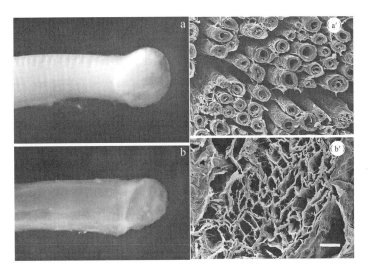

图 3 - 1 - 28　（a）SD 大鼠坐骨神经脱细胞前后外观；（a′）脱细胞前扫描电镜照片；（b）脱细胞后外观；（b′）；脱细胞后扫描电镜照片。（引自 Sondell et al. Brain Research，1998）

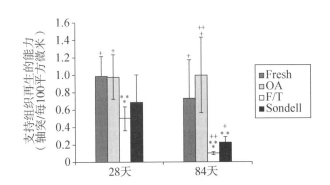

图 3 - 1 - 29　四种不同处理工艺获得的神经移植物 28 天和 84 天的再生能力（以轴突密度衡量）

Fresh：新鲜自体神经组织；OA：优化工艺获得的脱细胞神经组织；F/T：反复冻融法获得的脱细胞神经组织；Sondell-使用 Sondell 工艺获得的脱细胞神经组织（引自 Hudson et al. Tissue Engineering，2004）

　　类似的脱细胞工艺在狗、猪、猴等动物来源周围神经组织中也得到应用，并将所获得的脱细胞神经组织用于神经再生修复的试验研究中。卢世璧等在 Sondell 的工艺基础上，调整所用化学去垢剂 TritonX-100 和脱氧胆酸钠的浓度及处理时间，发现脱细胞处理次数与神经纤维管道的完整性呈负相关性；脱髓鞘程度与处理次数无关，而与处理方式相关。因此，在制备脱细胞神经支架时，应该综合考虑脱细胞工艺对于脱细胞程度、脱髓鞘程度、神经细胞外基质结构完整性这几方面的影响。

　　3. 脱细胞周围神经支架基本性能

　　（1）结构仿生。脱细胞周围神经支架材料经过脱细胞和去免疫原处理后，依然保留周围神经组织原有的微观三维结构，为神经细胞的迁移和轴突的再生提供支持。

　　神经损伤后再生轴突主要是沿着远端神经的施万细胞基底膜管生长，脱细胞周围神经保留了神经组织的基底膜管、神经束膜和神经外膜等，可以提供一个与神经组织类似的空间结构，发挥有效的接触引导作用。两断端神经的施万细胞索与支架直接接触，在接触引导作用下，再生轴突顺利长入支架中，有利于神经损伤结构和功能的修复。

（2）富含促神经再生的营养因子。周围神经细胞外基质中含有多种可以促进神经轴突再生的活性因子，包括神经生长因子（NGF）、捷状源性神经营养因子（CNTF）、脑源性神经营养因子（BDNF）、胶质细胞源性神经营养因子（GDNF）等都对神经元表达不同程度的营养活性，其中 GDNF 的营养活性最强。

脱细胞周围神经支架中还含有可以促进神经再生的蛋白分子，包括层黏连蛋白、纤维粘连蛋白、硫酸肝素蛋白多糖及Ⅳ型胶原等大分子物质。其中，层粘连蛋白被认为是轴突生长方向的信息产物，是刺激轴突生长作用最强的物质，对施万细胞的迁移起着非常重要的作用。

（二）羊膜

1. 人羊膜的基础结构

羊膜是胎盘的最内层，光滑，无血管、神经及淋巴，具有一定的弹性，厚度为 0.02～0.5 mm。在电镜下观察，可以看到羊膜分为五层：上皮层、基底膜、致密层、纤维母细胞层和海绵层（图 3-1-30）。羊膜中含有大量不同的胶原和蛋白分子，主要为 Ⅰ、Ⅲ、Ⅳ、Ⅴ、Ⅵ型胶原和纤维粘连蛋白、层粘连蛋白等成分，正是这些成分使羊膜可以充当"可移植的基底膜"。目前临床所用的羊膜组织通常只含有上皮细胞层、基底膜、致密层三层结构，而纤维母细胞层、海绵层在制备羊膜时常被剥离。

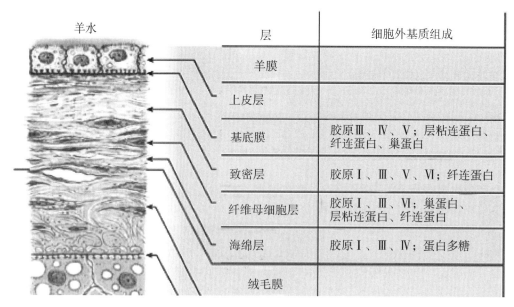

层	细胞外基质组成
羊膜	
上皮层	
基底膜	胶原Ⅲ、Ⅳ、Ⅴ；层粘连蛋白、纤连蛋白、巢蛋白
致密层	胶原Ⅰ、Ⅲ、Ⅴ、Ⅵ；纤连蛋白
纤维母细胞层	胶原Ⅰ、Ⅲ、Ⅵ；巢蛋白、层粘连蛋白、纤连蛋白
海绵层	胶原Ⅰ、Ⅲ、Ⅳ；蛋白多糖
绒毛膜	

图 3-1-30 羊膜结构及各层组成

（引自 Parry & Strauss. New England Journal of Medicine, 1998）

人羊膜不表达人类白细胞 A、B、C，且 DR 抗原（Human Leukocyte Antigen DR，HLA-DR）低表达，对人体抗原性极低。因此，人羊膜异体移植后通常不引起机体免疫排斥反应。然而，陈有刚、朱家恺等报道在完整羊膜移植手术中仍然观察到排斥反应。

为了避免因免疫排斥反应而导致的移植失败，提高缺损神经的再生修复效果，通常对人羊膜进行脱细胞处理。脱细胞人羊膜通常只含基底膜、致密层两层结构，上皮细胞层在制备过程中被除去。

2. 脱细胞人羊膜的制备与保存

（1）脱细胞人羊膜的制备。严格按照供体医学标准，羊膜取自剖宫产孕妇的胎盘，产前母体行血清学检查排除人类免疫缺陷病毒、乙肝病毒和丙肝病毒，排除巨细胞病毒和梅毒螺旋体等感染，其产道无淋球病、衣原体感染。在获取健康羊膜后，进一步去除上皮细胞，方法主要有两种：机械法和化学浸泡法。目前化学浸泡法应用最广泛，以氨水消化法和酶/去垢剂萃取法为主。

氨水消化法：最早由 Davis 应用，以含有青霉素和庆大霉素（各 100 U/mL）的磷酸盐缓冲液（PBS）浸洗胎膜，然后置于 0.1% 氨水振荡洗涤 15～20 min，降低细胞与基底膜间的黏附性，再用生理盐水漂洗 3 次，重复此过程 3 次，大部分羊膜上皮细胞被漂洗掉，最后用消毒棉签轻轻将残留的羊膜上皮细胞擦除。基底膜各活性成分在弱碱性条件下不会发生化学变性和溶解，结构的完整性和活性不受影响。

酶、去垢剂去除法：在羊膜组织中加入 0.25% 胰蛋白酶和 0.06% EDTA，37 ℃温箱消化 15 min，松解上皮细胞和基底膜，然后刮去残留的上皮细胞。罗静聪等先用 0.2% 戊二醛对羊膜进行交联固定处理，然后在 0.5% 十二烷基硫酸钠溶液中振荡过夜，用 0.25% 胰酶消化 4 h，反复漂洗去除上皮细胞。

（2）脱细胞人羊膜的保存。脱细胞人羊膜的保存方式多采用脱水保存法，包括常温真空干燥、低温干燥和甘油脱水。Nakamura 等将羊膜去上皮细胞，与 EDTA 共浴后冷冻干燥、γ 射线灭菌保存，发现这样保存的羊膜保留了冻存羊膜的大多数物理学、生物学以及形态学特征，可用于眼表重建。此外，不同的保存方法对羊膜结构的影响也不同。von Versen-Hoynck 等在显微镜下对不同方式保存的羊膜进行观察，结果发现经常温真空干燥和冷冻干燥处理后的羊膜最薄，而甘油脱水的羊膜最厚。因此，可根据实际应用需要选择不同的脱水方式进行保存。

3. 脱细胞人羊膜的基本性能

（1）低抗原性。人羊膜不表达人类白细胞 A、B、C 或 DR 抗原，体抗原性极低。此外，羊膜还具有一定的免疫抑制作用。Ueta 等研究了人羊膜对混合淋巴细胞反应的免疫抑制特性，发现人羊膜在体外可抑制 T 细胞反应，从而促进角膜缘和羊膜联合移植的成功。因此，羊膜被视为免疫赦免组织，移植后几乎不发生免疫排斥反应。通过脱细胞工艺处理后，羊膜组织中的细胞成分被除去，发生免疫排斥反应的风险被进一步降低。

（2）生物活性。脱细胞人羊膜中含有大量的 IV 型胶原、层粘连蛋白、纤维粘连蛋白、硫肝糖蛋白、神经营养因子和其他一些基底膜成分。RT-PCR 显示羊膜表达 EGF、KGF、HGF、bFGF、TGF-α、TGF-β1、TGF-β2、TGF-β3、KGFR 和 HGFR 的 mRNA。ELISA 方法显示人羊膜包含 EGF、KGF、HGF、bFGF、TGF-α、TGF-β1、TGF-β2 蛋白。羊膜表达的这些生长因子 mRNA 及所包含的几种生长因子的蛋白能为细胞的黏附、增殖、分化提供丰富的营养成分，有利于细胞的生长繁殖。

4. 脱细胞人羊膜用于周围神经修复的主要机理/机制

脱细胞人羊膜在周围神经修复中的应用主要基于以下两点。

（1）基质成分促进神经再生。脱细胞羊膜中含有层粘连蛋白、纤维粘连蛋白、Ⅳ型胶原、蛋白多糖及其他一些大分子。这些物质与周围神经基底膜成分类似，具有很好的生物相容性，对施万细胞的贴壁黏附、分裂增殖以及髓鞘化起着重要作用。可被机体完全吸收，其产生的多种生物活性物质可帮助周围神经纤维索接触、引导和再生，对神经再生有较好的促进作用。

（2）抑制纤维化，防止瘢痕形成。脱细胞人羊膜是一个良好的半透膜，能满足膜内包裹细胞所需营养物质。同时，由羊膜形成的相对密闭的再生室可使神经与周围组织隔离，减少纤维组织和炎症细胞的侵入，从而有效防止吻合口瘢痕，同时抑制纤维化、防止瘢痕形成。

此外，有研究发现当成纤维细胞移行入羊膜基质中时，TGF-β1 的表达下调。而TGF-β1 是特征性的促纤维化形成因子，可刺激成纤维细胞产生胶原及基质成分。Solomon 等在羊膜基质面接种培养人结膜或肺成纤维细胞，酶结合免疫吸附测定法检测其条件培养基中 TGF-β1、粒 - 巨噬细胞集落刺激因子（GM-CSF）及 IL-8 表达产物，发现培养的人结膜成纤维细胞中 TGF-β1 和 IL-8 表达明显受抑制，而人肺成纤维细胞中 TGF-β1 和 GM-CSF 的表达也明显减少，认为羊膜基质具有抑制纤维化形成的功能。

至于羊膜抑制纤维化、防止瘢痕形成的确切机制目前尚不清楚，有待进一步研究。

5. 脱细胞人羊膜用于周围神经修复的研究介绍

（1）脱细胞人羊膜单独作为神经修复材料。1987 年，Davis 首次以羊膜为基质载体，接种培养鸡睫状神经节的胚胎运动神经元细胞，认为经处理的去上皮细胞、LN 抗体呈阳性的羊膜基底膜面可引导神经元轴突生长，桥接神经缺损。自此，羊膜在周围神经缺损修复中的应用得到众多学者的关注。

1988 年，Danielsen 以氨水去除羊膜上皮细胞，并从羊膜的种属特异性方面比较人和大鼠羊膜分别修复大鼠坐骨神经的效果，认为同种属羊膜基质管修复效果较好，而异种人羊膜基质管易引起一定的炎症反应。

1993 年，Ozcan 将多层卷曲的羊膜管置于皮下，与轴形动脉和静脉平行放置，得到血管化的羊膜管，用于桥接 1.0 cm 的股神经缺损，结果显示优于非血管化的羊膜管。

2000 年，Mohammad 用去上皮羊膜神经导管桥接大鼠 1.0 cm 坐骨神经缺损，并与其他神经移植物对比，发现羊膜神经导管引导神经再生效果与自体神经移植类似，且优于硅胶管。进一步研究发现，在羊膜管内加入神经生长因子、透明质酸等活性物质，对促进轴突再生的效果更明显。

2002 年，Mligiliche 将羊膜去除上皮细胞得到结缔组织基质薄片，进一步加工成直径大小不同的神经导管修复坐骨神经缺损，发现直径 1 ~ 2 mm 的导管有最好的修复作用。但导管内有髓神经纤维轴突直径比正常坐骨神经的细小。在修复后 9 个月，神经电生理检查证明腓肠肌已恢复神经支配。

（2）脱细胞人羊膜 + 趋化因子/细胞。单一的羊膜神经导管对于神经缺损修复效果并不十分有效，为了提高修复效果，许多研究者开始探索向管内加入神经生长趋化因子

（如 NGF）、施万细胞等，以促进轴突再生，提高神经缺损修复的长度和效果。

王平等利用含有 NGF 等神经营养因子的羊膜基质微孔管桥接坐骨神经两断端 1.2 cm 的神经缺损，结果近端神经再生轴突生长通过 1.2 cm 长的含有 NGF 羊膜基质微孔管移植体，重新支配终末骨骼肌，其再生神经纤维生长速度、数量明显多于单纯羊膜基质微孔管移植体，术后 3 个月时坐骨神经功能恢复良好。这说明，NGF 和羊膜基质微孔管联合使用可促进轴突再生及其髓鞘化，对损伤神经及伤肢的功能恢复有明显协同促进作用。

阚世廉等比较自体施万细胞、异体施万细胞及施万细胞培养液植入羊膜基底膜对周围神经损伤后的再生作用，结果表明自体施万细胞和施万细胞培养液对周围神经的再生有很好的促进作用，机体对异体施万细胞会产生明显的排斥反应，而术后 3 个月时，施万细胞培养液组的促神经生长作用就不如自体施万细胞组，可能是因为活的自体施万细胞植入后，能不断地分泌神经营养物质，而施万细胞培养液中活性物质的量是固定的。

张琪等应用复合自体施万细胞的羊膜基底膜卷，修复大鼠 2.5 cm 的坐骨神经缺损，修复后 3 个月，神经纤维成功再生，功能恢复达 40%～60%，再生神经纤维丰富，可与靶肌肉重建功能性连接。施万细胞不仅为再生神经轴突生长提供支持界面，引导再生神经纤维到达失神经靶器官，而且分泌多种神经诱导因子和神经营养因子（NGF、bF-GF、NTF 等），为神经再生提供诱导和营养，创建良好的再生微环境。因此，复合自体体外培养的施万细胞的羊膜基底膜是一种有效的神经桥接物替代材料，可促进并引导轴突的再生和延伸，为轴突再生提供适宜的低阻力通道和微环境，又可被降解吸收，具有潜在的临床应用价值。

（三）脱细胞小肠黏膜下层

1. 脱细胞 SIS 基础结构

小肠黏膜下层（Small Intestinal Submucosa，SIS）呈白色半透明的薄片状物质（图 3-1-31），厚度 80～100 μm。SIS 主要含有胶原、氨基多糖、糖蛋白等成分，胶原约占其干重的 40%。

2. 脱细胞 SIS 材料制备方法

取经过检疫的健康成年猪的新鲜空肠，要求管壁无破损，先用清水冲洗干净腔内内容物，用裹着纱布的手术刀柄沿管腔纵向刮除黏膜层，直至黏膜下层。再次翻转小肠，用同样的方法刮除浆膜层和肌层，便可得到小肠黏膜下层（SIS）。用无菌生理盐水反复清洗 SIS，再仔细去除 SIS 的残余组织。将 SIS 在抗生素溶液中分别浸泡 3 次，每次 30 min。然后将小肠黏膜下层浸泡于 0.1% 过氧乙酸，再用无菌生理盐水漂洗，重复 2～3 次。沿管腔长轴纵形切开小肠黏膜下层，并切成方形小片。将其浸于无菌的 pH 为 7.4 的磷酸盐缓冲液中，并置于 4 ℃的冰箱中保存。

3. 脱细胞 SIS 基本性能

（1）生物活性。SIS 中含有的氨基葡聚糖（GAG）主要包括透明质酸、肝素、硫酸乙酰肝素、硫酸软骨素 A、硫酸皮肤素等。此外，SIS 中含有多种生长因子，主要包括成纤维细胞生成因子（FGF-2）、转化生长因子（TGF-β）和血管内皮生长因子（VEGF）等。这些活性物质在组织修复和重构过程中可能起着重要的促进作用。

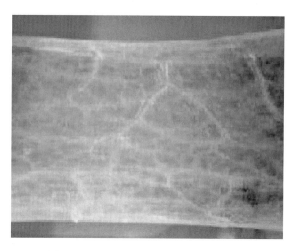

图 3 - 1 - 31　呈半透明状的脱细胞 SIS

（引自苏琰. 上海交通大学，2007）

（2）抗微生物活性。Sarikays 等研究发现 SIS 具有抗微生物活性。他们利用醋酸消化法制得的脱细胞 SIS 浸出液，对革兰氏阴性大肠杆菌和革兰氏阳性金黄色葡萄球菌具有抑制作用，在细胞外基质浸出液蛋白浓度为 0.77～1.60 mg/mL 时，最短可在 13 h 内抑制细菌的生长，13 h 后金黄色葡萄球菌有轻微增加，说明其抑制大肠杆菌能力比抑制金黄色葡萄球菌强。

4. 脱细胞 SIS 材料应用于周围神经修复的研究介绍

2004 年，Smith 等报道了美国 Axogen 公司采用脱细胞 SIS 制备神经修复导管可用于修复坐骨神经缺损。（图 3 - 1 - 32）

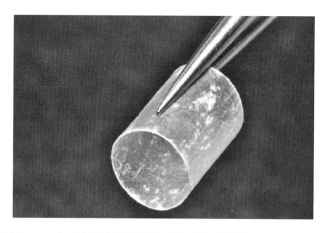

图 3 - 1 - 32　美国 Axogen 公司采用脱细胞 SIS 制备神经修复导管（AxoGuard® Nerve Connector）

苏琰等采用脱细胞 SIS 复合施万细胞构建的组织工程化人工神经可以成功修复大鼠长距离（14 mm）周围神经缺损，其效果接近于自体神经移植。它可能通过 SIS 表面特殊三维结构，含有多种细胞因子，有利于施万细胞黏附、生长和分泌神经营养因子，帮助微循环重建等多种机制促进周围神经缺损的修复。

脱细胞 SIS 促进周围神经轴突再生机制可能包括以下几个方面：

（1）化学吸引作用。脱细胞 SIS 中不仅含有大量的胶原组织，还含有透明质酸、肝素、硫酸软骨素 A 和硫酸皮肤素等氨基葡聚糖。大部分细胞因子如 NGF、FGF-2 等需要与特定的蛋白多糖结合后再连接它们的受体，从而发挥生物效应。因此，脱细胞 SIS 中的蛋白多糖有利于神经细胞因子的黏附和发挥作用，从而进一步促进神经轴突的生长。

脱细胞 SIS 中含有多种生长因子，如 FGF-2、VEGF、TGF-β 等。其中，FGF-2 是重要的有丝分裂促进因子，也是形态发生和分化的诱导因子。它不仅对多种体外培养的神经元具有神经营养作用，表现为促进神经元的存活和突起的生长，而且在周围神经损伤后的退变与再生中起着重要的作用。VEGF 对再生神经组织的血循环重建起着重要的作用。

（2）独特的组织结构。脱细胞 SIS 表面所具有的特殊三维结构有利于细胞的黏附和神经轴突的生长。此外，脱细胞 SIS 具有良好的韧性和力学性能，从而保证了神经再生局部微环境的稳定。

三、脱细胞周围神经基质水凝胶

组织来源的去细胞基质水凝胶已在心脏、皮肤等组织的损伤修复以及作为细胞移植载体材料等领域得到应用，并取得良好效果。去细胞周围神经基质水凝胶（DNM-G）作为一种可原位注射成型的材料，既可用于体外细胞培养和体内细胞移植，也可采用特定的工艺预先加工成不同形状的支架，在扭伤、挤压伤以及横断神经损伤修复中将发挥重要作用。

（一）猪源性去细胞周围神经基质水凝胶（pDNM-G）的制备

猪的周围神经取材于雄性长白猪后肢的坐骨神经，在手术显微镜下剪去表面的脂肪组织和部分神经外膜，制备全程保证无菌化，取材后立即放入预冷的消毒液［无菌 PBS +0.1%（V/V）过氧乙酸 +4%（V/V）乙醇，经 0.22 μm 孔径过滤器过滤后转入无菌培养基瓶中，组织块体积不超过消毒液体积的 1/3］中。无菌 PBS 冲洗周围神经组织 2 次，去除残余消毒液成分。处理后的周围神经浸泡在含有 2% 双抗（青霉素 – 链霉素，penicillin-streptomycin）、10 μg/mL 庆大霉素（gentamicin）、2.5 μg/mL 两性霉素 B（amphotericin B）的无菌 PBS 中保持 4 h，待后续处理。

经过消毒和灭菌后的神经组织置于蒸馏水中振荡、漂洗 6 h。然后用化学试剂洗脱的方法完成去细胞的过程：将神经组织放入 3% 的 TritonX-100 水溶液中振荡 12 h（25℃），在无菌蒸馏水中漂洗 3 次（25℃）；再放入 4% 的脱氧胆酸钠水溶液中振荡 24 h（室温，25℃），最后在无菌蒸馏水中漂洗 3 次（25℃）。如此一个循环为萃取 1 次，一共进行 2 次循环。完成萃取流程后的周围神经冻干 24 h 后，再用 $V_{乙醇}/V_{二氯甲烷} = 1/2$ 的混合溶剂进行脱脂，无菌蒸馏水多次洗涤（除去残留的有机溶剂）。经过 2 次冻干后，利用迷粉碎机粉碎，经 40 目筛子后，得到猪源性长细胞周围神经基质（pDNM）粉末，

4 ℃密封储存待用。

称取一定量的 pDNM 粉末，置于胃蛋白酶的盐酸溶液消化。其中 pDNM 粉末与胃蛋白酶的质量比为 10∶1，根据 pDNM 的浓度适当调节盐酸浓度。待 pDNM 溶液变为均匀、半透明态，超速离心除去未消化的颗粒物，得到的消化液 −40 ℃冻存备用。

pDNM-G 的凝胶化转变过程与常规的 ECM 凝胶制备方法相同，即 4 ℃下利用 NaOH 溶液调节 pDNM 消化液 pH≥8，再将 pH 调回 7.4，然后引入 1/9 消化液体积的 10×PBS（此时的溶液后文统称为 pDNM 溶胶），升温至 37 ℃即可发生溶胶−凝胶转变。其外观形貌和显微结构如图 3−1−33 SEM 观察所示，酶消化时间和 pDNM 溶液的浓度均不会对 pDNM-G 的纳米纤维直径造成明显影响，其最小直径范围为 40～55 nm，与天然细胞外基质（ECM）中纳米纤维直径相仿（50～500 nm）。

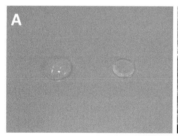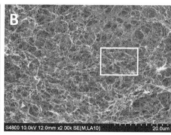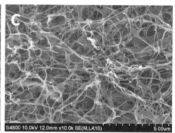

图 3−1−33　pDNM-G 的宏观形貌

A：SEM 观察 pDNM-G 的微观形貌；B：2 000 倍；C：10 000 倍。（刘晟，中山大学博士学位论文，2017）

水凝胶形成可能的原理为：pDNM 在酸性的胃蛋白酶溶液的作用下，胶原等蛋白聚集体解散分散于水溶液中，NaOH 调节至中性（酶法提取的胶原等电点为 7.6 左右），此时蛋白质分子之间正负电荷基本达到平衡，分子内和分子间疏水作用增强，但未出现沉淀；当在溶液中加入一定比例的 PBS，置于 37 ℃水浴环境中，蛋白质分子由于盐析作用脱水，宏观上即发生了溶胶−凝胶转变。

（二）影响水凝胶化性能因素分析

采用流变学的手段，监测 pDNM 溶胶从 4 ℃逐步升温到 37 ℃（3 ℃/min），并在 37 ℃恒温 5 min 的流变曲线，研究 pDNM 溶液浓度、酶消化时间水对凝胶化转变温度的影响。实验发现，去细胞基质浓度在 0.5%～2%（W/V），酶消化时间在 12～48 h 之间，凝胶化转变温度在 34～37 ℃之间，去细胞基质浓度越高，相应酶消化时间需要越长才能得到均匀透明的水凝胶。

进一步通过流变学监测 pDNM 溶胶在 37 ℃恒温 10 min 的流变曲线，考察 pDNM-G 凝胶化转变时间、储存模量与基质浓度、酶消化时间的关系。

酶消化时间一定时，pDNM-G 的储存模量随 pDNM 溶液浓度的增加而增大。例如消化时间为 24 h，C_{pDNM} 为 0.5%，1%，2%（W/V）时，pDNM-G 的储存模量分别为 100.51 Pa，350.19 Pa，895.46 Pa，表现出明显的浓度依赖性。总体变化范围为 100～900Pa，与文献报道的天然神经组织的模量相近。此外，pDNM 溶液浓度与 pDNM 溶胶的凝胶化转变时间无明显相关性。

去细胞基质浓度一定时，pDNM-G 的储存模量随酶消化时间的变化是先增加后减少。如 $C_{pDNM} = 1\%$ （W/V）时，消化时间从 6 h 增加至 12 h，凝胶的储存模量增加；继续增加消化时间至 48 h，水凝胶的储存模量又逐渐减小，总体变化范围为 200 ~ 450Pa。凝胶化转变时间的变化趋势与储存模量的变化趋势相互呼应，表现为一个先减小后增加的过程，消化时间 12 h 为一个拐点。根据储存模量和凝胶化时间的变化规律，推测消化时间从 6 h 至 12 h，消化程度从不完全消化至充分消化，溶液逐渐呈现均一的状态，自组装成凝胶所需要的时间逐渐减少，完成凝胶化转变后凝胶的储存模量逐渐增大；消化时间进一步增加，逐渐出现消化过度的现象，部分胶原等 ECM 分子发生断裂无法重新自组装，因而凝胶化转变时间逐渐增加，凝胶的储存模量逐渐下降。因此，结合凝胶化转变温度随消化时间的变化趋势，推测 pDNM-G 浓度为 1%（W/V）时，充分消化所需的时间可能为 12 ~ 24 h。

（三）水凝胶作为体外细胞培养支架的应用研究

pDNM-G 作为一种温敏（37 ℃）的水凝胶材料，具有良好的可注射性，既可作为体外细胞培养的三维支架，也可作为可负载细胞、可打印的生物墨水用于周围神经再生领域。

1. DRG 组织在预制成型 3D 凝胶表面的行为研究

pDNM-G 和 I 型胶原凝胶预先在 48 孔板中制备形成具有一定厚度（约 1.2 mm）的 3D 凝胶，再将完整的 DRG 组织种植于凝胶表面，观察其在凝胶表面以及向凝胶内部迁移的行为。结果显示在相同的浓度条件下，pDNM-G 上 DRG 轴突的延伸长度明显优于胶原凝胶组（3 天），随着时间的延长，这种长度优势更为明显（7 天），说明 DRG 的轴突在 pDNM-G 上具有更快的延伸速度。同时 pDNM-G 上 DRG 轴突相互聚集成束，神经突直径明显增加；大量细胞沿着轴突向远端迁移，推测可能是 DRG 组织中内源性的施万细胞沿着轴突定向排列，形成类似髓鞘的结构（图 3 - 1 - 34）。共聚焦荧光显微镜的 3D 扫描结果同样显示，pDNM-G 上的 DRG 轴突向凝胶内部的渗入深度明显大于胶原水凝胶组（3 天）；随着培养时间的延长，pDNM-G 支架上 DRG 轴突的渗入深度与胶原水凝胶组的差距进一步增大。基于以上结果，推测可能是 pDNM-G 中除胶原以外还保留有多种周围神经的 ECM 成分，这些额外的成分为促进轴突延伸和向凝胶材料内部渗入提供了积极的作用，说明 pDNM-G 作为一种预制成型的 3D 凝胶，相比于单组分的胶原凝胶，更有利于支持再生的轴突快速地穿过凝胶支架达到损伤的远端神经末端，实现功能的恢复。

2. pDNM-G 负载分散后的 DRG 挤出成型后的细胞行为研究

pDNM-G 作为一种温敏的、可注射的凝胶，能够以溶液状态注入需求部位原位成型。因此，可以将其作为一种负载细胞的生物墨水，定点挤出或打印，实现多种细胞的分区域定点分布，从而构建个性化定制的神经组织工程支架。DRG 组织经酶消化分散后与 pDNM 预凝胶溶液混合，通过 200 μm 直径的针头挤出（模拟 3D 打印的过程）后，再于 37 ℃培养使负载了细胞的凝胶体系固化成型。

细胞活死染色结果显示，培养 1 天后的细胞存活率达到 81% 左右，与普通的 100

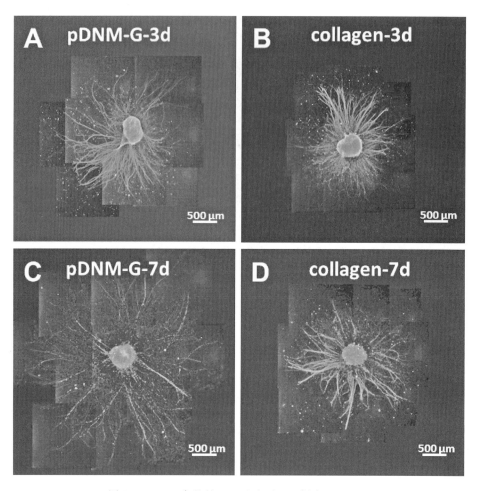

图 3 - 1 - 34　完整的 DRG 组织在 3D 凝胶 pDNM-G

　　pDNM-G（A，C）和胶原凝胶（B，D）上体外培养 3 天（A，B）和 7 天（C，D）后的免疫荧光染色结果。其中免疫标记为：细胞核（DAPI，蓝色）、神经轴突（NF 200，绿色）。（刘晟，中山大学博士学位论文，2017）

μL 移液枪挤出后共培养的细胞存活率（81%）并无区别。说明 pDNM 溶胶可以在挤出的过程中起到保护细胞的作用，溶液通过 200 μm 针头剪切挤压的过程未对细胞造成明显伤害，为 pDNM-G 将来作为 3D 打印生物墨水负载细胞挤出打印的可行性提供了可靠依据。共培养 3 天后，部分神经元细胞轴突开始生长，但活细胞比例下降至约 70.2%，未能适应环境的细胞逐渐死亡。共培养 7 天后，活细胞比例上升至 78.6%，大部分神经元细胞轴突开始生长，轴突的生长长度明显增加，推测是因为 DRG 组织中的施万细胞和成纤维细胞适应环境后逐渐增殖导致活细胞的比例增加。

　　体外培养前 7 天，培养基中未加入外源性的诱导成分，免疫荧光染色显示的包绕神经元轴突的施万细胞占总的施万细胞的比例在 pDNM-G 中略高于胶原水凝胶组。从第 7 天开始引入抗坏血酸诱导内源性的施万细胞形成髓鞘，体外培养 14 天后可观察到 pDNM-G 组和胶原水凝胶组中 80% 以上内源性的施万细胞均包绕神经元轴突形成髓鞘结构，pDNM-G 组的比例依然略优于胶原水凝胶组（图 3 - 1 - 35）。

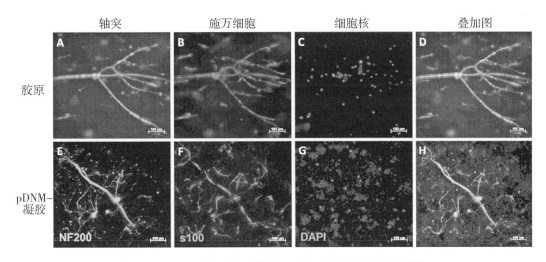

图 3 - 1 - 35　胰蛋白酶分散的 DRG 细胞体系在 pDNM-凝胶

pDNM-G（E-H）或胶原（A-D）中培养 7 d 后，免疫荧光显微镜观察结果。其中免疫标记为：神经轴突（NF 200，绿色），施万细胞（S 100，红色），细胞核（DAPI，蓝色）。（刘晟，中山大学博士学位论文，2017）

　　根据以上结果发现 pDNM 溶胶可以作为一种生物墨水直接包埋细胞，用于挤出打印，材料本身可以起到保护细胞的作用，并为细胞提供营养，保证细胞较高的存活率；更为关键的是通过观察内源性的施万细胞包绕神经元轴突的行为，发现与胶原水凝胶相比，pDNM-G 在促进内源性施万细胞围绕神经元轴突排列和轴突髓鞘化方面具有优势，与 2D 培养结果相互印证。

第二章　周围神经缺损修复导管的构建技术

第一节　相分离技术

一、相分离与多孔微结构的形成

在生物医学应用中，支架材料的高孔隙率微结构的性质十分重要，细胞的黏附渗透需要多孔表面，物质信息的运输交流、氧气的供给也需要互通的孔结构；支架植入体内、移植细胞的存活、血管网络的建立和周围组织的再生都要求支架具备高孔隙率微结构特质。另外，较高的比表面积、大小合适的孔径和可互穿的孔洞结构也是生物支架应具备的性质。现有的制备多孔微结构的技术有致孔剂沥滤法、乳化冻干、3D 打印、电纺丝与相分离。

通过加入致孔剂（通常是盐或糖）的方法制备微孔结构是应用最为广泛的工艺，其优点是可改变加入盐颗粒的种类和大小，较方便地调节微孔结构孔径等性质。然而从工艺的角度，如何去除干净残留的致孔剂，孔隙不够规则均匀和孔间互通性不足等问题限制了其进一步的发展。乳化冻干技术容易生成封闭孔洞。3D 打印技术在生物医学领域的应用还处于探索阶段。相对而言，相分离技术是一种较为成熟可控的制备微孔结构的方法，其优点是工艺简单，可操作性、可重复性强，与注射成型技术相结合可制备复杂结构的支架，也可以与致孔剂沥滤法结合制备多层次微孔洞结构。

（一）相分离的原理

相分离技术是在外界条件（温度变化，加入沉淀剂或不良溶剂）的诱导下，均相聚合物溶液出现热力分离，从而产生非均一的两相：聚合物贫相和聚合物富相。根据不同的条件控制，两相可以具有特定的、随相分离程度发生变化的不同分布方式，采用溶液置换等方法固定这种两相的分布方式后，去除一相，即可得到三维的多孔结构（如图 3 - 2 - 1 所示）。

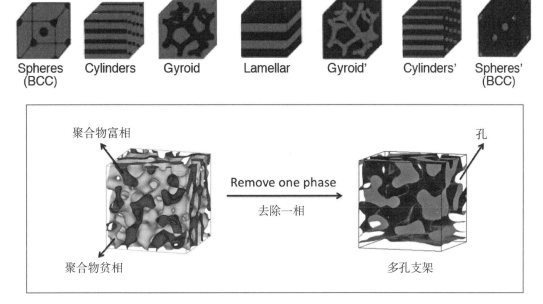

图 3 - 2 - 1 高分子溶液相分离过程中贫相与富相的几种分布以及高分子溶液相分离除去溶剂得到
多孔支架（示意图）

（二）相分离的种类

根据引发相分离的条件不同，相分离可以分为热致相分离和溶致相分离。

聚合物分子在温度较高的良溶剂中能够完全溶解形成均匀高分子溶液；当温度下降至临界共溶温度 T_c 以下时，聚合物析出，分离成为两相：一相为聚合物富相，高分子的含量较高；另一相为聚合物贫相，主要为很稀的溶液。其原理是，当温度高于 T_c 时，聚合物大分子的热运动能够克服自身内聚作用使之溶解。由于聚合物的内聚能与分子量成正比，因此对同种高分子－溶剂体系，分子量愈大，溶解时是所需要克服的内聚能越高，即 T_c 愈高。这种由于温度变化导致聚合物析出的现象称为热致相分离（thermally induced phase separation，TIPS）。

热致相分离又分为液－液（L-L）相分离和液－固（L-S）相分离两类。

液－液相分离发生在溶剂冻结之前，而液－固相分离出现在溶剂完全冻结之后。液－液相分离随着温度下降，在热运动的驱动下溶液内部浓度产生不均匀分布，结果使局部聚合物浓度增大，当温度降到足够低时，高浓度区域逐渐增大而且趋于稳定，从而在整个体系中形成了一个独立的区域，而其他部分为聚合物贫相，这样就发生了液－液相分离。液－液相分离后，富聚合物相中产生晶胚，当它进一步增长到热力学稳定态，便形成了核，此时聚合物结晶开始，形成了新相。

（三）影响相分离工艺制备微孔结构的因素

影响相分离过程的因素众多，其中主要有聚合物的结晶性质（非晶质、半晶质）、聚合物浓度、溶剂的选择和其与溶质的相互作用；相分离过程包括热历史（降温深度和降温速率）、与其他技术的复合等。在神经缺损修复应用中，无论是天然聚合物还是合成聚合物均可通过相分离技术制备桥接断端的多孔包膜或套管、多孔或多纵向通道导管。而且，从应用的角度还要求这种多孔桥接物孔径大小和分布是各相异性，如桥接物周围能允许营养物质和代谢产物通过，但不允许成纤维细胞侵入；具有纵向分布的孔结构不能妨碍而且要有利于神经轴突的定向延伸等。因此，通过改变相分离的条件以及利用相分离技术结合模具设计等可以很方便地调控孔的结构和形态。

1. 聚合物的结晶性质

聚合物的性质直接决定了相分离的过程和相分离获得的微结构形态。根据聚合物性质，可以分为非晶质聚合物、半晶质聚合物和结晶聚合物。PDLLA 是非晶质聚合物，而与之只是立体构型不同的 PLLA 是典型的半晶质聚合物。共聚物如 PLGA，则是根据 GA 和 LA 的比例不同和使用的 LA 的立体构型不同，可以得到从非结晶聚合物到结晶聚合物的不同性质变化。

如图 3 - 2 - 2 所示，以二氧六环为溶剂，经过固 - 液相分离（S-L phase separation），制备 PLLA、PLGA85/15 和 PLGA75/25 三种神经导管，虽然形成典型的梯状 - 固壁（solid wall），但微观形貌并不完全相同。半晶质的 PLLA 所形成的梯状结构比较规整，并在通道内壁中形成直径 $10 \sim 20~\mu m$ 的微孔；而在聚合物中引入少量 GA（PLGA85/15），聚合物的结晶度减小，则会使梯状结构的规整性下降，且通道内壁的微孔孔径减小（$5 \sim 10~\mu m$）；GA 含量进一步增大（PLGA75/25），聚合物结晶度大大降低，最终由 S-L 相分离形成的结构中梯状结构已不明显，同时横断面中的微孔孔径分布很不均匀，在通道内壁中甚至看不到微孔的存在，而是形成了密实的结构。

2. 溶剂的选择

从工艺角度分析，溶剂条件和温度条件是最便利的控制因素。溶剂根据对所选用的聚合物的溶解性可以大致分为良溶剂和不良溶剂两大类，而即使同样是良溶剂，因为溶剂的性质不同，相分离生成的微孔结构也会有所不同。通常热致相分离（TIPS）过程会在聚合物的良溶剂中进行，也可以选用良溶剂和不良溶剂的混合溶剂或者两种不同性质的良溶剂混合使用。

如图 3 - 2 - 3 所示，以 PLLA 材料为原料，当选用四氢呋喃（THF）为溶剂时，PLLA/THF 溶液经历热致相分离过程后得到具有纳米纤维结构的多孔支架，纤维直径为（349 ± 167）nm，平均纤维间距为（343 ± 183）nm。关于形成纳米纤维网络的机理，通常认为是溶液在降温过程中产生溶剂 - 溶质相容性的变化，由均一相的溶液发生相分离，形成液态的聚合物贫相（polymer lean phase）和聚合物富相（polymer rich phase），称为液 - 液相分离 [Liquid-Liquid（L-L）phase separation]，两相均呈连续相特点，此时溶液外观表现为类似凝胶的特点，称为相分离凝胶化。对凝胶化的溶液进行淬火，随后去除以溶剂为主的聚合物贫相，即得到连续的聚合物富相，且呈现纳米纤维网络形态。

使用 1，4 - 二氧六环（1，4 - dioxane，DOX）与水混合溶剂制备的 PLLA 支架的微观形貌为球形微孔结构，这些球形孔的平均直径为（44.41 ± 7.15）μm。其相分离过程和效果与在 THF 溶剂中存在的差别主要体现在液 - 液凝胶化现象产生以后，聚合物富相和聚合物贫相的分布方式和相连续性不一样。DOX 的冰点为 $11.8~^{\circ}\!C$，对于 PLLA 而

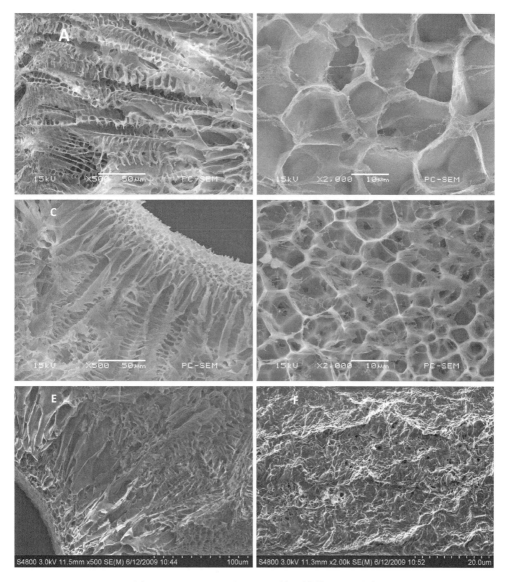

图 3 -2 -2 PLLA 和 PLGA 神经导管 SEM 照片

导管制备采用 6.0%（*W/V*）二氧六环溶剂。A，B：PLLA；C，D：PLGA85/15；E，F：PLGA75/25。A，C，E：横断面 ×500；B，D，F：通道内壁表面 ×2 000.（谢高艺，中山大学硕士学位论文，2010）

言，DOX 是良溶剂，水是不良溶剂。在 DOX 中加入水，配制成体积比为 88∶12 的混合物作为溶剂，在 12 ℃ 的终点温度下，溶剂仍然保持液态，且混合溶剂与 PLLA 链段的相容性因为水的存在，随温度变化更为显著。在这一条件下，同样发生液 – 液相分离，凝胶化发生后，以溶剂为主的聚合物贫相以 10 ～ 100 μm 级微球形式分布于聚合物富相中。通过淬火 – 去除溶剂，以微球状分布的贫相所占据的空间形成了支架中的球形孔洞。因为贫相所形成的球形液滴之间紧密接触，使得在最终支架中的球形孔相互连通，使支架具有一定的渗透性质，复合支架在体内满足营养物质和代谢产物传输的要求。

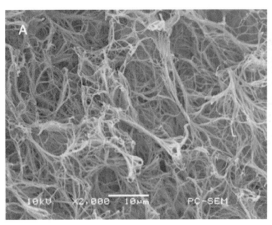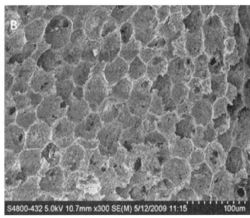

图 3 - 2 - 3　采用不同的溶剂制备的 PLLA 多通道神经导管显微结构

A：四氢呋喃；B：1, 4 - 二氧六环：水为 88：12 的混合溶剂（谢高艺，中山大学硕士学位论文，2010）

同样使用不同的溶剂和 PLGA 的体系也会出现不同的微结构。由 5%（W/V）PLGA/DOX 在 -40 ℃ 相分离形成的规则的梯形孔通道，孔径为（17 ± 5）μm。梯形孔以通道为中心向四周发散呈放射状，这是由二氧六环结晶发展过程决定的，孔的长轴方向与降温方向平行。通道口边沿的开孔显示出通道之间具有可穿透性。当以冰醋酸为溶剂时形成连通性很差的片状结构，如图 3 - 2 - 4 所示。这是由于二氧六环与冰醋酸性质不同，

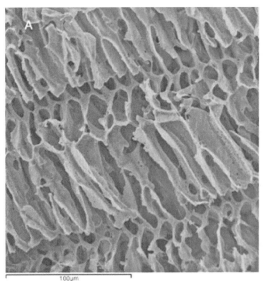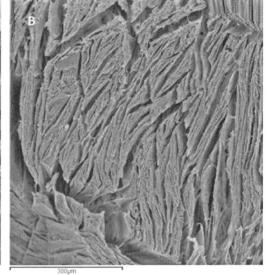

图 3 - 2 - 4　不同溶剂下 5% PLGA 相分离的微观结构扫描电镜照片

A：5% PLGA/DOX 体系 -40 ℃ 相分离制备支架的微观结构；B：5% PLGA/醋酸体系 -40 ℃ 相分离制备支架的微观结构

在相同条件下结晶行为不同，因此，所形成的神经导管形貌和微观结构也不同。由冰醋酸作溶剂所制备的导管具有较低的孔隙率，孔与孔的连通性也很差，而以二氧六环为溶剂时能够获得较高的孔隙率和较好的贯穿性。导管中微孔形貌的差别主要是归因于两种溶剂在 -40 ℃时晶体形状的差异。多孔结构特别是孔的取向受溶剂结晶行为控制。

3. 热历史（包括降温深度和降温速率）

二氧六环与水体积比为 $88:12$，PLLA 质量分数为 5%，在不同温度下（0，4，8，12，16，20 ℃）凝胶化处理 2 h，得到的支架如图 $3-2-5$ 所示。在所有的支架中均可观察到大孔／微孔结构，孔径随着凝胶化温度（T_{gel}）升高而增大，如 $T_{gel}=0$ ℃时，孔径为（30 ± 10）μm，$T_{gel}=20$ ℃时，孔径为（120 ± 30）μm。然而，进一步升高 T_{gel} 将导致闭孔结构，孔的贯通性降低。高倍的 SEM 照片显示 T_{gel} 对孔壁形貌影响明显，T_{gel} 较低，孔壁主要由纳米纤维网络构成（$T_{gel}\leqslant12$ ℃），T_{gel} 较高，孔壁呈现出尺寸在微米级的片状结构（T_{gel} 为 16 ℃，20 ℃）。

图 $3-2-6$ 为在不同 T_{gel} 下所制备的 PCL-*b*-PLLA（50/50）纳米纤维支架形貌，在所考察的 T_{gel} 范围内均能观察到纳米纤维网络结构。当 T_{gel} 较低时（-40 ℃和 -20 ℃），纳米纤维直径较小，分别为（95 ± 39）nm 和（98 ± 45）nm；但是随着 T_{gel} 的升高，纤维明显变粗，且连接处形成较大的节点（knot-like block）；当 T_{gel} 为 8 ℃和 16 ℃时，在纳米纤维网络中形成连续光滑的膜状结构，16 ℃时这种膜状结构已经连成一片，支架内部仍可观察到纳米纤维结构，但是纤维直径比 T_{gel} 较低时（-40 ℃和 -20 ℃）的大。

与之相对应的是，在 T_{gel} 为 $4\sim12$ ℃之间制备的 PLLA 支架中纳米纤维网络均匀（图 $3-2-7$），纤维直径变化较小。但是，当 T_{gel} 为 16 ℃时得到的 PLLA 支架为尺寸在微米级的片状结构，而非像 PCL-*b*-PLLA 支架那样呈连续的光滑膜状结构。

二、相分离与低温注射制备神经导管

（一）概述

神经导管（nerve guidance channels，NGC）是由生物材料制备而成的一种用于神经修复的支架，是组织工程的一种。其设计的最初目的是为了替代神经移植。在神经导管中，近端神经和远端神经从导管的两端长入，轴突从近端开始再生并有选择性地生长到远端末端引导神经再生，并进一步可以防止神经的异常再生。随着研究的进展，神经导管模拟了一个有利于轴突生长的微环境，与细胞、ECM 和神经营养因子结合，从而为神经再生提供了一个合适的微环境。因此，目前神经导管设计的目的主要是为移植外源性细胞或负载营养因子提供支架并为再生的轴突生长提供引导作用，模仿动物体内微环境，引导再生的轴突与其目标组织建立功能连接。这一支架结构特点被称为人工细胞外基质或信号龛。由于其可以通过人为修饰为组织细胞的生长提供物理及生物信号，使细胞的行为和命运可以得到调节及控制。

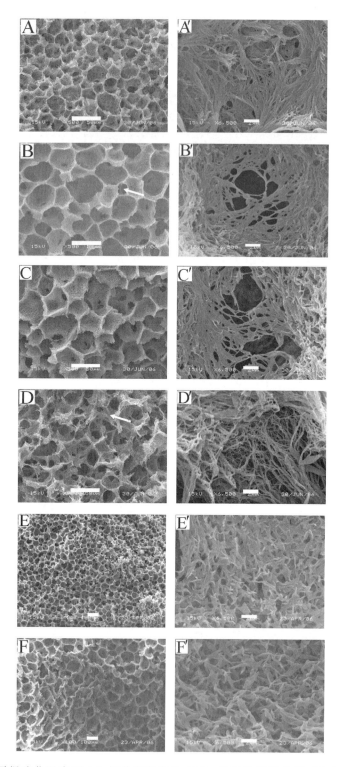

图 3 - 2 - 5　不同凝胶化温度下 L-L 相分离制备的 PLLA 支架的扫描电镜 ［5% （*W/V*） PLLA 在
　　　　88/12 - 二氧六环/水混合溶剂中］

　　(A，A′)：0℃；(B，B′)：4℃；(C，C′)：8℃；(D，D′)：12℃；(E，E′)：16℃；(F，F′)：20℃。标尺：A, B,
C，D：50 μm；in E，F：100 μm；in A′，B′，C′，D′，E′，F′ = 2 μm。(何留民，中山大学博士学位论文，2009)

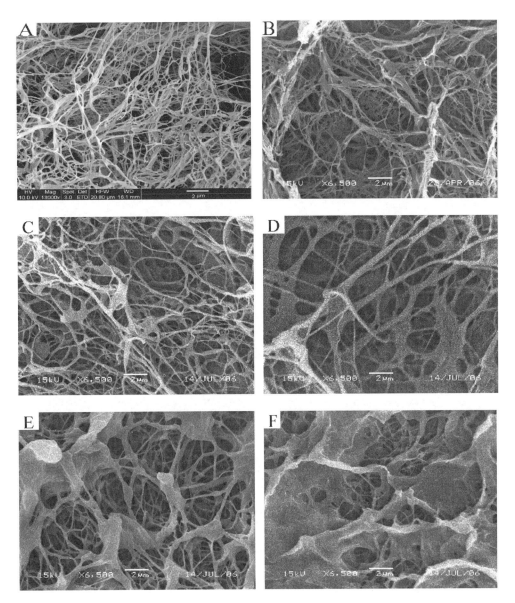

图 3 - 2 - 6　5.0% PLLA-b-PCL（50/50）/THF 体系不同凝胶化温度下的纳米纤维结构

A：-40 ℃；B：-20 ℃；C：4 ℃；D：8 ℃；E：12 ℃；F：16 ℃。（何留民，中山大学博士学位论文，2009）

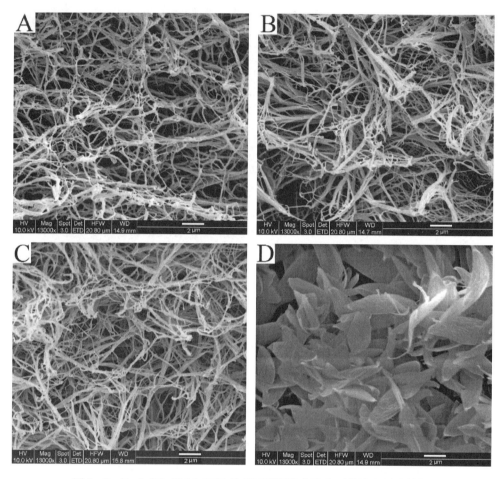

图3-2-7　5.0% PLLA/THF 体系不同凝胶化温度下的纳米纤维结构
A：4℃；B：8℃；C：12℃；D：16℃。（何留民，中山大学博士学位论文，2009）

　　神经导管可以是合成的、生物的或混合材料制备而成的导管，并且可以设计成不同的形状，如管状、纤维状、矩阵型等。目前，肉眼可见的、平行排列的宏观通道，通过几何通路形成对神经的导向功能，在体外已经经过验证。这种结构和排列方式源自于对成体神经系统的仿生，具体如周围神经束的结构特征。具有这种几何通路的导管在周围神经系统损伤修复中已得到应用，对小于 1 cm 缺损的桥接表现优异，而且可能最多能实现 3 cm 缺损的修复。Hadlock 等制备了含有 1，5，16 和 45 条纵向排列通道的神经导管（nerve conduit，NC），并用于 7 mm 大鼠坐骨神经缺损模型的修复研究，6 周后在导管中部发现再生轴突，证实了通道对于轴突再生的促进作用。Bender 的研究进一步证明了多条纵向排列的通道对于轴突再生和伸长的提升要高于单通道导管。除了在大鼠脊髓全横断模型的修复过程中，多通道组织工程导管的使用对于周围神经损伤后的功能恢复亦取得了明显的效果。

（二）模具与相分离系统设计

完成支架的宏观和亚宏观结构的精确控制，能使支架获得更佳的应用效果。注射成型工艺广泛用于民用材料的制备，如日常生活中多见的塑料、橡胶器件等。注射成型工艺对宏观结构控制的精确度，主要取决于注射成型模具的加工精度。随着模具和机械加工领域的飞速发展，注射成型工艺的用途更加广泛，制备的产品亦日渐丰富、精确，常用于航空、宇航等高科技领域。

低压注射成型（low pressure injection molding，LPIM）与热致相分离（thermal induced phase seperation，TIPS）相结合的工艺，是在通过注射成型控制导管的宏观结构参数的同时，利用不同溶剂条件、相分离终点温度和溶剂去除工艺，调控导管支架的微观形貌。用于制备多通道导管的装置由以下部件连接配合而成（示意图3-2-8）：①温度控制模块：恒温冷油循环系统、冷阱、Pt热电偶；②溶剂交换系统：蠕动泵，流体在线转换开关及储液罐；③注射系统：聚合物溶液输入注射器；④干燥模块：冷冻干燥机，真空油泵；⑤核心模块注射成型模具。装置各部件的连接示意图如图3-2-8所示。

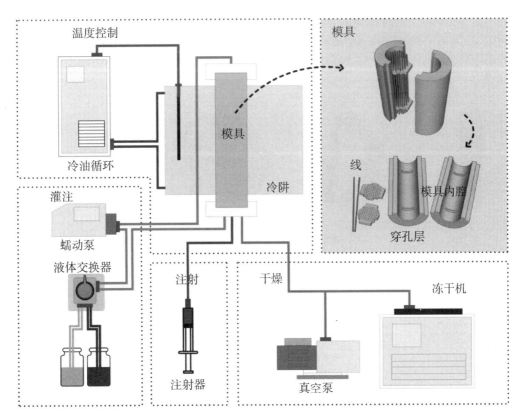

图3-2-8 低压注射-热致相分离制备多通道导管系统
（曾晨光，中山大学博士学位论文，2012）

本系统化装置的核心模块示意图如图3-2-9所示。在冷阱的中心位置，通过带孔的上下螺母和中空套管，限定由3段模芯组成的模腔。每段模芯包含由插销连接并定位的两件呈半管状的模腔主件、两件金属线固定片和两件流体通路塞条，组合形成圆形的管状模腔。中空套管中设置有用于测温的热电偶固定位。流体通路塞条在进行溶剂置换和干燥步骤前取出，以形成置换液通路和干燥通道。金属线固定片中心部位设置有用于固定金属线的圆形孔，孔呈六方或正方密堆形式排列。用于在支架内部形成纵向通道的金属线为 Ni－Ti 合金，具有形状记忆性质。根据不同的导管结构参数控制要求，选用相应的金属线固定片和相应直径的 Ni－Ti 合金线。

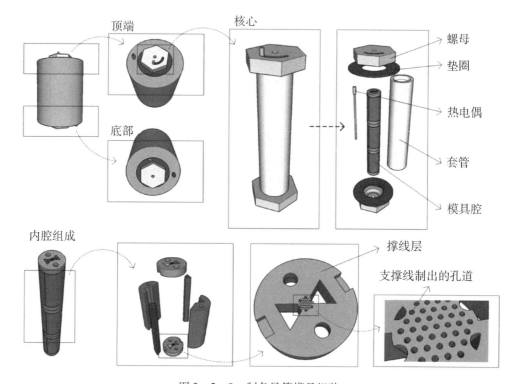

图3-2-9　制备导管模具组装

（三）多通道导管的制备

使用系统化装置（如图3-2-8所示）制备多通道神经导管的一般流程为：

（1）组装：按照设计，连接、组装系统的各部件。

（2）预冷：启动冷油循环，使冷阱中的模具腔达到预设的温度。

（3）注射：通过注射器注入聚合物溶液。

（4）相分离：通过程序控温，使模具腔中的聚合物溶液完成相应的相分离，形成凝胶或固体并定型。

（5）干燥：（步骤a或b分别对应不同的干燥方法）

a. 切断注射系统，拆除模具中的流体通路塞条，连接冷冻干燥机，启动冷油循环，在低温下使聚合物支架冻干，启动真空泵，使产品得到充分干燥。

　　b. 切断注射系统，拆除模具中的流体通路塞条，启动蠕动泵，通过流体通道向导管外壁输送非溶剂，以置换原溶剂。

　　（6）消毒和灭菌：通过蠕动泵输入 75% 的乙醇溶液或其他消毒液，完成产品消毒，随后输入双蒸水进行充分洗涤。

　　（7）功能化：通过蠕动泵输入生长因子溶液或其他功能药物或分子的溶液，使导管产品与这些分子接触、吸附或反应，而完成生物功能化修饰。

　　（8）拆模：拆除模具，取出金属线，得到产品，保存待用。

　　遵循上述步骤，分别采用不同的材料，如 PLGA、PLLA、PCL-*b*-PLLA，壳聚糖，明胶，聚乙二醇和聚碳酸酯的聚醚酯共聚物水凝胶（PTMAc-PEG-PTMAc）可以很方便地制备出 1～33 通道，通道直径 100～500 μm，长度 10～80 mm 的多通道神经导管（图 3-2-10，图 3-2-11）。导管的孔隙率可以通过改变聚合物的浓度调控，如以 5% PLGA/DOX 溶液制备的导管支架孔隙率可达 90% 以上。导管的力学性能与材料本身的性质以及微结构相关，如聚醚酯水凝胶导管柔韧性非常好，可以任意扭曲但不变形。

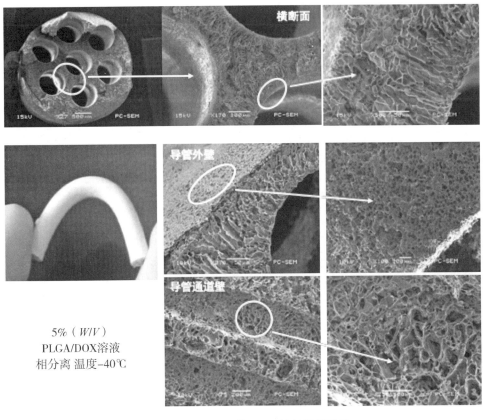

5%（*W/V*）
PLGA/DOX溶液
相分离 温度-40℃

图 3-2-10　7 通道 PLGA 神经导管形貌
（何留民，中山大学博士学位论文，2009）

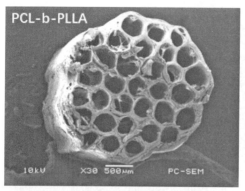
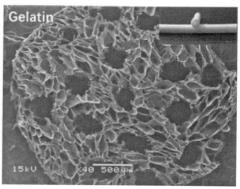
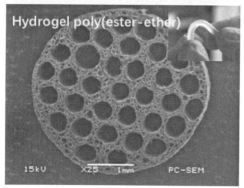

图 3 - 2 - 11 以 5% 的 PCL-*b*-PLLA/THF，明胶/水（gelatin/water）和聚醚酯水凝胶制备的
多通道神经导管

（朱继翔等：中山大学，2012—2015）

（四）多通道导管的微结构控制

通过使用上述系统化装置，采用不同的溶剂、温度及干燥工艺，通过不同的相分离过程可以对多通道导管的微结构进行控制，如以 PLLA 为原料制备具有 1～33 条纵向平行排列的通道具有三种不同微观结构的神经导管。模具参数为：模腔内径为 3.5 mm，金属线固定片中孔数目为 33，孔径为 220 μm。

1. 片层微观形貌的 PLLA 多通道导管（LNC）的制备

将一定量的 PLLA 与 1，4 - 二氧六环混合搅拌，制成浓度为 60 mg/mL 的均一聚合物溶液；控制冷油循环温度为 - 40 ℃，使模芯降温至相应温度并恒温；用注射器向模腔注入聚合物溶液；用冷油循环向冷阱输入冷油，控制模芯温度为 - 40 ℃，并保持 2 h；切断注射系统，拆除模具中的流体通路塞条，连接冷冻干燥机，使样品在 - 40 ℃、0.940 mbar（1 mbar = 100 Pa），真空干燥 48 h，继续使用真空油泵抽真空 24 h 使其充分干燥；最后拆除模具，取出导管，在氩气氛中保存待用。如图 3 - 2 - 12 所示。

2. 球形孔微观形貌的 PLLA 多通道导管（MNC）的制备

将一定量的 PLLA 与由 1，4 - 二氧六环与水混合配制的混合溶剂（1，4 - 二氧六环与水的体积比为 88∶12）混合，50 ℃ 下搅拌使其溶解，形成浓度为 60 mg/mL 的均

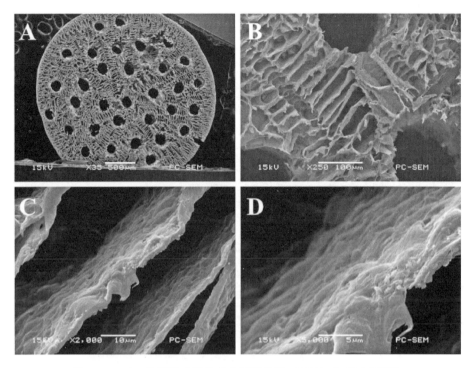

图 3-2-12　片层微观形貌的多通道导管（LNC）扫描电镜照片

A：×35；B：×250；C：×2 000；D：×5 000.（曾晨光，中山大学，2012）

一聚合物溶液；控制冷油循环温度为 12 ℃，使模芯降温至相应温度并恒温；用注射器向模腔注入聚合物溶液；用冷油循环向冷阱输入冷油，控制模芯温度为 12 ℃，并保持 2 h；通过冷油循环，使模腔内样品温度降至 -40 ℃，并保持 2 h；切断注射系统，拆除模具中的流体通路塞条，连接冷冻干燥机，使样品在 -40 ℃、0.940 mbar 的环境中真空干燥 48 h，继续使用真空油泵抽真空 24 h 使其充分干燥；最后拆除模具，取出导管，在氩气氛中保存待用（如图 3-2-13）。

3. 纳米纤维微观形貌的 PLLA 多通道导管（NNC）的制备

将一定量的 PLLA 与四氢呋喃混合，50 ℃ 下搅拌使其溶解，形成浓度为 60 mg/mL 的均一聚合物溶液；控制冷油循环温度为 -40 ℃，使模芯降温至相应温度并恒温；用注射器向模腔注入聚合物溶液；用冷油循环向冷阱输入冷油，控制模芯温度为 -40 ℃，并保持 2 h；切断注射系统，拆除模具中的流体通路塞条，连接蠕动泵输液系统，以 10 mL/min 的流速连续向模腔输送 -40 ℃ 的无水乙醇 2 L，置换样品中的四氢呋喃；通过冷油循环调节模腔温度为 4 ℃，以 10 mL/min 的流速连续向模腔输送 4 ℃ 的水 2 L，置换样品中的乙醇；通过冷油循环，使模腔内样品温度降至 -40 ℃，并保持 2 h；连接冷冻干燥机，使样品在 -40 ℃、0.940 mbar 的环境中真空干燥 48 h，继续使用真空油泵抽真空 24 h 使其充分干燥；最后拆除模具，取出导管，在氩气氛中保存待用（如图 3-2-14）。

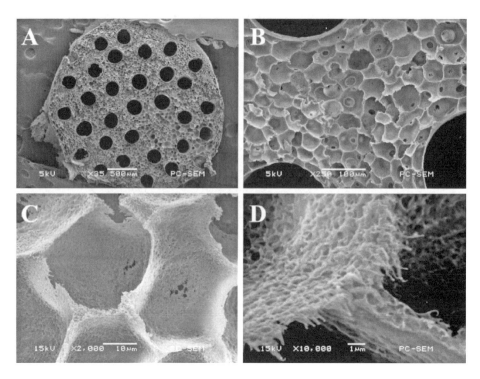

图 3 - 2 - 13　球形孔微观形貌的多通道导管（MNC）扫描电镜照片
A：×35；B：×250；C：×2 000；D：×10 000.（曾晨光，中山大学，2012）

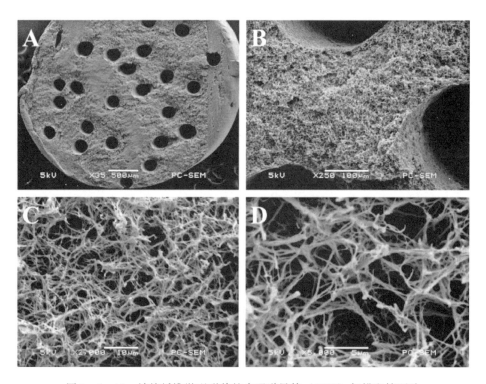

图 3 - 2 - 14　纳粹纤维微观形貌的多通道导管（NNC）扫描电镜照片
A：×35；B：×250；C：×2 000；D：×5 000.（曾晨光，中山大学，2012）

上述三种导管的相关参数如表 3 - 2 - 1 所示。

表 3 - 2 - 1　三种 PLLA 多纵向通道神经导管的参数（依据扫描电镜图像分析）

	LNC	MNC	NNC
Solvent	DOX	混合溶剂	THF
Endpoint temperature	- 40 ℃	12 ℃	- 40 ℃
Solvent removal	冻干	冻干	交换 - 干燥
$NO^a_{channel}$	33	33	33
$\overline{\phi}_{out}$ （μm）[b]	3158 ± 33	2867 ± 29	3619 ± 111
（μm）[c]	176 ± 17	246 ± 13	225 ± 19
d	424 ± 77	461 ± 33	485 ± 128
$\overline{d}_{layers}$ （μm）[e]	22.63 ± 8.01	—	—
$\overline{h}_{layer}$ （μm）[f]	2.03 ± 0.33	—	—
$\overline{\phi}_{pore}$ （μm）[g]	—	44.41 ± 7.15	—
$\overline{d}_{pores}$ （μm）[h]	—	39.14 ± 6.61	—
$\overline{\phi}_{fiber}$ （nm）[i]	—	—	349 ± 167
$\overline{d}_{fibers}$ （nm）[j]	—	—	343 ± 183

[a] Number of channel；

[b] Average outer diameter of conduits；

[c] Average diameter of channels；

[d] Average center distance of adjacent channels；

[e] Average distance of adjacent layers；

[f] Average thickness of layers；

[g] Average diameter of the spherical pores；

[h] Average center distance of adjacent pores；

[i] Average diameter of the fibers；

[j] Average distance of adjacent fibers；

[k] DOX and water mixed solvent，88：12 （V/V）.

（五）多通道导管的性能

1. 导管中微观形貌对其表观性能的影响

微观形貌对多孔材料的性质具有决定性的影响。三种不同微观形貌的 PLLA 导管（LNC，MNC，NNC）的性质存在较大差别。由于所使用的聚合物浓度一致，三种导管的孔隙率较为接近，均达 90% 以上，但是比表面积的差异非常大。纳米纤维支架（NNC）的比表面积高达约 100 m²/g，是其他材料的 2 ～ 4 倍。这种高的比表面积也导致 NNC 具有非常高的蛋白质吸附能力。从压汞仪测得数据来看，形貌的差异也在孔径分布曲线中得到体现和验证（图3-2-15）。

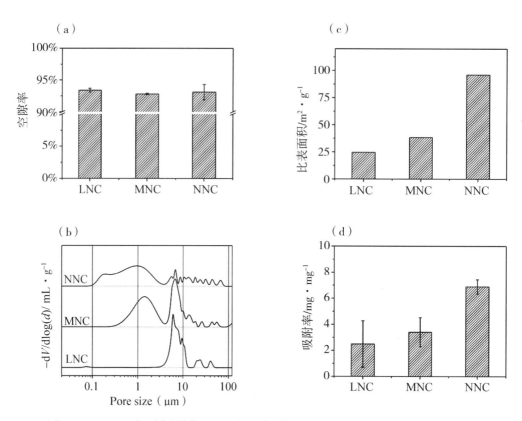

图3-2-15　三种不同微结构PLLA多通道导管（LNC，MNC，NNC）的性能比较
（a）孔隙率；（b）孔径分布；（c）比表面积；（d）蛋白吸附率（曾晨光，中山大学，2012）

2. 导管中微观形貌与生长因子的负载和缓释

不同微观结构除对神经导管的表观性质产生重要影响。由于具有纳米纤维结构的神经导管，在拓扑结构上模拟了细胞外基质结构，比表面积是普通多孔结构神经导管的数倍，因此更有利于营养物质的吸附和负载。同时，纳米纤维结构的仿生还有利于细胞的黏附、生长和分化。

33通道共聚物PCL-b-PLLA多孔结构神经导管（PNC）与纳米纤维结构神经导管（NNC）中神经营养因子（NT-3）的负载与缓释如下：

将PNC与NNC切割成高度约2 mm的圆柱，无水乙醇中真空（0.04 MPa）除气1 h；超纯水清洗3次，每次20 min，除去乙醇。分别将2 μg与1 μg NT-3蛋白粉末溶解于1 mL的3%（M/V）的丝蛋白溶液；将脱气后的PNC与NNC分别浸泡于上述两种溶液中，4 ℃摇床40 r/min，浸泡4 h；取出，超纯水清洗5 min；取出，浸入70%的乙醇溶液中10 min；取出，超纯水清洗3次，每次5 min。

将上述负载NT-3的PNC与NNC置于1 mL塑料试管中，加入400 μL PBS缓冲液，37 ℃摇床40 r/min条件下释放；每隔一段时间取样，取样时将400 μL PBS缓冲液全部取出，更换400 μL新鲜PBS缓冲液。时间点为1 h，12 h，1 d，3 d，6 d，10 d，15 d，

21 d，28 d，36 d。用 Elisa 试剂盒检测样品中 NT-3 的含量 w，结果如图 3 - 2 - 16 所示。

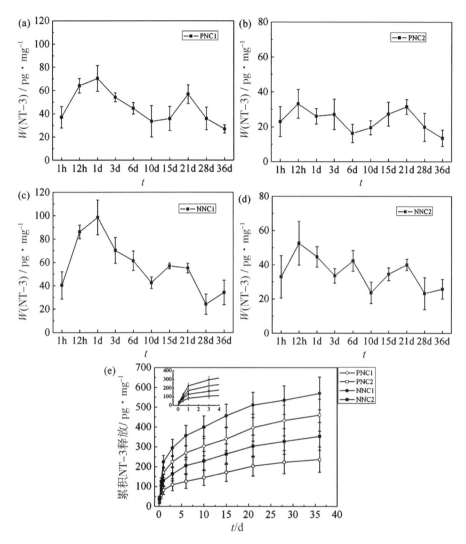

图 3 - 2 - 16　两种 33 通道 PCL-b-PLLA 神经导管中（PNC 和 NNC）NT-3 的体外释放

（a）、（c）：PNC1 和 NNC1 初始负载 NT-3 浓度为 2 μg/mL；（b）、（d）：PNC2 和 NNC2 初始负载 NT-3 浓度为 1 μg/mL；（e）36 天累计 NT-3 释放。

选用 2 μg/mL 和 1 μg/mL 两种 NT-3 初始浓度，以 3% 丝蛋白溶液为载体，考察多孔结构神经导管（PNC）和纳米纤维结构神经导管（NNC）对 NT-3 控制释放的影响，结果如图 3 - 2 - 16 所示。在 36 天内，四组神经导管皆可缓释一定量的活性 NT-3。当 NT-3 的初始浓度为 1 μg/mL 时，在各取样时间点，每毫克 PNC 缓释 15～40 pg 的 NT-3 ［图 3 - 2 - 16（b）］，累积释放 NT-3 达到 237 pg；每毫克 NNC 缓释 20～60 pg 的 NT-3 ［图 3 - 2 - 16（d）］，累积释放 NT-3 达到 460 pg。随着 NT-3 初始浓度的提高，上述活性 NT-3 释放的数值都有所提高。当 NT-3 的初始浓度为 2 μg/mL 时，每毫克 PNC 缓释 20～80 pg 的 NT-3 ［图 3 - 2 - 16（a）］，累积释放 NT-3 达到 353 pg；每毫克 NNC 缓释

20～80 pg 的 NT-3 ［图 3－2－16（c）］，累积释放 NT-3 在 4 组实验组中达到最高，为 570 pg。由此可见，用丝蛋白将不同浓度的 NT-3 负载于 PNC 和 NNC 表面，两种微观结构的神经导管皆可在 36 天内缓释活性 NT-3；对于同种微观结构的神经导管，提高 NT-3 的初始浓度，可以增加负载量，从而增加 NT-3 的释放量；对于不同微观结构的神经导管，在 NT-3 初始浓度相同的情况下，由于纳米纤维结构具有较高比表面积，也可以增加 NT-3 的负载量，达到提高 NT-3 释放量的目的。

将 NSCs 分别种植于 PNC 与 NNC 以及负载 NT-3 的 PNC 与 NNC（NT-3 初始浓度为 2 μg/mL）中，培养 14 天后，对 Map2 与 GFAP 蛋白进行荧光标记，考察神经干细胞（NSCs）在这 4 组神经导管中的分化情况，如图 3－2－17、表 3－2－2 所示。结果表明，由于可以缓释 NT-3，NNC-NT-3 与 PNC-NT-3 组中，Map2 的阳性表达明显高于 NNC 与 PNC 组，NSCs 分化成为神经元的比例较高，分别达到 68.27% 与 63.19%；与之相反，NNC-NT-3 与 PNC-NT-3 组中，GFAP 的阳性表达较低，NSCs 在 NNC-NT-3 与 PNC-NT-3 组中分化成为星形胶质细胞的比例较小，分别仅为 23.84% 与 27.15%。值得注意的是，NSCs 在 NNC 组中分化成为神经元的比例为 21.09%，比其在 PNC 组中分化成为神经元的比例（14.73%），且具有统计学差异。这说明在没有外加任何神经类因子诱导的情况下，仅仅改变神经导管的微观结构，在一定程度上可以影响 NSCs 的分化，纳米纤维结构有利于 NSCs 分化成为神经元。当然，神经导管微观结构对 NSCs 分化的影响相比 NT-3 的诱导作用要小得多。

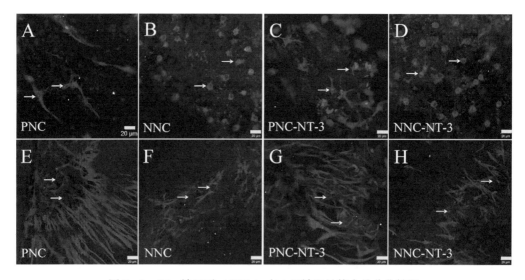

图 3－2－17　神经干（NSCs）在 4 组神经导管中的分化情况

PNC（A，E），PNC-NT-3（B，F），NNC（C，G），和 NNC-NT-3（D，H）体外共培养 14 天。细胞免疫荧光染色神经元标记（Map2，箭头所指红色，A-D），星型胶质细胞（GFAP，箭头所指红色 E-H），细胞核用蓝色 DAPI 标记。（标尺 = 20 μm A-H. 中）

表3-2-2　两种33通道 PCL-*b*-PLLA 神经导管中（PNC 和 NNC）
体外神经干培养结果（mean±SD.，%）

样品组	n	Map2	GFAP
PNC	3	14.73±4.21	76.36±5.28
PNC-NT-3	3	63.19±3.65	27.15±4.09
NNC	3	21.09±3.17	69.76±3.46
NNC-NT-3	3	68.27±4.31	23.84±4.17

第二节　静电纺丝纳米纤维与神经组织再生

细胞外基质（ECM）主要由具有纳米纤维结构的胶原蛋白、多糖等活性物质组成，基于仿生的考虑，构建具有纳米纤维结构的组织工程支架尤为重要，静电纺丝技术就是一种被广泛应用于制备各种具有纳米纤维结构支架的加工方法。静电纺丝技术的优点是操作简单，可以很方便地控制纳米纤维的尺寸和支架的拓扑形貌，可以直接制作膜材、管材甚至三维立体支架，而且还具有工业化规模生产的潜能。相较于其他制备纳米纤维结构支架的方法（如相分离、自组装），静电纺丝对于材料的选择性更广，适用于大部分合成和天然的医用高分子及复合材料。另外，静电纺丝过程中还便于负载多种药物/生长因子等活性物质，因此，广泛应用于组织工程各领域，在周围神经缺损修复中也得到广泛应用和研究。

一、静电纺丝概述

（一）静电纺丝的历史

早在200年前，博斯（Bose）就发现了电喷雾（electrospray）现象。1882年，瑞利（Rayleigh）阐述了带电液滴表面的静电排斥力和液体表面张力的关系平衡和形成微笑射流的机理，并给出了临界条件。到1929年，荻原（Hagiwara）公开了通过高压静电加工人造蚕丝胶体溶液制备蚕丝纤维的专利。

静电纺丝是静电喷雾的一个特殊情况。如果高压静电施加在有一定黏度的高分子溶液或者熔体上，并且静电排斥力超过液体表面张力，喷头末端就会形成泰勒锥高速喷出聚合物射流。射流经过电场力的拉伸和溶剂挥发和固化过程后，最终形成聚合物纤维。

静电纺丝的开端被公认为是1934年福马斯（Formhals）所发明的一项关于利用静电排斥力来加工生产聚合物纤维的一项专利。这是首次公开详细描述利用高电压来制备纤维的装置专利。随后，福马斯申请了改进静电纺丝喷头，改用传输装置接收纤维等优化改进静电纺丝装置的专利。福马斯对静电纺丝技术的贡献使人们对这种全新的加工技术有了初步的了解，并为未来静电纺丝技术的发展奠定了坚实的基础。

（二）静电纺丝的原理

在高压电场中，与电场正极相连的喷丝头口的液滴表面布满正电荷，各带电分子相互之间产生斥力，并在电场力的作用下指向接地或者接有负极的接收器；当电压较小时，电荷斥力无法克服液体的表面张力，液滴在二者共同作用下于喷丝口形成锥形，成为"Tylor锥"；当电压增加，电荷斥力大于液体的表面张力，即可以拉伸液体成丝状，形成喷射流；在电荷斥力的作用下，喷射流发生分散，并在溶剂挥发后形成大量微米/纳米纤维，沉降在接收装置上。

（三）静电纺丝的装置

其装置主要由高压电源、喷丝头和接收装置三个部分构成。高压电源为整个装置提供一个几千到几十万伏特的高压电场；喷丝头一般是带有针头的管，装有用于加工的溶液或熔体，在注射泵的帮助下注射液体；接收装置则是用于接收纤维沉降物的装置，传统的一般为接地的平板，后来根据需要也发展为多种类型的装置如滚筒、液体等（图3-2-18）。

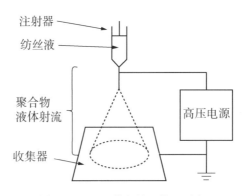

图3-2-18 静电纺丝装置示意

（四）静电纺丝用材料与溶剂的选择

静电纺丝技术对材料的加工性具有一定要求。在此之前，应该先了解聚合物纤维的形成机制。静电纺丝的成丝机制是：利用施加在高聚物流体上的同种电荷产生拉伸力，并顺着电场方向，延伸至收集装置上。高聚物链段的缠结作用可避免纺丝过程中喷丝的断裂，熔融纺丝中聚合物丝在空气中冷却固化，而溶液纺丝中溶剂挥发高聚物析出固化而形成纤维。

静电纺丝的纺丝液必须是液态或者溶液。溶液纺丝中，溶液的性质对静电纺丝过程和最终得到的纤维形貌起到非常关键的影响作用。进行静电纺丝的聚合物溶液必须具有合适的表面张力和黏度。

静电纺丝技术的加工范围几乎涵盖所有的天然材料和合成材料，甚至包括蛋白质、多糖、核酸以及生物活性物。应用于周围神经修复的静电纺丝材料不仅需要具备合适的加工性条件，而且还需要具备合适的材料降解速率和力学性能，从而减低炎症反应和避免在支撑和引导轴突生长的过程中压迫神经，而且具有生物相容性。人们对电纺丝材料的大量研究很多也考虑到这些要求。这些材料大致分成两类：合成材料和天然材料。

1. 合成材料

通过静电纺丝技术加工构建的纳米纤维结构材料由于其力学性能和可控的降解性能而适合应用于神经组织工程中。被研究得比较多的材料有以下这些：聚酯类的如聚乙醇酸 [poly (glycolic acid)，PGA]，左旋聚乳酸 [poly (L-lactic acid)，PLLA]，聚己内酯 [poly (ε-caprolactone)，PCL]，聚 (3 - 羟基丁酸酯) [poly (3-hydroxybutyrate)，PHB]，聚 (羟基丁酸 - 羟基戊酸)，聚 (羟基丁酸 - 羟基戊酸) [poly (3-hydroxybutyrate-co-3-hydroxyvalerate]，PHBV) 和它们的共聚物聚对二氧环己酮 [(polydioxanone)，PDS]，聚甲基丙烯酸 - 丙烯腈 (poly acrylonitrile-co-methylacrylate，PAN-MA)。聚酯材料是静电纺丝构建引导神经再生材料中用的最多的合成高分子材料，它们的主要特点是生物降解能力和疏水性。尽管它们具有良好的力学性能和对宿主没有毒性，但是它们的疏水性质不利于与细胞的相互作用。

2. 天然材料

电纺丝天然材料的特点是与受损组织的力学性能和物理性能相近并具有生物分子识别位点，但是天然材料的免疫原性和昂贵的价格限制了它们的使用。天然材料中所用最多的是胶原，胶原是细胞外基质中最有代表性的成分。另外，丝蛋白、明胶、层粘连蛋白和壳聚糖都可以用作电纺丝纳米纤维支架的原料。

二、静电纺丝技术与纳米纤维形貌结构

(一) 单根纤维形态控制

1. 纤维直径

静电纺丝材料中纤维直径和直径的单分散性的控制受到纺丝过程的多种因素影响。影响静电纺丝的参数有很多，其中包括聚合物溶液的性质 (分子量、浓度、黏度、聚合物溶液表面张力、溶剂性质) 和静电纺丝的加工参数 (纺丝液的黏度、注射速度、纤维接收距离、喷头直径) 以及环境因素等，综合效果复杂，这里只对主要的几个关键因素做简要讨论。

首先，为保证静电纺丝纤维直径均匀，避免珠粒和纺锤状纤维的出现，要求聚合物具有一定的分子量且聚合物溶液具有足够的黏度 (浓度)。从聚合物分子量的角度来看，低分子量聚合物溶液静电纺丝难以得到均匀无珠粒纤维，分子量分布较宽的聚合物可以通过提高溶液浓度得到均匀的无珠粒纤维。在其他条件不变的情况下，聚合物溶液浓度是影响聚合物链缠结、溶液黏度的关键因素。高分子溶液可以分为稀溶液、亚浓溶液和浓溶液三种。稀溶液与亚浓溶液的界限为接触浓度 $c*$，亚浓溶液和浓溶液的界限为缠结浓度 c_e，当纺丝液浓度 $c < c*$ 时为稀溶液，分子链之间没有交叠；当 $c* < c < c_e$

时，分子链发生缠结；当 $c>c_e$ 时，溶液中分子链互相穿插。有研究表明，增大溶液浓度，纤维直径增大。稀溶液不能通过静电纺丝得到纤维。当溶液浓度约为接触浓度 $c*$ 的 3 倍时，可得到带有纺锤状珠粒的纤维；当溶液浓度大于接触浓度 $c*$ 的 3 倍后，纤维结构均匀，直径均一。纤维直径与浓度的关系为 $d\sim(c/c*)^{3.1}$。而在静电纺丝黏度较低时，分子链间缠结程度不够，不足以抵抗电场力作用而在拉伸过程中发生断裂，加上分子链黏弹性的作用而收缩，由此形成纺锤状纤维。

聚合物溶液表面张力方面，静电纺丝的过程中，施加电压克服表面张力才能形成电喷雾或电纺丝。由于轴向的瑞利不稳定性，表面张力使得纺丝液倾向于成球形，形成纺锤状纤维。增加溶液浓度，溶剂与聚合物相互作用增强，有利于降低溶剂表面张力，另外，添加表面活性剂也可以降低表面张力。Wang 等发现，表面张力降低，静电纺丝所需要的临界电压降低，同等条件下纤维直径就小。

纺丝液的导电率也可以影响纤维形态，加入盐和聚电解质可以改变纺丝液的导电率。导电率提高，纤维直径变小，纤维直径分布变宽。但是通过加入电解质的方法调节导电率也会影响到聚合物溶液的黏度，而且所加入的电解质种类不同，效果不同，综合影响复杂。

静电纺丝加工参数中，电压的影响较为重要，当施加电压高于某一临界值，聚合物溶液才能克服表面张力形成喷流。但静电压并不是越高越好，电压过高，射流直接从喷头内部喷出，纤维纺锤状珠粒增多，电压增加了射流的不稳定性。电压只有在一定范围内才可以使泰勒锥表面射流稳定，才能得到直径均匀的纤维。聚合物溶液的注射速度也是如此，注射速度过高、过低都不利于维持稳定的泰勒锥。纤维接收距离会影响静电纺丝中射流在电场中的飞行时间和拉伸程度，若接收距离过短，溶剂来不及完全挥发，则不利于得到均匀直径的纤维；接收距离增大，可以降低纤维直径。静电纺丝所用的喷头也会影响纤维形态，喷头直径越小，临界电压越小，越有利于静电纺丝。另外，聚合物溶液黏度不同，喷头直径的影响也不同，高黏度聚合物溶液在内径很小的喷头中容易堵塞，黏度小的聚合物溶液适合用内径较小的喷头，这样更有利于得到直径均一的纤维。

2. 纤维表面形貌

表面光滑的纳米纤维：传统的静电纺丝是通过单一的平口毛细管装喷头加工而成的，该方法制备出来的纤维通常是实心而且表面光滑、尺寸均一的纳米纤维。

多孔纳米纤维：在静电纺丝过程中，促成多孔纳米纤维形成的主要原因是相分离。引发相分离发生的因素有以下几种：聚合物与溶剂作用、聚合物与共混组分作用、非溶剂相互作用、共聚组分之间作用等。

溶剂挥发作用会促进聚合物与溶剂的相分离。Megelski 等研究了不同溶剂特性对静电纺丝纤维表面形态的影响，实验表明，溶剂挥发速度越快，越容易形成孔洞纤维，其机理主要是由于纤维表面溶剂快速蒸发而吸热导致空气中的水汽冷凝，出现聚合物富集区和溶剂富集区，最终溶剂富集区形成孔洞。此外，热致相分离也在形成孔洞时起作用（图 3 - 2 - 19）。

在静电纺丝过程中，环境因素中的空气湿度是导致相分离的一个重要因素，空气湿度可以直接影响电纺丝纤维的微观形貌。Casper 等研究了空气湿度与分子量对聚苯乙烯

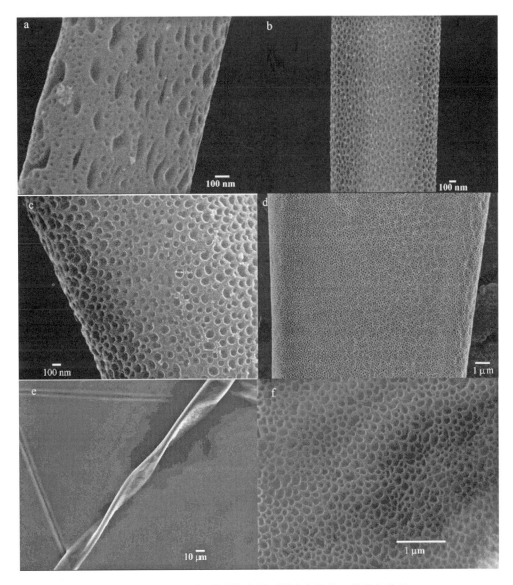

图 3 - 2 - 19　四氢呋喃作溶剂不同浓度聚苯乙烯静电纺丝

（Megelski et al，Macromolecules，2002）

静电纺丝纤维表面结构的影响，在使用四氢呋喃作溶剂对聚苯乙烯进行电纺时，空气湿度低于 25% 时可以得到光滑纤维，空气湿度高于 30% 时纤维上开始出现孔洞，高分子量聚合物倾向于形成更大和更不均一的孔洞。他们是相分离和水辅助机理的作用导致多孔纤维的形成，如图 3 - 2 - 20 所示。

　　共混电纺丝，两种聚合物组分之间发生相分离也是制备多孔静电纺丝的方法之一。Bognitzki 等研究聚乳酸与聚乙烯吡咯烷酮（PVP）用二氯甲烷作溶剂进行共混静电纺丝时发现，选择性去除其中的 PVP 可以得到多空结构的聚乳酸纤维。

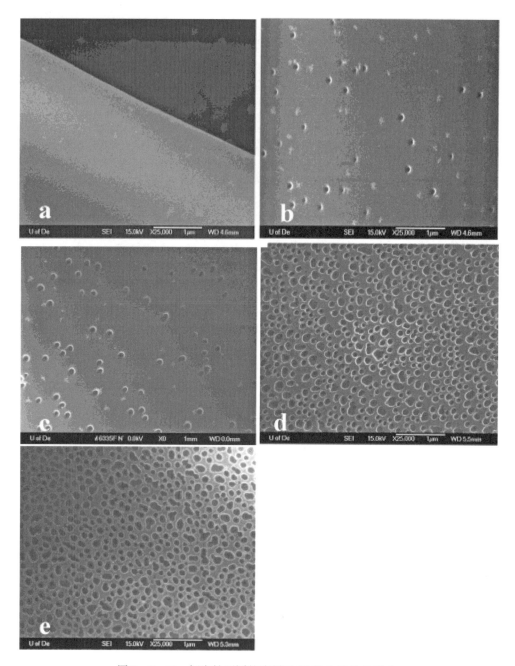

图 3 - 2 - 20　挥发性不同的溶剂对 PS 静电纺丝的影响

（Casper et al，Macromolecules，2004）

3. 核壳结构与中空结构

具有核壳结构的静电纺丝纤维可以通过改变静电纺丝的喷头进行同轴共纺或通过乳液纺丝实现。但核壳结构纤维在神经缺损修复中很少涉及。

同轴静电纺丝：同轴静电纺丝是制备具有核壳结构的静电纺丝纳米纤维的一种方

法。其装置特征为，静电纺丝喷丝头由两个同轴但内径各异的毛细管组成，核层和壳层的高聚物溶液分别通过不同的液流通道进入喷丝头的较大内径和较小内径的毛细管中。静电纺丝过程中，在高压电场的作用下，内外层液体流出在喷头汇合。

　　Sun 等设计如下图（图 3－2－21）所示的同轴静电纺丝喷头，成功制备出多种具有核壳结构的静电纺丝纤维，例如核层为聚砜（PSU），壳层为聚环氧乙烷的核壳结构。利用这种方法还将不能单独进行静电纺丝的聚十二烷基噻吩作为核层结构，成功制备出用聚环氧乙烷包裹的核壳结构，还有醋酸钯－聚乳酸核壳结构等。同轴电纺解决了不可纺聚合物的纺丝问题，不可纺聚合物作为核层结构，可以与纺丝性能好的壳层结构复合制作成核壳结构纤维，该方法拓展了静电纺丝的材料选择范围和性能。

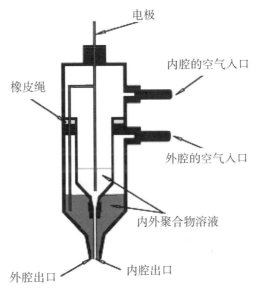

图 3－2－21　同轴静电纺丝喷头示意
（Sun et al. Adv. Mat, 2003）

　　乳液静电纺丝：除了同轴静电纺丝外，乳液静电纺丝也可以用来制备具有核壳结构的纤维材料。Xu 等将聚乙二醇－聚乳酸（PEG-PLA）嵌段聚合物二氯甲烷溶液与聚环氧乙烷水溶液通过高速搅拌和在乳化剂的辅助下获得稳定的电纺丝乳液。静电纺丝结果通过共聚焦显微方法证明实现了核壳结构的纳米纤维结构。乳液静电纺丝设备简单，但乳液的不稳定性限制了该方法的应用。

4. 带状/中空纳米纤维

　　条带状纤维的制备涉及静电纺丝过程中溶剂的挥发。据报道，Koski 等人制备出扁平带状的聚乙烯醇（PVA）纳米纤维。实施方法是使用分子量高的 PVA，并用高浓度的纺丝液。PVA 亲水性强，高浓溶液中黏度增大限制了水的挥发。静电纺丝过程中，喷流表面溶剂先挥发，形成固态表层，而纤维内部仍然是液态核心。纤维被接收器收集，核心溶剂挥发，管状纤维形成。

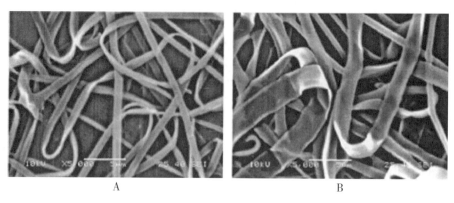

图 3 - 2 - 22　中空条带状静电纺丝纤维

（Koski et al. Mat. Letf. , 2004）

（二）纳米纤维薄膜表面形貌结构

1. 无规

无规分布是静电纺丝材料中最常见的纤维分布形态，类似于无纺布的结构。制备无规分布的静电纺丝材料方法也最为简单，只需要在注射高分子溶液或熔体的毛细管末端施加高压静电并超过其临界值，同种电荷排斥力克服聚合物或熔体的表面张力，聚合物液滴即可形成泰勒锥并分裂喷射出聚合物射流。带高压静电的毛细管末端与接收板之间形成高压电场，聚合物喷流在这种高压电场的作用下向反向电极方向呈螺旋状扭动并不断拉伸。在这过程中，溶剂同时快速挥发，形成纤维直径为纳米或微米级别的聚合物纤维，以无规状态聚集在收集器上，最终形成类似于无纺布的纤维膜，如图 3 - 2 - 23（a）所示。

制备无规分布微米/纳米纤维膜状材料，是静电纺丝最简单、最基本的用途，无需额外的特殊静电纺装置辅助。

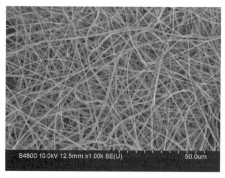

A. 无规PCL静电纺丝纤维

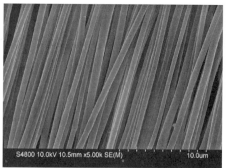

B. 通过滚筒接收制备的具有取向
结构的PLGA纳米纤维

图 3 - 2 - 23

2. 取向

大量研究表明，支架的物理结构会对细胞的生长、迁移等行为产生重要影响，其中在周围神经损伤修复中，各向异性的取向结构会有效定向引导轴突的再生方向和施万细胞的迁移。静电纺丝经过多年的发展，可以通过使用特定的接收装置实现纳米纤维的有序化和取向化，在周围神经损伤修复组织工程中得到良好的应用。

滚筒法/飞轮法：滚筒法是静电纺丝中最常见的加工取向纤维的方法，其特点是使用高速旋转的圆形滚筒为接收装置。在转速较低时，纳米纤维沉降在滚筒上仍是随机杂乱的；当逐渐提高转速，其表面线速度与纤维的沉降速度一致时，即可使纤维倾向于沿着滚筒旋转的方向排列，达到一定的取向度。飞轮法则是在滚筒法基础上改进装置，将高速旋转的滚筒换成边缘很窄甚至锋利的飞轮，纤维更趋向于在飞轮的边缘沉降，形成取向度更高的定向排列纤维。

Kam W. Leong 等通过滚筒收丝器制备了高取向纤维，证明了各向异性结构的纤维更有利于施万细胞的成熟化；何留民等也使用旋转接收的方法制备了不同取向度的纤维材料，通过对 C17.2 细胞系的体外实验证明平行纤维有利于细胞神经突起定向生长和长度增加；Xiaochuan Sun 等则是通过该制备方法研究了平行纤维对神经元神经突生长的导向作用以及与施万细胞共定位的促进作用。

平行电极收集器：平行电极收集装置由两块平行的接地或接反向电极的金属板构成。静电纺丝过程中，纤维会沉降在两块电极之间，形成垂直于电极的平行排列纤维；同时，纤维间的电荷排斥力会加强其平行程度。在此基础上还可以通过四块、六块电极等加工更复杂结构的纤维材料。Yadong Wang 等在平行电极收集高取向度纳米纤维材料的基础上通过二次加工成功制备了一种类似于脱细胞神经微观结构的可定向引导细胞生长的神经导管。

离心法：离心法静电纺丝是近年来发展的方法，将装有聚合物溶液的注射器及针头固定在作为接收装置的空心圆筒中心，在加工过程中，保持注射器的低速转动而圆筒保持静止。在低电场和低转速下，利用离心力和电场力的共同作用，即可使聚合物纤维达到高取向度排列。目前，该方法在周围神经损伤修复中的应用尚无报道。

3. 图案化

静电纺丝纤维材料图案化一般是通过控制电场的分布来调控纤维沉积形态，从而获得不同图案化、序列化的纤维聚集体。图案化的实施方法一般分为以下三种：对电极编织法、近场静电纺丝直写和图案化模板法。

对电极编织法是对"平行电极收集器制备取向排列纤维"方法的一种拓展。如图 3-2-24A 所示，将两对电极垂直摆放，通过不同电极的通断电时间来控制纤维沉积的位置和排列方式，最终得到图 B 中类似编织方法制造的交叉垂直排列的层状纤维结构。如图 E 的方式放置电极，可以得到纤维间空隙为三角形的纤维排列方式。

近场静电纺丝直写技术在下一节"三维静电纺丝纳米纤维支架构建"中有详细描述，此处不做详细描述。

图案化模板法制作图案排列静电纺丝的机理是使用导电材料制作特定形状排列的模板，纤维在纺丝过程中选择性地在模板导电凸起部位沉积，凸起间隙形成图案化的电纺丝纤维材料（图 3-2-25）。

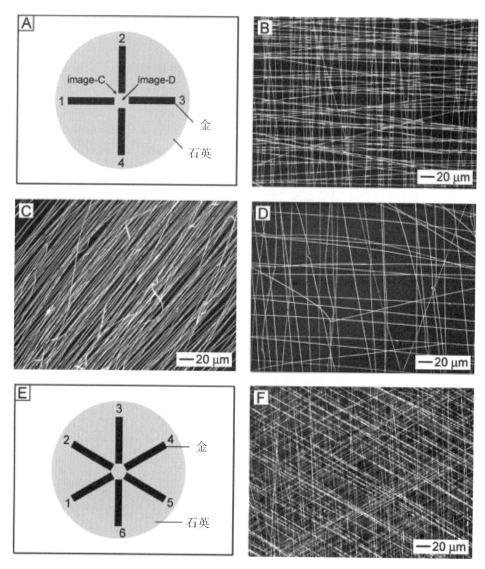

图 3 - 2 - 24　对电极编织法静电纺丝纤维

（Li. et al, Adv. Mater. , 2004）

三、三维静电纺丝纳米纤维支架构建

在周围神经修复过程中，神经组织再生与功能化依赖于细胞与细胞之间以及细胞与细胞外基质之间的相互作用。细胞外基质在调节细胞功能如细胞迁移、细胞分化、突触的形成以及成熟组织的稳态维持上起到非常关键的作用。

组织工程支架作为细胞移植或引导细胞生长与分化的载体，需要模拟天然组织中的细胞外基质。而传统的静电纺丝材料是二维的纤维膜材料。传统的静电纺丝使用平面板接收，得到的纳米纤维紧密堆积、高度压缩，只具有表面多孔纳米纤维网络结构，主要

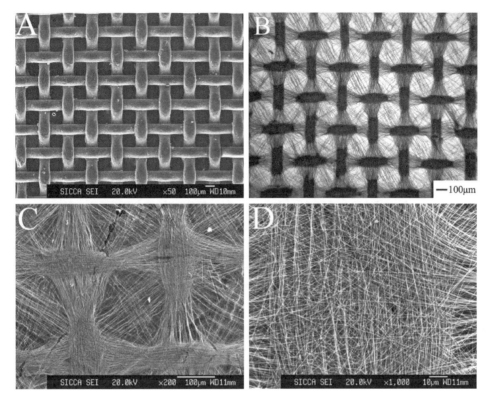

图 3 – 2 – 25　导电模板图案化的 PDLLA 静电纺丝纤维

（Zhang et al, Adv. Mater. , 2007）

的孔径大小只有 1 ～ 2 μm，材料厚度不超过 500 μm。虽然紧密的二维纳米纤维有利于
细胞分散，但是限制了细胞的迁移和向材料内部的渗透，更不能提供细胞维持正常形态
和进行自然行为所需要的三维空间，所以目前传统静电纺丝材料在组织工程中由于其二
维结构而应用受限。

　　与二维静电纺丝纤维膜材料相比，三维立体纤维材料孔隙率高，网孔交错互连形成
良好的孔洞结构，材料内部的输运网络有利于细胞培养中营养物质的运输和细胞代谢物
的交换。三维纳米纤维材料的孔隙结构与细胞增殖空间具有良好的适配性，有利于细胞
渗透迁移进材料内部和维持细胞的正常形态特征与生理活动。总而言之，高孔隙率的三
维立体纳米纤维支架可有效模拟生物组织的细胞外基质微环境，在生物组织工程领域作
为高性能支架材料有良好的应用前景。因此，构建结构稳定的三维立体纤维材料已成为
静电纺丝纤维支架在周围神经修复中性能提升的关键。

（一）基于薄膜的重构

1. 卷曲

　　传统静电纺丝得到的材料往往是不具备三维立体空间结构的平面二维膜材料。手工
卷曲是最早期实现二维向三维转变（重构）的一种手段。静电纺丝膜状材料可以通过
手工卷曲成管的方法再加工得到管状材料。如果用于卷曲的静电纺丝膜具有取向结构，

则可以根据卷曲方式得到垂直于轴心方向定向排列或平行于轴心方向定向排列的纤维导管。此类静电纺丝在周围神经损伤修复时常被用作神经套膜。

2. 转轴接收法

前面描述制备具有取向结构纤维的方法里提到滚筒法和飞轮接收法。转轴接收法与滚筒法和飞轮接收法类似，实质上也是对电纺丝膜进行重构，得到管状材料。转轴接收法利用金属转轴作为负极接收装置。静电纺丝时纤维缠绕在旋转的金属转轴表面，逐渐沉积形成一层管壁，最后把电纺丝管从转轴上取出并直接得到三维的静电纺丝管。管的内径由金属转轴外径决定，管壁厚度与纺丝时间和纺丝量有关。若纺丝过程中，金属转轴旋转速度足够快，纤维可以垂直于导管轴心方向有序排列。该方法制作的静电纺丝导管可以用作神经套管应用于神经损伤修复。

3. 叠加

制备三维静电纺丝材料的方法有很多。最简单的一种方法是连续电纺丝，或者叫多层静电纺丝。其原理是利用基质材料的相互叠加制备复杂的三维结构，该方法可以得到具有几百微米厚的三维纤维状材料。不过，该方法的缺点是制备支架过程耗时长。

Nafiseh Masoumi 等通过精密加工制备了一个具有特定菱形网格微结构的薄片材料，而后使用静电纺丝在该薄片的两个表面覆盖上纳米纤维薄膜，从而得到一个三层结构的三维复合支架。

4. 粉碎再塑形

此外，In Kyong Shim 等还通过对 PLLA 静电纺丝薄膜进行力学扩大的后处理，得到三维疏松的 PLLA 纳米纤维材料。具体方法为使用金属梳，在纺好的静电纺丝膜上连续梳刮，使纤维变得蓬松多孔。

Binbin Sun 等在六氟异丙醇中混合 PLCL 和丝蛋白，进行静电纺丝，得到二维平面的电纺丝薄膜材料，然后把膜材料剪碎，在叔丁醇中浸泡、分散，同时使用匀质器高速（10 000 r/min）匀质 30 min 将电纺丝薄膜打碎并分散均匀。随后将混合液倒入 24 孔板中冻干 24 h，得到三维海绵状的纳米纤维材料，最后通过戊二醛蒸汽交联 20 min、真空干燥处理，得到形态固定的 PLCL/SF 三维多孔材料。

（二）引入牺牲材料

在电纺丝过程中，通过共混或者多喷头电纺丝，引入支撑致孔作用的牺牲材料，后期通过溶剂浸出的方法去除牺牲材料，得到多孔的三维支架。包括盐析法，和加入 PEG、明胶等水溶性物质作为牺牲材料等。

例如，通过结合电纺丝和微粒的浸入，Kim 等制造出具有三维大孔结构的纳米纤维透明质酸/明胶支架。在这个方法中，食盐粒子作为致孔剂，通过一个自动振动的筛子，在电纺丝过程中自发地散落并堆积。最后通过交联透明质酸和明胶，并浸出食盐颗粒后得到材料。还有利用 PCL 与水溶性材料聚乙二醇或者明胶共纺，其中水溶性的聚乙二醇/明胶作为牺牲材料，在后处理中去除以提高孔隙率。这些方法形成的三维大孔支架有利于细胞的迁入；但缺点是开放的孔洞之间连通性不好，孔洞形貌不规则，材料容易坍塌。

（三）立体接收

1. 装置构型

将传统静电纺丝中平板接收器改变为具有特定形状的接收器也是一种有效的直接制备具有三维结构的静电纺丝纤维支架的方法。其原理是通过不同形状的导电性接收器，形成特定的电场，区别于平板接收的均匀电场，引导静电纺丝过程中纳米纤维的分布，避免在同一个平面上紧密堆积。

Albin Jakobsson 等采用了如图 3 - 2 - 26 中的接收装置，为一个插有多根钢针的圆形转盘，针尖的点连接起来是一个半球形的球面。静电纺丝时，针尖作为纳米纤维的接收点，避免了平面接收器对纳米纤维的挤压和压缩，使得纳米纤维可以松散地积累而形成棉花状的三维材料。

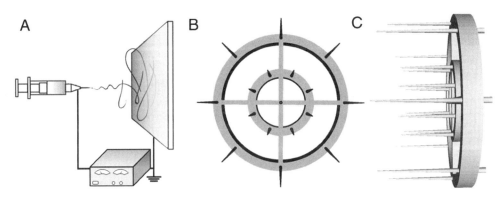

图 3 - 2 - 26　Albin Jakobsson 等发明的接收装置

（Jakobsson et al，Nanomedicine：Nanote chnology，Biology and Medicine，2017）

Andreas Kriebel 等则设计了一个具有平行梯状结构的接收器（图 3 - 2 - 27），通过该接收器从底部到顶部逐步累积可以制备得到由平行纤维所组成的三维结构。而后将该材料置于胶原导管通道中，其对神经修复中轴突生长方向的引导具有明显的促进作用。

2. 温度控制

通过在接收装置上加制冷源，做成低温接收平板，在接收装置表面形成低温（-20 ℃以下）。在静电纺丝过程中，空气中的水汽遇冷不断在接收装置和材料表面形成冰晶，冰晶占据材料内部部分空间，起支撑和致孔作用，通过冻干等后处理形成三维支架。

Marc Simonet 等最早通过冷冻接收的方法制备三维静电纺丝材料（图 3 - 2 - 28）。他们通过在金属转鼓接收器内加入干冰制冷，使转鼓表面温度维持在 -40 ℃左右。在静电纺丝过程中，冰晶在接收装置表面自发形成、堆积，最后得到棉花状的 PLGA 和 PEU 材料。

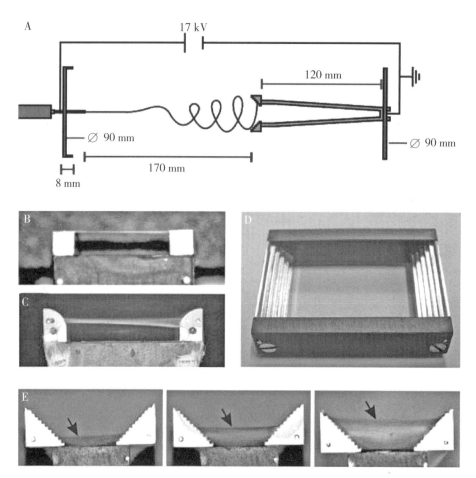

图 3 - 2 - 27　Andreas Kriebel 等设计的接收装置

（Kriebel et al. Journal of Biomedical Materials Research Part B：Applied Biomaterials，2014）

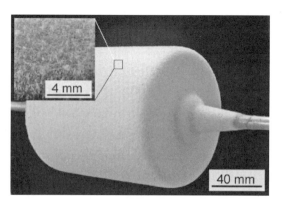

图 3 - 2 - 28　转鼓内放入干冰制冷的静电纺丝接收装置

（Simonet et al. Polymer Engineering & Science，2007）

Faheem A. Sheikh 等使用浸入式制冷器改装的冷冻接收装置，接收平面可以达到 −90 ℃。使用丝蛋白和 PEO 的混合溶液静电纺丝时，超低温的接收表面使空气中的水汽快速凝结成冰晶，冰晶层层叠加。最后把材料浸泡到 95% 的乙醇溶液中，丝蛋白结晶，PEO 溶出，得到具有三维立体结构的材料。作者还比较了传统电纺丝、盐析法电纺丝和低温接收电纺丝三种材料，结果是低温接收电纺丝对细胞的迁入效果最好（图 3 − 2 − 29）。

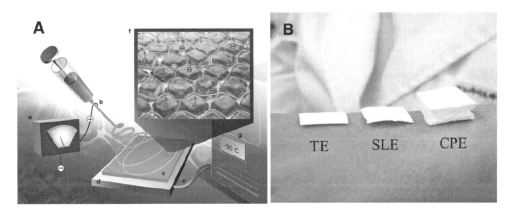

图 3 − 2 − 29　超低温平板接收器与低温接收电纺丝材料实物图
（Sheikh et al，Nanomedicine：Nanotechnology，Biology and Medicine，2015）

全大萍等发明了利用半导体制冷元件作为冷源的低温旋转接收装置，如图 3 − 2 − 30 所示，可以制备多组分三维静电纺丝材料，而且材料内部具有规律的大孔结构。

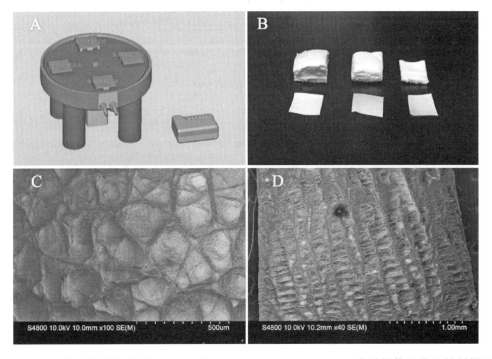

图 3 − 2 − 30　冷冻旋转接收装置（A）与 PLA-PTMC、PCL、PLLA 三种材料静电纺丝材料样品图（B）；PCL 静电纺丝材料横截面（C）与纵截面（D）。

3. 液体辅助接收

传统的静电纺丝加工中，聚合物溶液或者熔体经过溶剂挥发或冷却固定在平板接收器上堆积成型，而现在很多文献报道以液体作为接收装置进行"湿电纺"。溶液辅助接收静电纺丝是使用溶剂作为静电纺丝材料的接收介质的一种方法，该方法有利于溶剂的分散和纤维表面电荷的消减，使纳米纤维之间作用力减弱，纳米纤维材料在液体中立体分散而非沉积堆叠，有利于制作三维结构的材料。液体接收静电纺丝中，涡流的形成产生拉伸力促使纳米纤维取向，可以得到具有三维取向结构的材料。

Eugene Smit 等用装有去离子水的容器作为静电纺丝的接收器。纺丝过程中纳米纤维落到液面上，同时有旋转收集装置将液面的纤维卷成纱线成束收集，通过这种方法，成功制备聚醋酸乙烯酯 [poly（vinyl acetate）]，聚偏二氟乙烯 [poly（vinylidene difluoride）]，聚丙烯腈（polyacrylonitrile）纳米纤维纱线束（图 3 - 2 - 31）。

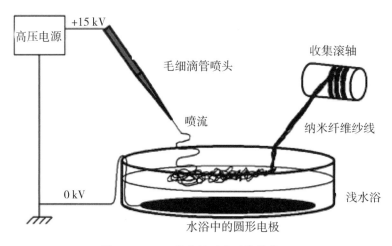

图 3 - 2 - 31　静电纺丝水浴接收装置
（Smit et al，Polymer，2005）

Wee-Eong Teo 等设计了双液槽的装置利用动态液流来制备材料：静电纺丝接收液槽底部中央有出水口，静电纺丝过程中接收液槽中的水往下流，形成漩涡，纳米纤维顺着水流流出，经接收装置卷成纱线（图 3 - 2 - 32）。

接着，Wee-Eong Teo 等还研究了通过该方法制备的 PCL 三维材料放置在模具里，通过冷冻干燥和常温干燥两种不同方法后处理的形貌和结构的区别。实验结果表明常温下干燥的材料结构致密，表面没有明显的孔洞，而经过冻干处理的样品外观有明显孔洞，原因可能是疏水材料等固 - 液表面相互作用力低于液 - 气表面的相互作用力。

全大萍等通过自己设计的旋转液槽实现了乙醇辅助接收的三维取向束状静电纺丝。该装置液槽中部有一个圆柱形结构，可以防止液体旋转时形成漩涡导致纤维无序缠结。装置工作时液流稳定，电纺丝纤维落到液体表面固化，悬浮于液体中，并随着液流的拉伸力形成有序的取向结构。用乙醇作为接收介质制备的 PLLA 纤维材料宏观上是疏松的长条形立体纤维束，外观类似于天然周围神经，纤维直径可控制在几百纳米到一微米，纤维具有取向性，可以引导细胞定向生长，纤维间空隙较传统平面静电纺丝大，有利于

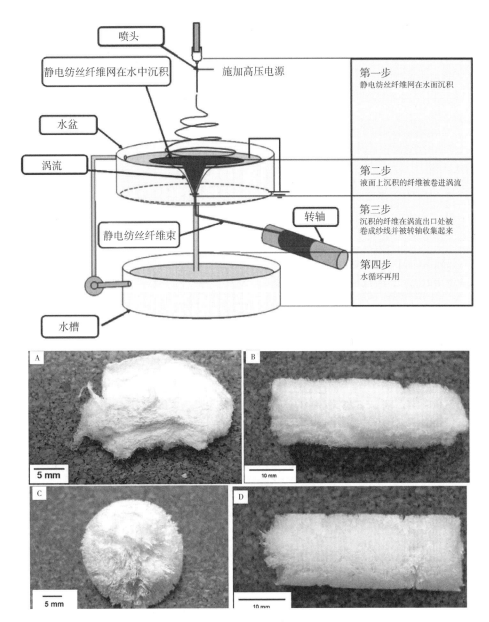

图 3 – 2 – 32　Wee-Eong Teo 等设计的静电纺丝接收装置（上）；PCL 电纺丝三维支架实物图
（下）

（Teo et al，Current Nanoscience，2008）

细胞迁入材料内部（图 3 – 2 – 33）。

　　除此以外，还有人利用叔丁基醇、乙醇、甲醇等溶剂作为液体接收的介质。这些液体有比水更小的密度、表面张力和介电常数，更有利于纳米纤维在水中分散。在这些研究中，纳米纤维在液相中接收、积累，然后用去离子水置换接收液，并通过低温冷冻、冻干处理，最后得到三维、多孔的纳米纤维支架。与二维的纳米纤维薄膜相比，这些方法制作的支架非常有利于细胞的三维培养，在组织工程中有很好的应用前景。

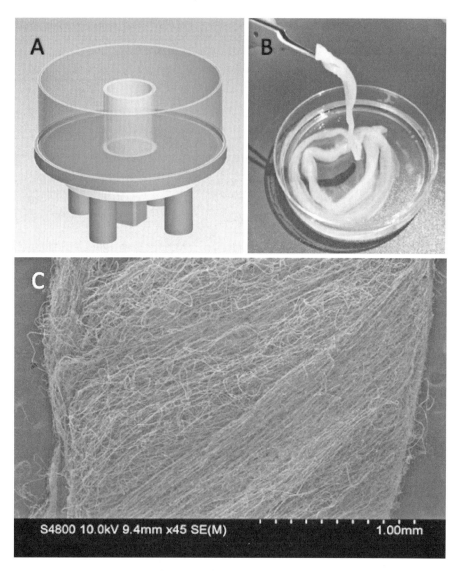

图 3 - 2 - 33　全大萍等设计的旋转液槽与三维取向束状静电纺丝材料

A：静电纺丝接收装置示意图；B：用该装置和乙醇辅助接收制备的取向左旋聚乳酸三维静电纺丝材料实物图；C：扫描电镜图。

（四）静电直写

为了克服传统静电纺丝不利于细胞迁入和力学性能不足的问题，静电纺丝直写技术和将静电纺丝与增材制造方法相结合制备三维结构纳米纤维材料的新技术也形成了一种发展潮流。

静电纺丝直写是一种采用射流初始喷射的直流部分进行定位纤维沉积的技术。静电纺丝直流喷射可以使稳定的射流配合接收板的运动得到复杂的图案甚至三维立体堆积。Kameoka 等通过使用尺寸约为几微米的镀金硅基实心三角形喷嘴和缩短喷嘴到接收板的距离（0.5～3 mm）来实现。静电纺丝过程中，可改变接收板的旋转速度来获得不同的纤维形貌。

Sun 等在这基础上，明确提出了近场静电纺丝技术（Near-field Electrospinning）的概念，采用直径为 1 μm 的实心钨针做微喷嘴，蘸取高分子溶液，配合接收板的 X-Y 二维运动使纤维定向沉积。该方法的缺点是不能长时间连续静电纺丝，且容易发生尖端放电现象，有潜在危险。

为了实现连续近场纺丝，Chang 等提出了采用流量泵连续供给聚合物溶液至空心针头的方法。在静电纺丝过程中，喷嘴处施加 1.5kV 的电压并保持针头处液滴悬挂的状态，采用辅助探针刺穿悬滴底部，打破静电力和表面张力的平衡，使连续纺丝产生。然而基于溶液静电纺丝的近场静电纺丝技术往往局限于二维，其最大的困难在于克服电纺丝的螺旋扰动区和静电排斥。

Min 等提出了一个溶液流体电动力学三维静电纺丝技术，使用乙醇作为接收介质进行 PCL 材料的溶液静电纺丝直写，制备出由纳米纤维束组成的微米网络多级结构。该方法可以做出多层网格状叠加材料，最大厚度可达 300 μm，可用于细胞的三维立体培养；缺点是网格容易发生断裂。

另外一种三维静电纺丝直写技术是基于熔融静电纺丝的。近场熔融静电纺丝技术的纺丝液是处于熔融状态的高分子材料，喷头距离与接收板距离小于几毫米，使静电纺丝喷丝过程中纳米丝始终处于可控直射区域之内，配合以 X-Y 轴程序调控移动路径的接收板，实现图案化和三维堆积。

Brown 等首次展示了实用传统熔融静电纺丝制备三维格子网络结构的材料，Hochleitner 等通过熔融静电纺丝制备出具有亚微米纤维互相交织结构的三维材料。Jongwan Lee 等设计了一套可以直接制备带有网格结构的材料的静电纺丝装置（图 3 - 2 - 24），该装置是一个三电极体系：一个喷丝针头，一个圆柱状的侧壁导体，一个接地的针头导体。在该三电极的共同作用下，纳米纤维会被集中于一点，然后通过一个可平面运动的绝缘接收板得到特定几何结构如网格状的纳米纤维模块。在四条 PDMS 块的校正下，多块网格状纳米纤维模块逐层堆叠得到了具有通道的三维纳米纤维支架。

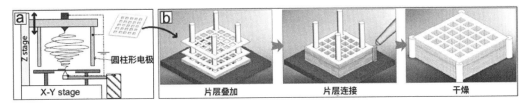

图 3 - 2 - 34　三电极体系制备网格状三维纳米纤维支架[38]

（Lee et al, Mater. Lett. 2013）

第三章 周围神经缺损微环境仿生重建与生物制造

第一节 概　　述

神经缺损修复材料起源于最早的神经套管技术，以一种单通道导管的形式将损伤的两端神经末端桥接起来，并保护在神经套管内部。这种单通道的神经导管虽然已经被证实有一定的促进神经再生的功能，但它本身更接近一个起保护神经作用的套管，只是对神经外膜外形的一个基础仿生，内部没有任何导向型的物理结构，无法对长距离的神经损伤进行修复。因此，在单通道导管中引入必要的物理和生物学因素已成为现在组织工程神经导管的必要条件。

为单通道导管引入导向因素的方法之一就是填充。这种填充有两个目的，一是物理引导，通常采用与导管轴向平行的微/纳米纤维、带有沟槽或纳米纤维结构的聚合物薄片等；其次是引入化学/生物信号，通过载药/蛋白/基因或采用具有特定生物功能的生物来源、人工合成水凝胶等其他材料。

与单通道导管相比，多纵向通道导管由于模仿了周围神经的脉管结构，对神经轴突有很好的定向引导作用而受到广泛关注。制作多通道导管的方法很多，包括注射模具成型、铸模、内芯/纤维去除或膜卷曲等，通道尺寸通常为 150 μm 至 1 mm。然而，增加通道数和减小通道直径，在同一平面构建不同尺寸的通道，构建非直线排列的纵向通道等，采用现有手段都存在一定的技术瓶颈。如何更接近神经组织的多层级多区块结构，并制备出更小的微通道使其尺寸接近神经内膜的尺寸（20 μm），有很多的挑战。3D 生物打印技术为多层级仿生神经移植物的构造和制备提供了一定的契机。

如图 3-3-1 所示，在周围神经系统中，对神经干起保护和支撑作用的支持组织为神经外膜，内含神经内膜、施万细胞和轴突为神经束膜。周围神经组织的外膜分为两个部分，其中位于周围神经最外侧，被肌肉组织和功能器官包绕的结缔组织形成的膜是外层神经外膜（external epineurium）；在外层神经外膜内侧与神经束膜之间存在的大量较为疏松的结缔组织则是内层神经外膜（internal epineurium）。外膜的支持组织在神经干内延伸，形成许多间隔，将神经干分隔成束，此延伸的支持组织包绕神经束，形成一个鞘，称为神经束膜。采用 3D 打印技术在体外构建神经移植体，可分别从神经外膜（外层和内层）以及神经束内微环境的重建来实施仿生。

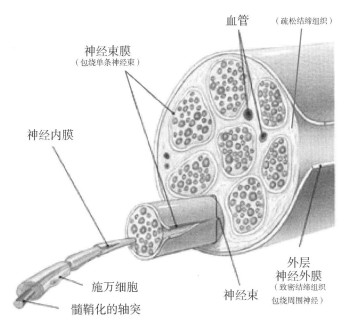

图 3 - 3 - 1 周围神经的截面结构与分区

文献报道 Wistar 大鼠的正常坐骨神经弹性模量约为（19.33 ± 2.00）MPa。但周围神经不同的区域力学性质差异较大，其中模量最大的结缔组织层是神经束膜，其次是外层神经外膜。在神经导管的制造中，除结构、力学强度和组分的仿生外，活性元素的时空分布对神经再生的引导、血运对营养物质的及时传送、感觉和运动以及混合神经的选择性再生等微环境因素，也是需要特别加以重视的问题。

第二节 外层神经外膜的结构设计与制造

一、外层神经外膜的结构与功能

作为包裹神经干的主要组织，外层神经外膜最重要的功能之一便是对其内侧所有的神经组织（包括神经束、微血管和少量脂肪组织等）进行支撑与保护，因此，大部分的外层神经外膜都是由较为致密的结缔组织构成，其生物力学强度大，可在一定程度上承担部分来自神经外组织的压力。另外，功能健全的外层神经外膜上有纵横行的弹力纤维，当关节屈、伸或受到外力牵拉时可起缓冲作用。最后，外层神经外膜都具有细微孔道结构，一方面可以将外界的营养物质和血运提供给内侧神经的再生生长，另外一方面需将其内侧神经细胞分泌的杂质和代谢产物排出，同时还需保证周围组织损伤后所产生的瘢痕无法侵入。因此，外层神经外膜的选择通透性功能对周围神经的修复再生也起到关键性的作用。

在长段周围神经缺损修复中，作为提供神经组织再生的微环境支架，植入物通常为长度 1～8 cm 的圆柱体状结构。其中，由于外层神经外膜是周围神经最外层组织，包裹着整个神经纤维，因此仿外层神经外膜支架部分应为一种厚度极小（～100 μm）的管状结构立体材料，其外侧直径应与整个神经纤维的直径保持基本一致或略微放大。

二、外层神经外膜的设计与制造

制造外膜采用的材料大多为经 FDA 批准，可在人体内使用、可吸收聚酯材料，包括 PLA，PLGA，PCL，PGS 以及它们的共聚物，这类材料的力学性能在目前所有可吸收高分子材料中最为优秀，而且，还可通过改变它们的分子量、链拓扑结构以及端基性能来调控其各项性能。目前，采用 3D 打印技术制造神经外膜主要采用上述聚酯材料。除此之外，还需从以下两个方面加以考虑。

（一）神经外膜的结构设计

从支架结构（包括形状尺寸、拓扑结构等）角度分析，适合仿生外层神经外膜的管状支架的有效性，除受材料本身的加工方法限制之外，主要受到支架材料在体内宏/微观环境的影响，尤其是其内外流体控制产生的力学环境的影响。生物力学环境对植入型神经管状支架的限制主要分为以下五个方面：内部压力（internal pressure）、内部流体流动（internal flow）、轴向应变（axial strain）、轴向受力（axial stress）与扭曲应力（torsion）。其中前两个方面来源于支架内部的液体流动，而压力与流动之间又是相对独立的，因为内部压力的引入可以没有液体流动参与，反之亦然。在周围神经的体内支架模型中，其内部存在神经元、施万细胞以及细胞外基质等物质，内部压力较为显著。然而，相比于承担血液循环的血管模型来说，轴浆在周围神经中的流动速度极慢（一般一天只有小于 10 mm³），所以支架受到的剪切应力也相对较小。轴向应变与受力对管状支架的影响主要受到外部环境在长度方向上对材料的拉伸/挤压作用，这部分的受力与结构设计参数可以用有限元分析（finite element analysis，FEA）的方法进行建模和计算。而最后一部分，支架材料的扭转应力往往是受到外环境的复杂运动影响所造成的，在周围神经管状支架设计中可相应简化并与轴向受力结合进行系统总体受力分析，同样可利用有限元分析进行模拟。

通过对周围神经内部液体流动状态的模拟与仿生，可从理论上对仿生外层神经外膜管状支架结构进行力学性能预测及结构设计，尤其对该支架的内外径与管道长度提出初步分析与设计尺寸要求。除了管状支架内由于液体流动产生的内环境压力与剪切应力外，体内环境还会对植入性材料产生轴向应力与扭曲应力等复杂的外力影响。这些不规则的受力不仅会对材料本身产生短时间内的形变，甚至造成材料断裂、缺陷等不可逆变化，而且会对附着在支架表面、生长及再生过程中的细胞和组织产生影响。因此，在支架材料设计与力学分析过程中，在使用有限元方法对支架材料受力及形变进行模拟和预测外，还应结合体内/外实验，评价材料受到的外界应力对干细胞分化、神经细胞生长以及组织黏附等的影响。

用于仿生外层神经外膜的管状支架材料除了具有特定的生物力学功能之外，还应能够促进支架内外的物质运输与交换。除了细胞营养所需的物质运输，同时及时排出废物，以及促进细胞的附着，都需要一种合适的多孔型支架结构。而仿生外层神经外膜的设计也需要达到以上的几点要求，因此这种管状支架材料除需具有符合其特有力学性能要求的结构外，还应是一种由致密多孔结构组成的整体。它的显微结构与性质也在很大程度上决定了材料本身的力学性质和物质交换功能。

设计这样一种多层级多孔结构，一种有效的方式是设计一系列的结构单元（unit cells）。这种单元结构设计一方面可以从图片设计方案中获得，另一方面也可以通过计算机辅助设计（CAD）方式进行。在相同孔隙率条件下，不同的支架微结构会导致材料有效强度和渗透率的改变。材料和多孔结构的有序排列会在一定程度上影响支架的力学性质，而材料渗透系数则仅仅由三维孔洞的形态和分布决定。通过对支架材料拓扑微结构的设计和优化，可以获得支架设计所需要的多种性质。例如在指定孔隙率的条件下，优化功能性材料力学性能；或是在保证力学强度的同时，增大材料的渗透系数。

总体来说，管状支架的结构性质不仅与其结构尺寸设计有关，还与支架所处的微环境、状态有着密切的联系。只有综合考虑到各方面因素对管状支架稳定性和生物功能的影响，才能设计并制作出符合临床要求的支架模型。在结构设计过程中，还可以采用医疗成像模板，例如计算机辅助 X 射线断层摄影术（CT）或磁共振成像（MRI），将患者的个性化医疗信息直接引入支架设计构建过程中来，利用计算拓扑设计（computational topology design，CTD）和实体自由制造（solid free-form fabrication，SFF）相结合的方式，制作出符合临床医疗需要的个性化多孔管状支架材料。

（二）神经外膜的 3D 打印技术

挤出式 3D 打印技术（extrusion-based printing，EBP）主要包含熔融沉积成型工艺（FDM），利用高温将材料熔化成液态，通过打印头挤出后固化，层叠式排列形成立体实物。该方法操作简单，维护成本低，可快速构建瓶状或中空零件以及一次成型的装配结构件。但这种挤出式的打印方法突出的缺点就是成型的精度较低（0.178 mm），表面易形成较明显的条纹，从加工精确度考虑不符合仿神经外膜的要求；使用的原材料一般采用卷轴丝的形式，经高温熔融后热塑成型，因此这种方法亦不利于进行多技术多层级复合打印成型。

立体喷墨打印（3DP）是一种利用微滴喷射技术的喷墨式（inkjet-based printing，IBP）增材制造方法，过程类似于打印机，如图 3 - 3 - 2 所示。打印喷头在计算机控制下，按照当前截面的信息，在事先铺好的一层粉末上，选择性地喷射黏结剂，使部分粉末未黏结，形成一层截面薄层；一层打完后，将已打印的粉末平面下降一定高度并在上面铺上一层粉末，准备下一截面图的打印。如此循环，逐层黏结堆积，直到整个模型的所有截面图全部打印完成，经过加热处理，除去未黏结的粉末，形成实体三维模型。这种方法的优势在于喷印黏结剂时可形成多种打印材料，直接喷印光敏树脂材料可形成高性能塑料零件。不足之处是打印精度依旧不是很高（~0.2 mm），喷印黏结剂时零件致密度不高，需要后烧结。这种方法由于其精度的制约，以及成型后处理的需求，增大了材料选择和制备的难度，也较难获得具有精确多孔结构的仿神经外膜支架材料。

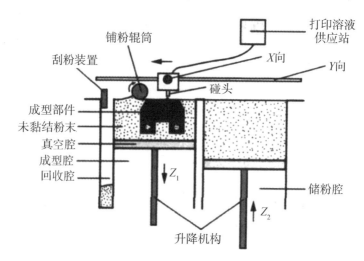

图 3-3-2　喷墨式 3D 打印的原理、构件示意（来自互联网）

　　光固化打印（SLA）是通过 CAD 设计出三维实体模型，利用离散程序将模型进行切片处理，设计扫描路径，产生的数据将精确控制激光扫描器和升降台的运动；采用紫外光在液态光敏树脂表面进行扫描，使表面特定区域内的一层树脂固化，当一层加工完毕后，就生成零件的一个截面；升降台下降一定距离，固化层上覆盖另一层液态树脂，再进行第二层扫描，第二固化层牢固地黏结在前一固化层上，这样一层层叠加而成三维工件原型，每次生成一定厚度的薄层，从底部逐层生成物体，如图 3-3-3 工艺图及实际装置图所示。其优点是原材料的利用率将近 100%，尺寸精度高（±0.1 mm），表面质量优良，可以制作结构十分复杂的模型。这种利用紫外光光束扫描进行 3D 打印的方法由 CAD 数字模型直接制成原型，加工速度快，产品生产周期短，无需切削工具与模具。可以加工结构外形复杂或使用传统手段难以成型的原型和模具，使 CAD 数字模型直观化，降低错误修复的成本。相比热熔型材料的 3D 打印成型工艺（如 FDM），SLA 成型精度高，表面平整。与前面两种方法不同的是，SLA 的系统造价较高，对材料的要求和依赖性也较高，所开发的光敏树脂类 3D 打印墨水需要在短时间内光固化，并且维持一定的力学强度；同时，为了体现在体内植入后的修复效果，组成该生物支架的光敏树脂需要与周围神经组织再生时间窗相匹配的降解速率，以及在设计中需要实现保证其力学强度和韧性的多孔管状结构。

　　尽管 SLA 打印方法对于材料（打印墨水）的要求较高，但本书作者认为，对于设计仿外层神经外膜的微观多孔结构来说，SLA 的打印精度最为适宜；而且只要选定或定制合适的光敏树脂材料，SLA 方法可以轻松实现神经外膜的生物制造以及与其他打印方法配合形成多层次一体化成型。

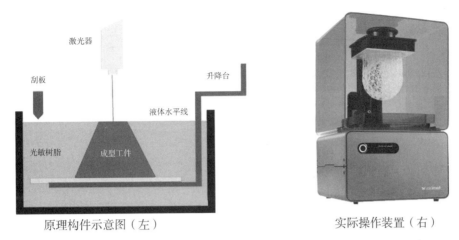

激光器

刮板

升降台

液体水平线

光敏树脂

成型工件

原理构件示意图（左）　　　　　　　　　　实际操作装置（右）

图 3 - 3 - 3　光固化 SLA 生物 3D 打印

第三节　内层神经外膜的结构设计与制造

一、内层神经外膜结缔组织的结构与功能

内层神经外膜主要的功能可概括为两点：一是对神经束型区域支撑、缓冲并保护；二是为血管穿行及微毛细血管长入神经束提供物理支撑，进一步为神经束内的生理过程提供营养支持和代谢废物的交换途径。

内层神经外膜分布有丰富的疏松结缔组织（loose connective tissue），具有纤维少、排列稀疏的特点，起支持、连接、营养、防御、保护和修复等功能。对神经组织的组织学 HE 切片（图 3 - 3 - 4 A、B）和扫描电子显微镜（图 3 - 3 - 4 C、D、E）观察，其内层神经外膜区域具有大小不一的疏松多孔结构，孔径尺寸约为 10.3 μm，孔隙率约为 57.5%。此外，血管/微血管贯穿于此区域（见图 3 - 3 - 4 B），分布介于神经外膜区域纵向的主干血管和神经内膜的微血管之间，伴随或围绕着神经束，在血管/微血管分支处，小血管及毛细血管渗入神经束结构。

与其结构相适应，除对神经束起到支持和保护外，血运作用也是内层神经外膜区域最重要的生理功能之一。前述章节在分析内层神经外膜区域中总结到，该区域通过微血管输送并扩散到神经内膜区域的营养物质可以满足轴突的生长。因此，在内层神经外膜区域的支架设计中构建促进血管化微环境是十分有必要的。

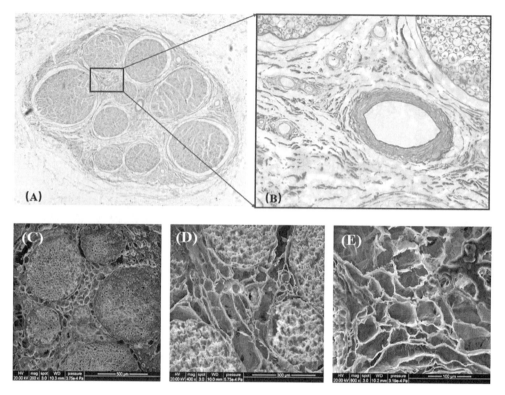

图 3-3-4　周围神经组织学 HE 染色图像（A、B）：局部放大观察微血管的形态；扫描电子显微镜图像（C、D、E）：内层神经外膜区域多孔形貌

二、内层神经外膜结缔组织的构建

（一）材料选择

考虑到内层神经外膜区域的力学及结构特征，弹性材料和水凝胶材料是首选。可选择的合成材料、天然材料以及去细胞基质材料种类繁多，但根据 3D 生物打印的成型条件以及现有技术的要求，能够满足要求的材料很有限。从水凝胶材料的交联机理及性能考虑，可供选择的材料至少需满足图 3-3-5 中的交联条件与方式。

1. 物理交联水凝胶

在 3D 打印过程中，通过环境的改变，聚合物溶液发生相转变而固化成型。环境敏感相转变水凝胶是一类典型的物理交联水凝胶，其驱动力以分子间氢键、亲/疏水性、离子静电作用力等为主。如海藻酸钠在钙离子作用下的凝胶化，聚 N 异丙基丙烯酰胺（PNIPAAm）在最低临界凝胶温度以上的凝胶化，壳聚糖在弱碱性条件（pH≈6.5）下的凝胶化，海藻酸钠与甲壳素的正负电荷相互作用的凝胶化体系等。超分子化学也常被用作构建水凝胶体系，基于非共价键相互作用（π-π共轭、范德华力、金属螯合、疏水相互作用等）的超分子作用在制备可控性佳、具多样性及可逆相变的水凝胶体系中具有显著优势。

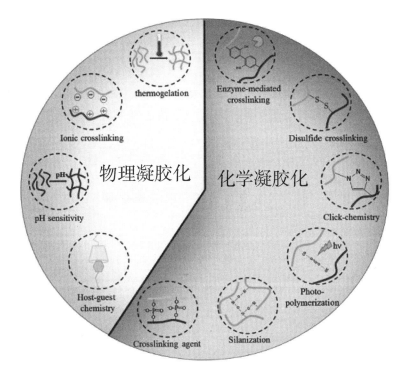

图 3 - 3 - 5　生物水凝胶常见的凝胶化机理示意

物理交联凝胶化不经过化学反应，避免了化学交联可能带来的生物相容性问题（如引发剂、单体及催化剂）。但是，可逆的物理交联不利于制品降解速率及形状的精确控制。此外，pH 敏感相转变水凝胶因为凝胶化过程的 pH 变化，限制了其作为细胞载体及体内部分应用。考虑到内层神经外膜区域对神经束结构的支持作用，支架的稳定性也是首先要考虑的。因此，对于起到支撑作用的支架的设计，化学交联更为常用。

2. 化学交联水凝胶

在 3D 生物制造中，化学交联反应条件首先是交联体系的生物安全性，另外就是交联反应的即时性和选择性。多种类型的化学交联反应可以用于凝胶化的成型，如麦克加成反应、点击化学反应、二硫键交联反应、酶交联反应、光交联反应、席夫碱反应等。

麦克加成反应是活泼亚甲基化合物形成的碳负离子对 α,β - 不饱和羰基化合物的碳碳双键的亲核加成，丙烯酸双键及乙烯基砜基团是被广泛研究的亲合试剂受体，但也有报道称这些不饱和双键对某些细胞种类具有一定毒性。硫醇和马来酰亚胺键的反应具有更好的生物相容性，此外，麦克加成反应条件温和，可在 37 ℃无催化剂作用下缓慢进行，较低的凝胶化速度也利于临床的操作。

点击化学交联是一类通过小单元的拼接来快速可靠地完成多种化学合成，具有高选择性、高反应活性和温和反应条件的典型特点。其代表反应为铜催化的叠氮 - 炔基 Husigen 环加成反应（Copper-Catalyzed Azide-Alkyne Cycloaddition）和 Diels-Alder 环加成反应。然而，铜催化剂的使用限制了其在生物材料领域的应用。因此，无铜参与的点击化学反应的研究及应用受到重视，如自由基调节的硫 - 烯点击化学。

二硫键交联通过两个巯基间的氧化反应实现，反应简洁，应用广泛。巯基的氧化反应不需催化剂，空气中的氧气便可缓慢促进交联完成。

酶催化聚合物之间共价交联形成水凝胶网络给生物材料的设计提供了更多方便。酶催化体系的生物相容性好，并且凝胶化时间可控。典型的酶催化反应是含酪氨酸的聚合物在辣根过氧化酶（HRP）催化下被过氧化氢（H_2O_2）氧化交联。用酶催化的方法可以避免有细胞毒性的催化剂或其他试剂参与下，制备有高选择性和稳定性的可注射水凝胶。

席夫碱反应是由胺和活性羰基反应生成有亚胺或甲亚胺特性基团（—RC = N—）的反应，可用于透明质酸、壳聚糖、硫酸软骨素等多糖的凝胶化，其速度适中且交联强度高。京尼平与胺基之间的席夫碱反应因优异的生物相容性而常用于水凝胶支架的构建。

在可见光/紫外光作用下，通过光引发剂引发不饱和双键的自由基链增长形成高分子网络结构，这种反应具有反应迅速且便于在空间和时间精确控制的显著特征。自由基光交联的凝胶化在牙科及便于辐照的临床领域有不可比拟的优势，但是光引发剂及其产生的自由基也有一定的细胞毒性作用，比如神经祖细胞在 I2959 引发剂存在下，经 UV 辐照 90 s 便会大比例地死亡。因此，开发低毒性或无引发剂光交联体系将更大程度上拓宽光交联在生物材料中的应用。此外，不同结构的不饱和双键具有不同的活性，也会影响其光交联凝胶化时间。分子设计制备高反应活性聚合物，可以减少紫外光辐照时间，提高细胞的存活率。

（二）生物 3D 打印的实施

根据生物打印的目标组织或器官，选择合适的平台是 3D 生物打印能否成功的关键。单一的打印技术很难实现复杂的人工组织/器官或支架的构建。把握各类适于生物 3D 打印的技术特点及局限并根据实际要求进行组合，有利于对目标组织或支架的打印。

依据上述材料的性能，目前可用来实施生物 3D 打印的技术主要有喷墨生物打印、激光辅助生物打印及微挤压成型生物打印三种（图 3 - 3 - 6）。

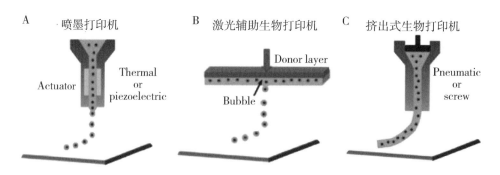

图 3 - 3 - 6　生物 3D 打印过程、技术及应用

（A）喷墨生物打印机连续喷出细胞和水凝胶小液滴堆积成组织；（B）激光辅助生物打印机利用激光在玻璃板吸收层上聚焦产生高压泡泡，将带有细胞或生物信号分子的墨水材料推到接受基体上；（C）微挤压成型生物打印机通过气压力或机械挤出力作用将熔体或聚合物溶液不间断地从针头中挤出并沉淀固化在指定的位置，层层堆积成型。

喷墨生物打印是传统的二维喷墨打印基础上发展起来的最早出现的生物打印技术。复合细胞或生物活性物质的水凝胶预溶液即生物墨水储存于墨水腔中，通过打印机的打印头热作用、声波或压电作用将墨水以可控粒径的液体形式滴出，通过物理或化学固化方式制造三维目标物。喷墨打印具有典型的特点：①打印机结构简洁，制造成本低；②打印分辨率高，可执行微米打印；③细胞打印可得到80%～90%的存活率，但相比其他方法，细胞存活率依然偏低；④通过工艺提升，喷墨打印方式可以达到10 μm的定位精度和10pL的单滴体积。因此，高的精度带来的是打印时间的延长。而目前喷墨生物打印通过热或压电作用得到的微滴的体积和形变很小，因而不适宜使用黏度大于15mPa/s的墨水及高浓度的复合细胞（大于10^6个/mL）的墨水。可以看出，喷墨生物打印技术的局限在于使得生物材料必须以液滴形式打印，而液滴的尺寸直接影响打印参数；分散器的特殊结构也限制了多种墨水便捷地切换使用。

激光辅助生物打印源于激光直写技术和激光引导转移技术。激光辅助生物打印是激光在玻璃板吸收层上聚焦产生高压液泡，将带有细胞或生物信号分子的墨水材料推到接受基体上。该方法采用开放式喷头，因此可有效避免喷头阻塞的问题。与喷墨生物打印技术相比，该方法因是通过液泡推进材料，避免了分散器与生物墨水的直接接触，从而对负载的细胞不产生剪切应力，可以得到高达95%的打印细胞存活率。同时，激光辅助生物打印可以支持高黏度的墨水的打印，同时可以满足多墨水的打印。目前，激光对细胞及活性分子所产生的副作用并不完全清楚。高分辨率及强度的激光发生器价格昂贵，整套系统的结构及后期维护更加复杂，限制了技术的推广使用。

微挤压成型生物打印是在喷墨打印技术基础上改进而来，是按照CAD分层数据控制运动轨迹并同时通过气压力或机械挤出力作用将熔体或聚合物溶液不间断地从针头中挤出并沉淀固化在指定的位置，层层堆积成型。基本所有黏度及高细胞浓度的水凝胶预溶液都可以用于挤出打印，拓展了微挤压成型生物打印的使用范围。将细胞及活性生物分子通过微胶囊保护，通过微挤压成型生物打印可以避免细胞受到剪切力损伤，从而得到较高的细胞存活率。此外，微挤压成型生物打印设备可集成多料筒多针头，可实现多材料的打印，在生物3D打印中更具优势。

微挤压成型生物打印设备是目前研究及使用最广的生物3D打印机。业内最为出名的生物3D打印机厂商，如德国EnvisionTec所生产的Bioplotter系列生物3D打印机及美国的Organovo的NovoGen生物3D打印机均采用挤压成型技术。不仅因为该技术可以与光固化、化学交联、温度敏感交联等各种固化机理的水凝胶墨水相适配，多喷头/墨水打印的硬件上的突破也极大地推动了微挤压成型生物打印技术的应用。Cho等利用三轴控制及6喷头打印机打印组织来源的细胞外基质水凝胶墨水、合成聚合物等多材料进行了打印制造软骨组织的实验。

除了上述在生物3D打印研究中广泛使用的打印技术外，一些新的设计及技术也逐渐被引入到生物3D打印中。有学者使用气压注射泵将融化的糖打印成实心的血管网络，然后浸入到可交联的水凝胶的预溶液墨水中，交联后溶解糖组分，则制备出具有联通的血管网络。该方法工艺简洁，但无法准确地对细胞或活性成分进行定位。立体平板印刷技术也被改进用于生物3D打印。其采用数字成像技术，层层"印刷"并叠加复杂的二维图像成三维物体，显著特点是设备结构简单、打印速度快且精度可达100 μm。在此技术基础上发展的连续液面生产（continuous liquid interface production，CLIP）的打印技术比传统的 3D 打印机要快 25 ～ 100 倍，理论上有提高到 1 000 倍的潜力，吸引了大量的关注。它的原理并不复杂，紫外光引发聚合成型（固化），而精确控制氧气分布阻聚目标区域固化，从而达到精确的连续打印。虽然新技术层出不穷，但这类技术无法满足复杂组织的多材料及细胞/活性物质的时空分布的打印需求，因此在生物 3D 打印中甚少使用。

生物 3D 打印能够快速发展，设备的设计和革新是一个重要推动力。尤其是微挤压成型打印设备为了满足多种多样的材料的打印需求呈现出功能高集成的特点。最重要的表现之一是对打印条件的控制。为了满足不同墨水材料的打印，针对不同固化原理的墨水，生物 3D 打印会配置多种固化能场，比如针对 UV 固化特性的墨水配置 UV 固化模块、针对具有温度敏感凝胶化墨水配置温控打印头模块（加热/制冷）。

三、内层神经外膜结缔组织间血管化

神经损伤后，能否在短时间内建立有效的血供是影响神经再生，尤其是长段神经缺损修复的主要因素。神经修复早期的血管生成不仅可以直接为轴突的生长提供充足营养，还可以聚集血液中的巨噬细胞迅速清除损伤处溃变产物，为轴突延伸提供良好通道。而神经修复后期尤其在长段神经修复中，持续的血供更是为再生的轴突提供营养支持的必要条件；缺乏血供支持，延伸的轴突很难跨越长段损伤区实现近端和远端的桥接。

在体外组织构建研究发现，绝大多数的新生组织发生在支架的外围区域，中心区域往往无法组织化。这主要是因为工程化组织支架缺乏血液运输，无法为细胞生长和组织构建输送养料。植入体内后，支架内部种子细胞将会迅速消耗掉养分和氧气；同时，因为支架内部养分少、氧气浓度低，不利于支架周围组织细胞向支架内部渗入。而营养及氧的供给只能通过物理渗透或扩散的方式从材料表面进入内部，但是研究表明氧气渗透的距离只有 100 ～ 200 μm，显然单独靠渗透无法满足需要。参考周围神经损伤修复过程的血管再生：新生的血管从 3 ～ 4 天分别从桥接材料的近、远端吻合口向中央生长；6 ～ 8 天周围组织基床的血管通过外层神经外膜长入桥接材料的中央区。因此，桥接材料移植后的短期内是没有血液供应的，无法满足组织修复或再生早期的需求，这将导致支架内部组织构建受阻或者移植的细胞坏死。那么，通过何种手段能有效地促进移植物的血管化进程？以下将讨论生物 3D 打印技术在构建促血管化的物理结构信号和生物微环境信号方面的应用。

（一）物理信号促进血管化

除了提高支架本身孔隙率以提高物质的渗透效果外，较大组织的支架构建过程中，可以通过工程手段在支架中制造出具有连通的类血管结构，并且该类血管可以与宿主的血管相匹配，起到运输血液的作用。这将是最为直接的解决和提高组织早期血运的方法。

人体的血管网络是树枝发散状的、直径尺寸从毫米级至微米级的中空管道。相对于传统的技术手段，生物3D打印可以很好地结合技术与生物优势。3D打印的大尺寸血管可以较好地与宿主血管吻合，通过引入促血管生成的生物信号，可以有效调控细胞在组织或支架内自发形成微血管，这部分生物信号控制的血管化将在下面有详细讨论。对于3D支架中复杂互通的类血管结构的设计及构建，首先要确保打印具有一定的分辨率，所构建的管壁厚度满足物质渗透的要求，此外使用的生物墨水如前述要具有一定的力学性质要求稳定性及生物相容性。

　　微挤压成型生物打印技术在类血管结构的制造中应用广泛。Gao等设计并使用同轴挤出的3D打印针头打印出微通道。这种同轴针头的内层挤出氯化钙溶液，外层为海藻酸钠溶液，通过调节两者挤出速度、喷射量等关键参数，打印出具有比较完整的长段中空微通道，并实现了3D可控叠加，如图3-3-7所示。结果表明，该方法可实现的管壁的尺寸小于200微米，通道结构的引入显著提高了细胞的存活率。

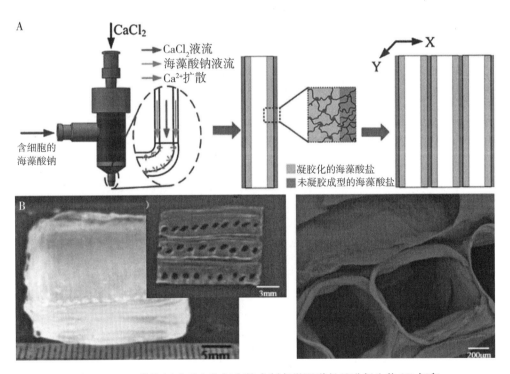

图3-3-7　微挤压成型生物打印技术制备微通道长丝进行生物3D打印

A：同轴挤出打印制备中空细丝；B：多层堆积结构横截面显示出微通道。（Gao et al., Biomaterials, 2015）

　　Hinton等采用浸没式的打印方式同样实现了类血管通道结构的构建。他们采用不同的水凝胶生物墨水在明胶牺牲材料中（起到支撑作用）直接打印多种组织器官模型后进行交联，制备了直径约200微米的类血管结构，骨组织、心脏及脑模型都可以使用这种方法构建。Wu等则采用间接打印的方法制备了3D类血管树。他们将具有温度敏感相转变的Pluronic F127溶胶打印到丙烯酸酯改性的Pluronic F127溶胶中，再将体系UV固化。丙烯酸酯改性的F127区域交联凝胶化，未改性的Pluronic F127区域在温度降低至临界胶束温度以下后呈现溶胶状，可以从体系中流出，从而得到具有树枝状的3D类血管通道网络（图 3 - 3 - 8）。

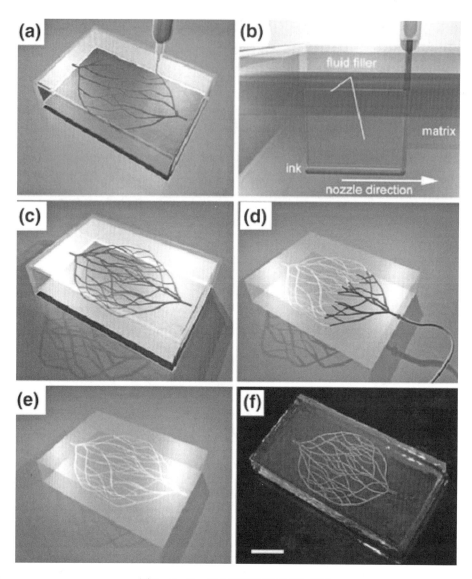

图 3 - 3 - 8 类血管网的间接 3D 打印

（a）、（b）Pluronic F127 打印到丙烯酸酯改性的 F127 支撑凝胶中；（c）紫外光交联支撑凝胶；（d）、（e）降低温度，未改性 F127 溶胶化从而被去除；（f）构建出复杂的类血管网络。（Wu. et al. Adv Mater, 2011）

Kolesky 等的工作为我们建立了一种利用 3D 打印构建预血管化大组织的方法。和上述不同的是该方法无需紫外固化，一定程度上提高了细胞的存活率。他们使用明胶 - 纤维蛋白原生物墨水复合新生皮肤成纤维细胞和间充质干细胞作为"细胞墨水"，Pluronic F127 复合凝血酶作为"血管墨水"（牺牲材料），将"血管墨水"打印到"细胞墨水"中。两者交界处，凝血酶使纤维蛋白原发生相转变凝胶化，继而浸入到含有凝血酶的无细胞的"细胞墨水"，完全交联组织打印物。降低温度至 Pluronic F127 的临界胶束温度以下，去除"血管墨水"区域，并在通道中种植人脐带血管内皮细胞（HUVECs），制造预血管化的组织。结果显示，预血管化的组织有利于间充质干细胞向成骨方向分化。

　　除了微挤压成型生物打印外，喷墨生物打印、激光辅助生物打印也都用于 3D 打印类血管结构制造研究。考虑到周围神经按照功能进行分区，分别进行制备，最后装配的制造思路，微挤压成型的工艺更为合适：①该技术目前可得到的精度和打印速度的匹配度佳，在保证一定精度前提下可尽可能保障细胞、信号分子活性打印；②设备的改造及商业化开发是多项技术中最为成熟的；③可装配多料筒、针头实现多材料的打印，满足生物 3D 打印对细胞、活性物质时空分布的需求。而内层神经外膜区域促进血管化的物理结构的构建可以通过引入牺牲材料实现，该方法温和，适合复合细胞或生物因子打印。

（二）生物信号引导血管化

　　大量的工作研究表明，在不同组织器官中的发育或者再生过程中，血管生成的生物学过程基本相同，都会涉及多种细胞及生物信号分子的调控作用。正常、通畅的血管网络，为机体各组织器官发挥正常生理功能提供了保障。血管的任何异常都会造成人体健康的损害：血管的异常减少或不通畅会导致组织器官的缺血缺氧；血管的异常增多则又会导致组织的过度生长，还与肿瘤的生长和转移有密切联系。研究表明，迅速和充分的血管生成是再生的组织器官存活和生理功能重建的前提和保障。虽然物理结构信号可在一定程度上促进再生区域的血管化，但再生区域的化学微环境对血管生成影响更大。探讨并研究内环境因素，尤其是影响血管化关键生物因子的作用是内层神经外膜区域血管化研究不可缺少的。

　　"血管生成"（angiogenesis）广义是指血管生长过程，狭义是指原有血管的出芽生长。其血管分支机制的基本理论模型可以概括如下：在促血管生成信号吸引及导向作用下，作为"顶端细胞"的内皮细胞变成移动和侵入性的，伸出丝状伪足，并引领新的出芽。随后，作为"茎细胞"的内皮细胞跟随在顶端细胞之后，伸出较少的丝状伪足，但通过增殖使出芽延伸并形成管腔。邻近的顶端细胞互相吻合，构成血管环路。血流的灌注、基底膜的形成，以及壁细胞的募集则稳定了新的连接。血管出芽生长持续到促血管生成信号的消失，静止状态重新建立，形成稳定的血管化。从工程学角度出发，通过控制相关信号分子在支架的时空分布，可以对血管生成过程进行调节，在周围神经组织工程支架的设计，尤其是内层神经外膜区域具有显著意义。

　　周围神经再生过程中，许多细胞因子参与到血管生成的生理过程。生长因子包括血管内皮生长因子（VEGF）、血管生成素（Angiopoietin，Ang）、神经生长因子（NGF）、血小板衍生生长因子（PDGF）、转化生长因子 β（TGF-β）、成纤维细胞生长因子（FGF）等。其中，VEGF 和 Ang 是两种最重要的促血管生成因子，VEGF 促进原始血管网的形成，而 Ang 则作用于随后的血管改建塑形，促进形成成熟且有空间结构的血管网。周围损伤早期血管网络的建立，VEGF 起到十分重要的作用。它可通过与内皮细胞上的 KDR 和 Flt-1 两种受体结合促进血管内皮细胞分裂、增殖，诱导其迁移形成管腔样结构；同时，还可提高微血管的通透性，引起血浆蛋白外渗和间质产生从而促进血管生成。

　　那么，如何利用工程技术手段将生物因子与移植物支架相结合，尽快实现支架的血管化？

首先要考虑到的是支架对活性因子的负载及缓释，诱导血管内皮细胞向材料内部迁移、增殖从而形成毛细血管网。前章节中讨论了因子通过包埋、固定或特异性结合等方式进行负载及缓释的方法。支架修饰因子常用方法是原位包埋、浸渍吸附因子或微球包覆。

富血小板血浆（PRP）富含血小板源性生长因子（PDGF）、转化生长因子β（TGF-β）、胰岛素样生长因子（IGF-1）、血管内皮生长因子（VEGF）和表皮生长因子（EGF）等。全大萍等采用 PRP 修饰同种异体去细胞神经支架，通过体内外实验考察 PRP 潜在的促周围神经再生的作用和可能机制。大鼠 15 mm 坐骨神经缺损修复实验发现，复合 PRP 组可有效增强修复大鼠 15 mm 长的坐骨神经缺损的疗效和早期血管化，但其疗效体现在促进坐骨神经再生的早期效果明显，其晚期效果仍劣于自体神经移植，这可能与 PRP 的暴释有关。体外研究显示，施万细胞（SCs）增殖和迁移受 PRP 浓度影响，与对照组相比，SCs 分泌的 NGF、GDNF 和其 mRNA 表达均较对照组明显增加。Giannaccini 等在合成的神经导管中同时注射含 β–NGF 和 VEGF 的微球，与在导管内注射两种因子溶液为对照组，用于周围神经损伤修复，微球负载因子可保护因子并调控因子的释放行为，明显地促进了大鼠运动神经功能恢复。Ruhrberg 等的早期工作证实，由神经损伤处快速生长迁移的神经祖细胞所分泌的 VEGF-A 因与细胞外基质不同组分化学亲和力不同，可形成梯度分布，进而可以诱导大脑血管再生处的血管内皮细胞丝状伪足前行，从而促进大脑毛细血管的形态形成及联通。此外，VEGF 的某些亚型也可提高神经系统功能和引导轴突延伸。Mackenzie 等综述了 VEGF-A 除促进血管化外，还可直接促进神经元细胞增殖、迁移、存活及轴突引导相关工作。基于以上分析，可以认为 VEGF 构建再血管化网络是促进神经再生的一条有效途径。

生物体内存在多种物理、化学性质随着时空改变的分布特征。其中，梯度信号已被广泛研究。包括酶、营养蛋白、生长因子等参与生物反应的活性分子的浓度规律变化对生理过程具有很大的引导作用，对其在支架中空间分布的相关研究具有显著意义。内层神经外膜的设计中，VEGF 类相关因子的一定空间分布，对于该区域的血管化具有积极作用。浓度梯度的一定空间内的浓度跨度（$d[v]/dr$）尤其是对高浓度区域的有效控制可以有效避免血管的无效生长或肿瘤态血管生长。对 VEGF 在释放和空间分布的双重控制相关设计及研究在周围神经组织工程支架，尤其是内层神经外膜的构建中具有显著意义。然而，通过支架包埋因子或微球负载的因子难以实现可控的 VEGF 梯度及其他空间分布信号。因此，在内层神经外膜区域的促血管化微环境的设计中，选择合适的工程手段实现因子信号的梯度分布是需要考虑的。

常用于制备因子梯度分布材料的工程方法有微流体法、辐照法、扩散法、喷涂法等。近年来，3D 打印技术为多种生物信号的制备提供了新的可能。

微流体技术是从光刻印刷技术演变形成的，在微米尺度环境中制备化学物理信号工艺手段。通过微流体技术制备的梯度分布信号具有电脑精确可控、高通量、低成本的特点，被广泛应用于病毒转染、生物力学信号对细胞作用、干细胞分化等领域。但是，微流体技术因为技术局限性，多用于 2D 平面信号的构建，难以用于三维支架的构建。

辐照法是控制反应物不同区域与光源接触时间精确控制反应进程从而达到梯度信号的建立。辐照法具有快速制备、精确可控、三维材料中信号构建等优势，被用于材料的图案化处理、蛋白梯度分布材料。辐照法制备梯度分布信号要求材料或活性分子具有光交联性质，提高了制备难度；紫外光及光引发剂的使用对活性分子及细胞具有一定毒性。另外，辐照法多采用单一材料，难以完成复杂结构、多材料的支架的梯度信号构建。

扩散法是基于高浓度区域的信号分子自发地向低浓度区域的表面或支架内部扩散而控制的。该方法原理简单，操作易行，适合二维和三维梯度材料的制备。但是，采用扩散法制备的梯度可控性不佳，梯度信号容易消失、不易重复。

喷涂法也是通过控制喷涂时间，改变不同区域信号分子沉积的量，从而达到梯度信号的实现。

上述多种方法已被广泛研究，但普遍具有一些限制：无法实现梯度信号的精确控制，都只能作为定型或半定量研究；多数方法仅适合单一材料上构建梯度信号，与天然组织复杂的组分不匹配；梯度信号多是单一方向，难以仿生人体中多方向信号分布。

生物 3D 打印技术是构建生物信号空间分布的有力工具。前文从墨水材料的选择及制备、打印工艺技术选择方面，针对内层神经外膜特点，对 3D 打印机硬件及功能需求的思考等方面分别做了阐述。那么，如何利用 3D 打印技术制备具有时空分布特征的生物信号以利于血管化及神经再生呢？首先，空间的分布。3D 打印技术不仅能够制备二维、三维的活性信号梯度分布，还能通过改进多墨水打印达建立多信号的同向、逆向及多方向信号，以满足复杂的生理过程需求。其次，是时间控制。包含两点：活性信号分布的保持及可控释放，这两点可从活性因子的可控负载入手。墨水组分引入对活性因子相互作用的组分，可以对因子进行保护及固定，通过 3D 打印制造的支架可以较好地保持设计的信号分布特点。通过调节因子的固定方式或作用力，可以得到具有可控释放特性的生物信号分子分布的支架。这将是内层神经外膜诱导/促进血管化工程的基础。最后，要关注的问题是血管化程度。血管生成过程中适宜浓度的 VEGF-A 可控制血管内皮细胞适度增殖，从而使血管化适度，进一步促进施万细胞的长入和分泌神经营养因子，利于神经的再生；而过高浓度的 VEGF-A 会使血管化过度，导致瘢痕形成，阻碍神经再生。因此，血管化程度的控制，尤其是活性因子调控血管内皮细胞增殖与血管化的量效关系研究是十分重要的。与传统技术只能定性或半定量研究相比，3D 打印技术为定量研究 VEGF-A 信号时空分布与血管化效果的相关性提供可选择的技术平台。

第四节　神经束内微环境的仿生重构

神经束由神经束膜包绕大量髓鞘化的轴突组成。因此，神经束内微环境的重建主要应该考虑两个方面，一是如何引导轴突定向延伸；二是如何促进轴突的髓鞘化，赋予再生的轴突生物功能。神经束的直径在几十到几百微米，采用现有的 3D 打印技术很难直接重构束内微结构，事实上，"仿生"的概念也不等于"仿真"，但可以利用 3D 打印结合其他技术，如刻痕微槽、相分离等技术通过控制束内基质材料的拓扑取向结构、活性因子的空间分布等实现对轴突的定向引导和功能化。

一、神经束内微环境的结构仿生

(一) 微槽的构建技术

如何定向地控制和引导神经轴突的生长在神经再生中是非常重要的，尽管单通道的神经导管可以提供一个宏观的引导，但是对于长距离的神经损伤，再生的神经轴突并不能定向地跨过整个损伤区，在导管内部可能就发生交错连接，使得修复效果不理想。因此，人们开始致力于研究如何在导管内部构建可以引导轴突再生的微结构。人们发现在导管的内部填充具有吸引轴突生长的水凝胶如胶原，可以在短期内促进损伤区域轴突的定向延伸。但这种单一的填充方式的长期修复效果却不尽人意，可能是由于胶原的填充挤压了轴突的生长空间，阻碍了轴突进一步向远端的延伸。

2001年，Thompson 和 Buettner 等发现，通过平版印刷的方式制备的具有微槽结构（<40 μm）的层粘连蛋白基底，可以促进施万细胞的定向排列，为轴突的再生提供良好的支持。同时，这样的微槽结构的尺寸可以很好地模拟神经组织中的神经内膜管的尺寸，并且为轴突的生长和施万细胞的迁移提供足够的空间和支持，更利于神经再生。于是，大量的研究开始致力于在神经修复导管中引入微槽结构，并对其表面进行功能化和移植细胞等，研究对神经损伤的修复作用。

目前用于制备微槽结构的方法通常是利用反应离子刻蚀（Reactive Ion Etching, RIE）和光刻技术（Photolithography）的方法制备出具有所需微槽结构的硅片或石英片作为模具，将材料溶解并浇铸在模具上，干燥后即可得到表面具有微槽结构的膜材料。由于制备微槽的工艺对材料本身的成型性质有一定的要求，目前用于神经修复的微槽结构的材料主要为具有良好生物相容性的聚酯材料，如聚乳酸（PLA）、聚己内酯（PCL）、聚乳酸-羟基乙酸共聚物（PLGA）和聚3-羟基丁酸酯-3-羟基戊酸酯共聚物（PHBV）等，或是利用聚苯乙烯（PS）或聚二甲基硅氧烷（PDMS）等材料通过表面的 laminin 和 collagen 涂层进行改性，制备出具有生物活性的表面微通道结构。

通过光刻技术和离子刻蚀方法制备具有微槽结构模具的方法具体可以描述为：先在硅片的表面涂覆一层 SiO_2 的薄膜作为阻挡层，再在 SiO_2 的表面通过旋涂等方式覆盖一层光刻胶，将设计好的具有所需结构的光掩模覆盖在上面并进行光刻，通过浸泡显影剂溶液将多余的光刻胶清除，即可得到光刻胶的微槽结构；通过氢氟酸蚀刻可以将没有光刻胶覆盖的 SiO_2 去除，再利用丙酮洗掉光刻胶，得到覆盖有特定结构的 SiO_2 的硅片；最后通过 KOH 对硅片进行蚀刻，即可得到具有微槽结构的硅片模具。Sun 利用这种方法将 PCL 溶液浇铸在硅片模具上，得到微槽宽度为 10 μm 的 PCL 薄膜，通过 NG108-15 细胞的培养发现轴突具有沿着微槽生长的行为，施万细胞也有定向排列的行为，并通过调控微槽的尺寸可以改变细胞的行为。Deniz Yucel 等则利用类似的方法制备了具有微槽结构的 PDMS 模具，将 PHBV、PLLA 和 PLGA 的混合溶液浇铸在 PDMS 模具上，并利用 PEG 作为致孔剂，得到具有微槽结构的多孔聚合物薄膜。同时，将 PHBV 和 PLGA 进行混合静电纺丝得到取向的纳米纤维，将聚合物薄膜卷成套管的形状并将电纺丝的纤维塞入导管中，通过神经干细胞（NSCs）和星形胶质细胞分别在聚合物薄膜和三维套管中的培养，发现这种微槽结构和取向的纤维结构可以引导 NSCs 和胶质细胞的定向排列，并且可以引导 NSCs 的分化。

用于构建微槽结构的材料通常为合成高分子材料，如 PLGA，这类材料虽然可具有良好的生物相容性，但是对细胞的亲和力和相互作用很弱，因此通常可以通过胶原和 laminin 等细胞外基质成分对材料的表面改性。laminin 是一种在中枢神经系统发育时表达的多肽，并已被证明可以调控轴突的长出与延伸。Li Yao 等通过在具有微槽结构的 PLGA 表面分别利用胶原和 laminin 进行活性修饰，发现 laminin 比胶原更能促进定向轴突的生长，并且在微槽中的轴突数量和长度明显高于平面结构。Recknor 也对具有微槽结构的 PS 薄膜表面进行 laminin 涂层改性来研究对成年鼠的海马祖细胞（AHPCs）分化的影响，并通过和星形胶质细胞的共培养促进 AHPCs 向神经元的分化。最近，Thomson 通过直径大小为 20 μm 的 PDMS 和 PCL 微槽表面的 DRG 培养，研究 mTOR 通路调控细胞对不同拓扑结构的响应。该研究发现 mTORC2 在周围神经中是控制细胞与不同结构相互作用的重要介质，强调在周围神经修复中引入拓扑结构的重要性，并指出在支架中加入可上调 mTORC2/pAkt 的试剂对神经再生有很好的促进作用。

（二）微通道的构建技术

利用微槽结构可以实现对神经内膜管尺寸的仿生，这种结构有利于轴突的定向生长和施万细胞的迁移。但大部分制备的微槽结构只是平面的结构，通过将薄膜卷起来得到的三维导管也只能形成表面的微槽，导管内部依然是中空结构，无法对神经束内的三维微通道结构进行仿生。定向冷冻 – 冻干技术是利用水凝胶这类溶剂凝固点较高的材料，一面与冷源接触，四周均由绝热材料包裹，水凝胶内部的水分沿着温度传递的方向形成手指状的冰晶，然后利用升华的方式去除冰晶，即留下单轴的微通道结构。这种技术的出现，为制造具有小尺寸的微通道导管的组织工程支架提供了可能。

这种定向冷冻 – 冻干技术在制备神经系统组织工程支架方面已得到广泛研究。传统的加工工艺如注射成型和溶剂浇铸等方法由于制备的通道的尺寸依赖于模具的精度，无法实现对更精细的神经内膜管结构的仿生。而定向冷冻 – 冻干技术制备的导管在制备过程中不需要任何的添加剂，对模具也没有精细度的要求，只需通过水凝胶本身的水分定向形成冰晶来制备微米级的多通道结构。通过调控冷源的温度梯度和方向，微通道的尺寸可在 20～100 μm 之间进行调控，并且可以制备具有不同取向性微为通道结构，对具有多孔/多通道结构的组织如软骨、神经组织等的仿生支架的制备非常适用。

由于定向冷冻 – 冻干技术利用的多为水凝胶材料，因此更加适用于天然来源的材料如胶原、壳聚糖、琼脂、透明质酸等神经组织工程支架的制备。这类材料包括源自天然细胞外基质中的蛋白或多糖（胶原、透明质酸等）和源自自然界其他生物体/组织的生物活性分子（明胶、壳聚糖、琼脂糖等），已经被证实对于神经再生具有积极的效应。目前已有大量研究利用天然来源的材料通过定向冷冻 – 冻干技术制备具有微通道结构的神经修复导管，实现对神经组织成分和结构的双重仿生。下面介绍现有的定向冷冻 – 冻干技术在神经组织工程方面的研究进展。

Bozkurt 等利用定向冷冻 – 冻干的方式制备出具有定向微通道结构的胶原支架，通过改变冷冻的参数可以改变微通道的尺寸（20～100 μm），在体外的 DRG 和施万细胞

（SCs）培养实验中发现，无论是 DRG 中的 SCs，还是单独培养的 SCs，均会在微通道中定向排列形成类似 Büngner 带的结构，DRG 的神经元轴突能沿着微通道迁移至支架内部，并且会紧贴着定向排列的 SCs 生长，这个结果证实了 SCs 在神经再生过程中的重要性，平行排列的 SCs 可以支持和引导轴突的定向生长。Ghorbani 则通过直接冷冻法和定向冷冻 - 冻干法分别制备了不同结构的 PLGA/明胶导管，相比于直接冷冻制备的无序多孔结构，具有定向微通道结构的导管在降解性能、机械强度和因子的控制释放上有明显的提高，通过 P19 胚胎癌细胞的培养发现，定向的微通道结构可以引导细胞向神经元的分化。Sridharan 等甚至直接利用这种定向冷冻 - 冻干技术形成的冰晶，将原本直接冻干的去细胞神经样品中约 5 μm 的孔径扩大至 40 μm，形成更为均匀的轴向排列的通道结构；这种具有更大的孔结构的去细胞神经支架表现出与天然神经接近的拉伸性能，同时，比非冻干的神经和常规方法冻干的神经更利于细胞的渗透，证明定向冻干技术具有改善去细胞神经支架的潜能。

二、神经束内微环境的功能仿生

从微环境角度来看，神经导管在修复过程中主要起着桥接和导向的作用，但是神经损伤区域的神经元会大量凋亡，并造成细胞外基质和活性分子的缺失。因此需要在神经导管中引入促进神经再生的生物学信号，植入神经支架的细胞能够分泌和产生生长因子以及新的细胞外基质，为轴突的再生和细胞的迁移提供引导和支持，从而促进神经轴突的再生。施万细胞在较短的神经损伤间隙中会快速增殖，并定向迁移，为轴突的再生提供一个稳定的物理和生物分子信号支持。因此，施万细胞被认为是成功的神经修复中的关键因素，被广泛地用于神经再生研究。此外，具有多分化潜能的干细胞也被广泛地应用于神经损伤修复，例如神经干细胞、骨髓间充质干细胞、脂肪干细胞和胚胎干细胞等。另外，神经损伤发生后，远端的神经残端会分泌一些神经生长因子促进轴突的再生。因此，在神经组织工程支架上负载神经生长因子，通过不同种类生长因子的多重空间分布的控制释放，对改善神经再生的微环境有着重要的意义。

（一）细胞移植

目前已经在临床上大量使用的人工导管和神经移植物已经取得了较好的修复效果，但对于长段神经缺损（>3 cm），其修复效果却不理想。尽管可以通过组织工程手段重建神经组织的细胞外基质，但神经导管依然缺乏神经组织再生中关键的细胞成分，例如施万细胞。施万细胞通过分泌大量的神经营养因子来构建利于轴突再生的微环境，与细胞外基质相互作用来保持髓磷脂稳定并促进轴突的髓鞘化。当神经损伤发生时，大量的神经营养因子包括神经生长因子（NGF）和胶质细胞源性的营养因子（GDNF）被激活以促进轴突的生长，但周围神经中成熟的施万细胞无法维持持续释放因子的能力来支持轴突的再生。而且在神经损伤发生后，损伤区域短期内需要大量的施万细胞来进行修复，尽管可以通过提取得到施万细胞，但其在体外很难进行培养和增殖，这一点限制了施万细胞在临床上的应用。而干细胞可作为施万细胞的来源，在神经损伤区域分化出大量的施万细胞，为组织的再生提供稳定的微环境。

　　干细胞是指一类具有自我更新能力并能分化成多种功能细胞的多潜能细胞。干细胞可以根据其发育阶段分为胚胎干细胞和成体干细胞。干细胞同样也可根据其分化潜能分为全能干细胞、多能干细胞和单能干细胞：全能干细胞可以形成一个完整的胚胎，包括外胚组织；多功能干细胞可以触发形成中胚层、内胚层和外胚层；而单能干细胞只能分化为一种特定的细胞类型。干细胞的分化潜能也与其发育阶段相关，从胚胎干细胞到特定组织类型的干细胞，其分化潜能逐步降低，而完全分化的体细胞不具有任何分化能力。诱导多能干细胞（iPSC）是一种可以直接从体细胞中产生的多功能干细胞，Takahashi 等证明了体细胞可以通过转录调控以表达一个类似胚胎细胞的表型，从而得到诱导多能干细胞。本小节将分别介绍目前应用于周围神经修复的多种干细胞包括诱导多功能干细胞和几种干细胞的移植技术，以及最新的相关研究。

1. 干细胞的种类

　　胚胎干细胞（ESCs）是一种从胚胎发育的囊胚阶段提取出来的多功能干细胞，它具有体外培养无限增殖、自我更新和多向分化的特性。无论在体外还是体内环境，ESCs 都能被诱导分化为机体几乎所有的细胞类型。为替代施万细胞在神经损伤再生中的作用，ESCs 常被用作移植细胞植入到损伤区域并诱导其向施万细胞进行分化。Ziegler 等人通过诱导 ESCs 分化得到了形态与分子特性与施万细胞相近的细胞，并且证明这种分化得到的施万细胞可以与轴突相互作用。目前，ESCs 被广泛应用于大脑和脊髓损伤的修复，Liu 等人将分化的 ESCs 移植入先天性髓鞘缺失的成年鼠体内，证明 ESCs 能克服一些抑制轴突生长的因子，并促进髓鞘化。在周围神经损伤修复中，Cui 利用 ESCs 微注射修复大鼠坐骨神经，移植的 ESCs 在体内可以很好地存活并向施万细胞分化。尽管 ESCs 在细胞移植上非常有前景，但在临床上的使用依然存在一些缺点，例如 ESCs 的来源十分有限，并且可能会导致畸胎瘤的形成等。

　　神经干细胞（NSCs）具有分化成神经元和胶质细胞的潜能，并广泛存在于人大脑的室管膜下区和海马体内，在特定条件下 NSCs 可被诱导分化成施万细胞。大量研究表明，NSCs 对治疗急性和慢性周围神经损伤有较好的效果。Franchi 等人研究 NSCs 对坐骨神经慢性压迫损伤（CCI）模型修复的作用，发现移植 NSCs 后，施万细胞和成纤维细胞数量明显增多，轴突的总数明显增加，证明 NSCs 可以促进 CCI 模型小鼠的神经修复。Xu 等人通过硅胶导管移植脑源性的 NSCs 来修复大鼠坐骨神经，发现 NSCs 可以加快神经的恢复速度，并促进损伤区域 NGF 和 HGF 的表达。然而 NSCs 在应用上依然存在一些缺点，例如 NSCs 虽然在人大脑中广泛存在，但很难从大脑中提取得到，而目前建立的神经干细胞系主要来自于啮齿类动物，鼠与人之间的种属差异会导致移植的神经干细胞发展形成脑瘤。另外，如何诱导 NSCs 的定向分化成特定的神经细胞系也是目前研究中亟待解决的问题。

　　间充质干细胞（MSCs）来源于发育早期的中胚层，属于多功能干细胞。MSCs 由于具有多向分化潜能、造血支持、免疫调控及易提取得到等特点，在组织工程中有着广泛的应用。MSCs 本身可以分化成所有的中胚层细胞系，包括脂肪、骨骼、肌肉和软骨等，并在特定条件下可以诱导分化成非间充质细胞如神经元、星形胶质细胞和施万细胞等，因此在周围神经损伤中有良好的应用前景。MSCs 可以从许多组织如骨髓、脂肪、滑膜、骨骼、肌腱、韧带以及羊水、脐带血中分离和制备，其中应用最多的是骨髓来源的间充质干细胞（BMSCs）。Wang 等人将 BMSCs 负载在基质中修复兔子的 10 mm 坐骨神经缺损，得到比自体神经移植物更好的修复效果。Chen 等将 BMSCs 移植到坐骨神经缺损的模型大鼠体内，术后观察到有轴突及髓鞘的重建，电生理检查显示 BMSCs 移植组大鼠运动神经传导速度及坐骨神经功能均明显优于对照组，证明 BMSCs 可作为神经修复种子细胞的新来源。尽管相比于胚胎干细胞和神经干细胞，BMSCs 更容易从组织中提取，但 MSCs 的增殖和分化能力却大大降低；另外，BMSCs 在对异体进行移植时可能会造成免疫反应。而自体的提取过程不仅会对患者造成损伤，提取量也较少，这些都限制了 BMSCs 在临床上的应用。

脂肪干细胞（ADSCs）是从脂肪组织中分离得到的一种具有多向分化潜能的干细胞，并且可以通过简单的吸脂手术大量提取。相比于骨髓源性的干细胞，ADSCs 具有更好的增殖和分化潜能。ADSCs 可以分化成形态与功能均与施万细胞相似的细胞（dASC），可作为神经损伤修复中施万细胞的替代物。Mohammadi 等将未分化的 ADSCs 与培养基混悬液注射到硅酮橡胶管中，移植到小鼠坐骨神经 10 mm 的损伤区域，发现小鼠的步态分析、肌肉重量较对照组明显改善，同时 ADSCs 组的 S-100 表达量较单纯培养基组增加，表明 ADSCs 可在坐骨神经损伤区域受微环境影响分化形成施万细胞，有助于促进损伤的坐骨神经修复。与 BMSCs 类似，ADSCs 向神经细胞的分化能力与取材位置、供体年龄等因素有关，并且脂肪干细胞易于向脂肪细胞分化的特点也会影响其在神经修复中的应用。但 ADSCs 更易于提取和更好的分化潜能的特点使其成为近年来细胞治疗研究的热点。

诱导多能干细胞（iPSCs）是由体细胞通过导入外源基因的方法使其去分化得到的类似胚胎干细胞的一种多能干细胞，Takahashi 最早在鼠和人的成纤维母细胞中通过转录因子的引入得到了 iPSCs。这种使分化的细胞重新编程来制备具有个体特异性的多能干细胞的方法可以解决胚胎干细胞等细胞移植所带来的伦理问题和免疫排斥等问题。除体细胞外，由神经细胞系去分化得到 iPSCs 的方法也已被报道。尽管在分化过程中存在效率降低和变异性增加的问题，iPSCs 依然在中枢神经和周围神经的损伤修复中有着良好的应用前景。

2. 干细胞的移植

干细胞可以通过许多方法移植到损伤区域，最直接的办法就是利用细胞悬液通过微注射的方法直接将干细胞注射进神经末端进行修复。但是这种微注射的过程中针头处的剪切应力会对干细胞造成损伤，并且神经内部的微结构可能会被破坏，影响修复效果。为避免注射过程中针头对细胞的损害，移植的干细胞可以通过温敏性水凝胶包裹再注射入损伤区域，通过水凝胶的成胶特性将干细胞保留在损伤区域，发挥其修复效果。水凝胶可以对干细胞起到保护作用并且部分水凝胶具有诱导干细胞分化的功能，能促进移植的干细胞向所需要的细胞进行分化。然而包埋了干细胞的水凝胶由于缺乏支持，在体内很容易受到体液和细胞的侵蚀而降解，或是由于组织的运动而受到挤压破损，造成干细胞的流失，因此可以将干细胞通过神经导管保护进行移植。

干细胞可以通过悬液或者水凝胶包埋注射到神经导管的空腔中，也可以直接注射到导管基质材料内部，再将导管移植到缺损部位进行修复。通常使用的导管有人工导管如聚乳酸（PLA）、聚己内酯（PCL）、蚕丝蛋白、硅胶管和壳聚糖等，还有部分天然导管如静脉和动脉血管等。由于天然材料含有大量的细胞外基质成分如胶原和粘连蛋白，天然导管对细胞的黏附和引导轴突生长具有良好的促进作用。将细胞直接填充在导管腔内是目前为止最常用的细胞移植手段，但依然会导致大量的干细胞损失，降低修复效果。而将细胞通过水凝胶负载并与单通道或多通道导管复合，可以为移植细胞的迁移、增殖与分化提供支持，防止干细胞的流失。

3D 生物打印技术可以用来制造具有多种类细胞和模拟天然组织宏观结构与细微结构的仿生人工组织，在周围神经组织的损伤修复中有广泛的应用。3D 生物打印技术是 3D 打印技术、细胞生物学和材料科学的结合，通过精确的打印设备实现生物墨水的定点分配和堆积。3D 生物打印适用材料范围很广，如合成材料、蛋白质和细胞外基质材料等，同时可以稳定地负载生长因子和细胞如干细胞和体细胞，实现生物活性分子的定点分布。通过设计不同的材料和细胞进行复合得到的生物墨水，可以为细胞的增殖和分化提供良好的微环境，并且经 3D 打印可以实现所需要的结构如多通道结构、分叉结构和个性化定制的结构等，使得移植的组织工程支架与患者的损伤区域之间更加匹配，从而达到更好的修复效果。在周围神经损伤修复中，干细胞通过 3D 生物打印的方法进行移植可以实现更好的空间分布，目前已有部分研究通过 3D 打印技术进行干细胞的移植来促进周围神经的修复和再生。

（二）因子负载

神经组织的再生依赖于细胞、细胞外基质和细胞因子之间复杂的相互作用。在神经损伤发生后，损伤区域的细胞会分泌大量的生长因子来促进轴突的再生，这些生长因子在调控细胞的存活、迁移、增殖和分化中起着重要的作用。因此，利用神经生长因子对神经损伤进行修复是目前比较热门的研究方向。然而生长因子疗法的使用面临着许多问题，如生长因子一般具有很高的生物学活性，无论在体外还是体内都非常容易失活，其生物半衰期很短。同时，生长因子具有多效性，对生物体内的多种细胞均有作用，并且生长因子的用量也会影响其应用效果，例如神经营养因子（NGF）对神经元具有保护作用，但在过量情况下会造成神经的凋亡，对神经组织的再生是不利的。因此，通过设计合适的神经组织工程支架作为递送系统负载相关的生长因子，可以对因子起到保护作用和控制释放，为神经损伤区域提供一个稳定的富含生长因子的微环境，以最大程度地发挥生长因子对促进神经损伤修复的效果。

目前已有大量的研究利用生长因子的缓释系统对周围神经损伤进行修复，在神经组织工程支架中负载因子的方法也多种多样，如利用蛋白质将因子固定在支架上，通过因子的扩散和支架及蛋白质的降解实现因子的缓释。通过支架材料和制备工艺的设计可以将因子制备成均匀和梯度等不同的负载形式，并且已有研究证明存在空间分布的因子（如存在浓度梯度）相比均匀的因子更能促进轴突的再生和髓鞘化。

已经报道的在神经导管中负载生长因子的方法大致分为以下几种。

1. 因子负载方法

（1）直接共混法：直接共混法是指在神经导管中溶解生长因子或者在神经导管制备过程中将生长因子与原料共混，因子的释放以扩散作用为主，但如果因子与材料之间没有电荷吸附或间接通过其他分子的相互作用，则极易出现因子的暴释现象。

物理作用法：物理作用法则是利用因子与导管材料的正负电荷作用、亲疏水相互作用或通过其他蛋白或生物大分子的间接作用等，将因子复合在导管上。例如肝素、纤连蛋白、明胶或一些模仿这类生物大分子的寡肽对生长因子有一定的吸附作用，可以通过化学或物理的方法将这些材料固定在导管上，为生长因子的固定提供特异的生物吸附位点。

全大萍等利用丝蛋白在不同条件下的晶型转变，通过温和的物理手段在神经导管实现了生长因子的活性负载，并研究了其体外释放规律。这个方法能有效地解决因子暴释的难题，实现缓释活性因子达到 1 个月以上。

（2）载体法：为了实现生长因子的长时间控制释放，研究人员开始采用微球或者导管内腔的填充物等载体负载生长因子。Wang 等通过乳液法制备了 PPE 的微球，并将一定量的 NGF 负载在微球中，再将微球分布在导管上。导管移植体内 3 个月后，与空白对照样相比，载有 NGF 微球的导管高达 62% 的实验组观察到了神经断端的轴突生长，说明在这 3 个月中，NGF 发挥了较好的促进作用。

（3）共价键绑定法：共价键绑定法是通过化学作用将神经生长因子通过共价键结合的方式固定在神经导管上，这样的固定方法与物理固定方法相比因子的释放时间更长。Chen 等通过共价交联的方式把 NGF 固定在 GTG 膜上，使 NGF 的有效释放时间延长到 60 天以上；用此膜培养 PC12 细胞，发现 56% ±3.98% 的细胞分化为神经样细胞，而无因子的对照组的分化率则小于 5%。然而此方法也有它的局限性，例如难以选择生长因子与材料间连接位点，以及在共价固定反应期间对生长因子功能位点的破坏导致其生物活性的缺失。

2. 生长因子的空间分布

梯度信号可以广义地定义为至少有一种物理、化学性质随着时空改变的分子或者大分子图案。在生物体内，生物分子的梯度信号是自然存在的，一种或者多种梯度信号能够在一定程度上控制生物体内生物学和病理学反应发生的过程。在神经损伤修复研究中，神经细胞的再生与生长是根本问题，轴突的定向生长、突触的形成直接影响神经信号的传导。梯度信号可以有效地诱导轴突按照指定方向生长，在神经损伤修复过程中起到重要作用。可以诱导神经细胞定向生长的梯度信号有许多种，例如，材料表面负载的因子（NGF、NT-3 等）、蛋白短肽（RGD、IKVAV、NPY 等）类化学梯度信号，以及材料力学强度、表面粗糙程度、亲水性等物理梯度信号。越来越多的研究者报道了生物材料负载梯度信号的方法，制备得到具有梯度信号的合成高分子、天然高分子、水凝胶等生物材料，对轴突的定向生长做了细致研究。

（1）微流体法。微流体技术是在微米尺度环境中制备化学物理信号，并研究细胞对这种信号响应的有效方法。微流体设备是从光刻印刷技术中演变形成的，它可以控制流体的流速和分布，用于在时间和空间上产生生物分子梯度分布。微流体装置体积较小，需要流体量也较小，是一种实用的制备高通量梯度信号的装置，成本较低。

如今，微流体技术已经用于研究病毒对细胞的转染，细胞支架力学强度梯度信号及生物蛋白梯度信号对细胞的黏附作用，诱导神经干细胞的定向分化，以及诱导神经细胞的定向生长。Whitesides 等是较早运用微流体技术研究神经突起定向生长的研究学者之一。他们在聚赖氨酸基质材料上用微流体装置制备了层黏连蛋白（laminin）线性梯度信号，并种植小鼠的海马神经元，实验结果表明，突起有沿着层黏连蛋白密度高的方向生长的趋势。

运用微流体技术将负载 NGF 的丝蛋白溶液呈梯度分布于 PCL-b-P（LLA-co-CL）单通道纳米纤维神经导管（NNC）上，可成功构建同时具有 NGF 浓度梯度分布信号和纳米纤维结构物理信号的神经导管。将其用于大鼠周围神经 1.5 cm 缺损的修复，梯度 NGF 组在术后两个月时体现出相比于非梯度 NGF 组更好的修复优势。

（2）辐照法。紫外辐照是光化学反应的动力，制作特殊的装置，可以控制反应物与紫外线接触的时间，从而控制光化学反应程度，最终达到制备具有梯度信号材料的目的。

Catherine 和 Solitaire 分别设计了不同的简单有效的装置，通过控制紫外光与反应物接触的时间，制备得到具有梯度 RGD 信号的材料，并且研究了细胞在材料表面的黏附性质。结果表明，材料表面的梯度 RGD 信号相比于无梯度更有利于细胞的黏附。

随着研究的深入，人们发现在三维材料中考察细胞的行为更加仿生，也更具有实际意义。Molly 等首先报道了用紫外固定的方法在三维水凝胶体系中制备梯度生物功能分子信号，并且考察这些信号对背根节生长的导向作用。他们首先制备巯基封端的琼脂糖水凝胶，将生物功能分子用马来酰亚胺修饰，然后，对特定方向与位置进行激光辐照，琼脂糖与功能分子发生点击化学反应，形成一定图案。激光辐照随着材料的厚度而减弱，所得到的带有生物功能分子的琼脂糖水凝胶也就随着激光强度的减弱而呈现生物功能分子的梯度信号。将小鼠背根节种植在材料一端，3 天后，可以明显看出生长锥沿着梯度信号方向定向生长。

（3）扩散法。通过高浓度功能分子溶液在材料表面或者内部的扩散作用，可以使材料负载梯度功能分子信号。Molly 等运用扩散的方法制备梯度功能分子信号，并且考察了其对突起定向生长的作用。2001 年，他们在琼脂糖凝胶的两端分别加入高低两种浓度的 NGF 溶液，NGF 在琼脂糖凝胶的中间部分形成梯度信号，将 PC12 细胞种植在琼脂糖表面，考察梯度 NGF 信号对 PC12 细胞突起生长的影响。对梯度信号进行定量分析，得出影响 PC12 细胞突起生长的 NGF 浓度范围。

（4）其他方法。近年来，许多研究者陆续报道了制备梯度信号的新方法。Li 等人设计了特殊的装置制备 PLGA 微球，喷涂在玻璃板表面，通过控制喷涂时间，在同一块玻璃板上得到与粗糙度相关的梯度信号。这种方法可以制备线性的以及阶梯状的梯度信号，Li 等人用电镜、原子力显微镜、荧光对信号进行了表征。把背根节种植在这种材料表面，发现突起的生长长度与材料表面的粗糙程度有明显的关系，随着材料表面粗糙程度的增加，突起的生长长度达到最高；继续增加材料表面的粗糙度，突起的生长长度反而降低。由此可见，通过控制材料表面的粗糙度可以诱导神经突起的生长。

三、3D 打印与神经束内微环境的重建

将细胞、活性因子与材料复合形成可打印的"生物墨水"，采用多个打印头依次有序地实现细胞和因子空间有序分布，才能体现 3D 生物打印的优势。

（一）细胞打印

相比于利用 3D 打印等技术制备的组织工程支架进行细胞的负载和移植，将细胞直接与具备良好可打印性的"生物墨水"进行复合，再通过 3D 生物打印技术可以更加直接和方便地构建模拟天然组织的细胞排列，并实现多种细胞的空间有序分布，促进细胞之间的相互作用，使移植的细胞发挥其最大的功能。此外，通过"生物墨水"的材料和组分设计，3D 细胞打印还可针对细胞种类以及所需发挥的功能（迁移、增殖或定向分化等）选择墨水和打印技术。

Yu Shao 等人采用多肽改性的 DNA 超分子水凝胶包埋 AtT-20 细胞进行 3D 打印，细胞存活率高达 98.8%，并可表现出良好的细胞功能如质子泵活性、代谢更新和膜运输等，证明了该 DNA 超分子水凝胶在 3D 细胞打印中的可行性。全大萍等通过化学萃取和酶消化的方法制备了猪源性的去细胞周围神经基质水凝胶，该水凝胶可以很好地保留周围神经细胞外基质的主要成分，相比于胶原这种单一的细胞外基质组分更能促进神经元轴突的生长和渗入。将打散的脊根神经节（DRG）组织包埋在水凝胶中进行 3D 打印，细胞存活率可达 90% 以上，在培养一段时间后还可观察到神经轴突的髓鞘化，证明该水凝胶可以为神经细胞提供营养并很好地维持其功能。

由于 3D 细胞打印过程中对材料的要求很高，目前商用的"生物墨水"大部分是天然材料如海藻酸盐、透明质酸、丝蛋白、胶原（Ⅰ）、明胶和纤维蛋白等。此外，由于 3D 细胞打印过程中需要考虑到成型条件对细胞活性的影响，部分 3D 打印技术如 FDM、SLA 等的成型条件对细胞的损伤较大，因此不适用于细胞的 3D 打印。目前采用的较温和的 3D 打印技术如低温挤出、喷墨打印、激光辅助生物打印等可被用于细胞 3D 打印。

（二）活性因子打印与空间分布

通过 3D 打印技术实现活性因子的空间分布，为因子在组织工程支架中的定向和梯度负载提供了更方便的构建手段。Johnson 等人通过对坐骨神经分支的扫描和三维重建设计出了具有感觉神经和运动神经分支的神经导管模型，并打印制备出相应的硅胶导管。利用 3D 打印技术分别将促进感觉神经生长的 NGF 和促进运动神经生长的 GDNF 定点打印在分支导管的不同支管中，实现了组织工程支架中不同种类因子的定向和梯度分布，并在体内外验证了该支架对感觉和运动神经再生的作用。

将"生物墨水"与待打印的生长因子直接复合，然后进行三维打印，可以很方便地构建因子的缓释系统。由于打印出的支架在体内会受到体液的侵蚀，负载的因子会随着材料的降解而释放进入组织，从而为组织提供稳定的微环境。因此，对打印材料进行设计使其具有特定的降解速率，是实现因子控制释放的关键因素。

3D 打印过程中有些条件可能会对生长因子的活性造成破坏，如激光辅助打印中会发热，立体光固化成型中的光照等都可能会导致因子或者蛋白质的失活。因此，在因子的递送中使用辅助材料如微球和纳米颗粒等可以对因子起到保护作用，再将微球或纳米颗粒通过打印材料负载打印出具有空间分布的支架，可以较好地保持因子的活性。如利用 PLGA 和 PCL 材料之间熔点的差异，可将结缔组织生长因子（CTGF）和转化生长因子 β3（TGFβ3）等包裹在 PLGA 微球中，再复合 PCL 材料进行熔融打印，可以实现因子长时间的稳定释放。另外，微球也可以保护因子不受打印过程中使用的有机溶剂或其他有毒试剂的破坏。

由于天然组织的异质性和病变后复杂的修复机制，因子的均质负载只能实现参与组织修复的多种信号分子中的各个因子的单一释放行为。而 3D 打印这种灵活和多功能性的制备手段，可以将多种类的因子负载在支架中并将其制备成不同的模式，使其具有不同的释放行为来模拟天然组织复杂的生物学微环境。这种含有复杂的梯度模式及空间分布的多重因子的支架可以更好地在损伤区域提供稳定和多样的生物学信号，进而调控细胞的命运并促进损伤的修复。

因子的不均匀释放可以通过打印支架的不同结构和不同的材料组成来进行调控，例如通过介孔材料和合成材料复合制备的多层级打印支架具有不同的孔径大小，大孔更利于因子的扩散及释放，而介孔可以控制因子实现缓慢的释放，使因子在支架的不同区域具有不同的释放行为。Z. Min 等人利用 3D 打印出介孔生物活性玻璃（MBG）和 3 - 羟基丁酸与 3 - 羟基己酸共聚酯（PHBHHx）的复合材料，使其具有大孔和介孔的多层级结构，通过负载抗结核药物可以减少结核细菌的形成。R. Perez 通过 3D 打印设计出具有核壳结构（core-shell）的海藻酸盐/α - TCP 支架负载细胞色素 C，发现调控细胞色素 C 在壳结构和核结构中的含量可以显著地影响细胞色素 C 的释放行为。

除了制备多结构复合的支架来控制因子的释放外，3D 打印的另一个优势是可以通过多种材料的同时打印负载不同的因子，制备出多种因子缓释体系。Y. Liu 等人通过 3D 打印出的明胶/海藻酸盐支架作为基底，将硫酸庆大霉素（GS）和甲磺酸去铁胺（DFO）分别溶解在聚乙烯醇（PVA）中，经过静电纺丝将两种因子负载在基底的不同位置得到双重因子的复合支架，实验结果发现 GS 的释放集中在早期而 DFO 可以实现长期的稳定释放。在支架中负载不同种类的因子还可调控细胞的迁移、增殖和分化，如 Ker 等通过 3D 打印具有多重生长因子（BMP-2、FGF-2、FGF-4 和 GDF-7）纤粘蛋白缓释体系，体外肌肉来源干细胞（MDSCs）的培养显示，改变因子的种类和浓度可分别调控干细胞向不同方向分化，如成骨细胞、腱细胞和肌细胞。

对于复杂的异质性组织，可通过调控因子的时空分布来引导细胞的行为。S. Tarafder 利用挤出打印制备了具有 CTGF 和 TGFβ3 两种因子的空间分布的颞下颌关节（TMJ）植入片，用来模拟天然的纤维软骨的多相结构和微环境。将分别负载有 CTGF 和 TGFβ3 两种 PLGA 微球混合在 PCL 中，通过两个针头分别挤出，得到具有不同分布因子的支架。Chang 等人分别将 NGF 悬浮在明胶溶液中，而 BNDF 则通过明胶微球包裹，通过微注射和相分离的方法制备出具有 NGF 和 BDNF 双重空间分布的明胶导管，不同的因子负载方式可以实现 BDNF 和 NGF 不同的释放速率，并通过大鼠坐骨神经损伤模型证明这种因子的双重空间分布更有利于神经的再生和功能化。

参 考 文 献

[1] LUNDBORG G, DAHLIN L, DOHI D, et al. A new type of "bioartificial" nerve graft for bridging extended defects in nerves [J]. J. Hand Surg. Am. 1997, 22, 299 –303.

[2] XIA, H. et al. Directed neurite growth of rat dorsal root ganglion neurons and increased colocalization with Schwann cells on aligned poly (methyl methacrylate) electrospun nanofibers [J]. Brain Res. 2014, 1565, 18 –27.

[3] JOHANSSON F, CARLBERG P, DANIELSEN N, et al. Axonal outgrowth on nano-imprinted patterns [J]. Biomaterials 2006, 27, 1251 –1258.

[4] SCHMALENBERG K E, UHRICH K E. Micropatterned polymer substrates control alignment of proliferating Schwann cells to direct neuronal regeneration [J]. Int. IEEE/EM-BS Conf. Neural Eng. NER 2003, 245 –248.

[5] FLYNN L, DALTON P D, SHOICHET M S. Fiber templating of poly (2-hydroxyethyl methacrylate) for neural tissue engineering [J]. Biomaterials 2003, 24, 4265 –4272.

[6] ARSLANTUNALI D, BUDAK G, HASIRCI V. Multiwalled CNT-pHEMA composite conduit for peripheral nerve repair [J]. J. Biomed. Mater. Res. -Part A 2014, 102, 828 –841.

[7] BADEA A, et al. 3D-Printed pHEMA Materials for Topographical and Biochemical Modulation of Dorsal Root Ganglion Cell Response [J]. ACS Appl. Mater. Interfaces 2017, 9, 30318 –30328.

[8] BELKAS J S, MUNRO C A, SHOICHET M S, et al. Long-term in vivo biomechanical properties and biocompatibility of poly (2-hydroxyethyl methacrylate-co-methyl methacrylate) nerve conduits [J]. Biomaterials 2005, 26, 1741 –1749.

[9] MIDHA R, MUNRO C A, DALTON P D, et al. Growth factor enhancement of peripheral nerve regeneration through a novel synthetic hydrogel tube [J]. J Neurosurg. 2003, 99, 555 –565.

[10] MEEK M F, COERT J H. US Food and Drug Administration/Conformit Europe-approved absorbable nerve conduits for clinical repair of peripheral and cranial nerves [J]. Ann Plast Surg, 2008, 60 (1): 110 –116.

[11] DELLON A L, MACKINNON S E. An alternative to the classical nerve graft for the management of the short nerve gap [J]. Plast Reconstr Surg, 1988, 82 (5): 849 –856.

[12] WEBER R A, BREIDENBACH W C, BROWN R E, et al. A randomized prospective study of polyglycolic acid conduits for digital nerve reconstruction in humans [J]. Plast Reconstr Surg, 2000, 106 (5): 1036 –45; discussion 1046 –1048.

[13] ROSSON G D, WILLIAMS E H, DELLON A L. Motor nerve regeneration across a conduit [J]. Microsurgery, 2009, 29 (2): 107 –114.

[14] RINKER B, LIAU J Y. A prospective randomized study comparing woven polyglycolic acid and autogenous vein conduits for reconstruction of digital nerve gaps [J]. J Hand Surg Am, 2011, 36 (5): 775－781.

[15] CLAVIJO-ALVAREZ J A, NGUYEN V T, SANTIAGO L Y, et al. Comparison of biodegradable conduits within aged rat sciatic nerve defects [J]. Plast Reconstr Surg, 2007, 119 (6): 1839－1851.

[16] DUNCAN S F, KAKINOKI R, RIZZO M, et al. Extrusion of a NeuroTube: A Case Report [J]. Ochsner J, 2015, 15 (2): 191－192.

[17] WELCH W C, THOMAS K A, CORNWALL G B, et al. Use of polylactide resorbable film as an adhesion barrier [J]. J Neurosurg, 2002, 97 (4 Suppl): 413－422.

[18] FUKUHIRA Y, ITO M, KANEKO H, et al. Prevention of postoperative adhesions by a novel honeycomb-patterned poly (lactide) film in a rat experimental model [J]. J Biomed Mater Res B Appl Biomater, 2008, 86 (2): 353－359.

[19] OKUI N, YAMAMOTO M, FUKUHIRA Y, et al. A new nerve coaptation technique using a biodegradable honeycomb-patterned film [J]. Microsurgery, 2012, 32 (6): 466－474.

[20] GU X, DING F, WILLIAMS D F. Neural tissue engineering options for peripheral nerve regeneration [J]. Biomaterials, 2014, 35 (24): 6143－6156.

[21] JANSEN K, MEEK M F, VAN DER WERFF J F, et al. Long-term regeneration of the rat sciatic nerve through a biodegradable poly (DL-lactide-epsilon-caprolactone) nerve guide: tissue reactions with focus on collagen Ⅲ/Ⅳ reformation [J]. J Biomed Mater Res A, 2004, 69 (2): 334－341.

[22] SHIN R H, FRIEDRICH P F, CRUM B A, et al. Treatment of a segmental nerve defect in the rat with use of bioabsorbable synthetic nerve conduits: a comparison of commercially available conduits [J]. J Bone Joint Surg Am, 2009, 91 (9): 2194－2204.

[23] CHIRIAC S, FACCA S, DIACONU M, et al. Experience of using the bioresorbable copolyester poly (DL-lactide-epsilon-caprolactone) nerve conduit guide Neurolac for nerve repair in peripheral nerve defects: report on a series of 28 lesions [J]. J Hand Surg Eur Vol, 2012, 37 (4): 342－349.

[24] VAREJAO A S, CABRITA A M, MEEK M F, et al. Morphology of nerve fiber regeneration along a biodegradable poly (DLLA-epsilon-CL) nerve guide filled with fresh skeletal muscle [J]. Microsurgery, 2003, 23 (4): 338－345.

[25] MEEK M F, DEN DUNNEN W F. Porosity of the wall of a Neurolac nerve conduit hampers nerve regeneration [J]. Microsurgery, 2009, 29 (6): 473－478.

[26] 宋良松. 新型生物可降解聚丙交酯－乙交酯/聚己内酯膜修复周围神经缺损的实验研究 [D]. 吉林大学博士学位论文, 2017.

[27] LABET M, THIELEMANS W. Synthesis of polycaprolactone: a review [J]. Chem Soc Rev, 2009, 38 (12): 3484－3504.

[28] 宋存先, 王彭延, 孙洪范, 等. 聚己内酯在体内的降解、吸收和排泄 [J]. 生物

医学工程学杂志，2000，17（1）：25－28.

[29] 陈建海，黄春霞，陈志良. 聚己内酯材料的生物相容性与毒理学研究［J］. 生物医学工程学杂志，2000，17（4）：380－382.

[30] 刘建国. 人工合成生物降解可吸收材料细胞免疫学及致突变实验研究［J］. 白求恩医科大学学报，2001，24（6）：618－620.

[31] 王小莺，汤顺清，邓海钦，等. 可调控弹性和形状记忆效应的线性可降解聚酯弹性体的制备及应用. 2016/4/20，中国，CN201610013211. 8.

[32] 王小莺，林卉恒，王剑金，等. 一种形状记忆型高弹性活性纳米纤维支架及其应用. 2016/5/4，中国，CN201610012439. 5.

[33] DEN DUNNEN W F A, SCHAKENRAAD J M, ZONDERVAN G J, et al. A new PLLA/PCL copolymer for nerve regeneration［J］. Journal of Materials Science：Materials in Medicine, 1993, 4（5）：521－525.

[34] SHIN R H, FRIEDRICH P F, CRUM B A, et al. Treatment of a segmental nerve defect in the rat with use of bioabsorbable synthetic nerve conduits：a comparison of commercially available conduits［J］. J Bone Joint Surg Am, 2009, 91（9）：2194－204.

[35] KRICHELDORF H R, ROST S. Biodegradable multiblock copolyesters prepared from ε-caprolactone, L-lactide, and trimethylene carbonate by means of bismuth hexanoate［J］. Macromolecules, 2005, 38：8220－8226.

[36] ZINI E, SCANDOLA M, DOBRZYNSKI P, et al. Shape memory behavior of novel（L-Lactide-Glycolide-Trimethylene carbonate）terpolymers［J］. Biomacromolecules, 2007, 8：3661－3667.

[37] TAO WANG, MINGFA YAN, XIUMIN SUN, et al. The mechanical and biological properties of polycarbonate-modified F127 hydrogels after incorporating active pendent double-bonds［J］. Polymer, 2015, 57：21－28.

[38] 祝爱萍. 星型 P（DLLA-co-TMC）共聚的合成及载药微球性能研究［D］. 中山大学硕士学位论文，2009.

[39] PENG DONG, HAO SUN, DAPING QUAN. Synthesis of poly（L-lactide-co-5-amino-5-methyl-1, 3-dioxan-2-ones）［P（L-LA-co-TAc）］containing amino groups via organo-catalysis and post-polymerization functionalization［J］. Polymer, 2016, 97：614－622

[40] 邱锡波. 含侧叠氮聚醚酯共聚物的设计合成及其与多肽水凝胶的复合研究［D］. 中山大学硕士学位论文，2015.

[41] 李龙飞. 5－甲基－5－溴甲基－1，3－二噁烷－2－酮单体的合成及与丙交酯共聚合研究［D］. 中山大学硕士学位论文，2013.

[42] 王涛. 聚碳酸酯－聚醚嵌段共聚物分子设计、水凝胶性质与医学应用［D］. 中山大学博士学位论文，2015.

[43] HU Y, ZHU K J. Synthesis, characterization and degradation of poly（2, 2-dimethyl trimethylene carbonate-co-ε-caprolactone-co-glycolide）. Polym［J］. Degrad. Stab, 2004, 85, 705－712.

[44] SCHAPPACHER M, FABRE T, MINGOTAUD A F, et al. Study of a (trimethylene-carbonate-co-ε-caprolactone) polymer-Part 1: Preparation of a new nerve guide through controlled random copolymerization using rare earth catalysts [J]. Biomaterials, 2001, 22, 2849 – 2855.

[45] FABRE T, et al. Study of a (trimethylenecarbonate-co-ε-caprolactone) polymer-Part 2: In vitro cytocompatibility analysis and in vivo ED1 cell response of a new nerve guide [J]. Biomaterials, 2001, 22, 2951 – 2958.

[46] YOUNG R C, TERENGHI G, WIBERG M. Poly-3-hydroxybutyrate (PHB): A resorbable conduit for long – gap repair in peripheral nerves [J]. Br. J. Plast. Surg, 2002, 55, 235 – 240.

[47] MOHANNA P N, TERENGHI G, AND WIBERG M. Composite PHB-GGF conduit for long nerve gap repair: A long-term evaluation. Scand. J. Plast. Reconstr [J]. Surg. Hand Surg, 2005, 39, 129 – 137.

[48] SCHAAKXS D, et al. Poly-3-hydroxybutyrate strips seeded with regenerative cells are effective promoters of peripheral nerve repair [J]. J. Tissue Eng. Regen. Med, 2017, 11, 812 – 821.

[49] DARANARONG D, et al. Electrospun Polyhydroxybutyrate and Poly (L-lactide- co-ε – caprolactone) Composites as Nanofibrous Scaffolds [J]. Biomed Res. Int, 2014, 2014, 1 – 12.

[50] WANG YADONG, AMEER G A, SHEPPARD B J, et al. A tough b iodegradable e-lastomer [J]. Nature Biotechnol, 2002, 20 (6): 602 – 606.

[51] WANG YADONG, KIM YUMI, LANGER R. In vivo degradation characteristics of poly (glycerol sebacate) [J]. J Biomed Mater Res, 2003, 66 A (1) 192 – 197.

[52] CHEN Q Z, HARDING S E, ALI N N, et al. Biomaterials in cardiac tissue engineering: Ten years of research survey [J]. Materials Science & Engineering R-Reports, 2008, 59 (1 – 6): 1 – 37.

[53] MEYERS M A, CHEN P Y, LIN A Y M, et al. Biological materials: Structure and mechanical properties [J]. Progress In Materials Science, 2008, 53 (1): 1 – 206.

[54] CHEN P-Y, LIN A, LIN Y-S, et al. Structure and mechanical properties of selected biological materials [J]. Journal of the Mechanical Behavior of Biomedical Materials, 2008, 1 (3): 208 – 226.

[55] YAMAGUCHI S. Analysis of stress-strain curves at fast and slow velocities of loading in vitro in the transverse section of the rat incisor periodontal ligament following the administration of beta – aminopropionitrile [J]. Archives of oral biology, 1992, 37 (6): 439 – 444.

[56] KOMATSU K, CHIBA M. The effect of velocity of loading on the biomechanical responses of the periodontal ligament in transverse sections of the rat molar in vitro [J]. Archives of oral biology, 1993, 38 (5): 369 – 375.

[57] GERECHT S, TOWNSEND S A, PRESSLER H, et al. A porous photocurable elastomer

for cell encapsulation and culture [J]. Biomaterials, 2007, 28 (32): 4826 – 4835.

[58] NIJST C L, BRUGGEMAN J P, KARP J M, et al. Synthesis and characterization of photocurable elastomers from poly (glycerol-co-sebacate) [J]. Biomacromolecules, 2007, 8 (10): 3067 – 3073.

[59] LIANG S-L, COOK W D, THOUAS G A, et al. The mechanical characteristics and in vitro biocompatibility of poly (glycerol sebacate) – bioglass elastomeric composites [J]. Biomaterials, 2010, 31 (33): 8516 – 8529.

[60] CHEN Q, JIN L, COOK W D, et al. Elastomeric nanocomposites as cell delivery vehicles and cardiac support devices [J]. Soft Matter, 2010, 6 (19): 4715 – 4726.

[61] SUNDBACK C A, SHYU J Y, WANG Y, et al. Biocompatibility analysis of poly (glycerol sebacate) as a nerve guide material [J]. Biomaterials. 2005, 26 (27): 5454 – 5464.

[62] WU Y, WANG L, GUO B, et al. Electroactive biodegradable polyurethane significantly enhanced Schwann cells myelin gene expression and neurotrophin secretion for peripheral nerve tissue engineering [J]. Biomaterials. 2016, 87: 18 – 31. doi: 10. 1016/j. biomaterials. 2016. 02. 010

[63] YANG J, WEBB A R, AMEER G A. Novel citric acid-based biodegradable elastomers for tissue engineering [J]. Adv Mater, 2004, 16: 511 – 516.

[64] BARRETT D G, YOUSAF M N. Design and applications of biodegradable polyester tissue scaffolds based on endogenous monomers found in human metabolism [J]. Molecules, 2009, 14 (10): 4022 – 4050.

[65] YANG J, WEBB A R PICKERILL S J, et al. Synthesis and evaluation of poly (diol citrate) biodegradable elastomers [J]. Biomaterials, 2006, 27: 1889 – 1898.

[66] QIU H J, YANG J, KODALI P, et al. A citric acid-based hydroxyapatite composite for orthopedic implants [J]. Biomaterials, 2006, 27: 5845 – 5854.

[67] ZHAO H, AMEER G A. Modulating the mechanical properties of poly (diol citrates) via the incorporation of a second type of crosslink network [J]. J of Appl Polym Sci, 2009, 114: 1464 – 1470.

[68] SERRANO M C, VAVRA A K, JEN M, et al. Poly (diolco-citrate) s as Novel Elastomeric Perivascular Wraps for the Reduction of Neointimal Hyperplasia [J]. Macromol Biosci, 2011, 11: 700 – 709.

[69] YANG J, MOTLAGH D, WEBB A R, et al. Novel biphasic elastomeric scaffold for small-diameter blood vessel tissue engineering [J]. Tissue Eng, 2005, 11: 1876 – 1886.

[70] DEY J, XU H, SHEN J, et al. Development of biodegradable crosslinked urethane-doped polyester elastomers [J]. Biomaterials, 2008, 29: 4637 – 4649.

[71] DEY J, XU H, NGUYEN K T, et al. Crosslinked urethane doped polyester biphasic scaffolds: Potential for in vivo vascular tissue engineering [J]. J Biomed Mater Res A, 2010, 95: 361 – 370.

[72] DEY J, TRAN R T, SHEN J, et al. Development and Long – Term In Vivo Evalua-

tion of a Biodegradable Urethane-Doped Polyester Elastomer [J]. Macromol Mater Eng, 2011, 296: 1149 – 1157.

[73] TRAN RICHARD T, YANG JIAN, AMEER GUILLERMO A. Citrate-Based Biomaterials and Their Applications in Regenerative Engineering [J]. annual review of materials research, 2015, 45, 277 – 310.

[74] TRAN R T, CHOY W M, CAO H, et al. Fabrication and characterization of biomimetic multichanneled crosslinked-urethane-doped polyester tissue engineered nerve guides [J]. J Biomed Mater Res A. 2014; 102: 2793 – 804.

[75] LEHN J M. Toward self-organization and complex matter [J]. Science, 2002, V295 (5564): 2400 – 2403.

[76] ZHANG S, LOCKSHIN C, HERBERT A, et al. Zuotin, a putative Z-DNA binding protein in saccharomyces cerevisiae [J]. The EMBO Journal, 1992, 11 (10): 3787 – 3796.

[77] CHEN P. Self-assembly of ionic-complementary peptides: a physicochemical viewpoint. Colloid Surf [J]. A-Physicochem. Eng. Asp, 2005, 261 (1 – 3): 3 – 24.

[78] ZHANG S, GELAIN F, ZHAO X. Designer self-assembling peptide nanofiber scaffolds for 3D tissue cell cultures Seminars in Cancer Biology 2005, 15: 413 – 420.

[79] ZHANG S, HOLMES T C, LOCKSHIN C, et al. Spontaneous assembly of a self-complementary oligopeptide to form a stable macroscopic membrane. Proc Natl Acad Sci USA 1993; 90: 3334 – 3338.

[80] HOLMES T C, DE LACALLE S, SU X, et al. Extensive neurite outgrowth and active synapse formation on self-assembling peptide scaffolds [J]. Proc Natl Acad Sci U S A. 2000, 97 (12): 6728 – 6733.

[81] LI Q Q, CHAU Y. Neural differentiation directed by self-assembling peptide scaffolds presenting laminin-derived epitopes [J]. J Biomed Mater Res 2010, 94A: 688 – 699.

[82] ZOU Z, ZHENG Q, WU Y, et al. Biocompatibility and bioactivity of designer self-assembling nanofiber scaffold containing FGL motif for rat dorsal root ganglion neurons [J]. J Biomed Mater Res A. 2010; 95 (4): 1125 – 1131.

[83] NUNE M, KRISHNAN U M, SETHURAMAN S. PLGA nanofibers blended with designer self-assembling peptides for peripheral neural regeneration [J]. Materials Science and Engineering C 2016, 62: 329 – 337.

[84] SUN Y, ZHANG Y, TIAN L, et al. Self-assembly behaviors of molecular designer functional RADA16 – I peptides: influence of motifs, pH, and assembly time [J]. Biomed Mater. 2016; 12 (1): 015007

[85] WU X, HE L, LI W, et al. Functional self-assembling peptide nanofiber hydrogel for peripheral nerve regeneration [J]. Regen Biomater. 2017, 4 (1): 21 – 30.

[86] VAUTHEY S, SANTOSO S, GONG H Y, et al. Molecular self-assembly of surfactant-like peptides to form nanotubes and nanovesicles [J]. Proc. Natl. Acad. Sci. U. S. A, 2002, 99 (8): 5355 – 5360.

［87］ MALTZAHN G, VAUTHEY S, SANTOSO S, et al. Positively charged surfactant-like peptides self-assemble into nanostructures ［J］. Langmuir, 2003, 19 (10): 4332 - 4337.

［88］ QIU F, CHEN Y Z, ZHAO X J. Comparative studies on the self-assembling behaviors of cationic and catanionic surfactant-like peptides ［J］. J. Colloid Interface Sci, 2009, 336 (2): 477 - 484.

［89］ ZHAO X J. Design of self-assembling surfactant-like peptides and their applications ［J］. Curr. Opin. Colloid Interface Sci, 2009, 14 (5): 340 - 348.

［90］ WANG J, HAN S Y, MENG G, et al. Dynamic self-assembly of surfactant-like peptides A (6) K and A (9) K. Soft Matter, 2009, 5 (20): 3870 - 3878.

［91］ HARTGERINK J D, BENIASH E, STUPP S I. Peptide-amphiphile nanofibers: A versatile scaffold for the preparation of self-assembling materials ［J］. Proc Natl Acad Sci USA 2002, 99: 5133 - 5138.

［92］ SILVA G A, CZEISLER C, NIECE K L, et al. Selective differentiation of neural progenitor cells by high-epitope density nanofibers ［J］. Science. 2004, 303 (5662): 1352 - 1355.

［93］ HOKUGO A, YALOM A, BERNS E J, et al. A bioengineered peripheral nerve construct using aligned peptide amphiphile nanofibers ［J］. Biomaterials. 2014, 35 (31): 8780 - 8790.

［94］ GAN L, ZHAO L, ZHAO Y T, et al. Celluose/soy protein composite-based nerve guidance conduits with designed microstructure for peripheral nerve regeneration ［J］. Journal of Neural Engineering, 13 (5): 056019.

［95］ XU D F, FAN L, GAO L F. Micro-nanostructured polyaniline assembled in cellulose matrix via interfacial polymerization for application in nerve regeneration ［J］. ACS Applied Materials & Interfaces, 27 (8): 17090 - 17097.

［96］ HOU Y J, WANG X Y, YANG J, et al. Development and biocompatibility evaluation of biodegradable bacterial cellulose as a novel peripheral nerve scaffold ［J］. Journal of Biomedical Materials Research. Part A: Epub 2018, 9.

［97］ AGENOR A, DVORACEK L, LUCAS A, et al. Hyaluronic acid/ carboxymethyl cellulose directly applied to transected nerve decreases axonal outgrowth ［J］. Journal of Biomedical Materials Research Part B-Applied Biomaterials, 2017, 105 (3): 568 - 574.

［98］ FREIER T, MONTENEGRO R, SHAN K H, et al. Chitin-based tubes for tissue engineering in the nervous system ［J］. Biomaterials, 2005, 26: 4624 - 4632.

［99］ FREIER T, KOH H S, KAZAZIAN K, et al. Controlling cell adhesion and degradation of chitosan films by N-acetylation ［J］. Biomaterials, 2005, 26: 5872 - 5878.

［100］ NISHI N, NOGUCHI J, TOKURA S, et al. Studies on chitin I. Acetylation of chitin ［J］. Polym J, 1979, 11 (1): 27 - 32.

［101］ 王伟, 秦汶, 李素清, 等. 甲壳素的分子量 ［J］. 应用化学, 1991, 8 (6):

85 – 87.

[102] WOLFROM M L, SHEN H T M. The sulfonation of chitosan [J]. Journal of the A-merican Chemical Society, 1959, 81: 1764 – 1766.

[103] 欧阳钺, 卢灵发, 牛指成. 甲壳素、壳聚糖的化学修饰及功能 [J]. 海南师范学院学报, 2000, 13 (1): 44 – 50.

[104] 王爱勤, 俞贤达. 烷基化壳聚糖衍生物的制备与性能研究 [J]. 功能高分子学报, 1998, 11 (1): 83 – 86.

[105] 盛以虞, 徐开俊, 郑凤妹, 等. 壳聚糖在过氧化氢存在下的氧化降解 [J]. 中国药科大学学报, 1992, 23 (3): 173 – 176.

[106] 蒋挺大. 壳聚糖 [M]. 北京: 化学工业出版社, 2001.

[107] SANNAN T, KURITA K, IWAKURA Y. Studies on Chitin: Effect of Deacetylation on Solubility [J]. Die Makromolekulare Chemie, 1976, 177: 3589 – 3598.

[108] HARISH PRASHANTH K V, THARANATHAN R N, CHITIN/CHITOSAN: Modifications and Their Unlimited Application Potentiald-an Overview [J]. Trends in Food Science & Technology, 2007, 18: 117 – 133.

[109] MUZZARELLI R A A. Chitins and chitosans for the repair of wounded skin, nerve, cartilage and bone [J]. Carbohydr Polym, 2009, 76: 167 – 182.

[110] CROMPTON K E, GOUD J D, BELLAMKONDA R V, et al. Polylysine-functionalised thermoresponsive chitosan hydrogel for neural tissue engineering [J]. Biomaterials, 2007, 28: 441 – 449.

[111] LU G, KONG L, SHENG B, et al. Degradation of covalently cross-linked carboxymethyl chitosan and its potential application for peripheral nerve regeneration [J]. Eur Polym J, 2007, 43: 3807 – 3818.

[112] WANG W, ITOH S, MATSUDA A, et al. Influences of mechanical properties and permeability on chitosan nano/microfiber mesh tubes as a scaffold for nerve regeneration [J]. J Biomed Mater Res A, 2008, 84: 557 – 566.

[113] WANG W, ITOH S, MATSUDA A, et al. Enhanced nerve regeneration through a bilayered chitosan tube: the effect of introduction of glycine spacer into the CYIGSR sequence [J]. J Biomed Mater Res A, 2008, 85: 919 – 928.

[114] 杨吟野, 李训虎, 龚海鹏, 等. 壳聚糖及相关材料用于神级修复的前景 [J]. 生物医学工程学杂志, 2001, 18 (3): 444 – 447.

[115] BAK M, GUTKOWSKA O N, WAGNER E, et al. The role of chitin and chitosan in peripheral nerve reconstruction [J]. Polim Med, 2017, 47 (1): 43 – 47.

[116] ITOH S, SUZUKI M, YAMAGUCHI I, et al. Development of a nerve scaffold using a tendon chitosan tube [J]. Artif Organ, 2003, 27: 1079 – 1088.

[117] JIXIANG ZHU, YI XIONG, CHENGUANG ZENG, et al. Elastic chitosan conduits with multiple channels and well defined microstructure [J]. International Journal of Biological Macromolecules, 2012, 51: 105 – 112.

[118] HAASTERT-TALINI K, GEUNA S, DAHLIN L B, et al. Chitosan tubes of varying

degrees of acetylation for bridging peripheral nerve defects [J]. Biomaterials, 2013, 34: 9886 - 9904.

[119] GONZALEZ-PEREZ F, COBIANCHI S, GEUNA S, et al. Tubulization with chitosan guides for the repair of long gap peripheral nerve injury in the rat [J]. Microsurgery, 2015, 35: 300 - 308.

[120] 韦玉军, 龚错, 左焕琮, 等. 干细胞 – 壳聚糖或丝素蛋白杂化在大鼠周围神经损伤修复中的应用 [J]. 中华细胞与干细胞杂志 (电子版), 2012, 2 (3): 160 - 168.

[121] XIAO W, HU X Y, ZENG W, et al. Rapid sciatic nerve regeneration of rats by a surface modified collagen-chitosan scaffold [J]. Injury Jnternational journal of the Care of the Injured, 2013, 44 (7): 941 - 946.

[122] HUANG L L, ZHU L, SHI X W, et al. A compound scaffold with uniform longitudinally oriented guidance cues and a porous sheath promotes peripheral nerve regeneration in vivo [J]. Acta biomaterialia, 2018, 68: 223 - 36.

[123] 曾文. NGF 壳聚糖微球 – 高防水支架缓释系统的制备及其促进神经损伤修复的研究 [D]. 西安: 第四军医大学, 2012.

[124] LAUTO A, FOSTER L J, AVOLIO A, et al. Sutureless nerve repair with laser-activated chitosan adhesive: A pilot in vivo study [J]. Photomed Laser Surg, 2008, 26: 227 - 234.

[125] 李国英. 胶原的类型及其结构特征 [J]. 中国皮革, 2002, 31 (17): 20 - 21.

[126] ANGUIANO M, CASTILLA C, MASKA M, et al. Characterization of the role of collagen network structure and composition in cancer cell migration [J]. Conf Proc IEEE Eng Med Biol Soc, 2015, 20 (15): 8139 - 8142.

[127] WHITE D J, PURANEN S, JOHNSON M S, et al. The collagen receptor subfamily of the integrins [J]. Int J Biochem Cell Biol, 2004, 36 (8): 1405 - 1410.

[128] CALLEGARI A, BOLLINI S, IOP L, et al. Neovascularization induced by porous collagen scaffold implanted on intact and cryoinjured rat hearts [J]. Biomaterials, 2007, 28 (36): 5449 - 5461.

[129] FAROLE A, JAMAL B T. A bioabsorbable collagen nerve cuff (NeuraGen) forrepair of lingual and inferior alveolar nerve injuries: a case series [J]. J Oral Maxillofac Surg, 2008, 66: 2058 - 2062.

[130] MATSUMOTO K, OHNISHI K, KIYOTANI T, et al. Peripheral nerve regeneration across an 80 - mm gap bridged by a polyglycolic acid (PGA) - collagen tube filled with laminin-coated collagen fibers: a histological and electrophysiological evaluation of regenerated nerves [J]. Brain Res, 2000, 868: 315 - 328.

[131] YOSHII S, OKA M. Collagen filaments as a scaffold for nerve regeneration [J]. J Biomed Mater Res, 56: 400 - 405.

[132] YOSHII S, OKA M, SHIMA M, et al. Bridging a 30 - mm nerve defect using collagen filaments [J]. J Biomed Mater Res, 2003, 67A: 467 - 474.

[133] YAO L, BILLIAR K L, WINDEBANK A J, et al. Multichanneled Collagen Conduits for Peripheral Nerve Regeneration: Design, Fabrication, and Characterization [J]. Tissue Engineering: Part C, 2010, 16: 1585 – 1596.

[134] YAO L, RUITER G C W, WANG H, et al. Controlling dispersion of axonal regeneration using a multichannel collagen nerve conduit [J]. Biomaterials, 2010, 31: 5789 – 5797.

[135] HU X, HUANG J, YE Z, et al. A novel scaffold with longitudinally oriented microchannels promotes peripheral nerve regeneration [J]. Tissue Eng A, 2009, 15: 3297 – 3308.

[136] ITOH S, TAKAKUDA K, SAMEJIMA H, et al. Synthetic collagen fibers coated with a synthetic peptide containing the YIGSR sequence of laminin to promote peripheral nerve regeneration in vivo [J]. J Mater Sci Mater Med, 1999, 10: 129 – 134.

[137] MADDURI S, SUMMA P, PAPALOZOS M, et al. Effect of controlled co-delivery of synergistic neurotrophic factors on early nerve regeneration in rats [J]. Biomaterials, 2010, 31: 8402 – 8409.

[138] PIQUILLOUD G, CHRISTEN T, PFISTER L A, et al. Variations in glial cell line derived neurotrophic factor release from biodegradable nerve conduits modify the rate of functional motor recovery after rat primary nerve repairs [J]. Eur J Neurosci, 2007, 26: 109 – 1117.

[139] LADAK A, OLSON J, TREDGET E E, et al. Differentiation of mesenchymal stem cells to support peripheral nerve regeneration in a rat model [J]. Exp Neurol, 2011, 228: 242 – 252.

[140] CHEN Y S, KUO S M, YAO C H, et al. A review for gelatin used for artificial nerve and bone implants-10 – year retrospection [J]. Biomedical Engineering: Applications, Basis and Communications, 2009, 21 (4): 233 – 238.

[141] CHEN J Y, LIN J H, YAO C H, et al. In vivo evaluation of a biodegradable EDC/NHS-cross-linked gelatin peripheral nerve guide conduit material [J]. Macromol Biosci, 2007, 7: 500 – 507.

[142] CHANG J Y, HO T Y, LEE H C, et al. Highly permeable genipin-cross-linked gelatin conduits enhance peripheral nerve regeneration [J]. Artif Organs, 2009, 33 (12): 1075 – 1085.

[143] MA P X, ZHANG R Y. Synthetic nano-scale fibrous extracellular matrix [J]. J Biomed Mater Res 1999, 46: 60 – 72.

[144] 郑琼娟. 明胶多通道导管的构建及神经生长因子的负载研究 [D]. 广州: 中山大学, 2012.

[145] 曾晨光. 神经组织工程纳米纤维支架 [D]. 广州: 中山大学, 2012.

[146] 韩倩倩, 王鹏瑞, 王春仁, 等. 组织工程支架在神经修复中的应用 [J]. 中国组织工程研究, 2005, 19 (43): 7035 – 7040.

[147] YOUNG M M, DESCHAMPS C, ALLEN M S, et al. Esophageal reconstruction for

benign disease: self-assessment of functional outcome and quality of life [J]. The Annals Thoracic Surgery, 2000, 70 (6): 1799 – 1802.

[148] 张新波, 梁喜凤, 张梦云, 等. 纤维蛋白胶粘合法联合应用生长因子治疗周围神经损伤的临床研究 [J]. 河北医药, 2013, 35 (7): 1205 – 1207.

[149] DRAEGER R W, BYNUM D K, PATTERSON J M M. Simplified Cable Nerve Grafting with Nerve-Cutting Guides and Fibrin Glue [J]. Journal of Hand & Microsurgery, 2017, 9 (3): 167 – 169.

[150] CHILDE J R, REGAL S, SCHIMOLER P, et al. Fibrin Glue Increases the Tensile Strength of Conduit-Assisted Primary Digital Nerve Repair [J]. Hand, 2017, 314: 1558.

[151] 赵晓, 张袁松, 曾峥, 等. 基于天然蚕丝及蜘蛛丝蛋白的生物材料研究进展 [J]. 蚕学通讯, 2010, 30 (2): 31 – 37.

[152] PANILAITIS B, LTMAN G H, CHEN J, et al. Macrophage responses to silk [J]. Biomaterials, 2003, 24 (18): 3079 – 3085.

[153] SIRICHAISIT J, BROOKES V L, YOUNG R J, et al. Analyis of structure/property relationships in silkworm (Bombyx mor) and spider dragline (Nephila edulis) silks using Raman spectroscopy [J]. Biomacromolecules, 2003, 4 (2): 387 – 394.

[154] JIN H, KAPLAN D L. Mechanism of silk processing in insects and spiders [J]. Nature, 2003, 424: 1057 – 1061.

[155] TANG S M D, WHITE J D, TIEN L W, et al. Bioengineered functional brain-like cortical tissue [J]. Proc Natl Acad Sci USA, 2014, 111 (38): 13811 – 13816.

[156] JOSE R R, ELIA R, TIEN L W, et al. Electroresponsive aqueous silk protein as "smart" mechanical damping fluid [J]. ACS Appl Mater Interfaces, 2014, 6 (9): 6212 – 6216.

[157] VOLLRATH F, KNIGHT D P. Liquid crystalline spinning of spider silk [J]. Nature, 2001, 410: 541 – 548.

[158] YANG M, ASAKURA T. Design, expression and solid-state NMR characterization of silk-like materials constructed from sequences of spider silk, Samia Cynthia ricini and Bombyx mori silk fibroins [J]. J Biochem, 2005, 137 (6): 721 – 729.

[159] ENOMOTO S, SUMI M, KAJIMOTO K, et al. Long-term patency of small-diameter vascular graft made from fibroin, a silk-based biodegradable material [J]. J Vasc Surg, 2010, 51 (1): 155 – 164.

[160] 帅亚俊, 王捷, 张青, 等. 丝蛋白在生物材料领域的最新研究进展 [J]. 蚕业科学, 2017, 43 (6): 889 – 897.

[161] TIAN Y, JIANG X, CHEN X, et al. Doxorubicin-loaded magnetic silk fibroin nanoparticles for targeted therapy of multidrug-resistant cancer [J]. Adv Mater, 2014, 26 (43): 7393 – 7398.

[162] BARBARA C, SARA P, ELIA B, et al. Silk nanoparticles: from inert supports to bioactive natural carriers for drug delivery [J]. Soft Matter, 2018, 14: 546 – 557.

[163] ALTMAN G H, HORAN R L, LU H H, et al. Silk matrix for tissue engineered anterior cruciate ligaments [J]. Biomaterials, 2002, 23 (20): 4131 – 4141.

[164] WENK E, MURPHY A R, KAPLAN D L, et al. The use of sulfonated silk fibroin derivatives to control binding, delivery and potency of FGF-2 in tissue regeneration [J]. Biomaterials, 2010, 31 (6): 1403 – 1413.

[165] PARTLOW B P, HANNA C W, RNJAK K J, et al. Highly tunable elastomeric silk biomaterials [J]. Adv Funct Mater, 2014, 24 (29): 4615 – 4624.

[166] ZHENG Z Z, WU J B, LIU M, et al. 3D Bioprinting of self-standing silk-based bioink [J]. Adv Healthc Mater, 2018, 7, 1701026.

[167] ALTMAN G H, DIAZ F, JAKUBA C, et al. Silk-based biomaterials [J]. Biomaterials, 2003, 24: 401 – 416.

[168] RAO J W, QOUYANG L Q, JIA X L, et al. The fabrication and characterization of 3D porous sericin/fibroin blended scaffolds [J]. Biomedical Engineering: Applications, Basis and Communications, 2011, 23 (1): 1 – 12.

[169] YANG Y, CHEN X, DING F, et al. Biocompatibility evaluation of silk fibroin with peripheral nerve tissues and cells in vitro [J]. Biomaterials, 2007, 28: 1643 – 1652.

[170] YANG Y, DING F, WU J, et al. Development and evaluation of silk fibroin-based nerve grafts used for peripheral nerve regeneration [J]. Biomaterials, 2007, 28: 5526 – 5535.

[171] EBRAHIMI M, AI J, BIAZAR E, et al. In vivo assessment of a nanofibrous silk tube as nerve guide for sciatic nerve regeneration [J]. Artif Cells Nanomed Biotechol, 2018, 16: 1 – 8.

[172] ZHOU C, LIU B, HUANG Y, et al. The effect of four types of artificial nerve graft structures on the repair of 10 – mm rat sciatic nerve gap [J]. Journal of biomedical materials research A, 2017, 105 (11): 3077 – 3085.

[173] XUE C B, ZHU H, TAN D H, et al. Electrospun silk fibroin-based neural scaffold for bridging a long sciatic nerve gap in dogs [J]. Journal of tissue engineering and regenerative medicine, 2018, 12 (2): E1143 – E1153.

[174] XUE C B, REN H C, ZHU H, et al. Bone marrow mesenchymal stem cell-derived acellular matrix-coated chitosan/silk scaffolds for neural tissue regeneration [J]. Journal of materials chemistry B, 2017, 5 (6): 1246 – 1257.

[175] ALBERT E. Einige operationen an nerven [J]. Wien Med Presse. 1885, 26 (39): 1222 – 1226.

[176] FORSSMANN J. Über die Ursachen, welche die Wachstumsrichtungen der peripheren Nervenfasern bei der Regeneration bestimmen [J]. Zieglers Beitr {" a} ge zur pathol. Anat. u. zur allgem. Pathol. Bd. XXIV. 1898.

[177] EVANS P J, MIDHA R, MACKINNON S E. The peripheral nerve allograft: a comprehensive review of regeneration and neuroimmunology. [J]. Progress in Neurobiolo-

gy. 1994, 43 (3): 187 - 233.

[178] 李跃军. 去细胞神经支架修复周围神经缺损的研究 [D]. 第四军医大学, 2001.

[179] 刘新胜, 王伟. 同种异体神经移植去抗原性的预处理: 应用与前景 [J]. 中国组织工程研究, 2009, 13 (53): 10525 - 10528.

[180] 何彩凤, 朱庆棠, 江丽, 等. 猪与人去细胞神经结构与成分的对比研究 [J]. 实用手外科杂志, 2011, 25 (1): 39 - 42.

[181] 朱庆棠, 朱家恺, 赖英荣, 等. 去细胞组织工程化神经支架的制备与形态学研究 [J]. 中华显微外科杂志, 2004, 27 (1): 35 - 37.

[182] 易建华, 刘小林, 朱家恺, 等. 人源性同种异体去细胞周围神经材料标准制备方法的研究 [J]. 中华显微外科杂志, 2009, 32 (3): 207 - 209.

[183] DUMONT C E, HENTZ V R. Enhancement of axon growth by detergent-extracted nerve grafts [J]. Transplantation, 1997, 63 (9): 1210.

[184] M S, G L, M K. Regeneration of the rat sciatic nerve into allografts made acellular through chemical extraction [J]. Brain Research. 1998, 795 (1 - 2): 44 - 54.

[185] HUDSON T W, LIU S Y, SCHMIDT C E. Engineering an improved acellular nerve graft via optimized chemical processing [J]. Tissue Engineering. 2004, 10 (9 - 10): 1346.

[186] 衷鸿宾, 卢世璧, 侯树勋, 等. 犬化学去细胞神经同种异体移植的神经再生研究 [J]. 中华手外科杂志, 2002, 18 (3): 131 - 133.

[187] 孙明学, 王鑫, 赵斌, 等. 化学去细胞法对粗大神经质量评价方法及影响因素的探讨 [J]. 中国修复重建外科杂志, 2006, 20 (8): 779 - 782.

[188] 衷鸿宾, 卢世璧, 侯树勋, 等. 犬化学去细胞神经同种异体移植的神经电生理研究 [J]. 中国骨与关节损伤杂志, 2003, 18 (1): 30 - 32.

[189] PARRY S, STRAUSS J F. Premature rupture of the fetal membranes [J]. New England Journal of Medicine. 1998, 338 (10): 663 - 670.

[190] BOCK J. Evidence based medicine-Key recommendations of the guidelines for the outpatient treatment of chronic wounds and burns [J]. Zeitschrift Für Gerontologie. 1999, 32 (2): 51.

[191] 陈有刚, 朱家恺. 人羊膜基底膜桥接神经缺损实验研究 [J]. 中华显微外科杂志, 1990 (1): 20 - 24.

[192] DAVIS G E, BLAKER S N, ENGVALL E, et al. Human Amnion Membrane Serves as a Substratum for Growing Axons in vitro and in vivo [J]. Science (New York, N. Y.). 1987, 236 (4805): 1106 - 1109.

[193] 罗静聪, 李秀群, 杨志明, 等. 脱细胞羊膜的制备及其生物相容性研究 [J]. 中国修复重建外科杂志, 2004, 18 (2): 108 - 111.

[194] NAKAMURA T, YOSHITANI M, RIGBY H, et al. Sterilized, freeze-dried amniotic membrane: a useful substrate for ocular surface reconstruction [J]. Investigative Ophthalmology & Visual Science. 2004, 45 (1): 93.

[195] VON VERSEN-HÖYNCK F, SYRING C, BACHMANN S, et al. The Influence of Dif-

ferent Preservation and Sterilisation Steps on the Histological Properties of Amnion Allografts-Light and Scanning Electron Microscopic Studies ［J］. Cell & Tissue Banking. 2004, 5 (1): 45 – 56.

［196］ UETA M, KWEON M N, SANO Y, et al. Immunosuppressive properties of human amniotic membrane for mixed lymphocyte reaction ［J］. Clinical & Experimental Immunology. 2002, 129 (3): 464 – 470.

［197］ MOHAMMAD J, SHENAQ J, RABINOVSKY E, et al. Modulation of peripheral nerve regeneration: a tissue-engineering approach. The role of amnion tube nerve conduit across a 1-centimeter nerve gap. ［J］. Plastic & Reconstructive Surgery. 2000, 105 (2): 660.

［198］ 宋永周, 郭威, 崔慧先. 人羊膜在神经组织工程中的应用进展 ［J］. 生物医学工程研究, 2007, 26 (4): 375 – 378.

［199］ UB K, AG J, T A, et al. Comparative effects of TGF-beta 1 and TGF-beta 2 on extracellular matrix production, proliferation, migration, and collagen contraction of human Tenon's capsule fibroblasts in pseudoexfoliation and primary open-angle glaucoma. ［J］. Experimental Eye Research. 2005, 80 (1): 121 – 134.

［200］ SOLOMON A, WAJNGARTEN M, ALVIANO F, et al. Suppression of inflammatory and fibrotic responses in allergic inflammation by the amniotic membrane stromal matrix ［J］. Clinical & Experimental Allergy. 2005, 35 (7): 941 – 948.

［201］ DANIELSEN N, MÜLLER H, PETTMANN B, et al. Rat amnion membrane matrix as a substratum for regenerating axons from peripheral and central neurons: effects in a silicone chamber model ［J］. Brain Research. 1988, 39 (1): 39 – 50.

［202］ OZCAN G, SHENAQ S, SPIRA M. Vascularized nerve tube: an experimental alternative for vascularized nerve grafts over short gaps. ［J］. Journal of Reconstructive Microsurgery. 1993, 9 (6): 405.

［203］ MLIGILICHE N, ENDO K, OKAMOTO K, et al. Extracellular matrix of human amnion manufactured into tubes as conduits for peripheral nerve regeneration ［J］. Journal of Biomedical Materials Research Part A. 2002, 63 (5): 591 – 600.

［204］ 王平, 彭学良, 刘晋才. 含神经生长因子的羊膜基质管桥接修复神经缺损的实验研究 ［J］. 中华显微外科杂志, 2001, 24 (1): 42 – 45.

［205］ 阚世廉, 费起礼, 官可同. 自体、异体施万细胞及其培养液植入羊膜基底膜修复神经缺损的比较研究 ［J］. 中华手外科杂志, 1999 (1): 45 – 47.

［206］ 张琪, 顾晓明, 俞光岩, 等. 复合施万细胞的羊膜衍生物膜修复神经缺损的动物实验 ［J］. 中华口腔医学杂志, 2006, 41 (2): 98 – 101.

［207］ 宋永周, 郭威, 崔慧先. 人羊膜在神经组织工程中的应用进展 ［J］. 生物医学工程研究, 2007, 26 (4): 375 – 378.

［208］ LINDBERG K, BADYLAK S F. Porcine small intestinal submucosa (SIS): a bioscaffold supporting in vitro primary human epidermal cell differentiation and synthesis of basement membrane proteins ［J］. Burns. 2001, 27 (3): 254 – 266.

［209］苏琰. 复合施万细胞的小肠黏膜下层构建组织工程化人工神经修复周围神经缺损的研究［D］. 上海交通大学，2007.

［210］BADYLAK S F，LANTZ G C，COFFEY A，et al. Small intestinal submucosa as a large diameter vascular graft in the dog［J］. Journal of Surgical Research. 1989，47 (1)：74-80.

［211］LANTZ G C，BADYLAK S F，COFFEY A C，et al. Small intestinal submucosa as a small-diameter arterial graft in the dog［J］. Journal of Investigative Surgery. 1990，3 (3)：217-227.

［212］SARIKAYA A，RECORD R，WU C，et al. Antimicrobial activity associated with extracellular matrices［J］. Tissue engineering. 2002，8 (1)：63-71.

［213］SMITH R M，WIEDL C，CHUBB P，et al. Role of small intestine submucosa (SIS) as a nerve conduit：preliminary report［J］. Journal of Investigative Surgery. 2004，17 (6)：339-344.

［214］DRAKE M P，DAVISON P F，BUMP S，et al. Action of proteolytic enzymes on tropocollagen and insoluble collagen.［J］. Biochemistry. 1966，5：301-12.

［215］MILLER E J. Structural studies on cartilage collagen employing limited cleavage and solubilization with pepsin.［J］. Biochemistry. 1972，11：4903-9.

［216］SHAO W，LEONG K W. Microcapsules obtained from complex coacervation of collagen and chondroitin sulfate.［J］. J. Biomat. Sci. Polym. E. 1995，7：389-99.

［217］ENGLER A J，SEN S，SWEENEY H L，et al. Matrix elasticity directs stem cell lineage specification.［J］. Cell. 2006，126：677-689.

［218］谢高艺. 可吸收聚酯纳米纤维支架：组成、结构与性能关系研究［D］. 广州：中山大学，2010.

［219］何留民. 基于纳/微米多级孔结构或寡肽修饰的聚乳酸类组织工程支架：构建及对细胞作用研究［D］. 广州：中山大学，2009.

［220］朱继翔. 不同微结构多通道神经导管中生长因子梯度固定及在神经组织工程中的应用研究［D］. 广州：中山大学，2012.

［221］杨红美. 短肽修饰 PTMAc-PEG-PTMAc 水凝胶支架的制备与性能［D］. 广州：中山大学，2015.

［222］BAUMGARTEN P K. Electrostatic spinning of acrylic microfibers［J］. Journal of Colloid and Interface Science，1971，36 (1)：71-79.

［223］GUPTA P，ELKINS C，LONG T E，et al. Electrospinning of linear homopolymers of poly (methyl methacrylate)：exploring relationships between fiber formation，viscosity，molecular weight and concentration in a good solvent［J］. Polymer，2005，46 (13)：4799-4810.

［224］GIVENS S R，GARDNER K H，RABOLT J F，et al. High-temperature electrospinning of polyethylene microfibers from solution［J］. Macromolecules，2007，40 (3)：608-610.

［225］WANG S Q，HE J H，XU L. Non-ionic surfactants for enhancing electrospinability and for the preparation of electrospun nanofibers［J］. Polymer International，2008，

57 (9): 1079 – 1082.

[226] 区炜锋, 严玉蓉. 静电纺多级孔材料制备研究进展 [J]. 化工进展, 2009 (10): 1766 – 1770.

[227] MEGELSKI S, STEPHENS J S, CHASE D B, et al. Micro-and nanostructured surface morphology on electrospun polymer fibers [J]. Macromolecules, 2002, 35 (22): 8456 – 8466.

[228] CASPER C L, STEPHENS J S, TASSI N G, et al. Controlling surface morphology of electrospun polystyrene fibers: effect of humidity and molecular weight in the electrospinning process [J]. Macromolecules, 2004, 37 (2): 573 – 578.

[229] BOGNITZKI M, FRESE T, STEINHART M, et al. Preparation of fibers with nanoscaled morphologies: electrospinning of polymer blends [J]. Polymer Engineering & Science, 2001, 41 (6): 982 – 989.

[230] SUN Z, ZUSSMAN E, YARIN A L, et al. Compound core-shell polymer nanofibers by co-electrospinning [J]. Advanced Materials, 2003, 15 (22): 1929 – 1932.

[231] XU X, ZHUANG X, CHEN X, et al. Preparation of core-sheath composite nanofibers by emulsion electrospinning [J]. Macromolecular Rapid Communications, 2006, 27 (19): 1637 – 1642.

[232] KOSKI A, YIM K, SHIVKUMAR S. Effect of molecular weight on fibrous PVA produced by electrospinning [J]. Materials Letters, 2004, 58 (3 – 4): 493 – 497.

[233] CHEW S Y, MI R, HOKE A, et al. The effect of the alignment of electrospun fibrous scaffolds on Schwann cell maturation [J]. Biomaterials, 2008, 29 (6): 653 – 661.

[234] HE L, LIAO S, QUAN D, et al. Synergistic effects of electrospun PLLA fiber dimension and pattern on neonatal mouse cerebellum C17. 2 stem cells [J]. Acta Biomaterialia, 2010, 6 (8): 2960 – 2969.

[235] XIA H, CHEN Q, FANG Y, et al. Directed neurite growth of rat dorsal root ganglion neurons and increased colocalization with Schwann cells on aligned poly (methyl methacrylate) electrospun nanofibers [J]. Brain Research, 2014, 1565: 18 – 27.

[236] JEFFRIES E M, WANG Y. Incorporation of parallel electrospun fibers for improved topographical guidance in 3D nerve guides [J]. Biofabrication, 2013, 5 (3): 035015.

[237] DABIRIAN F, HOSSEINI RAVANDI S A, PISHEVAR A R. Investigation of parameters affecting PAN nanofiber production using electrical and centrifugal forces as a novel method [J]. Current Nanoscience, 2010, 6 (5): 545 – 552.

[238] EDMONDSON D, COOPER A, JANA S, et al. Centrifugal electrospinning of highly aligned polymer nanofibers over a large area [J]. Journal of Materials Chemistry, 2012, 22 (35): 18646 – 18652.

[239] LI D, WANG Y, XIA Y. Electrospinning nanofibers as uniaxially aligned arrays and layer-by-layer stacked films [J]. Advanced Materials, 2004, 16 (4): 361 – 366.

[240] ZHANG D, CHANG J. Patterning of electrospun fibers using electroconductive templates [J]. Advanced Materials, 2007, 19 (21): 3664 –3667.

[241] MASOUMI N, ANNABI N, ASSMANN A, et al. Tri-layered elastomeric scaffolds for engineering heart valve leaflets [J]. Biomaterials, 2014, 35 (27): 7774 –7785.

[243] SHIM I K, SUH W H, LEE S Y, et al. Chitosan nano-/microfibrous double-layered membrane with rolled-up three-dimensional structures for chondrocyte cultivation [J]. Journal of Biomedical Materials Research Part A, 2009, 90 (2): 595 –602.

[243] SHIM I K, JUNG M R, KIM K H, et al. Novel three-dimensional scaffolds of poly (L-lactic acid) microfibers using electrospinning and mechanical expansion: Fabrication and bone regeneration [J]. Journal of Biomedical Materials Research Part B: Applied Biomaterials, 2010, 95 (1): 150 – 160.

[244] KIM T G, CHUNG H J, PARK T G. Macroporous and nanofibrous hyaluronic acid/collagen hybrid scaffold fabricated by concurrent electrospinning and deposition/leaching of salt particles [J]. Acta Biomaterialia, 2008, 4 (6): 1611 –1619.

[245] SUN B, ZHOU Z, WU T, et al. Development of Nanofiber Sponges-Containing Nerve Guidance Conduit for Peripheral Nerve Regeneration in Vivo [J]. ACS Applied Materials & Interfaces, 2017, 9 (32): 26684 –26696.

[246] JAKOBSSON A, OTTOSSON M, ZALIS M C, et al. Three-dimensional functional human neuronal networks in uncompressed low – density electrospun fiber scaffolds [J]. Nanomedicine: Nanotechnology, Biology and Medicine, 2017, 13 (4): 1563 –1573.

[247] KRIEBEL A, RUMMAN M, SCHELD M, et al. Three-dimensional configuration of orientated fibers as guidance structures for cell migration and axonal growth [J]. Journal of Biomedical Materials Research Part B: Applied Biomaterials, 2014, 102 (2): 356 –365.

[248] SIMONET M, SCHNEIDER O D, NEUENSCHWANDER P, et al. Ultraporous 3D polymer meshes by low-temperature electrospinning: use of ice crystals as a removable void template [J]. Polymer Engineering & Science, 2007, 47 (12): 2020 –2026.

[249] SHEIKH F A, JU H W, LEE J M, et al. 3D electrospun silk fibroin nanofibers for fabrication of artificial skin [J]. Nanomedicine: Nanotechnology, Biology and Medicine, 2015, 11 (3): 681 –691.

[250] SMIT E, BÜTTNER U, SANDERSON R D. Continuous yarns from electrospun fibers [J]. Polymer, 2005, 46 (8): 2419 –2423.

[251] TEO W E, GOPAL R, RAMASESHAN R, et al. A dynamic liquid support system for continuous electrospun yarn fabrication [J]. Polymer, 2007, 48 (12): 3400 –3405.

[252] TEO W E, LIAO S, CHAN C K, et al. Remodeling of three-dimensional hierarchically organized nanofibrous assemblies [J]. Current Nanoscience, 2008, 4 (4): 361 –369.

[253] KAMEOKA J, ORTH R, YANG Y, et al. A scanning tip electrospinning source for

deposition of oriented nanofibres [J]. Nanotechnology, 2003, 14 (10): 1124.

[254] SUN D, CHANG C, LI S, et al. Near-field electrospinning [J]. Nano letters, 2006, 6 (4): 839 - 842.

[255] CHANG C, LIMKRAILASSIRI K, LIN L. Continuous near-field electrospinning for large area deposition of orderly nanofiber patterns [J]. Applied Physics Letters, 2008, 93 (12): 123111.

[256] KIM M S, KIM G H. Electrohydrodynamic jet process for pore-structure-controlled 3D fibrous architecture as a tissue regenerative material: fabrication and cellular activities [J]. Langmuir, 2014, 30 (28): 8551 - 8557.

[257] BROWN T D, DALTON P D, HUTMACHER D W. Direct writing by way of melt electrospinning [J]. Advanced Materials, 2011, 23 (47): 5651 - 5657.

[258] HOCHLEITNER G, JÜNGST T, BROWN T D, et al. Additive manufacturing of scaffolds with sub-micron filaments via melt electrospinning writing [J]. Biofabrication, 2015, 7 (3): 035002.

[259] LEE J, JANG J, OH H, et al. Fabrication of a three-dimensional nanofibrous scaffold with lattice pores using direct-write electrospinning [J]. Materials Letters, 2013, 93: 397 - 400.

[260] MOBASSERI S A, TERENGHI G, DOWNES S. Micro-structural geometry of thin films intended for the inner lumen of nerve conduits affects nerve repair [J]. J. Mater. Sci. Mater. Med. 2013, 24: 1639 - 1647.

[261] JOHNSON B N, LANCASTER K Z, ZHEN G, et al. 3D Printed anatomical nerve regeneration pathways [J]. Adv. Funct. Mater. 2015, 25 (39): 6205 - 6217.

[262] BILODEAU K, COUET F, BOCCAFOSCHI F, et al. Design of a Perfusion Bioreactor Specific to the Regeneration of Vascular Tissues Under Mechanical Stresses [J]. Artificial Organs 2005, 29 (11): 906 - 922.

[263] AN J, EE MEI TEOH J, SUNTORNNOND R, et al. Chua, C. K. Design and 3D Printing of Scaffolds and Tissues [J]. Engineering 2015, 1 (2): 261 - 268.

[264] BEJAN, A. Shape and structure, from engineering to nature [M]. Cambridge, UK: Cambridge University Press, 2000: 99 - 108.

[265] BEJAN, A. The constructal law of organization in nature: tree-shaped flows and body size [J]. J. Exp. Biol. 2005, 208: 1677 - 1686.

[266] KOLESKY D B, TRUBY R L, GLADMAN A S, et al. 3D Bioprinting of Vascularized, Heterogeneous Cell-Laden Tissue Constructs [J]. Adv. Mater. 2014, 26: 3124 - 3130.

[267] HOLLISTER S J. Porous scaffold design for tissue engineering [J]. Nature Materials 2005, 4: 518 - 524.

[268] 李小丽, 马剑雄, 李萍, 陈琪, 周伟民. 3D 打印技术及应用趋势 [J]. 自动化仪表, 2014, 35 (1): 1 - 5.

[269] FLÉGEAU K, PACE R, GAUTIER H, et al. Toward the development of biomimetic

injectable and macroporous biohydrogels for regenerative medicine [J]. Adv Colloid Interface Sci. 2017 Sep; 247: 589 – 609.

[270] TAN H, MARRA K G. Injectable, biodegradable hydrogels for tissue engineering applications [J]. Materials, 2010, 3 (3): 1746 – 1767.

[271] WEBBER M J, APPEL E A, MEIJER E W, et al. Supramolecular biomaterials [J]. Nature Materials, 2016, 15 (1): 13.

[272] SHIKANOV A, SMITH R M, XU M. Hydrogel network design using multifunctional macromers to coordinate tissue maturation in ovarian follicle culture [J]. Biomaterials, 2011, 32 (10): 2524.

[273] YU J, CHEN F, WANG X, et al. Synthesis and characterization of mmp degradable and maleimide cross-linked peg hydrogels for tissue engineering scaffolds [J]. Polymer Degradation & Stability, 2016, 133, 312 – 320.

[274] JIANG Y, CHEN J, DENG C, et al. Click hydrogels, microgels and nanogels: emerging platforms for drug delivery and tissue engineering [J]. Biomaterials, 2014, 35 (18): 4969.

[275] MANDRYCKY C, WANG Z, KIM K, et al. 3 d bioprinting for engineering complex tissues [J]. Biotechnology Advances, 2016, 34 (4): 422 – 434.

[276] MATTIMORE J P, GROFF R E, BURG T, et al. A general purpose driver board for the HP26 ink-jet cartridge with applications to bioprinting [J]. IEEE Southeastcon, 2010 (pp. 510 – 513). IEEE.

[277] PATI F, JANG J, HA D H, et al. Printing three-dimensional tissue analogues with decellularized extracellular matrix bioink [J]. Nature Communications, 2014, 5, 3935.

[278] MILLER J S, STEVENS K R, YANG M T, et al. Rapid casting of patterned vascular networks for perfusable engineered 3 d tissues [J]. Nature Materials, 2012, 11 (9): 768 – 774.

[279] NOVOSEL E C, KLEINHANS C, KLUGER P J. Vascularization is the key challenge in tissue engineering [J]. Advanced Drug Delivery Reviews, 2011, 63 (4): 300 – 311.

[280] GAO Q, HE Y, FU J Z, et al. Coaxial nozzle-assisted 3 d bioprinting with built-in microchannels for nutrients delivery [J]. Biomaterials, 2015, 61, 203.

[281] FEINBERG, A. Three-dimensional printing of complex structures by freeform reversible embedding of suspended hydrogels (fresh) [J]. Science Advances, 2015, 1 (9): e1500758 – e1500758.

[282] WU W, DECONINCK A, LEWIS J A. Omnidirectional printing of 3 d microvascular networks [J]. Advanced Materials, 2011, 23 (24): H178.

[283] KOLESKY D B, HOMAN K A, SKYLAR-SCOTT M A, et al. Three-dimensional bioprinting of thick vascularized tissues [J]. Proceedings of the National Academy of Sciences of the United States of America, 2016, 113 (12): 3179.

[284] SHIBUYA M. Vegf-vegfr signals in health and disease [J]. Biomolecules & Therapeutics, 2014, 22 (1): 1 – 9.

[285] GIANNACCINI M, CALATAYUD M P, POGGETTI A, et al. Magnetic nanoparticles for efficient delivery of growth factors: stimulation of peripheral nerve regeneration [J]. Advanced Healthcare Materials, 2017, 6 (7).

[286] RUHRBERG C, GERHARDT H, GERHARDT H, et al. Spatially restricted patterning cues provided by heparin-binding vegf-a control blood vessel branching morphogenesis [J]. Genes & Development, 2002, 16 (20): 2684 – 98.

[287] MACKENZIE F, RUHRBERG C. Diverse roles for vegf-a in the nervous system [J]. Development, 2012, 139 (8): 1371 – 80.

[288] WEI-LING, LONG-HAI, JIA-YAN, et al. Cartilage oligomeric matrix protein enhances the vascularization of acellular nerves [J]. Neural Regeneration Research, 2016, 11 (3): 512 – 518.

[289] DEANNA M. Thompson and Helen M. Buettner. Schwann Cell Response to Micropatterned Laminin Surfaces [J]. Tissue Engineering, 2004, 7 (3): 247 – 265.

[290] MINGZHU SUN, MALACHY MCGOWAN, PAUL J. Kingham, Giorgio Terenghi, Sandra Downes. Novel thin-walled nerve conduit with microgrooved surface patterns for enhanced peripheral nerve repair [J]. J Mater Sci: Mater Med 2010, 21: 2765 – 2774.

[291] DENIZ YUCEL, GAMZE TORUN KOSE, VASIF HASIRCI. Polyester based nerve guidance conduit design. Biomaterials, 2010, (31): 1596 – 1603.

[292] DENIZ YUCEL, GAMZE TORUN KOSE, VASIF HASIRCI. Tissue Engineered, Guided Nerve Tube Consisting of Aligned Neural Stem Cells and Astrocytes [J]. Biomacromolecules 2010, 11, 3584 – 3591.

[293] LI YAO, SHENGUO WANG, WENJIN CUI, et al. Effect of functionalized micropatterned PLGA on guided neurite growth [J]. Acta Biomaterialia 5 (2009) 580 – 588.

[294] JENNIFER B R, DONALD S S, SURYA K. Mallapragada. Directed growth and selective differentiation of neural progenitor cells on micropatterned polymer substrates [J]. Biomaterials, 2006, (27): 4098 – 4108.

[295] SUZANNE E T, CHLOE C, CAROL A S, et al. Microtopographical cues promote peripheral nerve regeneration via transient mTORC2 activation [J]. Acta Biomaterialia, 2017, (60): 220 – 231.

[296] BOZKURT A, BROOK G A, MOELLERS S, et al. In vitro assessment of axonal growth using dorsal root ganglia explants in a novel three-dimensional collagen matrix [J]. Tissue engineering. 2007; 13: 2971 – 2979.

[297] BOZKURT A, DEUMENS R, BECKMANN C, et al. In vitro cell alignment obtained with a Schwann cell enriched microstructured nerve guide with longitudinal guidance channels [J]. Biomaterials. 2009; 30: 169 – 79.

[298] SRIDHARAN R, REILLY R B, BUCKLEY C T. Decellularized grafts with axially a-

ligned channels for peripheral nerve regeneration [J]. J Mech Behav Biomed Mater. 2015; 41: 124 - 135.

[299] FARNAZ G, ALI Z, HANIEH N. Effects of pore orientation on in-vitro properties of retinoic acid-loaded PLGA/gelatin scaffolds for artificial peripheral nerve application [J]. Materials Science and Engineering C 77 (2017) 159 - 172.

[300] ZIEGLER L, GRIGORYAN S, YANG I H, et al. Efficient generation of schwann cells fromhuman embryonic stem cell-derived neurospheres [J]. Stem Cell Rev. Rep. 2011, 7, 394 - 403.

[301] LIU S, QU Y, STEWART T J, et al. Embryonic stem cells differentiate into oligo-dendrocytes and myelinate in culture and after spinal cord transplantation [J]. Proc Natl Acad Sci USA. 2000; 97 (11): 6126 - 6131.

[302] CUI L, JIANG J, WEI L, et al. Transplantation of embryonic stem cells improves nerve repair and functional recovery after severe sciatic nerve axotomy in rats [J]. Stem Cells, 2008, 26: 1356 - 1365.

[303] FRANCHI S, VALSECCHI A E, BORSANI E, et al. Intravenous neural stem cells abolish nociceptive hypersensitivity and trigger nerve regeneration in experimental neu-ropth [J]. Pain. 2012, 153 (4): 1775.

[304] LIN XU, SHUAI ZHOU, GUO-YING FENG, et al. Neural Stem Cells Enhance Nerve Regeneration after Sciatic Nerve Injury in Rats [J]. Mol Neurobiol, 2012, 46: 265 - 274.

[305] WANG Y, LI Z W, LUO M, et al. Biological conduits combining bone marrow mesen-chymal stem cells and extracellular matrix to treat long - segment sciatic nerve defects [J]. Neural Regen. Res, 2015, 10: 965 - 971.

[306] CHEN C J, OU Y C, LIAO S L, et al. Transplantation of bone marrow stromal cells for peripheral nerve repair [J]. ExpNeurol, 2007, 204 (1): 443 - 453.

[307] MOHAMMADI R, AZIZI S, AMIN K, et al. Effects of undifferentiated cultured o-mental adipose-derived stem cells on peripheral nerve regeneration [J]. J Surg Re-search, 2013, 180 (2): 91 - 97.

[308] MATTHEW D. Wood, Fibrin matrices with affinity-based delivery systems and neuro-trophic factors promote functional nerve regeneration. Biotechnology and Bioengineer-ing, 2010, 106 (6): 970 - 979.

[309] CHEN P R, et al. Biocompatibility of NGF-grafted GTG membranes for peripheral nerve repair using cultured Schwann cells. 2004, 25: 5667 - 5673.

[310] DERTINGER S K W, JIANG X Y, LI Z Y, et al. Gradients of substrate-bound lami-nin orient axonal specification of neurons [J]. Proc Natl Acad Sci, 2002, 99: 12542 - 12547.

[311] TANG S, ZHU J, XU Y, et al. The effects of gradients of nerve growth factor immo-bilized PCLA scaffolds on neurite outgrowth in vitro and peripheral nerve regeneration in rats [J]. Biomaterials. 2013, 34: 7086 - 96.

［312］ LUO Y, SHOICHET M S. A photolabile hydrogel for guided three-dimensional cell growth and migration ［J］. Nature Materials, 2004, 3: 249 – 253.

［313］ CAO X, SHOICHET M S. Defining the concentration gradient of nerve growth factor for guided neurite outgrowth ［J］. Neuroscience, 2001, 103: 831 – 840.

［314］ LI X R, MACEWAN M R, XIE J W, et al. Fabrication of density gradients of biodegradable polymer microparticles and their use in guiding neurite outgrowth ［J］. Adv Funct Mater, 2010, 20: 1632 – 1637.

［315］ SHAO Y, JIA H, CAO T, et al. Supramolecular Hydrogels Based on DNA Self-Assembly ［J］. Acc Chem Res, 2017, 50 (4).

［316］ JOHNSON B N, LANCASTER K Z, ZHEN G, et al. 3D Printed Anatomical Nerve Regeneration Pathways ［J］. Advanced Functional Materials, 2015, 25 (39): 6205 – 6217.

［317］ MIN Z, KUN L, YUFANG Z, et al. Acta Biomater, 2015, 16: 145 – 155.

［318］ PEREZ R A, KIM H W, BIOMED J. Mater Res, Part A, 2013, 101A: 1103 – 1112.

［319］ LIU Y Y, YU H C, LIU Y, et al. Polym Eng Sci, 2016, 56, 170 – 177.

［320］ KER E D F, CHU B, PHILLIPPI J A, et al. Campbell, Biomaterials, 2011, 32: 3413 – 3422.

［321］ LEE C H, RODEO S A, FORTIER L A, et al. Sci Transl Med, 2014, 6, 266ra171.

［322］ CHANG Y C, CHEN M H, LIAO S Y, et al. Multi-channeled Nerve Guidance Conduit with Spatial Gradients of Neurotrophic Factors and Oriented Nanotopography for Repairing the Peripheral Nervous System. ［J］. Acs Applied Materials & Interfaces, 2017, 9 (43): 37623.

第四编

周围神经缺损修复
材料的临床评估

（责任主编：顾立强　杨越雄）

第一章　材料的临床前研究

第一节　水凝胶材料的体外生物学评估

对于水凝胶材料的体外生物学功能评估，我们通常需结合 2D 培养和 3D 培养两种模式同时进行。其中，2D 培养采用水凝胶涂板的方法，将培养皿底层涂布水凝胶分子，然后将背根神经节（DRG）组织块种植在涂布水凝胶的培养皿中，培养并观察，2D 培养的优势在于能够消除物理结构对细胞生长的干扰，更加有利于从成分上研究材料对神经再生的影响，并且 2D 培养的细胞基本处于同一平面，便于显微镜成像观察。3D 培养的优势在于更加接近体内神经组织再生环境，能够研究材料物理结构与成分协同作用与细胞产生的影响，3D 培养对成像要求更加苛刻，通常采用双光子或激光共聚焦显微镜来观察不同 Z 轴平面的细胞生长情况。本实验室常用的核心实验方法包括以下十二部分。

（一）2D 培养前的涂板准备

对于去细胞神经基质水凝胶（DNM-G）、去细胞脊髓基质水凝胶（DSCM-G）和基质胶（Matrigel）这类温敏性水凝胶来说，预凝胶溶液通常储存在 −20 ℃ 冰箱，于使用前 8 h 置于 4 ℃ 解冻为溶胶状态（之后可依据需要在预凝胶溶液中加入适量的预冷细胞培养基（DMEM）/F12 或其他培养液调整水凝胶溶液的蛋白浓度）。铺板前将培养皿放置在干净的冰盒上预冷 2 min 以上，将预冷的无菌移液管从冰箱取出，迅速吸取溶胶并滴加到培养板上。充分倾斜摇晃，使整个培养皿底部均匀吸附上水凝胶溶液，确保培养皿放平后不会出现水凝胶溶液覆盖不全的现象。然后将培养板侧放，静止 5 min，吸取多余的流动状态的水凝胶溶液，再将培养皿平放在 37 ℃ 温箱内静置 30 min，即形成了一层薄薄的水凝胶层。

对胶原蛋白这类只能在极高浓度下才能成胶的蛋白溶液来说，其涂板方法稍有不同，首先将胶原蛋白添加到 0.1 M（1 M = 1 mol/L。其余类推）的乙酸溶液中，配制成 1 mg/mL 的胶原蛋白溶液，充分覆盖培养皿底部后，将培养皿放置在 37 ℃ 培养箱中静置 30 min 使胶原蛋白分子与培养皿底部充分接触吸附。然后弃去多余的液体，放置于培养箱中过夜。在移植细胞之前，用 DMEM/F12 或其他培养基冲洗两遍。

（二）脊根神经节（DRG）植块培养

DRG 植块培养法适用于单纯观察轴突再生的情况，具有简单快速，培养成功率高的特点。方法如下：取出生后 1～3 天的 SD 大鼠，行二氧化碳（CO_2）安乐死后，用酒精浸泡 3 次，每次 30 s 以消毒灭菌。在无菌培养皿中，解剖分离出脊柱（注意不要剪破腹腔内的消化道，以避免大肠杆菌污染），并将脊柱置于新的培养皿中，取出 DRG 组织，在体式镜下剪除 DRG 组织块残余的神经根后，置于预先包被水凝胶的培养皿中，加入 Neurobasal® 培养基（包含 2% B27、0.3% L-谷氨酰胺（glutamine）、100 ng/mL 神经生长因子），于 37 ℃，5% CO_2 的培养箱中培养。第 2 天行半量换液，以后每隔 2 天行全量换液。

（三）DRG 与施万细胞混合培养

DRG 与施万细胞混合培养是将 DRG 组织块消化成单细胞（主要包含 DRG 神经元和施万细胞），然后通过体外培养，观察细胞之间的相互作用，适用于研究髓鞘形成和突触形成相关的过程。方法大体上与 DRG 植块法相同：从出生后 1～3 天的 SD 大鼠身上取材 DRG 组织，在体式显微镜下修剪残根后加入 0.25% 的胰酶于 37 ℃孵育，每隔 5 min 振荡混匀一次，约 20 min 后取出，于显微镜下观察，如发现 DRG 组织块边缘细胞出现"毛边现象"，说明细胞开始脱落。500 r/min 离心 2 min 后弃去胰酶，每 40 个 DRG 组织块加入 1 mL Neurobasal® 培养基。用 200 μL 移液枪反复吹打，直至 DRG 组织块消失，培养液呈现白色浑浊样，即为均匀的单细胞悬浊液。用注射器针头在细胞悬浊液中搅拌数次，带出未消化的神经外膜和其他纤维样细胞外基质结构。将适量单细胞悬浊液转移到预处理过的培养皿中（对 24 孔板来说细胞密度为 1×10^5/孔较为合适），加入 Neurobasal® 培养基（包含 2% B27、0.3% L-glutamine、100 ng/mL 神经生长因子），于 37 ℃，5% CO_2 的培养箱中培养。第 2 天行半量换液，以后每隔 2 天行全量换液。

（四）免疫荧光

免疫荧光技术又称荧光抗体技术，它结合了免疫学、生物化学和显微镜技术，将抗体分子与一些示踪物质结合，利用抗原抗体反应进行组织或细胞内抗原物质的定位。其基本原理是基于抗原抗体反应。由于抗原抗体反应具有高度的特异性，所以当抗原抗体发生反应时，只要知道其中的一个因素，就可以查出另一个因素。免疫荧光技术就是将不影响抗原抗体活性的荧光色素标记在抗体（或抗原）上，与其相应的抗原（或抗体）结合后，在荧光显微镜下呈现一种特异性荧光反应。在神经修复材料的体外验证中，免疫荧光技术被广泛用于鉴定细胞种类，检测轴突生长状态、施万细胞迁移、髓鞘化以及突触形成等生物学指标。

组织或细胞取材固定后，制成冰冻或石蜡切片。滴加 0.01 mol/L，pH 7.4 的 PBS 于待检标本片上，10 min 后弃去，使标本保持一定湿度。滴加含有 0.3% triton-X100 及 10% 山羊血清的磷酸盐缓冲液（PBS）（破膜封闭液）覆盖组织片，室温孵育 30 min，此过程 triton-X100 的主要作用是使细胞膜穿孔，便于后续抗体进入细胞体，而山羊血清的作用是封闭非特异性抗原位点，降低非特异性荧光。弃去破膜封闭液后，加入目标抗原的抗体室温孵育 2 h 或 4 ℃过夜。取出玻片，置于玻片架上，先用 0.01 mol/L pH 7.4 的 PBS 冲洗后，再按顺序过 0.01 mol/L，pH7.4 的 PBS 三缸浸泡，每缸 3 ～ 5 min，不时振荡以洗脱那些未结合的抗体。取出玻片，用滤纸吸去多余水分，但不使标本干燥，加入荧光标记的二抗，继续室温孵育 30 min 以上。0.01 mol/L pH7.4 的 PBS 漂洗 3 min，反复 3 次后，擦干多余水分，加一滴缓冲甘油或商品化的封片剂，以盖玻片覆盖。立即用荧光显微镜观察标本的特异性荧光强度。具体应用实例将在相关实验中详述。

（五）Western blot

蛋白质印迹法（免疫印迹试验）即 Western Blot。它是分子生物学、生物化学和免疫遗传学中常用的一种实验方法。其基本原理是将蛋白质转移到膜上，然后利用特异性抗体对凝胶电泳处理过的细胞或生物组织样品进行着色或化学曝光。通过分析着色或发光的位置和着色深度或发光强度获得特定蛋白质在所分析的细胞或组织中表达情况的信息。对已知表达蛋白，可用相应抗体作为一抗进行检测；对新基因的表达产物，可通过融合部分的抗体检测。

Western blot 需准备的主要试剂包括：①细胞裂解缓冲液：1.0 M Tris-HCl（pH 6.8）1.0 mL、10% 十二烷基硫酸钠（SDS）6.0 mL、β - 巯基乙醇 0.2 mL、双蒸水 2.8 mL。②转膜缓冲液：甘氨酸 2.9 g、Tris 5.8 g、SDS 0.37 g、甲醇 200 mL，加双蒸水定容至 1 000 mL。③0.01 M PBS（pH 7.4）、NaCl 8.0 g、KCl 0.2 g、Na_2HPO_4 1.44 g、KH_2PO_4 0.24 g，加双蒸水至 1 000 mL。④膜染色液：考马斯亮蓝 0.2 g、甲醇 80 mL、乙酸 2 mL、双蒸水 118 mL。⑤封闭液：5% 脱脂奶粉，现配：脱脂奶粉 1.0 g 溶于 20 mL 的 0.01 M PBS 中。⑥显色液：目前多用商品化的 ECL 化学发光液。

单层贴壁细胞总蛋白的提取：倒掉培养液，并将瓶倒扣在吸水纸上使吸水纸吸干培养液（或将瓶直立放置一会儿使残余培养液流到瓶底，然后再用移液器将其吸走）。每瓶细胞加 3 mL 4 ℃预冷的 PBS（0.01 M，pH 7.2 ～ 7.3），平放轻轻摇动 1 min 洗涤细胞，然后弃去洗液。重复以上操作 2 次，共洗细胞 3 次以洗去培养液。将 PBS 洗净后把培养瓶置于冰上。按 1 mL 裂解液加 10 μl 苯甲基磺酰氟（PMSF）（100 mM），摇匀置于冰上。（PMSF 要摇匀至无结晶时才可与裂解液混合）每瓶细胞加 400 μl 含 PMSF 的裂解液，于冰上裂解 30 min，为使细胞充分裂解，培养瓶要经常来回摇动。裂解完后，用干净的刮棒将细胞刮于培养瓶的一侧（动作要快），然后用枪将细胞碎片和裂解液移至 1.5 mL 离心管中（整个操作尽量在冰上进行），于 4 ℃下 12 000 r/min 离心 5 min（提前开离心机预冷）。将离心后的上清分装转移到 0.5 mL 的离心管中放于 -20 ℃保存。

组织中总蛋白的提取：首先将少量组织块置于 1 ～ 2 mL 匀浆器中球状部位，用干净的剪刀将组织块尽量剪碎。加 400 μL 去污剂裂解液（含 PMSF）于匀浆器中进行匀浆，然后置于冰上。几分钟后再碾一会儿，再置于冰上，要重复碾几次使组织尽量碾碎。裂解 30 min 后，即可用移液器将裂解液移至 1.5 mL 离心管中，然后在 4 ℃下 12 000 r/min 离心 5 min，取上清分装于 0.5 mL 离心管中并置于 -20 ℃保存。

制作标准曲线（考马斯亮蓝法）：从 -20 ℃取出 1 mg/mL BSA，室温融化后备用。取 18 个 1.5 mL 离心管，3 个一组，分别标记为 0 μg，2.5 μg，5.0 μg，10.0 μg，20.0 μg，40.0 μg。按表 4 - 1 - 1 在各管中加入各种试剂。

表 4 - 1 - 1　制作标准曲线加入的试剂

	0 μg	2.5 μg	5.0 μg	10.0 μg	20.0 μg	40.0 μg
1 mg/mL 牛血清蛋白（BSA）/μL	—	2.5	5.0	10.0	20.0	40.0
0.15 mol/L NaCl/μL	100	97.5	95.0	90.0	80.0	60.0
考马斯亮蓝溶液/mL	1	1	1	1	1	1

混匀后，室温放置 2 min。在生物分光光度计（bio-photometer，eppentoff）上比色分析。依据蛋白浓度和吸光度（OD）值在 EXCEL 中制作标准曲线，如图 4 - 1 - 1 所示。

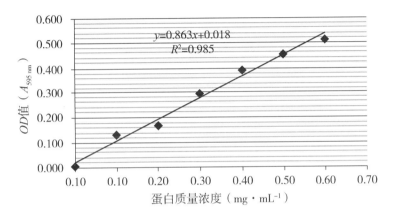

图 4 - 1 - 1　蛋白质标准曲线

检测样品蛋白含量：取足量的 1.5 mL 离心管，每管加入 4 ℃储存的考马斯亮蓝溶液 1 mL，室温放置 30 min 后即可用于测蛋白。取一管考马斯亮蓝加 0.15mol/L NaCl 溶液 100 μl，混匀放置 2 min 作为空白样品，将空白液倒入比色杯中，在做好标准曲线的程序下按"blank"键测空白样品。弃空白样品，用无水乙醇清洗比色杯 2 次（每次 0.5 mL），再用无菌水洗 1 次。取一管考马斯亮蓝加 95 μl 0.15mol/L NaCl 溶液和 5 μl 待测蛋白样品，混匀后静置 2 min，倒入比色杯中，按"sample"键测样品。测得的结果与标准曲线进行匹配即可得到 5 μl 样品所含的蛋白量。

测完蛋白含量后，计算含 50ng 蛋白的溶液体积即为上样量。取出上样样品至 0.5 mL 离心管中，加入 5×SDS 上样缓冲液至终浓度为 1×（上样总体积一般不超过 15 μl，加样孔可加样品的最大限度为 20 μl）。上样前要将样品于沸水中煮 5 min 使蛋白变性。准备好电泳装置并安置好合适的 SDS 预制胶后，加入足够的电泳液开始准备上样（电泳液至少要漫过内测的小玻璃板）。用微量进样器贴壁吸取样品，将样品吸出时不要吸进气泡。将加样器针头插至加样孔中缓慢加入样品。电泳时间一般 1～2 h，电压为 80～100V（具体情况依据蛋白分子量大小和实验室仪器规格进行调整）。电泳至溴酚兰刚跑出即可终止，进行转膜。裁切一块与电泳胶尺寸一致的滤纸和硝酸纤维素膜（NC）膜或聚偏二氟工烯（PVDF）膜（切滤纸和膜时一定要戴手套，因为手上的蛋白会污染膜）。将切好的 NC 膜或 PVDF 膜置于甲醇中浸泡 15～30 s 使膜整个变为半透明状，之后在电泳液中漂洗数次。将滤纸、电泳胶、膜按正确的顺序夹在电泳夹中。将夹子放入转移槽中，要使夹的黑面对槽的黑面，夹的白面对槽的红面。按照仪器说明书设置转膜参数。由于电转移时会产生大量的热，需在槽的一边放一块冰，或将转移槽埋于冰水混合物中来降温。一般用 80 V 转膜 2 h 能得到良好的转膜结果。

转膜结束后，将膜移至含有封闭液的平皿中，室温下在脱色摇床上摇动封闭 1 h。将膜转移到空的抗体孵育盒中，加入足量的用洗膜缓冲液（TBST）稀释至适当浓度的一抗室温下孵育 1～2 h，用 TBST 在室温下脱色摇床上洗 3 次，每次 10 min。弃去 TBST 后加入足量的二抗稀释液继续室温孵育 1 h，用 TBST 在室温下漂洗 3 次，每次 10 min。弃去多余液体后准备化学方法处理。

将 ECL 发光液 A 和 B 两种试剂在保鲜膜上等体积混合；1 min 后，将膜蛋白面朝下与此混合液充分接触；1 min 后，将膜移至另一保鲜膜上，去尽残液，包好，放入 X-光片夹中。在暗室中，将 1× 显影液和定影液分别倒入塑料盘中；在红灯下取出 X-光片，用切纸刀剪裁适当大小（比膜的长和宽均需大 1 cm）；打开 X-光片夹，把 X-光片放在膜上，一旦放上，便不能移动，关上 X-光片夹，开始计时；根据信号的强弱适当调整曝光时间，一般为 1 min 或 5 min，也可选择不同时间多次压片，以达最佳效果；曝光完成后，打开 X-光片夹，取出 X-光片，迅速浸入显影液中显影，待出现明显条带后，即刻终止显影，显影时间一般为 1～2 min（20～25 ℃），温度过低时（低于 16 ℃）需适当延长显影时间；显影结束后，马上把 X-光片浸入定影液中，定影时间一般为 5～10 min，至胶片透明为止；用自来水冲去残留的定影液后，室温下晾干。将胶片进行扫描或拍照，用凝胶图像处理系统分析目标带的分子量和净光密度值。

（六）神经突起再生速度检测

通常情况下，DRG 组织块在合适的基质层上培养 48 h 后即可长出明显的放射状的神经突起结构。此时，可通过显微镜拍照计算轴突延伸距离。用 pH 模式拍照通常能获得最清晰的轴突轮廓。为了测量 DRG 再生的神经突起向周围延展的最远距离，我们沿着 DRG 组织块的轮廓画一个圆圈标示出组织块的边界，然后画一个更大的同心圆与最长的神经突起末端相连接。用大圆半径减去小圆半径即可获得神经突起延伸最远距离的数值（图 4-1-2）。在此基础上，沿着圆弧做不同数量的分割并分别计算对于弧度内最长轴突延伸距离，最后取平均值即可计算出轴突延伸的平均距离（图 4-1-3）。如果在不同时间点分别统计轴突的最长延伸距离和平均延伸距离，即可获得轴突生长的动态指标（图 4-1-4）。（由于光镜下神经突起样结构缺乏特异性指标，因此，与神经丝蛋白 200（NF 200）或其他轴突标志性蛋白的免疫荧光照片进行形态学比对更能增加结果的可靠性）

（七）施万细胞迁移活性评估

在 DRG 神经元与施万细胞共培养的基础上，正常培养细胞 4～7 天，之后在培养液中额外添加 50 μg/mL 的抗坏血酸，用以诱导内源性施万细胞髓鞘化。继续培养 7～14 天（每星期进行 3～4 次换液）。在整个细胞培养过程中，分别在不同时间点采集细胞迁移的图像，可获得施万细胞迁移的动态变化。通过比较不同处理组之间的细胞迁移状态，可分析不同材料对施万细胞迁移行为的影响（图4-1-5）。

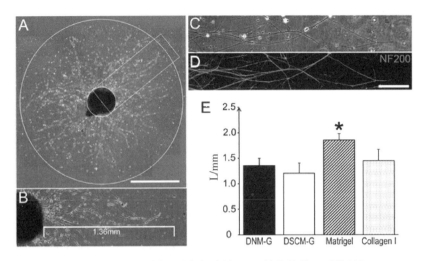

图4-1-2　通过同心圆半径计算DRG轴突的最远延伸距离

A：展示同心圆与DRG组织块的位置关系。B：矩形范围局部放大图显示轴突的最远延伸距离。C、D：光镜与免疫荧光镜下轴突的形态。E：不同水凝胶基质2D培养48 h后轴突延伸最远距离的比较。

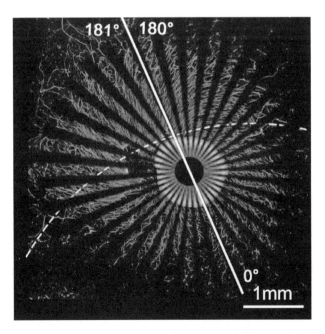

图4-1-3　以DRG组织块中心做放射状分割，计算轴突生长平均距离

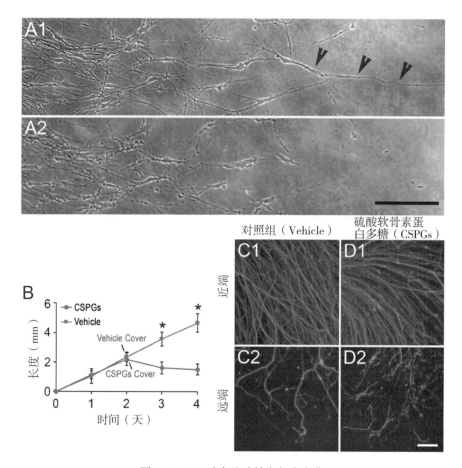

图 4 - 1 - 4　动态追踪轴突长度变化

A1：体外培养 48 h 后的轴突。A2：覆盖 CSPGs 继续培养 24 h 后的轴突变化情况。B：折线图显示轴突长度动态变化。C1、C2、D1、D2：NF 200 免疫荧光显示不同处理条件下轴突近端和远端结构变化。

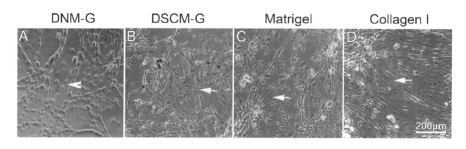

图 4 - 1 - 5　不同水凝胶对施万细胞迁移的影响

A：去细胞神经基质水凝胶（DNM-G）促进施万细胞沿着轴突排列（箭头）。B、C、D：其他水凝胶处理组，施万细胞与轴突的贴附关系不明显，视野中可见大量裸露的轴突（箭头）。

（八）髓鞘化评估

在施万细胞迁移活性评估的基础上，结合免疫荧光染色，分别标记轴突和髓鞘相关的蛋白（如髓鞘碱性蛋白，MBP），即可评估髓鞘化指标。方法如下：DRG 神经元与施万细胞在诱导髓鞘化 7～14 天后，弃培养液，PBS 冲洗 2 遍后加入到预冷的 4% 多聚甲醛溶液中固定，分别用 NF-200 和髓鞘碱性蛋白（MBP）一抗对 DRG 轴突和施万细胞进行标记，然后用不同的荧光素偶联二抗染色，封片后在荧光显微镜下观察施万细胞对轴突的贴附关系及轴突周围 MBP 荧光表达强度（图 4-1-6）。

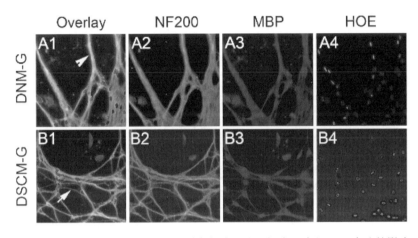

图 4-1-6　免疫荧光染色显示不同水凝胶对施万细胞迁移和 MBP 表达的影响

除了免疫荧光染色外，透射电镜（TEM）下观察到髓鞘板层样结构是目前被广泛接受的检测髓鞘形成的金标准。由于透射电镜能够以高解析度和极高的放大倍数显示细胞和亚细胞结构，因此，可以清晰地展示细胞状态和细胞之间的相互关系。在我们的体外生物学评估中，投射电镜常被用来观察施万细胞对轴突的包卷、髓鞘结构的形成以及突触结构的形成。透射电镜实验方法简述如下：将诱导髓鞘化 7～14 天的细胞用 PBS 冲洗 2 遍后加入电镜固定液（2% 多聚甲醛 + 2% 的戊二醛）固定 1 h，双蒸水漂洗 2 遍，1% 饿酸固定 30 min，乙醇梯度脱水后行丙酮渗透，用 EPON 包埋后在温箱中固化 48 h，之后通过超薄切片机制备 40～50 nm 的超薄切片，将超薄切片转移到铅、铀染色液中加强染色以增加对比度。电子显微镜下观察施万细胞对轴突的包绕及髓鞘板层厚度，计数髓鞘数量以此评估髓鞘化程度（图 4-1-7）。

（九）突触形成及突触功能评估

突触形成是神经功能修复是必要的环节之一，为了评估神经修复材料对神经元突触形成的影响，我们可以对体外培养的神经元进行以下检测：首先取材出生后 1～3 天 SD 大鼠的 DRG 组织或海马组织，消化成单细胞悬液，体外培养 7～14 天。然后，结合免疫荧光化学染色技术分别对突触前成分（如 Synapsin1）和/或突触后成分（PSD95）进行标记，以观察与突触的形成相关的分子表达（图 4-1-8）。此外，通过透射电镜技

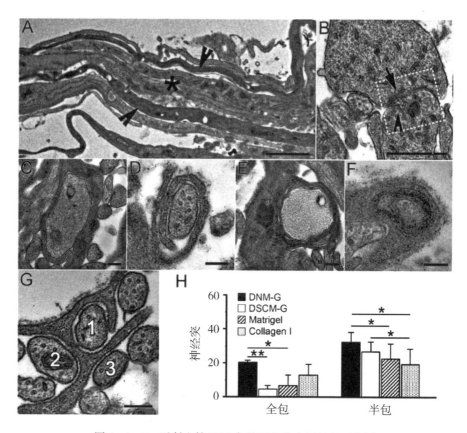

图 4 - 1 - 7　透射电镜 DRG 与施万细胞之间的相互作用

（A）纵切图显示施万细胞（箭头）包卷轴突（星标）。（B）类突触样结构。（C、D、E、F）髓鞘形成的不同阶段（G）施万细胞对多个轴突进行不同程度的包卷。（H）通过比较不同包卷程度的轴突比例来评估不同水凝胶的促轴突再生能力。

术直接观察到突触样结构的存在也是对突触形成强有力的证据（图 4 - 1 - 7B）。

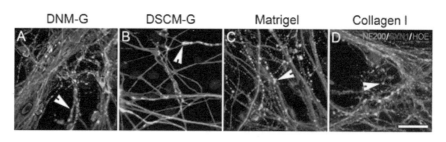

图 4 - 1 - 8　对突触前后成分进行标记

不同水凝胶基质上培养的 DRG 神经元轴突均表达点状分布的 Synapsin1（SYN1）提示具备突触形成潜能。

体外对突触功能的评估可采用神经元全细胞膜片钳技术。先将培养 7 ～ 14 天的神经细胞爬片转移入电生理浴槽中，使用输液泵持续向浴槽灌注脑脊液的替代物（ACSF），浴槽流出端使用蠕动泵将液体以 3 ～ 4 mL/min 恒速泵出，调整输液泵速度，至液面稳定在超出细胞 $1 \sim 2$ mm 的高度为止。用微电极控制仪控制记录微电极（直径 $1 \sim 2$ μm），然后在电压钳模式下，用注有钾葡萄糖电极内液的玻璃电极钳制细胞，封接至电极电阻至兆欧水平，封接成功后，抽吸破膜即可形成全细胞记录。在电流钳模式下，给细胞注入少量电荷，以检查培养的 DRG 神经元能否产生一个或一串动作电位（图 4 - 1 - 9 A1、A2、A3）。在验证神经元能够正常发放动作电位的基础上，我们可进一步通过激发兴奋性突触后电流（EPSC）来检测突触的功能。用电压钳模式钳制神经元胞体，通过刺激电极对与之相连的邻近细胞进行刺激（刺激电极和记录电极的距离保持在 $80 \sim 120$ μm）（图 4 - 1 - 9 B1、B2）。信号采集分析均由 pClamp 9.2 软件完成。（详细技术参数可参考我们的论文）

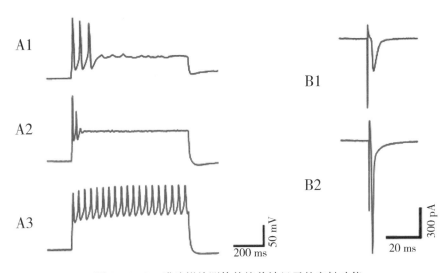

图 4 - 1 - 9　膜片钳检测体外培养神经元的突触功能

A1、A3：神经元发放的动作电位。B1、B2：不同培养条件下神经元的 EPSC 幅度不同，提示突触功能存在差异。

（十）水凝胶 3D 培养的准备

对于单细胞悬液的 3D 培养，先将水凝胶浓度调整为终浓度的两倍，同时将单细胞悬液的细胞密度调整为目标细胞密度的两倍（通常，2×10^5/mL 对 DRG 施万细胞悬浊液来说是比较合适的值）。将等体积的水凝胶与单细胞悬液混合，迅速用 200 μL 移液枪将混有细胞的水凝胶滴在培养板上，并转移到 37 ℃ 培养箱中静置 $15 \sim 30$ min，待水凝胶成胶后，添加足量的 Neurobasal® 培养液覆盖水凝胶顶部。后续培养方法和检测与 2D 培养相同。

对于 DRG 组织块的 3D 培养，仅需直接将水凝胶浓度调整为终浓度。滴加到培养板后，迅速用显微镊将 DRG 组织块放置在凝胶内部，转移到培养箱中静置 $15 \sim 30$ min，待水凝胶成胶后添加足量培养液。后续培养及检测方法与 2D 培养相同。

（十一）支架类材料的体外细胞培养

导管支架类材料的体外生物学检测方法与上述实验基本类似，不同的是首先将 DRG 组织块或细胞通过显微镊或注射器植入支架材料中，对于密度较小的材料，为避免其漂浮晃动的情况，可在培养皿底部滴加一滴 Matrigel 原液，迅速将负载细胞的支架材料放置在 Matrigel 上，37 ℃温箱静置 1～2 min 即可固定住材料。添加培养液后的后续过程可参照上述 2D 培养的步骤。于特定时间点移除培养液，添加 4% 多聚甲醛固定材料，通过冰冻切片或石蜡切片按需对材料进行横切或纵切后，再结合免疫荧光或组织化学染色观察材料中的轴突生长或髓鞘化情况。

（十二）统计学分析

所有的实验数据均需要合适的统计学方法来分析组间差异。对于以上实验结果，我们通过 student's t test 比较两组之间的连续变量，对于呈正态分布的三组及以上数据比较，我们采用 one-way ANOVA 方法，对于非正态分布的三组及以上数据比较，我们采用 Wilcoxon Mann-Whitney test。$P < 0.05$ 被定义为有显著性差异。

第二节　小动物临床前试验研究

一、周围神经缺损修复的小动物模型选择

周围神经缺损修复材料的体外细胞生物学研究尽管有简单、快速的优点，但由于体内环境的复杂性和多样性，仅对材料进行体外细胞生物学研究还不足以反映材料的安全性与有效性。故对于生物材料的临床前研究，动物体内植入仍是主要的研究手段。

国内外用于周围神经缺损修复模型的动物主要包括小动物（小鼠、大鼠）和大动物（比格犬、猕猴、羊等）。Sprague-Dawley 大鼠（SD 大鼠）由于价格低廉、体型大小适中、生命繁殖周期较短、对实验因素的反应又较为一致，成为目前最广泛使用的周围神经缺损修复小动物模型。SD 大鼠属于啮齿类动物，其体形较小，一般建立 5～20 mm 的神经缺损模型较为合适，20 mm 以上的神经缺损模型应考虑使用大动物。

大鼠坐骨神经缺损模型是最为常用的神经缺损模型之一。简单来说，就是分离大鼠单侧坐骨神经，切断造成缺损，用周围神经修复材料进行桥接修复，以评估材料的安全性和有效性。

以下为本课题组多年以来的小动物实验手术步骤以及常用的相关神经再生评估方法，现做归纳总结，供各位读者参考。

二、大鼠坐骨神经缺损修复手术步骤

（一）麻醉、备皮、消毒与铺巾

选取体重合适（250～300 g）的实验 SD 雌性大鼠，腹腔内注射 2% 戊巴比妥钠（50 mg/kg）。待麻醉成功后，用剃毛器将术区（臀部和大腿后方）毛发剃干净，取俯卧位，固定四肢，2% 碘酊和 75% 酒精常规消毒，铺无菌孔巾。

（二）切开皮肤

于一侧大腿后外侧、平行于股骨下缘处做一约 3 cm 切口，逐层切开皮肤、皮下组织，显露臀大肌与大腿后方肌群。

（三）暴露坐骨神经

钝性分离肌肉，于臀大肌深处间隙显露坐骨神经主干，分离肌肉时需注意减少出血、确切止血，避免血液影响视野。以微型自动拉钩牵开皮肤和肌肉，继续在手术显微镜下分离坐骨神经，仔细用显微镊、剪剥离其周围结缔组织以及脂肪组织。剥离坐骨神经远端以及近端过程中，须密切注意与其伴行的血管，尽量避免剪断血管造成大出血影响下一步的操作（图 4－1－10）。

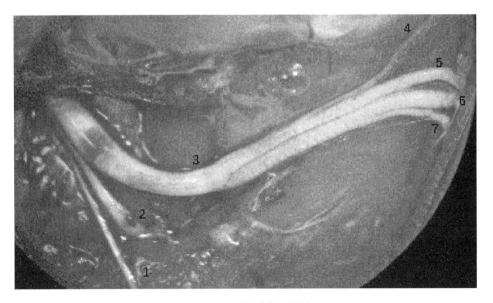

图 4－1－10 暴露的坐骨神经

（四）周围神经缺损修复材料移植

以本课题组去细胞神经基质水凝胶修复 15 mm 坐骨神经缺损为例，用其他修复材料方法类似。先将盐酸利多卡因滴于显露的坐骨神经上，以降低大鼠的疼痛阈值。2～3 min 后，在手术显微镜下，于梨状肌下缘靠近坐骨神经出口处用显微剪剪断坐骨神经，将事先准备好的 17 mm 去细胞神经基质水凝胶导管置于术野下，然后把切断的坐骨神经近端塞入导管内 1 mm，以 10 - 0 尼龙线缝合导管和神经外膜 2～3 针。根据预定的缺损长度（15 mm），在远端切断坐骨神经，同法缝合（图 4 - 1 - 11）。

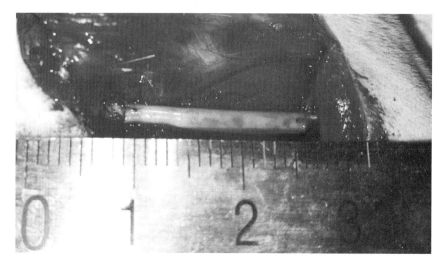

图 4 - 1 - 11　去细胞神经基质水凝胶导管修复 15 mm 坐骨神经缺损

（五）缝合切口

完成修复材料缝合后，确认无扭曲、翻转等情况，以 4 - 0 丝线逐层缝合肌肉、皮肤。并再次用 2% 碘酊和 75% 酒精消毒皮肤，彻底清除皮肤表面的血迹，以避免大鼠撕咬伤口导致感染等。

（六）术后观察

将大鼠放回鼠笼（铺上木屑或垫料）饲养，并注意保暖。定期观察大鼠的精神状态、饮食活动、术侧伤口愈合、术侧肌肉萎缩及足底溃疡情况。

三、周围神经缺损修复材料局部免疫移植反应检测

以本课题组研发的猪源性去细胞神经基质水凝胶为例。虽然该修复材料进行了脱细胞处理，已大大降低其免疫原性，但毕竟来源于异种异体，如将该材料植入大鼠、犬、猕猴或人等与之不同种属的体内，则有可能发生移植后的免疫反应，故移植后进行材料的免疫移植反应检测必不可少。

（一）苏木精 - 伊红染色（hematoxylin-eosin，HE 染色）

HE 染色可以反映移植物中炎性细胞的数量（淋巴细胞、巨噬细胞、异物多核巨细

胞、成纤维细胞等）、纤维包囊的厚度、血管的生成，以及细胞浸润的程度。一般而言，材料植入后 1～4 周可进行移植物早期局部免疫反应的评估。

HE 染色具体步骤如下（以去细胞神经基质水凝胶导管为例）：材料植入大鼠体内 4 周后，无菌条件下按原手术入路完整暴露修复材料，并观察材料与周围组织有无粘连、离断，有无神经瘤形成。取出整段修复材料，置于 4% 多聚甲醛固定 6 h 后，乙醇梯级脱水、透明、浸蜡、包埋、纵行切片。将标本玻片置于 65 ℃烤箱烤 30 min → 二甲苯脱蜡 2×15 min → 无水乙醇洗脱二甲苯 1 min → 95% 乙醇洗 2 min → 80% 乙醇洗 3 min → 苏木精液 5 min → 自来水洗 1 min → 1% 盐酸酒精分化 5 s → 自来水洗 1 min → 流动的自来水中返蓝 30 min → 伊红染色 3 min → 80% 乙醇洗 3 min → 95% 乙醇洗 2 min → 无水乙醇洗 1 min → 二甲苯 2×5 min → 中性树胶封片，观察，拍照。

材料植入后 4 周，为炎症反应减轻期，自体神经移植可见较多波浪形的束状组织，淋巴浸润情况较少，其余各组移植物仍可以看到部分淋巴细胞浸润，猪源性去细胞神经基质水凝胶的细胞排列稍乱，淋巴细胞浸润情况与鼠去细胞神经较为相似（图 4-1-12）。

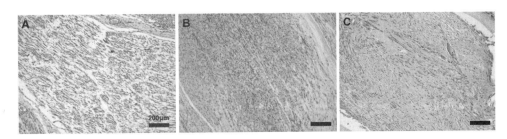

图 4-1-12　术后 4 周各组移植物内 HE 染色的纵切面
A：自体神经移植；B：大鼠去细胞神经移植；C：猪源性去细胞神经基质水凝胶移植。

（二）免疫组织化学染色

免疫组织化学染色是指带显色剂标记的特异性抗体在组织细胞原位通过抗原抗体反应和组织化学的呈色反应，对相应抗原进行定性、定位、定量测定的一项技术。该方法特异性强、灵敏度高、应用广泛，已经成为生物学及医学等学科的重要研究手段。通过免疫组织化学染色，可以识别和分辨出普通染色下看似一样的不同种类细胞，便于更好地进行生物学评价。免疫组织化学染色常用的两种方法为免疫酶组织化学染色和免疫荧光标记染色。

在异种异体组织移植中，T 淋巴细胞和单核-巨噬细胞系统在移植物引起的免疫排斥反应中起着重要作用，检测 T 淋巴细胞表面标志蛋白 CD3、CD4、CD8 和巨噬细胞 CD68 等在移植物中的表达情况，可以反映免疫细胞浸润情况，监测排斥反应强度。在本课题组的猪源性去细胞神经基质水凝胶修复大鼠周围神经缺损模型的研究中，我们选取了 CD4、CD8 和 CD68 为指标来观察移植物的局部免疫移植反应。

免疫组织化学染色（免疫酶组织化学染色）具体步骤如下：

将上一步脱水包埋好的移植物组织蜡块，常规切片：厚度一般为 2～3 μm，玻片用防脱玻片 → 烤片：65 ℃恒温箱 2 h → 脱蜡：二甲苯 2×10 min → 脱二甲苯：100% 乙醇

1 min、95% 乙醇 2 min、80% 乙醇 3 min → 超纯水洗涤 1 min → 3% H_2O_2 室温静置 10 min → 蒸馏水冲洗，PBS 浸泡 3 min×3 次 → 石蜡切片高压抗原修复：放入盛有柠檬酸缓冲液（工作液）的高压锅中，（喷气时）煮开后，再保持 2 min → 冷水降温：降到 30 – 40 ℃ → 蒸馏水浸泡 3 min×2 次 → PBS 浸泡 3 min×3 次 → 画圈：擦拭周边水分，用免疫组化笔画圈限定所加抗体的范围 → 滴加正常山羊血清封闭液，室温 30 min，甩去多余液体 → 一抗孵育：擦拭周边水分，滴加稀释好的 CD4/CD8/CD68 抗体（抗体浓度分别为 1∶200），置于孵育盒 4 ℃ 过夜 → 次日清晨拿出室温下复温 30 min → 洗涤：用缓冲液 PBS 小心冲洗去掉一抗，再放到 PBSⅡ、PBSⅢ、PBSⅣ、PBSⅤ 5 min → 二抗孵育：擦拭标本周边水分，加二抗（1∶200 稀释）后，常温下孵育盒里放 30 min → 洗涤：再放到 PBSⅢ、PBSⅣ、PBSⅤ 各 3 min → 显色：擦拭标本周边水分，加 DAB 显色剂，避光操作，显微镜下观察以控制显色时间 → 终止显色：标本显色清晰适度时，用水冲洗一下终止显色 → 染核：普通苏木素染色 4 min，1% 盐酸乙醇分化 5 s → 返蓝：自来水缸内流水洗 30 min 以上 → 脱水：80%、95%、100% 乙醇梯度脱水，时间分别为 3 min、2 min、1 min → 透明：二甲苯Ⅰ、Ⅱ各 5 min → 中性树胶封片，晾干，拍照。

从结果看出，CD4 + 细胞在各组均无表达；少量 CD8 + 细胞散在分布于各组移植体内；CD68 + 细胞在自体神经组无表达，在大鼠去细胞神经和猪源性去细胞神经基质水凝胶均有少量表达（图 4 – 1 – 13）。综合 HE 染色与免疫组化结果显示，猪源性去细胞神经基质水凝胶并没有引起免疫排斥反应，其原因可能是猪神经脱细胞处理后，细胞和绝大部分抗原物质被清除，其免疫原性大大降低，而且植入的量少，不足以引起免疫排斥反应。

四、大鼠行为学评价方法

坐骨神经缺损修复后，其神经功能评估采用坐骨神经功能指数（sciatic functional index，SFI）。对于大鼠，步态试验是经典和成熟的坐骨神经功能评价方法，该试验是评估坐骨神经或其分支损伤后靶肌运动功能恢复水平的无创性方法。目前，较为常用的方法主要有墨迹法与录像法。

以墨迹法为例，具体步骤为：于术后 4、6、8、10、12 周进行大鼠行走步态试验分析。自制大鼠足印走行箱：长 50 cm、宽 8.5 cm 的长方形木槽，槽的一端封闭，一端开口，上面加一个可抽动的盖，槽内放入一张等长宽的白色复印纸。实验时，将大鼠患侧后肢涂上红色印泥，健侧后肢涂上黑色印泥，然后大鼠从槽的一端放入，马上关闭入口，让大鼠将从封闭端走向开口端，使其在白色的复印纸上每侧足留下 3 个或 4 个足印。选实验侧足（E）、正常侧足（N）足印测量 3 个变量：① 足印长度 PL（print length）：从足跟到足尖的距离，精确到毫米，每次使用最长的 *PL*。② 足趾宽度 *TS*（total spreading 或 toe spread）：从第一趾到第五趾之间的距离，精确到毫米，每次使用最长的 *TS*。③ 中间足趾距离 *IT*（distance between intermediate toes or intermediary toespread）：从第二趾到第四趾之间的距离，精确到毫米，每次使用最长的 IT（图 4 – 1 – 14）。以上三个变量代入以下 Bain 公式中，可得坐骨神经功能指数。其公式为：

$$SFI = -38.3(EPL\text{-}NPL/NPL) + 109.5(ETS\text{-}NTS/NTS) + 13.3(EIT\text{-}NIT/NIT) - 8.8$$

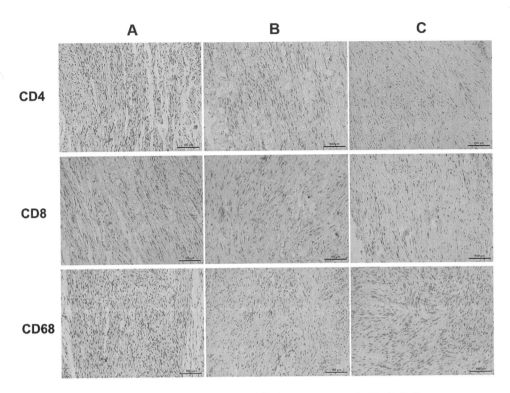

图 4 - 1 - 13　术后 4 周各组移植物内 CD 4、CD 8 和 CD 68 染色

A：自体神经移植；B：大鼠去细胞神经移植；C：猪源性去细胞神经基质水凝胶移植。

SFI 以 0 为正常值，－100 为神经完全断离的指标；*SFI* 绝对值越小，代表神经功能恢复越好。

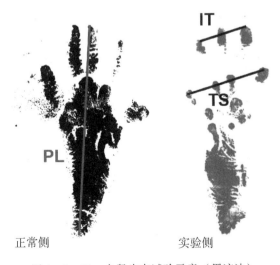

正常侧　　　　　实验侧

图 4 - 1 - 14　大鼠步态试验示意（墨迹法）

五、神经电生理评价

神经电生理学检测方法灵敏、准确，已成为评价周围神经再生的基本方法之一。通过检测坐骨神经缺损修复后的坐骨神经 – 腓肠肌复合动作电位（compound muscle action potential，CMAP）可以有效判断神经缺损的修复效果。CMAP 是目前国内外学者普遍使用的反映周围神经修复效果的电生理学指标，综合反映损伤神经中运动神经纤维的再生及靶肌肉功能恢复情况，其振幅与靶肌的再生神经纤维数目成正比。而在坐骨神经的不同位置给予电刺激，测量两点间的距离，再根据两次 CMAP 的潜伏期可计算出神经传导速度（nerve conduction velocity，NCV）。具体操作方法如下。

（一）暴露神经与仪器连接

术后 12 周，给予 2% 戊巴比妥钠（50 mg/kg）腹腔注射麻醉实验 SD 大鼠，无菌条件下按原手术入路完整暴露游离的各组神经移植体。采用成都泰盟科技有限公司研制开发的 BL-410F 生物信号采集与处理系统。将两根记录电极一前一后刺入腓肠肌内（分别距跟腱止点 20 mm 和 10 mm 处），倾斜刺入深度为 10 mm 左右，地线针插入足底部皮肤，做好固定，避免检测时掉落（图 4 – 1 – 15）。

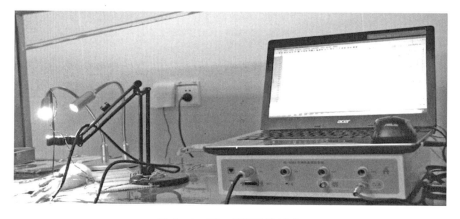

图 4 – 1 – 15　仪器连接示意

（二）记录与观察

在"刺激参数调节区"调节相关控制参数，刺激方式为正方波单刺激，模式为细电压，波宽为 1 ms，初始强度 1.0 V，增量 0.05 V。实验开始时，将刺激电极先后置于神经移植体近端吻合口上 1.5 mm（A 点）及远端吻合口下 1.5 mm（B 点）处，开始刺激，逐渐增大，直至出现动作电位（此时的刺激强度即为阈强度），再逐渐增大至动作电位幅度达到最大值为止，该强度的刺激为最大刺激，此时读出潜伏期复合肌动作电位振幅，注意调整记录量程，调整图像"信号方向"以及"平滑滤波"。整个测定过程中不断滴加 37 ℃生理盐水以保持神经和电极的温度和湿度，同时，保持手术间统一的温度和湿度，并保持环境安静等，以减少外界对测定的干扰。每端神经重复检测 3 次，每次持续刺激时间不宜过长，防止损伤神经干。

（三）计算电生理指标

同上方法，测量健侧神经 CMAP，按下列公式计算术侧 CMAP 振幅恢复率：（术侧神经 CMAP 最大振幅/健侧神经 CMAP 最大振幅）×100%。测量 A、B 两刺激点之间的距离 S 和潜伏期 T，按以下公式计算出神经传导速度 NCV：$NCV（m/s）= S（mm）/（T1 - T2）（ms）$（图 4 - 1 - 16）。

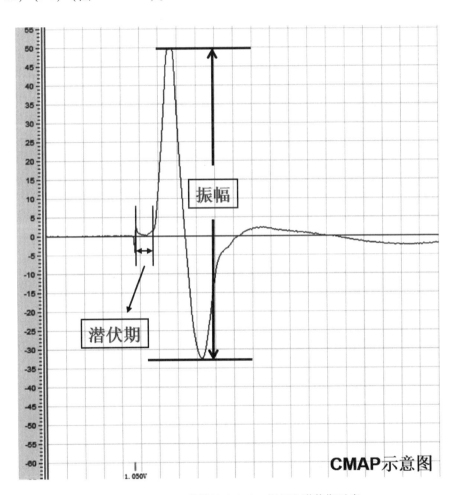

图 4 - 1 - 16　正常神经 CMAP、振幅和潜伏期示意

六、周围神经缺损修复材料形态学评价方法与靶肌肉神经再支配相关评价方法

（一）周围神经缺损修复材料形态学评价

1. 大体观察

评价神经再生情况的第一步是形态学观察。取材前首先进行大体观察，观察各神经移植物与周围组织有无粘连、有无受压情况，神经移植物表面血管生长及分布情况，神经吻合口连续性是否存在、是否膨大、有无神经瘤形成等。以猪源性去细胞神经基质水凝胶导管为例，大体观察可见材料未有断裂、受压现象，周围被一层纤维结缔组织包裹，粘连不明显，容易将其从周围组织中分离；材料表面有不同程度的血管化，缝合口连续性良好，未见神经瘤形成（图4-1-17）。

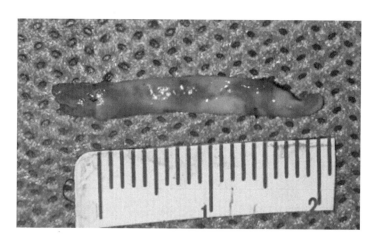

图4-1-17　猪源性去细胞神经基质水凝胶导管大体观察

2. 银染法

银染法是神经轴突的特殊染色法，其基本原理为：固定后的组织和切片浸染于银溶液中，再用还原剂处理，银颗粒沉着在轴索的轴浆中使之呈现深棕色或黑色。银染法有多种，对于石蜡切片可采用改良Bielschowsky银染法，对于新鲜组织可采用Bielschowsky冷冻切片法或组织块染色法等。

本课题组对各种神经移植物行石蜡切片，采用改良Bielschowsky银染法观察轴突生长，具体步骤如下：

石蜡切片、脱蜡、水洗 → 蒸馏水洗 → 放入Bielschowsky硝酸银溶液，并置于温箱内避光浸染 → 蒸馏水洗 → 用还原剂还原数秒，至切片呈现黄色为止 → 蒸馏水洗 → 用Bielschowsky氨银溶液滴染 → 倾去染液，直接用还原剂再次还原，更换2次溶液，使切片呈棕黄色 → 蒸馏水洗 → 用氯化金溶液调色 → 蒸馏水洗 → 用海波溶液固定 → 水洗3～5 min，然后用滤纸吸干切片周围水分 → 95%乙醇及无水乙醇脱水，二甲苯透

明，中性树胶封固。

从图 4-1-18 可以看出，各组移植物均可见黑褐色神经纤维分布。其中，自体神经移植排列连续，神经纤维密集分布；鼠去细胞神经纤维排列较为连续、规则，神经纤维密度比自体神经移植低；而猪源性去细胞神经基质水凝胶移植则近端、中段和远端皆可见大量神经纤维，但其密度稍低于鼠去细胞神经移植。

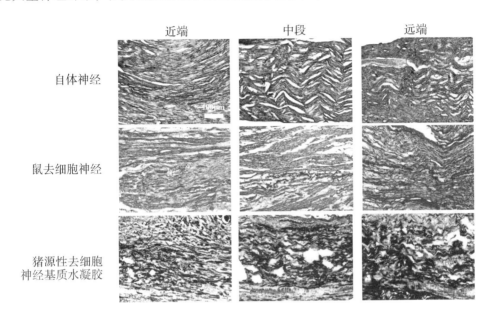

图 4-1-18　各组神经移植物银染结果

3. 免疫组织化学染色法

免疫组织化学染色可特异性结合组织中某种结构成分，先被广泛用于神经轴突再生的检测。较为常用的轴突指标有：生长相关蛋白 - 43（GAP-43）、神经丝蛋白 200（neurofilament 200，NF 200）、Ⅲ型 β 微管蛋白（β-tubulin Ⅲ），而常用的施万细胞指标有：S 100 蛋白、髓鞘碱性蛋白（myelin basic protein，MBP）、神经生长因子低亲和力受体（P75）等。

（1）常用的免疫组织化学染色有免疫酶组织化学染色和免疫荧光标记染色。其中，神经移植物免疫酶组织化学染色方法同上。本课题组前期采用该方法检测大鼠去细胞神经移植修复大鼠坐骨神经缺损模型 12 周后神经再生的情况，分别使用 NF 200 和 S 100 指标标记神经轴突和施万细胞。如图 4-1-19 所示，NF 200 和 S 100 阳性表达均为棕褐色；神经轴突排列规整，连续性较好，施万细胞基本沿神经纤维方向呈带状排列，排列基本整齐、规则。

（2）免疫荧光染色步骤则较为简单。免疫荧光一般用冰冻切片，且最好用新鲜神经组织；染色后的标本一般短时间内有效，时间长了荧光可能衰退。以本课题组前期实验为例，对各神经移植物进行冰冻切片及 NF 200、S 100 双荧光染色。具体步骤如下：

取材后，4% 多聚甲醛固定 24 h → 20% 蔗糖脱水 24 h → 30% 蔗糖脱水 24 h → OCT 包埋 → 行冰冻切片，厚 15 μm → 冰冻切片于 60 ℃烤箱中烘烤 10 min → 用 PBS 冲洗 10

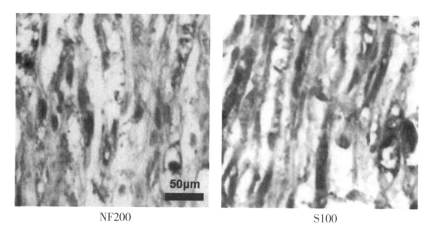

图4-1-19 大鼠去细胞神经移植修复大鼠坐骨神经缺损12周NF 200和S 100免疫组织化学染色

min×3次 → 将切片平整放置于免疫组织化学盒中 → 用10%山羊血清孵育60 min，37℃水浴 → 滤纸吸干山羊血清 → 加20 μl的NF 200抗体（1:200），4℃冰箱中孵育过夜 → 次日PBS冲洗10 min×3次 → 吸干PBS溶液 → 加20 μl的荧光二抗（1:2 000），室温孵育1 h → PBS冲洗10 min×3次 → 使用含DAPI防淬灭剂封片 → 晾干，拍照。

12周后，各组神经移植物均有NF 200和S 100表达。其中，自体神经神经轴突排列整齐，施万细胞沿着神经轴突生长，排列规整，NF 200和S 100阳性区域大、强度高；去细胞神经移植NF 200和S 100表达强度和区域较自体神经弱，神经轴突排列较为疏松；而猪源性去细胞神经基质水凝胶组神经轴突生长欠整齐致密，NF 200和S 100表达稍弱于去细胞神经组，考虑原因可能为猪源性去细胞神经基质水凝胶在脱细胞与制备成凝胶过程中丢失了细胞与生物活性因子，且丧失了神经三维通道结构所致（图4-1-20）。

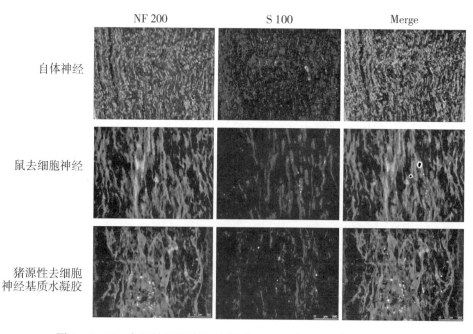

图4-1-20 各组神经移植物12周后NF 200和S 100免疫荧光染色

4. 甲苯胺蓝染色法

甲苯胺蓝染色法常用于显示有髓神经纤维。甲苯胺蓝是常用的人工合成染料的一种，属于醌亚胺染料类，是碱性染料，甲苯胺蓝中的阳离子有染色作用，组织细胞的酸性物质与其中的阳离子相结合而被染色。神经组织经甲苯胺蓝染色后，髓鞘呈深蓝色，而轴突不着色，横截面上表现为较为规则的环状结构。该方法操作简便，结构显示清晰，可用于计算髓鞘的数量或测量髓鞘直径。

甲苯胺蓝染色具体步骤如下：

预固定：2.5%戊二醛（使用磷酸盐缓冲液配制）浸泡过夜 → 漂洗：PBS 缓冲液反复洗涤 5 min×3 次 → 后固定：1%四氧化锇 4 ℃固定 90 min → 漂洗：PBS 缓冲液反复洗涤 10 min×3 次 → 脱水：50%乙醇×15 min → 70%乙醇过夜 → 80%乙醇×15 min → 90%乙醇×10 min →（90%乙醇 +90%丙酮）10 min → 90%丙酮×10 min → 100%丙酮 10 min×3 次 → 环氧树脂包埋，35 ℃×12 h → 45 ℃×12 h → 60 ℃×48 h，聚合后为淡棕色透明的包埋块 → 玻璃刀片修整组织块，切取厚度 1 μm 的半薄切片；每个玻片上有 3～5 个小块组织 → 玻片上滴加 1%甲苯胺蓝液，60 ℃加热 60 s → 高倍视野下观察有无裂片、褶皱、杂质、轴索变性、髓鞘脱失、间质水肿、原纤维丢失、再生及炎性细胞浸润等组织病理学表现 → 蒸馏水洗 2～3 次后，吸净水并加热烘干 → 中性树脂封固 → 显微镜下拍照。

然后，进行有髓神经纤维数量计算。每个标本取 3 个切面，每个切面随机选取 5 个高倍镜视野，计数每个视野的轴突数 N，测量相应视野的面积 S，计算有髓神经纤维密度 P，公式如下：P（$/mm^2$）$=N/S$。取每标本各视野轴突密度的平均值作为该标本的有髓神经纤维密度。

结果（猪源性去细胞神经基质水凝胶 12 周）：横截面上可见深蓝色神经髓鞘，呈规整的圆形或椭圆形，鞘内为不着色的形状大小不一的轴突，髓鞘间可见少量淡蓝色的纤维结缔组织（图 4 - 1 - 21）。

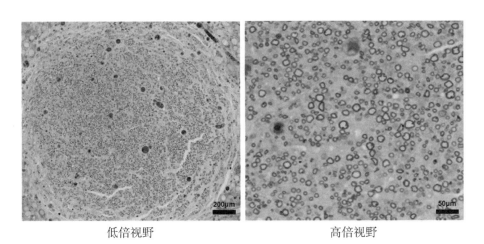

低倍视野　　　　　　　　　　　　高倍视野

图 4 - 1 - 21　猪源性去细胞神经基质水凝胶移植修复大鼠坐骨神经缺损 12 周后甲苯胺蓝染色

5. 透射电镜观察

透射电镜分辨率高，可观察再生神经的超微结构，但要获得高质量的透射电镜图片，需要较好的超薄切片制作技术（厚度小于 0.1 μm）。一般多用透射电镜观察再生轴突的形态、直径、数量、髓鞘厚度、轴突内细胞器、施万细胞包绕情况、基底膜、结缔组织、微血管等。

透射电镜组织学观察要求超薄切片，其取材、固定、脱水和包埋步骤同甲苯胺蓝，余下步骤具体为：

将上一步环氧树脂包埋好的组织块修成上下两边平行的矩形或梯形 → 暴露出标本组织 → 切取 1～2 μm 半薄切片 → 用美蓝染色后在光学显微镜下观察，确定其有价值的部位 → 切取 60～80 nm 超薄切片 → 捞于铜网上，饱和醋酸铀染色 0.5 h → 枸橼酸铅染色 10～15 min 并注意隔绝 CO_2 → 标本固定后透射电镜下观察拍照 → 了解再生神经髓鞘、轴突等形成情况。

利用 Image-Pro Plus 6.0 或 Qwin 软件测量有髓神经纤维直径 D（包括轴突和髓鞘在内的总直径）、髓鞘厚度及 G 值（轴突直径/有髓神经纤维直径）。髓鞘厚度的计算公式为：髓鞘厚度（轴突直径/有髓神经纤维直径）/2，该指标可反映轴突的成熟程度。而 G 值也是反映再生有髓神经纤维成熟度的一个指标，周围神经 G 值最适宜的比例是 0.55～0.68。

各组均可见再生轴突外有排列较规则且电子密度高的髓鞘，呈同心圆样板层排列，分布不均匀，纤维直径、大小不等，髓鞘厚薄不一，可见施万细胞包绕神经纤维，正形成髓鞘，局部可见无髓神经纤维形成。A 组再生有髓神经纤维较粗大，分布密集，髓鞘厚度较均匀；B 组再生髓鞘椭圆形，形态较不规则，边缘整齐清晰，厚薄不一，分布不均匀；C 组再生髓鞘边缘较为整齐，厚薄不一，接近于 B 组（图 4 - 1 - 22）。

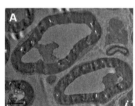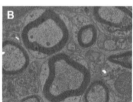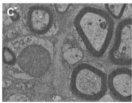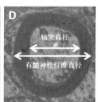

图 4 - 1 - 22　各组神经移植物修复大鼠坐骨神经缺损 12 周透射电镜观察
A：自体神经移植；B：大鼠去细胞神经移植；C：猪源性去细胞神经基质水凝胶移植；D：测量举例。

（二）靶肌肉神经再支配相关评价方法

大鼠坐骨神经一般分为胫神经、腓总神经和腓肠神经，主要支配后肢肌肉、足趾及后肢皮肤。坐骨神经缺损伤后，神经与靶器官的联系受到破坏，相应的靶肌肉失神经支配，骨骼肌开始萎缩、退行性变，表现为肌腹变小、重量减轻、肌细胞体积变小、结缔组织增生等。坐骨神经缺损修复后，上述改变可得到一定程度的逆转或恢复（图 4 - 1 - 23）。坐骨神经再生评价最常用的靶肌肉是腓肠肌、比目鱼肌和胫前肌。其中，腓肠肌和比目鱼肌为小腿后群肌，由胫神经支配；胫前肌属于小腿前群肌，由腓深神经支配。除了观察靶肌肉色泽、质地和萎缩情况等大体形态，常用的还有以下评价方法。

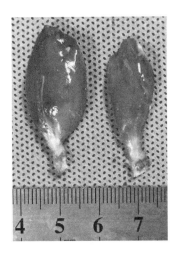

图 4 - 1 - 23 猪源性去细胞神经基质水凝胶移植修复大鼠坐骨神经缺损 12 周后靶肌肉大体观察
左：健侧靶肌肉；右：患侧靶肌肉。

1. 肌肉收缩力测定（以小腿三头肌为例）

该测定方法可使用 BL-410F 生物信号采集与处理系统。先固定大鼠股骨下端和胫、腓骨上端，于大鼠跟腱止点处将两侧小腿三头肌切断并稍作游离，通过 3 - 0 丝线结扎肌腱断末端，并连接于肌张力换能器，通过调节丝线紧张度，使小腿三头肌处于自然拉长的长度，并统一相同的张力阈值；同时，将刺激电极置于神经移植体近端吻合口上 1.5 mm，记录两侧小腿三头肌单收缩力，启动连续刺激，并逐渐增大刺激频率，观察并记录不完全与完全性强制收缩力。按下列公式计算术侧小腿三头肌收缩力恢复率：收缩率恢复率（术侧三头肌单收缩力／健侧三头肌单收缩力）×100%。若肌肉失神经支配，收缩力则为零；神经再生后，肌肉恢复神经再支配，收缩肌力逐渐增强，可反映神经的运动功能恢复程度。

2. 靶肌肉湿重比

称量靶肌肉并计算靶肌肉湿重比是评价靶肌肉神经再支配的一个简单易行的方法。具体如下：切取大鼠术侧与健侧整块腓肠肌（自股骨内外髁起点至跟骨结节止点完整取下腓肠肌），沾去附着的血液，电子天平上称重。按以下公式计算肌肉湿重比率：靶肌肉湿重比 =（术侧肌肉湿重／健侧肌肉湿重）×100%。它以反映神经再生过程肌肉萎缩与恢复的情况，可间接反映运动功能恢复程度。

3. 靶肌肉 Masson 染色法

切取患侧腓肠肌组织块，4% 多聚甲醛固定过夜，常规脱水和石蜡包埋，横断面切片，厚 5 μm，石蜡切片、常规脱蜡至蒸馏水，置 Bouin 液 4 ℃ 过夜，使用 Masson 染色法进行肌纤维染色，染色具体操作步骤如下：

切片固定于 Bouin 液（饱和苦味酸水溶液 75 mL、甲醛 25 mL、冰乙酸 5 mL）4 ℃ 过夜 → 流水冲洗至黄色消失 → 画圈：免疫组化笔画圈 → Weiger 氏铁苏木素（乙醇苏木素、三氯化铁 1 : 1 混合）染色 10 min → 流水稍冲洗 → 1% 盐酸乙醇分化 → 流水冲洗

10 min → 丽春红酸性品红液染色 5 ～ 10 min → 蒸馏水稍冲洗 → 1% 磷钼酸水溶液处理约 5 min → 不用水洗，直接用 2% 苯胺蓝液复染 5 min → 1% 冰醋酸处理 1 min → 95% 乙醇脱水 1 min×3 次 → 无水乙醇脱水 2 min → 二甲苯透明 5 min×2 次 → 中性树胶封固。

　　在研究级正置显微镜下观察靶肌肉的组织形态并拍摄，胶原纤维呈蓝色，肌纤维和红细胞呈红色，细胞核为蓝褐色（图 4 - 1 - 24）。采用 Image-pro plus 6.0 图像分析软件，取在高倍视野下拍摄的照片，随机抽取各组 5 个视野的切片图片，计算出视野内肌纤维和胶原纤维的横截面积。计算出二者的总面积，胶原纤维面积与总面积的比值则为胶原纤维面积构成比，该指标能较好地反映胶原纤维的增生情况。靶肌纤维的横截面积、胶原纤维面积构成比也能反映靶肌神经再支配的状态。

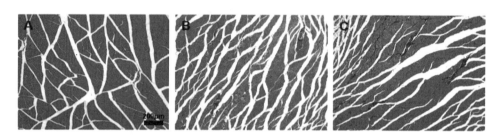

图 4 - 1 - 24　各组神经移植物修复大鼠坐骨神经缺损 12 周后靶肌肉 Masson 染色
A：自体神经移植；B：大鼠去细胞神经移植；C：猪源性去细胞神经基质水凝胶移植。

第三节　大动物临床前试验研究

一、大动物临床前试验的意义

　　大型动物种属，如 Beagle 犬（即比格犬）、灵长类动物等，其周围神经缺损长度可达 3 ～ 10 cm，故常作为周围神经缺损修复材料有效性与安全性验证的临床前实验的大动物模型。由于生物种属之间具有无法克服的差异性，小动物实验具有明显的局限性，临床上对周围神经缺损修复材料需要的性能往往难以在小动物实验中得到充分的展现，因此，周围神经缺损修复材料在被广泛应用于临床前，必须接受严格的大动物实验，验证其对大动物周围神经缺损修复的有效性与安全性，这样方可有效预测其临床疗效与安全程度，为进一步改进提出可靠的证据。

　　大动物临床前实验是评估周围神经缺损修复材料的有效性和安全性的最为重要的一个环节。本节对国内外有关周围神经缺损修复材料的大动物实验相关资料进行汇总（表 4 - 1 - 2）。

表 4 - 1 - 2　大动物神经修复实验或大动物长段缺损修复部分实验文献汇总

作者/年	动物模型	缺损长度、部位/移植物	再生评估手段	效　　果
Bratton 等	猴	组 1：胫神经缺损：使用自体神经修复 vs. 直接束膜修复；组 2：胫神经 1 cm 缺损：使用自体神经修复 vs. 低张力直接缝合	组织学、形态学、电生理学	第 4、6、9、12 个月结果显示，端端吻合效果优于移植物修复，但难以操作，只有在短段缺损时可以实现端端吻合
Glasby 等	猴	桡神经与尺神经 3 cm 缺损：使用反复冻融去细胞的肌肉移植物修复	组织学、形态学、电生理学、行为学	在第 6 个月，检测到正常的手功能与正常的合动作电位
Archibald 等	猴	修复 15 条正中神经与 1 条尺神经 0.5 cm 缺损：使用胶原导管 vs. 自体神经 vs. 直接缝合	组织学、形态学、电生理学	3.5 年后进行评估，胶原导管神经再生效果与自体神经相当，最后 3 组的电生理结果相近
Strasberg	绵羊	8 厘米桡神经缺损：使用去细胞神经 vs. 自体神经，比较新鲜和冷冻自体神经	组织学、形态学、电生理学	在第 6 和 10 个月评估，自体神经的神经再生明显优于同种异体移植物；冷冻保存的神经促神经再生作用较差
Lawson and Glasby	绵羊	3 cm 正中神经缺损：使用冻融肌肉移植物 vs. 自体神经	组织学、形态学、电生理学、血管化	在第 6 个月，比较肌肉移植和自体神经在神经血管化和神经传导速度修复效果
Atchabahian	猪	8 cm 尺神经缺损：使用自体神经 vs. 去细胞神经；无给予免疫抑制剂	组织学、形态学	在第 6 和 10 个月进行评估，自体神经的神经再生良好而在同种异体移植物中则较差
Matsuyama	绵羊	8 cm 桡神经缺损：使用自体神经 vs. 同种异体神经；给予环孢霉素免疫抑制剂	组织学、免疫检测	术后因严重的机会感染而处死；环孢霉素治疗后早期证据显示自体神经与同种异体移植物都有神经再生；未给予免疫抑制剂的同种异体移植物发生免疫排斥
Matsumoto	比格犬	8 cm 腓总神经缺损：使用 PLGA-胶原神经导管修复；无自体神经组	组织学、免疫荧光法、形态学、电生理学	术后 12 个月后神经再生与功能恢复良好
Brenner	猴	5 cm 尺神经缺损：使用自体神经 vs. 去细胞神经；CD40 抗体检测	组织学、形态学、免疫学	术后第 4、6 个月检测；同种异体移植物示排斥反应 CD40 阴性或 CD40 消退
Wang X	比格犬	3 cm 坐骨神经缺损：使用壳聚糖/PGA 导管修复	组织学、形态学、免疫学、功能学、行为学	术后 6 个月神经再生与功能恢复良好
朱庆棠	猴（绒猴）	4 cm 桡神经缺损：使用猪去细胞神经修复	组织学、形态学、免疫排斥血清学、功能学、行为学	结果未显示异常的免疫排斥，术后 5 个月神经再生与功能恢复良好

二、实验动物模型的选择

（一）Beagle 犬周围神经缺损修复模型

Beagle 犬，又名"比格犬"，是一种原产于英国的小型猎兔犬，由于体形适中、性情温顺、遗传性状稳定、实验结果重复性好、适应性强等优点，经 100 多年的驯养成为标准实验动物。它被广泛应用于医学、生物学、病理学、肿瘤学、药理学、生物化学等生命科学领域。

1950 年，美国推荐 Beagle 犬作为标准实验用犬，获得了大多数国家的认可，并被WHO（世界卫生组织）推荐为安全性评价研究的首选用犬。到目前为止，国内外使用Beagle 犬作为验证周围神经缺损修复材料有效性的研究逐渐增多，国内多家著名的周围神经缺损修复材料研究与发展中心都发表过使用 Beagle 犬周围神经缺损修复模型研究周围神经缺损修复材料的相关文献。

1. 实验模型的建立

（1）动物选择：成年比格犬 10～15 kg，雌雄不限。

（2）麻醉：用速眠新注射液 0.08 mL/kg 肌肉注射诱导麻醉，3% 戊巴比妥钠 1 mg/kg 静脉注射维持麻醉。

（3）体位：侧卧位，四肢固定于手术台。

（4）备皮与消毒：剃去臀部及大腿毛，常规备皮消毒、配皮，铺无菌巾（如图 4 - 1 - 25A1）。

（5）手术步骤：在臀部至大腿做弧形切口，长约 5 cm，沿肌肉间隙分离，显露坐骨神经，股后部正中切口彻底暴露坐骨神经主干（图 4 - 1 - 25 A2），滴加利多卡因浸润坐骨神经 1 min，切除坐骨神经造成 50 mm 长神经缺损后，植入神经修复材料。以自体神经为示例（图 4 - 1 - 25 A3），显微镜下用 8 - 0 无损伤缝线缝 6～8 针。逐层缝合肌肉、筋膜、皮下及皮肤，常规消毒包扎。术后 3 天均肌肉注射 80 万单位青霉素以预防感染。术后常规给予分笼饲养。

2. 注意事项

术后患肢因感觉运动功能缺损，容易发生足部肿胀、溃疡，建议术后 3～4 周把比格犬置于平地饲养；同时，地面铺软垫防止足部受损。

3. 模型术后观察与效果评价

术后每个月进行拍照及视频记录比格犬术侧足外观、足跟溃疡情况，术后每个月视频记录行走以作为功能学分析依据（图 4 - 1 - 25 B1～B3 为健康比格犬跑步姿态；C1～C3 为比格犬坐骨神经干缺损模型跑步姿态，可见明显的踝关节背屈障碍）。观察时间结束后，在实验动物进行组织取材前，行神经功能恢复后的神经电生理学检测。神经再生组织学评价详见上一节。

4. 动物模型评价

（1）应用范围：用于大动物神经移植修复、神经再生及相关药物、仪器的研究。

（2）优点：比格犬的周围神经长度、粗细与人类接近，其结果有说服力，是实验研究过渡到临床的重要环节；其坐骨神经干分支少，可建立长段神经移植模型；其价格较为便宜。

（3）局限性：切断坐骨神经后会造成较为严重的肢体感觉运动障碍，手术创伤较大，对动物术后的饲养要求较高。可考虑选取腓总神经或胫神经制作缺损模型。

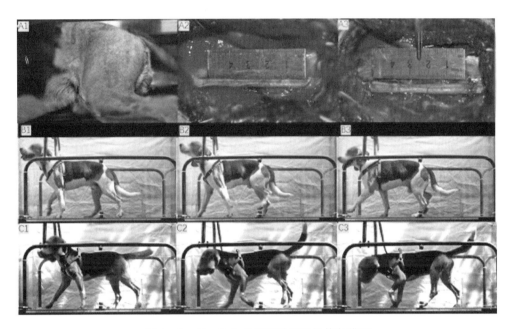

图 4 - 1 - 25　比格犬周围神经缺损修复模型

（二）猕猴周围神经缺损移植修复模型

随着神经修复材料的深入研究及其在临床上的应用需要，人们不满足于低级动物实验，迫切需要建立灵长类动物周围神经缺损的动物模型，以实现神经移植物的临床转化。理想的周围神经缺损动物模型应该从功能学、电生理学、组织形态学等多层次全方位地予以检测评价，才能最大限度地反映神经再生效果。

关于灵长类周围神经缺损的动物模型，目前尚无一致认可的标准模型。不少学者尝试利用灵长类的前臂或上臂正中神经制作各种不同长度的缺损模型，从功能学、电生理学、组织学上评价各种修复方法或修复材料的疗效。功能学评价是神经修复效果的重要指标，如何将其量化、简化比较是建立灵长类周围神经缺损动物模型的重要研究内容。

1. 猕猴桡神经缺损移植修复模型的建立

（1）动物选择：3～6 岁猕猴，雌雄不限。

（2）麻醉：氯胺酮（10 mg/kg）和地西泮（2 mg/kg）肌肉注射麻醉，手术时间长者，酌情肌注氯胺酮以维持麻醉。

（3）体位：侧卧位，固定双下肢及胸部以防其活动，术侧上肢在上方，稍屈肘，前臂旋前。

（4）备皮消毒：剃去腋部及上臂前外侧术区毛发，碘酊、乙醇消毒，铺无菌巾。

（5）手术操作：

切开　在上臂前外侧沿桡神经走行从远端向近端作纵行切口，远端至肘下约3 cm（图4-1-26 A）。分层切开皮肤和皮下组织。

显露游离桡神经干　在上臂下端钝性分离肱肌肱桡肌间隙，显露并沿着桡神经向远端分离，将肱桡肌、肱三头肌牵向后外侧，肱肌与肱二头肌牵向前内侧，充分显露游离桡神经及其分支。

神经移植（以移植自体神经为例，如图4-1-26 B，用其他移植物修复方法类似）。切取桡神经造成神经缺损，把自体神经直接按上述方法缝合修复。

缝合切口　用1-0丝线分层缝合肌肉、皮肤（图4-1-26 C）。

2. 注意事项

（1）诱导麻醉后肌肉注射头孢唑啉（10 mg/kg）以预防感染。术后一般不需要再用抗生素。

（2）游离尺神经时只需切断前臂的分支，尺侧腕屈肌的肌支可保留。如需建立更长神经移植模型，可游离出肘部至腕部的尺神经，甚至还可以向上臂游离。

（3）动物完全苏醒后可正常饮食，术后1个月内需分笼饲养，既便于观察，也能保证其饮食。此后可群养。

3. 动物模型评价

（1）应用范围：用于灵长类动物神经移植修复、神经再生及相关药物、仪器的研究。

（2）优点：灵长类动物与人在物种上存在高度相似性，其结果更有说服力，是实验研究过渡到临床的重要环节；该模型对动物肢体功能影响较大，可通过观察动物的日常活动来了解其神经功能恢复情况。包括对伸腕功能评估，如图4-1-26 D是正常的伸腕，图E是失神经后的垂腕状态，图F是神经缺损有效修复后伸腕恢复的状态。

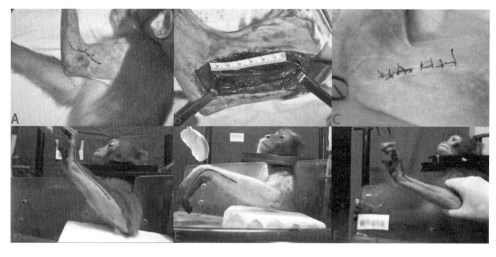

图4-1-26　猕猴周围神经缺损修复模型

（3）局限性：猕猴价格昂贵，来源稀少，难以做大批量动物实验；桡神经分支较多，对实施手术者解剖技术要求较高；创伤较大，切断桡神经后对患肢日常活动影响较大，对日常照顾与护理的要求较高。

中山大学附属第一医院刘小林研究团队建立的桡神经修复模型以伸腕功能来评价桡神经的功能恢复情况，最大伸腕角度和伸腕角度恢复率是定量评价猕猴桡神经修复后功能恢复的良好指标。伸腕功能这一单一动作的评价比较直观、简便，较正中神经缺损模型中握拳、抓握等复合动作易于测量和定量。

（三）猕猴尺神经缺损移植修复模型

1. 猕猴尺神经缺损移植修复模型的建立

（1）动物选择：3～6岁猕猴，雌雄不限。

（2）麻醉：氯胺酮（10 mg/kg）和地西泮（2 mg/kg）肌肉注射麻醉，手术时间长者，酌情肌注氯胺酮以维持麻醉。

（3）体位：取仰卧位，术侧前肢外展于手术台，其余肢体固定于手术床。

（4）备皮消毒：剃去术区（肘关节上方5 cm以远）毛发，碘酊、乙醇消毒，铺无菌巾。

（5）手术操作：

①切开。自肱骨内髁开始，于前臂尺掌侧做长约8 cm纵切口。分层切开皮肤和皮下组织。

②显露游离尺神经。切开肱骨内髁尺神经勾浅面筋膜、显露尺神经，沿尺神经走行向远端分离，劈开尺侧腕屈肌，切断尺神经在前臂的分支，游离出6 cm长段尺神经。

③神经移植（以移植同种异体去细胞神经为例，如图4-1-27 C。用其他移植物修复方法类似）。于肱骨内髁以远1 cm处切除尺神经造成神经缺损，以同种异体去细胞神经直接缝合修复，每端使用9-0尼龙线缝合神经外膜束6～8针。

④缝合切口。用1-0丝线分层缝合肌肉、皮肤。

2. 注意事项

（1）诱导麻醉后肌肉注射头孢唑啉（10 mg/kg）以预防感染。术后一般不需要再用抗生素。

（2）游离尺神经时只需切断前臂的分支，尺侧腕屈肌的肌支可保留。如需建立更长神经移植模型，可游离出肘部至腕部的尺神经，甚至还可以向上臂游离。

（3）动物完全苏醒后可正常饮食，术后1个月内需分笼饲养，既便于观察，也能保证其饮食。此后可群养。

3. 动物模型评价

（1）应用范围：用于灵长类动物神经移植修复、神经再生及相关药物、仪器的研究。

（2）优点：灵长类动物与人在物种上存在高度相似性，其结果更有说服力，是实验研究过渡到临床的重要环节。尺神经分支少，可建立长段神经移植模型。其手术简便，创伤小，切断尺神经后不会造成肢体严重功能障碍，对动物术后的饲养、活动和生存影响不大。

（3）局限性：猕猴价格昂贵，来源稀少，难以做大批量动物实验。该模型对动物肢体功能影响不大，难以通过观察动物的日常活动来了解神经功能恢复情况。术后体格检查注意观察尺神经支配区小鱼际区皮肤肌肉情况，可发现小鱼际处脱皮现象，小鱼际肌明显萎缩（图4-1-27 A）；术后6个月小鱼际处脱皮现象消失，小鱼际肌萎缩明显改善，小鱼际部恢复饱满（图4-1-27 B）。尺神经支配的是手部小肌肉，失神经支配后早期就发生肌肉萎缩，甚至在神经再生时已发生不可逆的纤维化；长段神经移植的效果更差，可能不利于反映不同干预因素的差别。

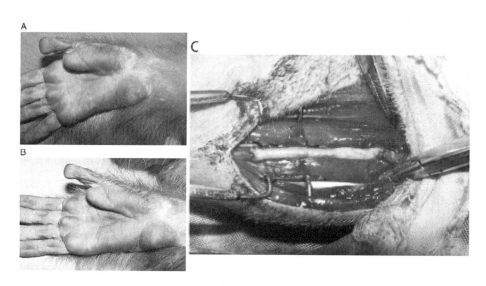

图4-1-27 猕猴尺神经缺损修复模型

（引自 Jun Hu, et, al, EXP NEUROL 2007）

第二章　样品的生产工艺流程、质量控制、行业标准制定与报批流程

第一节　样品的生产工艺流程与质量控制

一、摘　　要

产品的质量控制是生产工艺流程的关键过程。本章主要阐述了医疗器械的生产工艺流程应符合医疗器械 GMP 的要求，并应得到严格的管理控制，以保证产品的安全、有效，从而保障人们身体健康和生命财产安全。

二、引　　言

随着我国经济、科学技术的飞速发展，在信息高度共享的当今社会，医疗器械行业也紧跟时代的步伐，应用各种各样的新技术新工艺而得到迅速发展。其中，具有高风险性的植入性医疗器械也顺应时代的潮流，迅速投向市场。由于医疗器械区别于一般商品，其产品质量直接影响到人民的生命安全，故其质量控制应受到高度重视。我国在医疗器械行业全面实施《医疗器械生产质量管理规范》（食品药品监督管理总局 2014 年第 64 号，简称医疗器械 GMP），以及一系列的法规和规章制度，对医疗器械生产企业实施强有力的监督管理。医疗器械生产质量管理规范把原来只规范投入和产出的质量控制体系转化为规范整个生产工艺过程的质量控制体系。

同时，医疗器械生产企业应遵循 GMP 和其他法规的要求，建立健全企业内部的质量管理体系，使产品在设计开发、生产、销售和售后服务等环节中受到管理控制。质量管理体系应在企业内部的日常工作中得到维护，并有效运行、持续改进。企业既要接受外部的监督管理，也要进行内部的质量审核，内外结合，力求生产出安全、有效、质量有保证的产品。

三、生产工艺流程及各环节的质量控制

(一) 厂房、设施和设备的质量控制

医疗器械生产企业应当有与所生产产品及生产规模相适应的厂房、卫生设施、环境及生产设备等(图4-2-1至图4-2-4)。

(1) 周围神经缺损修复材料的主要生产工序应在不低于十万级洁净度级别的洁净间进行操作。其中,洁净间的布局,包括功能划分,人流、物流走向,管道、进回风口、水、电、气输送线路等的分布,和卫生设施,包括防尘、防虫、防其他动物进入的设施和地漏设置、排水系统安装等,均应符合医疗器械GMP及其附录的植入性医疗器械的要求。另外,企业应当对洁净间的风速、静压差、温度和相对湿度进行定期检(监)测,并对初始污染菌和微粒污染是否影响产品质量进行定期检(监)测和验证,检(监)测结果应当记录存档。

(2) 企业应配备与生产规模相适应的生产设备、空气净化系统、工艺用水设备以及工艺器具等,并及时进行设备使用状况记录;同时,设备应定期进行维护、校验或验证,并保持相关记录、检验或验证报告。

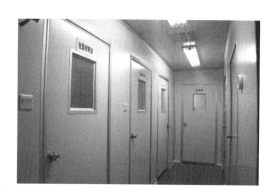

图4-2-1 十万级洁净间

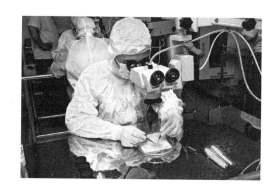

图4-2-2 手术显微镜下修剪神经

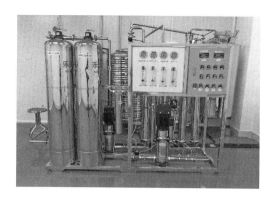

图4-2-3 工艺用水设备

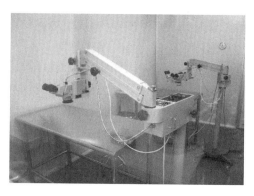

图4-2-4 手术显微镜

（二）周围神经缺损修复材料的生产工艺流程概述

生产工艺流程就是产品从原料到成品的过程中各要素、各工序的有序组合。周围神经缺损修复材料采用人同种异体周围神经作为生产原材料，在十万级洁净间，先经过修剪预处理，后经化学萃取去除细胞成分，中间产品经组织学检测确认合格后，修剪成所需的规格型号，然后进行内包装和中包装，再用辐照灭菌后进行外包装，最后进行出厂检测，合格后入库。周围神经缺损修复材料生产工艺的流程如图4-2-5所示。

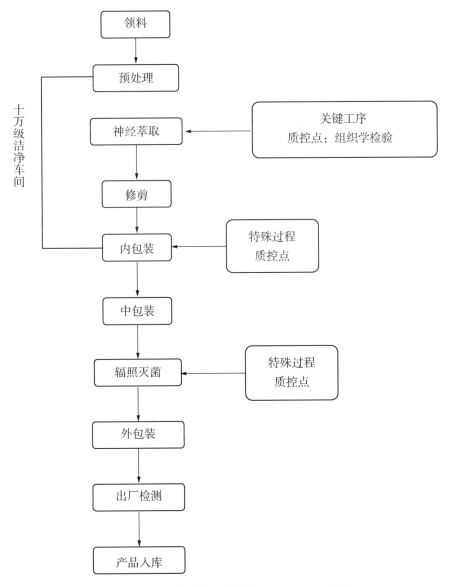

图4-2-5　周围神经缺损修复材料生产工艺流程

（三）原材料采购流程与质量控制

按照 GMP 要求，在原材料采购时应筛选合格的供应商，与合格供应商签订采购协议书，建立符合《医疗器械生产质量管理规范·附录·植入性医疗器械》（食品药品监督管理总局 2015 年第 102 号）的供体筛查技术要求，对采购的原材料进行严格筛查，并保存相应的检验报告；同时，应当保存供者志愿捐献书。筛查合格后入库。

（四）生产过程及质量控制

生产过程是产品生产工艺流程中的重要组成部分，是指原材料经过加工处理、检测合格后最终生成产品的过程。生产过程应该按照企业内部建立的质量管理体系进行生产管理控制，包括编制生产工艺规程、作业指导书，明确关键工序和特殊过程，建立批号管理，形成可追溯性控制文件等，从而保证产品符合 GMP 要求和经注册的产品技术要求。

1. 生产过程的质量控制

产品在洁净间生产，应规定洁净间的卫生管理文件，人员与物料进出洁净间应符合相应的规章要求。制定产品生产工序，对每个工序的产品确定标识的方法，并进行标识。依据产品的特性，在产品的生产工艺过程中应设置关键工序和特殊过程的质控点，质监员对质控点进行查证和确认。每道工序由质监员查证后再进入下一道工序。产品包装时，每件产品应有产品合格证和符合法律法规要求的产品标签和说明书。

2. 特殊过程的验证和确认

应对特殊过程进行验证和确认。特殊过程包括内包装过程、最终灭菌过程（辐照灭菌）和器具灭菌过程。应对灭菌设备的物理性能和灭菌效果进行再确认，并保留其记录。

3. 产品入库与放行

（1）产品完成最后的灭菌、包装工序后，入库前交成品仓库待验，检验人员根据《产品技术要求》（食药监械管〔2014〕192 号）进行出厂检验。检验合格确认后，交保管员办理入库手续。检验不合格的，执行不合格品处置的规定。

（2）生产部应建立批生产记录，汇总从接收生产指令到产品入库整个过程的质量记录，并将汇总后的批生产记录交管理者代表，以办理产品放行审批手续。

四、结　语

在产品的生产工艺中，医疗器械生产企业要始终以医疗器械 GMP 作为生产质量管理的最基本准则，在生产质量管理活动中，应增强风险意识，把风险管理贯穿于全过程中。另一方面，医疗器械 GMP 经历了从试行到落实到全面开展的阶段，检查方式也从为了取得生产许可证和产品注册前需进行的 GMP 认证检查，过渡到目前实行的医疗器械飞行检查，这些法规的落实和监督方式的转变均体现了我国医疗器械行业质量管理体系的日臻完善，体现了我国对医疗器械生产企业监管力度的进一步加强。因此，医疗器械生产企业必须与时俱进，以法律法规为准绳，规范企业生产活动，以顾客满意为目标，生产安全、有效的产品。只有这样，医疗器械生产企业才能不被淘汰，才能更好更稳地发展。

第二节　行业标准制定与报批流程

一、行业标准的制定

用于神经修复的生物材料有多种，如高分子材料、壳聚糖、胶原、同种异体神经修复材料等，根据国内独家上市用于临床修复神经的去细胞同种异体神经修复材料产品的特点，企业制定了产品标准。在将来制定周围神经缺损修复材料的行业标准时，在"YY/T XXXX 同种异体修复材料 组织库基本要求"（送审稿）的基础上，产品的企业标准能提供一些参考。

（一）同种异体修复材料 组织库基本要求（YY/T XXXX 送审稿）

1. 范围

本标准规定了组织库质量管理的基本要求，对同种异体组织库从捐献者知情同意或授权、受捐者适用性评估，以及组织产品的采集、加工、包装、标识和分发等全过程活动进行规定。本标准适用于同种异体组织库运行及其产品质量控制。

注：组织库产品主要包括同种异体的骨组织（如冷冻干燥骨、深低温冷冻骨）、骨关节及附着组织（如软骨、半月板等）、同种异体软组织（如肌腱/韧带、神经、膜组织、皮肤等）和上述组织衍生成分（如脱矿骨、脱细胞组织）等。

2. 规范性引用文件

下列文件对于本文件的应用是必不可少的；凡是注日期的引用文件，仅注日期的版本适用于本文件。凡是不注日期的引用文件，其最新版本（包括所有的修改稿）适用于本文件。

GB/T 19633—2005《最终灭菌医疗器械的包装》（ISO 11607：2003. IDT）

GB/T 16292—2010《医药工业洁净室（区）悬浮粒子的测试方法》

GB/T 16293—2010《医药工业洁净室（区）浮游菌的测试方法》

GB/T 16294—2010《医药工业洁净室（区）沉降菌的测试方法》

YY/T 0287—2003《医疗器械质量管理体系 用于法规的要求》（ISO 13485：2003. IDT）

YY 0236—1996《药品包装用复合膜（通则）》

YY 0033—2000《无菌医疗器具生产管理规范》

《中华人民共和国药典》2015 年版，第四部

3. 术语和定义

下列术语和定义适用于本文件。

（1）组织库 tissue bank：从事筛选供体、获取、加工、检验、贮存、分发组织制

品，用于临床移植/植入治疗的机构。

（2）供体 donor：提供用于同种异体组织移植的捐赠者。

（3）生产批 lot：来源于同一供体，在同一时间内和同一生产线生产出的，具有同一性质和质量的一定数量的产品。

（4）产品批 batch：来源于同一供体，在同一加工周期内和同一工艺条件下连续生产出的，具有同一性质和质量的一定数量的产品。

4. 组织库的质量管理体系

（1）概述

应建立符合法规要求的质量管理体系（可参照 YY/T 0287—2003），并保证其有效运行。质量体系应覆盖机构人员控制、文件控制、基础设施控制、材料筛选获取控制、生产控制、质量控制、产品发放控制、产品质量跟踪、不良事件管理等全过程，以保证活动合法、产品安全有效。

（2）机构与人员

① 总则

应当建立与其规模相适应的管理机构，明确各部门的职责和权限。

② 组织库负责人

组织库应有明确的负责人，该负责人应对法规、标准、组织库运行具有丰富经验及相关知识；对组织产品质量负主要责任。组织库负责人应当履行以下职责：

a. 确保组织库有效运行所需的人力资源、基础设施和工作环境等。

b. 组织实施管理评审，定期对质量管理体系运行情况进行评估及改进。

c. 批准组织制品的供体适用性、加工过程、质量控制等标准操作规程的制定和实施。

d. 负责产品的放行。

e. 保证按照法律法规、本标准及产品技术要求组织生产同种异体组织产品。

③管理者代表

组织库负责人应指定一名管理者代表。管理者代表应当履行以下职责：

a. 负责建立、实施并保持质量管理体系。

b. 向组织库负责人报告体系的运行情况和改进需求。

c. 制定相应的法规、技术标准、业务相关的培训制度并实施培训方案。

④医学总监

组织库应设医学总监，医学总监应具有临床实践或组织库操作经验。医学总监可以由非专职的医学专家担任。医学总监应当履行以下职责：

a. 审查组织供体的病史、体检、化验结果等，并决定供体的适用性。

b. 调查受体不良反应并形成报告，提供改进建议。

c. 提供产品应用的咨询服务。

（3）部门设置及其员工

部门设置及其员工要求如下：

a. 组织库至少应设技术部、生产部、质检\质量部（或技术质检部）、存贮部、销售服务部等部门并有相应的负责人。

b. 技术、生产和质量部门的负责人应具有大专以上学历，应熟悉医疗器械相关法律法规，应具有生物学、生物化学、微生物学、临床医学、免疫学等专业知识，应具有组织库质量管理实践经验，有能力判断和处理生产和质量控制中的实际问题。

c. 生产部和质量部负责人不得互相兼任。

d. 与产品直接接触的员工应建立健康档案，每年进行一次体检，患有艾滋病、传染性肝炎、梅毒、结核等传染性疾病的人员，不能成为组织库的员工。

e. 技术岗位员工应具有高中以上学历，经专业技术培训，具有与组织库工作相应的基础理论知识和实际操作技能。

f. 所有员工要进行定期的专业培训并形成记录，特殊操作岗位的员工，应在培训合格后持证上岗。

（4）文件控制

文件控制包括对质量手册、程序文件、技术文件和质量记录的控制，具体包括：

a. 质量手册应对质量管理体系做出规定；程序文件应当根据产品生产和质量管理过程中需建立的各种工作程序而制定，包含本标准所规定的各项程序；技术文件应当包括产品技术要求及相关标准、生产工艺规程、作业指导书、检验操作规程、服务规程等相关文件；质量记录包括供体的获取、加工、检验、贮存、分发等信息。

b. 文件的起草、修订、审核、批准、替换或者撤销、复制、保管和销毁等应得到控制，并保持记录。

c. 作废文件应当进行标识，防止误用。

d. 各项质量记录应及时、完整、真实、无涂改、可追溯；记录应至少保存至产品发放后 5 年，或符合相关法规要求。

（5）质量内审

组织库应当制定质量内审制度，定期对质量体系运行情况进行审查，评价其有效性，应保持审查记录；应按相关规范要求每年向主管部门和行业协会上报年度质量体系运行自查报告。

5. 基础设施控制

① 总则

组织库应具有与生产规模相适应的获取、生产、检测、存贮场所及配套设备。

② 生产设施

a. 组织库应有足够的生产场地，以提供生产活动所需要的各种空间。

b. 生产区应合理布局，人流、物流走向分离；同一洁净室（区）内或相邻洁净室（区）间的生产操作不得互相交叉污染。

c. 同种异体组织的取材及加工环境应受控制，根据材料的清洁程度规定相应的清洁度要求：按照无菌生产的要求（YY 0033—2000），活体供体取材可在标准无菌手术室进行；非活体供体取材、成形、粗清洗等工序至少在清洁环境下进行；对终末灭菌产品，末道清洗、包装等工序应在 10 万级洁净室（区）内进行；无法进行终末灭菌的产品应在百级洁净条件下进行；洁净级别不同的洁净室（区）之间的静压差应大于 5Pa，洁净室（区）与室外大气的静压差应大于 10Pa；温、湿度控制应与产品工艺相适应，无特殊要求时，温度应在 18 ～ 28 ℃，相对湿度在 45% ～ 65%，如有特殊规定，应予调整和验证。

d. 生产设备、器具及操作台应光滑、平整，不脱落尘粒和纤维，不易积尘且便于清洁和消毒。

e. 生产区内应设置与清洁程度相适应的工作服、巾单等的清洗、灭菌场地及设备。

f. 应配备和产品生产工艺相适应的制水设备，为末道清洗、清洁工具等提供工艺用水，并符合相关管理规定。

g. 要求无菌制备的产品，工艺用水应为注射用水。

h. 应制定设施、设备的保养、维护、清洁制度，予以实施并记录。

③ 检测设施

a. 应设有洁净度为万级、通风系统与生产区分开的无菌检测室。无菌检测室应包括无菌检验、阳性对照、微生物限度三个独立部分。

b. 应配置与其产品相适应的检验、测量和测试的仪器设备。

④ 存贮设施

组织库应配置足够的同种异体组织原材料、产品存贮设备。原材料运输、暂存时应使用保温箱或冷藏箱，根据不同组织设定相应的保存条件（见表 4 - 2 - 1）。如同种异体骨在低于 10 ℃的环境下不超过 72 h；原材料及深冻产品应低温保存，- 20 ～ - 40 ℃ 冰箱存放不超过 6 个月，低于 - 40 ℃的冰箱可存放 24 个月，若长期存放需要进一步说明。应对冷藏冷冻设备运行情况进行监视和记录。

表 4 - 2 - 1　同种异体组织原材料、产品存储条件

组织类别	储存条件	温度（℃）	保存时间
骨骼	冷藏	0 ～ 10	1. 冷藏肌肉骨骼组织的时限应为采集后 72 h 以内； 2. 骨关节在 5 天内
	冷冻	- 20 ～ - 40	6 个月内
		< - 40	长期保存，最长时间不超过 5 年；若超过 5 年，应出具相应的说明
	冻干	室温	不得超过 5 年，除非较长的截止日期已经过验证
皮肤	冷藏	0 ～ 10	尚未处理或保存皮肤存储冷藏应不超过 14 天
	冷冻	< - 40	长期保存，最长时间不超过 5 年；若超过 5 年应出具相应的说明
	冻干	室温	不得超过 5 年，除非较长的截止日期已经过验证

注：参照美国组织库标准（AATB）中 E4.141，冻干产品可以室温下储存。

6. 生产过程控制

① 总则

生产过程控制的基本原则是防止对同种异体组织造成污染及组织间交叉污染。

② 生产过程防护

a. 应制定生产人员、物料清洁及防护制度。

b. 所有进入清洁区或洁净区的操作人员均应戴手套、口罩，穿着无菌防护服，防护服应符合相关规范要求。

c. 组织库产品成形操作人员应佩戴面部护具。

d. 初处理来源于死亡供体的同种异体组织，操作人员应佩戴防刺防割手套。

e. 参加生产人员手部不得有外伤，无感染性疾病，如上呼吸道感染等。

③ 生产过程管理

a. 应对所有生产工艺及设备进行验证，确保有效并予以记录，必要时需再验证。应根据验证结果制定标准操作规程，严格按规程操作并记录。

b. 同种异体组织产品应按产品技术要求规定的参数，在本标准要求的质量管理体系下进行加工。

c. 应建立合适的病毒灭活工艺，并经有资质的机构进行病毒灭活效果验证；实施病毒灭活的全部过程应符合相关法规要求；应保持操作过程的参数记录。

d. 应制定产品灭菌制度及规程，并予以确认。

e. 应制定并执行对生产环境监测的规程，保持记录。

f. 应制定并执行清场制度及规程，避免不同批次产品间交叉污染，保持记录。

g. 应制定并执行工艺器具清洁管理规定，避免对产品造成污染，保持记录。

h. 应制定并执行产品批号管理规定，按生产计划形成生产过程记录文件。

7. 质量控制

组织库应制定产品质量检测制度及规程，规定产品检验部门、人员、操作等的要求，并规定检验仪器和设备的使用、维护及校准等要求。

a. 应当确定产品的初始污染菌的控制水平并形成文件；其微生物限度可参照《中华人民共和国药典》2015 年版第四部 1105（非无菌产品微生物限度检查：微生物计数法）、1106（非无菌产品微生物限度检查：抑制菌计数法）。

b. 应制定并执行中间品、成品检测规程。无菌检测可参照《中华人民共和国药典》2015 年版第四部 1101（无菌检查法）进行，保持记录；对产品按产品批进行出厂检验，出具质检报告。

c. 应制定并执行产品放行规程，应由专人负责产品实现过程记录审核，合格产品才可放行。

d. 应对工艺用水进行监控和定期检测，应符合 YY 0033—2000 要求，并保持监控记录和检测报告。

e. 应按照相关标准要求（GB/T 16292—2010《医药工业洁净室（区）悬浮粒子的测试方法》、GB/T 16293—2010《医药工业洁净室（区）浮游菌的测试方法》、GB/T 16294—2010《医药工业洁净室（区）沉降菌的测试方法》），对洁净室（区）的尘粒、浮游菌或沉降菌、换气次数或风速、静压差、温度和相对湿度进行定期检（监）测，并保持检（监）测记录。

f. 应根据产品留样目的确定留样数量和留样方式，按照生产批或灭菌批等进行留样，并保存留样观察记录。

8. 同种异体组织的获取

① 总则

应遵照国家现行相关法律法规的要求。

② 活体供体的知情同意

对意外损伤或截肢患者的组织获取，应向患者说明用途，并征得患者本人的书面知情同意，保留同意书原件。

③ 非活体供体的知情同意

a. 对非活体供体，应从直系亲属获得同意捐献的文件，取得同意的过程应合法。

b. 无亲属认领的死亡供体，应得到有关政府部门的认可。

c. 应保留同意书或捐献书的原件或复印件。

④ 供体选择标准

病史：

a. 无结核、肝炎、梅毒、艾滋病、疟疾或麻风病史。

b. 无肿瘤病史。

c. 无大面积烧伤病灶。

d. 无自身免疫性疾病。

e. 类固醇应用不超过 3 个月。

f. 无药物或其他物质中毒史。

g. 供区未接受过放射治疗。

h. 其他：根据不同组织的特性增加相应的病史要求。

年龄：

根据不同组织的特殊性确定供体年龄范围。以同种异体骨为例，结构性植骨要求供体年龄 15～50 岁（女性）和 15～55 岁（男性），并且无骨质疏松病史；用于结构支撑的干骺端移植物，骺板应闭合。

血清学检测：

下列血清学检测结果应为阴性。

a. 艾滋病病毒抗体（HIV–1/2–Ab）（酶标法）。

b. 乙型肝炎病毒表面抗原（HBs-Ag）（酶标法）。

c. 丙型肝炎病毒抗体（HCV–Ab）（酶标法）。

d. 梅毒试验（快速血浆反应素环状卡片试验，RPR 或 TRUST 法）。

e. 如为活体供体，应加做乙型肝炎病毒核心抗体检验。

注：如果是非活体供体，可用由其组织材料的提取物或浸提液，选择经过验证的方法进行 a.、b. 项的检测。

所有上述检验使用有生产批准文号和国家检定合格的诊断试剂；HIV 病毒可采用 PCR 方法进行核酸检测。

细菌学检测：

无须终末灭菌的组织应进行细菌学检测，应满足下列要求：

a. 每一供体均需做血培养或组织培养检查。

b. 同种异体组织制备过程中，应在关键质控点取样进行细菌培养。

c. 对于细菌污染的组织，经过处理，确认微生物已杀灭，仍可用于移植。

⑤ 组织的获取

时间：

根据不同组织的特性和临床要求决定组织获取的时间，以同种异体骨组织为例，当供体置于室温条件下，应在 12 h 内获取；如果供体置于 0 ～ 10 ℃环境下，在 24 h 内获取。其他组织如有特殊要求则需要给出详细说明。

环境：

应在无菌手术室或清洁环境下，采用经过消毒或灭菌的组织获取工具、包装和容器，以无菌技术获取组织；应对获取过程予以记录。

⑥ 运输及接收

a. 如组织在异地获取，应在获取后尽快运回组织库，运输过程中应使组织处于不高于 10 ℃的环境，时间不超过 72 h。

b. 应制定组织的接收规定，对供体的病史、化验结果（血清学或病原体检测报告）、获取时间等进行验证，对组织数量、种类、运输情况记录进行审核确认，符合要求方可接收，将接收的组织标识后放入低温设备保存。

9. 组织的加工

按建立的不同组织制备标准操作程序，在控制的环境下完成同种异体组织的加工过程，达到其产品技术要求指标。

10. 标签与标识

标签：

在加工、储存、分发和使用过程中，应保证产品标签的完整和清晰。标签内容应符合法规要求，至少包括：

a. 组织产品名称。

b. 型号、规格或装量。

c. 组织库名称和地址。

d. 产品批号或产品序列号。

e. 推荐储存条件。

f. 是否灭菌及其标识。

g. 生产日期及有效期。

h. 使用、运输方法，注意事项等。

标签存储及打印：

为防止标签流失和误用，标签领取、应用应予记录，应在产品登记编号后再打印相应标签。

产品说明书：

同种异体组织应附有产品说明书，内容应符合相关法规要求。说明书内容至少应包括：

a. 产品名称、结构及成分。

b. 产品的适应证、禁忌证。

c. 详细的使用方法。

d. 产品的不良反应及解决方案。

e. 使用前的储存温度。

f. 已灭菌或未灭菌的说明。

11. 包装控制

最终灭菌组织产品的包装可参照 GB/T 19633—2005、YY 0236—1996 的要求。包装材料应满足下列要求：

a. 产品初包装材料应为医用级材料，符合无菌医疗器械包装标准，应满足灭菌适应性要求。

b. 宜采用三重包装，标签应置于由内至外第二三重间，以防止标签磨损和脱失。

c. 宜采用密封或密闭包装，应对包装过程进行确认，保证密封完好性及密封强度要求。

d. 最小包装内应附有产品说明书及质量合格标识。

e. 外包装应有足够强度，防止产品因外力而受损。

12. 产品入库保存控制

产品入库保存应满足下列要求：

a. 同种异体组织库应制定入库、出库、储库制度。

b. 所有同种异体组织产品必须经质检人员审查合格后方可入库保存，审核内容包括供体质量、工艺流程、包装及说明书、出厂检测报告等质量记录。

c. 入库通知单上必须有质检人员的签字。

d. 应按不同类型产品制定存储环境要求。

13. 分发过程控制

组织库应建立产品分发记录，以满足可追溯要求。

a. 分发记录应包括组织库地址、联系方式，产品名称、规格、型号、数量，产品批号、有效期、销售日期，接收单位名称、地址、联系方式等内容。

b. 分发记录应至少保存 5 年。

14. 返库组织处置

a. 已打开包装但没有应用的同种异体组织产品不得使用，应退回组织库进行登记并销毁。

b. 未使用的同种异体组织产品在保持原包装完好时准许返回组织库，并经再次质量确认及登记后方可发放。

15. 产品可追溯性

组织库应制定对每个或每批产品进行唯一标识的程序，对产品进行标识，并确定追溯路线；经销商及使用者（医院）应保留此标识。

16. 不合格产品的控制

组织库应制定并保持不合格产品控制的程序，保持记录，按照 YY/T 0287—2003 文件执行。

17. 产品召回程序

组织库应制定并执行产品召回程序，并保持记录。应对分发产品的使用进行跟踪服务，对制备过程或分发过程中存在问题的产品及时分析，形成报告，并依程序确定召回等级及范围，同时提出预防改进措施。

18. 不良事件报告

组织库应根据相关法规要求制定不良反应报告制度，并保持对不良事件处理过程的记录；应根据不良事件发生情况对产品的质量过程进行再评价。

（二）去细胞同种异体神经修复材料（产品企业标准）

1. 范围

本标准规定了去细胞同种异体神经修复材料产品的分类、技术要求、试验方法、检验规则、标志、包装、运输、储存等要求。

本标准适用于去细胞同种异体神经修复材料，该产品适用于修复各种原因所致的 1～5 cm 外伤性感觉神经缺损。

2. 规范性引用文件

下列文件中的条款通过本标准的应用而成为本标准的条款。凡是注日期的引用文件，其随后所有的修改版（不包括勘误的内容）或修订版均不适用于本标准，然而，鼓励本标准达成协议的各方研究是否可使用这些文件的最新版本；凡是不注日期的引用文件，其最新版本适用于本标准。

GB/T 16886.1—2011　医疗器械生物学评价　第 1 部分：风险管理过程中的评价与试验

GB/T16886.3—2008　医疗器械生物学评价　第 3 部分：遗传毒性、致癌性和生殖毒性试验

GB/T 16886.4—2003　医疗器械生物学评价　第 4 部分：与血液相互作用试验选择

GB/T 16886.5—2003　医疗器械生物学评价　第 5 部分：体外细胞毒性试验

GB/T 16886.6—2015　医疗器械生物学评价　第 6 部分：植入后局部反应试验

GB/T 16886.10—2005　医疗器械生物学评价　第 10 部分：刺激与迟发型超敏反应试验

GB/T 16886.20—2015　医疗器械生物学评价　第 20 部分：医疗器械免疫毒理学试验原则和方法

《中华人民共和国药典》2015 年版 第四部

3. 分类与标记

① 分类

按《医疗器械分类目录》，修复材料属植入材料和人工器官中植入器材，代号 6846—1。

② 标记和型号

a. 标记如图 4 - 2 - 6 所示。

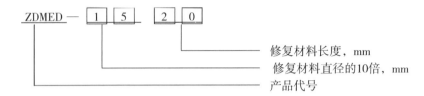

图4-2-6 修复材料标记

b. 修复材料规格型号如表4-2-2所示。

表4-2-2 修复材料规格型号　　　　　　　　　　　　　　单位：mm

型号	直径	长度
ZDMED-1520	1.5 ± 0.5	20 ± 1.0
ZDMED-1540	1.5 ± 0.5	40 ± 1.0
ZDMED-1560	1.5 ± 0.5	60 ± 1.0
ZDMED-5060	5.0 ± 1.0	60 ± 1.0

c. 产品的孔隙结构：本产品保留了天然的周围神经三维结构，在扫描电镜下可观察到致密纤维围成的中空基底膜管，其大小不等，管壁完整，空管排列整齐，管之间可见疏松胶原纤维。透射电镜下观察，未见细胞、髓鞘结构，仅保留完整基底膜及疏松胶原纤维。

d. 产品结构模式如图4-2-7所示。

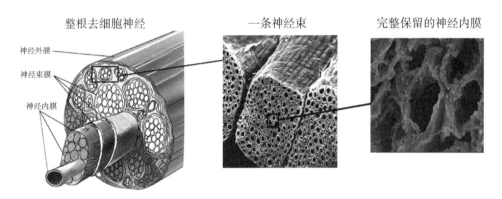

图4-2-7 产品结构模式

4. 原材料要求

采用经国家食品药品监督管理局批准的筛查检测试剂盒，并严格按试剂盒说明书操作。去细胞同种异体神经修复材料的供体检测结果应符合人类免疫缺陷病毒Ⅰ型和Ⅱ型（采用聚合酶链式检验方法，即 PCR）、乙型肝炎病毒、丙型肝炎病毒、梅毒螺旋体均应为阴性的要求。

5. 技术要求

① 物理性能

a. 外观应为乳白色、半透明、条索状物体。

b. 规格尺寸应符合表 4 - 2 - 2 的要求。

c. 力学性能应符合企业标准。

② 化学性能

a. 酸碱度：产品浸提液 pH 为 5.5 ～ 7.5。

b. 脱细胞试剂残留量应符合企业要求。

c. 重金属（以铅计）总量应不大于 20 μg/g。

d. 铅含量应不大于 10 μg/g。

e. 总蛋白含量应符合企业要求。

③ 无菌试验：应无菌。

④ 细菌内毒素：按 0.2 g/mL 制备浸提液，每毫升浸提液内毒素含量小于 0.5EU。

⑤ 组织学评价：去细胞同种异体神经修复材料以胶原纤维和细胞外基质为主，无明显细胞核和神经髓鞘残留，可见神经束膜、神经基膜管结构。

⑥ 生物学评价

a. 细胞毒性试验：应不大于 1 级。

b. 致敏试验：应无致敏反应。

c. 遗传毒性试验：应无遗传毒性。

d. 植入试验：植入后的局部反应与对照材料相比应无显著性差异。

e. 溶血试验：溶血率应不超过 5%。

f. 免疫学试验：应无明显免疫排斥反应。

6. 试验方法

① 物理性能

a. 外观：自然光下目视检查，结果应符合 5.①. a）的规定。

b. 规格尺寸：采用通用量具进行测量，结果应符合 5.①. b）的规定。

c. 力学性能：按照企业提供的方法检测，结果应符合 5.①. c）的规定。

② 化学性能

a. 酸碱度：按《中华人民共和国药典》2015 版第四部 0631 pH 测定法进行。取 2 g 去细胞同种异体神经修复材料的样品，浸泡于 20 倍容积新煮沸并放冷的纯化水（pH 5.5 ～ 7.0），超声振荡 10 min 后静置 10 min，利用酸度计测定其上清液的 pH，重复 3 次，取平均值。结果应符合 5.②. a）的规定。

b. 脱细胞试剂残留量：采用液—质联用法进行检测，结果应符合 5.②. b）的规定。

c. 重金属（以铅计）总量：按《中华人民共和国药典》2015 版重金属检测法中的第二法要求进行测定，结果应符合 5.②. c）的要求。

d. 铅含量：按《中华人民共和国药典》2015 版原子吸收分光光度法进行测定，结果应符合 5.②. d）的要求。

e. 总蛋白含量：按《中华人民共和国药典》2015 版氮测定法第一法，将样品表面水分吸除后进行测定，结果应符合 5.②. e）的要求。

③ 无菌试验：按照《中华人民共和国药典》2015 版第四部 1101 无菌检查法的规定进行无菌检查，结果应符合 5.③的规定。

④ 细菌内毒素：按照《中华人民共和国药典》2015 版第四部细菌内毒素检查法的规定进行，结果应符合 5.④的规定。

⑤ 组织学评价：样品经组织学切片，进行 HE 染色和层粘连蛋白免疫组化染色后，采用光学显微镜检查，结果应符合 5.⑤的规定。

⑥ 生物学评价

a. 细胞毒性试验：按照 GB/T 16886.5—2003 进行，结果应符合 5.⑥.a）的规定。

b. 致敏试验：按照 GB/T 16886.10—2005 进行，结果应符合 5.⑥.b）的规定。

c. 遗传毒性试验：按照 GB/T 16886.3—2008 进行，结果应符合 5.⑥.c）的规定。

d. 植入试验：按照 GB/T 16886.6—2015 进行，结果应符合 5.⑥.d）的规定。

e. 溶血试验：按照 GB/T 16886.4—2003 进行，结果应符合 5.⑥.e）的规定。

f. 免疫学试验：按照 GB/T 16886.20—2015 进行，结果应符合 5.⑥.f）的规定。

7. 检验规则

① 去细胞同种异体神经修复材料应经质检部门检验合格后，附合格证方可出厂。

② 检验分出厂检验和周期检验。

a. 出厂检验：去细胞同种异体神经修复材料产品完成后，应进行出厂检验。

b. 周期检验：在下列情况下应进行周期检查：

产品首次注册时；

停产 6 个月以上再进行生产时；

在设计、工艺、材料有重大改动时；

周期检查应按 GB/T 2829 的规定进行。

8. 标志、使用说明书

① 标志

a. 小包装袋应有下列标志：

产品名称；

制造厂及地址；

生产批号；

产品注册证号；

"一次性使用""无菌"等字样；

灭菌有效期。

b. 合格证上应有下列标志：

制造厂名称；

产品名称、型号；

生产批号；

检验日期；

检验员代号。

c. 外包装上应有下列标志：

制造厂名称、地址和商标；

产品名称、数量、规格；

生产企业许可证、产品注册证号；

产品标准号；

体积（长×宽×高）；

生产批号或日期；

灭菌批号或日期；

"无菌"、"一次性使用"等字样；

"怕湿"、"怕热"、"怕压"等字样或符合 GB 191 的图示。

② 使用说明书

a. 产品说明书内容应满足《医疗器械说明书和标签管理规定》（总局令第 6 号）的要求。

b. 产品说明书随产品装入产品最小包装单元内。

c. 产品说明书应包括以下内容：

产品名称、型号、规格或数量；

注册人及生产企业名称、地址、联系方式；

医疗器械生产许可证编号、医疗器械注册证编号、产品技术要求编号；产品性能、主要结构组成或成分、适用范围；

禁忌征、注意事项、警示或提示的内容；

产品使用说明；

产品储存、运输条件；

生产日期、使用期限或者失效日期；

说明书的编制或者修订日期。

9. 包装、运输、储存

① 包装

a. 本产品的内包装材料采用低密度聚乙烯，并保存在缓冲液中。

b. 本产品的每个小包装应附有使用说明书与合格证。外包装用纸盒包装。

② 运输

应放入温度在 2～8 ℃的保温容器中运输。

③ 储存

应在 2～8 ℃的条件下储存，从灭菌日期起计算，有效期 1 年。

二、报 批 流 程

按照《医疗器械注册管理办法》（食品药品监督管理总局令〔2014〕第 4 号），第三类医疗器械实行注册管理，根据国家食品药品监督管理总局发布《医疗器械注册管理办法》中的《境内第三类医疗器械首次注册》的要求和程序申报注册，由国家食品药品监督管理总局审查，批准后发给医疗器械注册证。

（一）准备注册申报资料

按照《境内第三类医疗器械首次注册》和《无源植入性医疗器械产品注册申报资料指导原则》（食品监办械函〔2009〕519号）的要求准备资料。

1. 境内第三类医疗器械注册申请表

医疗器械注册申请表可从 www.cfda.gov.cn 下载"医疗器械（体外诊断试剂）注册电子申报软件2010（含使用手册）"。

2. 医疗器械生产企业资格证明

包括生产企业许可证副本及营业执照副本的复印件，所申请产品应当在生产企业许可证核定的生产范围之内，在有效期内。

3. 产品技术报告

主要包含以下几方面的内容：

（1）国内外同类产品动态分析，包括国内外同类产品的上市情况及与申报产品在工作原理、原材料、预期用途等方面的对比情况，以便于全面了解同类产品的国内外发展状况。

（2）对于首次用于医疗器械方面的新材料，应提供该材料适于人体使用的相关研究资料。

（3）产品分类与产品命名是生产者对产品的品种、型号、规格、基本参数和尺寸进行科学的归并和合理的分档，使其最大限度地满足用户多种多样的需要，也便于制造商组织生产，并作为设计和选用产品的依据。为了便于管理部门全面掌握上述情况，合理判断产品分类和产品命名的科学性与规范性，应在产品技术报告中明确产品分类及产品名称，并提供分类依据及产品名称确定的依据。

（4）植入人体的各种材料必须对人体是安全的，不能对人体组织、血液、免疫等系统产生不良反应。因此，材料生物相容性的优劣应是无源植入性医疗器械研究设计中首先考虑的重要问题。建议制造商在注册产品技术报告中提供有关技术资料，以便管理部门全面掌握其对产品安全性进行评价的情况。具体包括：

① 产品作用原理，预期与人体接触的部位（组织）、接触方式、作用时间（包括多量次产品的积累时间）；预期与人体最长接触时间的确定依据及相关研究资料；明确是否含可降解材料，若含，则提供可降解材料的降解周期和降解产物的相关研究资料。

② 产品的所有组成材料（包括涂层、染料、黏合剂等）的基本信息，如公认的材料化学名称、化学结构式/分子式、相对分子质量、商品名/材料代号等，并提供所使用的原材料可用于生产医疗器械的支持性资料；若产品供货状态是保存在液体中，则提供保存液体的详细成分及含量信息，以及相关安全性评价资料。

③ 产品性能、结构（相应图示）与组成。应提供产品设计文件及相关研究性资料或文献资料；明确预期与人体接触的组成部分和材料；明确产品型号、规格间的异同点。

④ 产品生产加工过程，包括各种加工工艺（注明关键工艺），各种加工助剂的使用情况，对残留单体或小分子残留物的控制情况等；提供产品加工工艺的确定依据以及涉及的研究性资料、文献资料等。

⑤ 对于使用前灭菌（消毒）的产品及可重复灭菌（消毒）的产品，应提供产品对推荐的灭菌（消毒）方法耐受性的支持性资料，及所推荐的灭菌（消毒）方法确定的依据。

（5）产品有效期（货架寿命）的确定依据。产品有效期的确定应该建立在科学试验的基础上，如稳定性试验，其目的是考察产品在温度、湿度、光线的影响下随时间变化的规律，为产品的生产、包装、贮存、运输条件提供科学依据；同时，通过试验，建立产品的有效期。因此，生产者在申报产品注册时，应提供产品有效期（包括产品性能稳定性和无菌状态持续性的保证期限）的验证报告及内包装材料信息；若产品无有效期要求，也应当阐述无有效期要求的理由。

（6）产品使用寿命的研究资料。

（7）制造商认为应在技术报告中提交的证明产品安全有效所必需的其他资料。

4. 安全风险分析报告

根据 YY/T 0316《医疗器械 风险管理对医疗器械的应用》，制造商应对产品原材料、生产加工过程、包装、灭菌、运输、贮存、使用等产品寿命周期的各个环节，从能量危害（若涉及）、生物学危害、环境危害、有关使用的危害以及由功能失效、维护及老化引起的危害等方面进行风险分析，详述所采取的风险控制措施。

5. 产品技术要求

按照《医疗器械产品技术要求编写指导原则》（食品药品监督管理总局〔2014〕第9号），技术要求的内容应符合以下要求：

（1）产品名称：产品技术要求中的产品名称应使用中文，并与申请注册（备案）的中文产品名称相一致。

（2）产品型号/规格及其划分说明：产品技术要求中应明确产品型号和/或规格，以及其划分的说明。对同一注册单元中存在多种型号和/或规格的产品，应明确各型号及各规格之间的所有区别（必要时可附相应图示进行说明）。对于型号/规格的表述文本较大的，可以附录形式提供。

（3）性能指标：

① 产品技术要求中的性能指标是指可进行客观判定的成品的功能性、安全性指标以及质量控制相关的其他指标。产品设计开发中的评价性内容（例如生物相容性评价）原则上不在产品技术要求中制定。

② 产品技术要求中性能指标的制定应参考相关国家标准/行业标准并结合具体产品的设计特性、预期用途和质量控制水平且不应低于产品适用的强制性国家标准/行业标准。

③ 产品技术要求中的性能指标应明确具体要求，不应以"见随附资料""按供货合同"等形式提供。

（4）检验方法：检验方法的制定应与相应的性能指标相适应。应优先考虑采用公认的或已颁布的标准检验方法。检验方法的制定须保证具有可重现性和可操作性，需要时明确样品的制备方法，必要时可附相应图示进行说明，文本较大的可以附录形式提供。

6. 产品性能自测报告

应当有主检人或者主检负责人、审核人签字，并加盖生产企业公章；执行国家标准、行业标准的，生产企业应当补充自定的出厂检测项目，并加盖生产企业公章。

7. 医疗器械检测机构出具的产品注册检测报告

所检产品的规格/型号应在本次注册申请范围内，检测类型应为注册检测或全性能国家监督抽查检测。

8. 医疗器械临床试验资料

（1）根据《医疗器械临床试验规定》（食品药品监督管理总局令〔2004〕第5号）的要求提供临床试验资料。

（2）临床试验方案：

① 临床试验方案中应明确疗效评价指标，且应采用国际公认的评价标准；如果无公认标准，应采用临床常规疗效评价标准。

② 临床试验方案中试验样本量的确定应按照试验目的、试验类型（优效、非劣效、等效）确定并符合统计学要求，并应采用经典的、公认的统计方法、计算公式、统计软件（如 SAS、SPSS、SYSTAT）。

③ 为了保证得到科学、有效的疗效评价，应根据情况设置合理对照。

④ 为了保证临床试验的科学性，不建议采用文献数据及历史数据作为对照。

⑤ 试验组和对照组应采用统一的入选标准和排除标准，如为多中心临床试验，应按统一的方案进行试验。

⑥ 试验组和对照组的临床观察及随访时间应相同。

（3）临床试验报告：

① 临床试验报告应与临床试验方案保持一致，尤其注意明确以下内容：试验产品的名称、型号、规格及所对应的试验病种和各个病种的病例数；各病例的随访时间；试验产品的临床适用范围/适应证、禁忌证与注意事项。临床适用范围/适应证仅限于已进行临床试验并得出具有统计学意义结论的范围/病种。

② 临床试验报告应明确所有病例是否全部完成随访，完成的随访病例是否均纳入统计。失访病例应明确失访原因。

③ 临床试验报告应提交参与疗效评价与安全性评价的统计过程中所涉及的原始数据。

④ 临床试验报告应报告所有不良事件发生的时间、原因、结果及与试验器械的关系。对于所采取的措施应予以明确。

9. 医疗器械说明书

（1）根据《医疗器械说明书、标签和包装标识管理规定》（食品药品监督管理总局令〔2014〕第6号）的要求提供产品说明书。

（2）产品临床适用范围/适应证、禁忌证、注意事项应与临床试验报告保持一致。

（3）产品有效期限、使用寿命限制、从人体取出的期限、已采用的灭菌方法、推荐采用的灭菌（消毒）方法等信息应与产品技术报告所述一致。

10. 产品生产质量体系考核（认证）的有效证明文件

根据对不同产品的要求，提供相应的质量体系考核报告省、自治区、直辖市（食品）药品监督管理部门签章。若为医疗器械质量体系认证证书，可以提供复印件，但应加盖证书所属企业公章；应在有效期内；体系涵盖申报产品。

11. 所提交材料真实性的自我保证声明

包括所提交材料的清单和生产企业承担法律责任的承诺。

12. 申请资料（重点是临床试验报告）和样品生产过程的真实性核查报告

各省（区、市）食品药品监督管理部门在质量管理体系考核过程中，要对生产企业拟提交的第三类医疗器械首次注册申请资料（重点是临床试验报告）和样品生产过程的真实性组织核查。生产企业在提出体系考核申请时，应当同时递交相关资料。国家食品药品监督管理总局根据需要对第三类医疗器械首次注册申请资料真实性的核查情况进行抽查。

（二）申报流程

1. 申办流程

申办流程如图 4-2-8 所示。

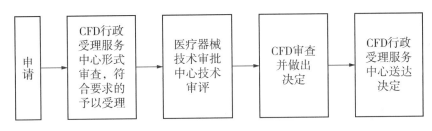

图 4-2-8 申办流程

2. 许可程序

（1）受理：申请人向国家食品药品监督管理总局行政受理服务中心提出申请，并提交申请材料，受理中心工作人员收到申请后对申报资料进行形式审查。申请事项属于本部门职权范围，申报资料齐全、符合形式审查要求的，予以受理；申报资料存在可以当场更正的错误的，应当允许申请人当场更正；申报资料不齐全或者不符合形式审查要求的，应当在 5 个工作日内一次告知申请人需要补正的全部内容，逾期不告知的，自收到申报资料之日起即为受理。申请事项不属于本部门职权范围的，应当即时告知申请人不予受理。行政受理服务中心受理或者不予受理医疗器械注册申请，应当出具加盖本部门专用印章并注明日期的受理或者不予受理的通知书。

（2）审查：行政受理服务中心受理后，即将申请材料送交医疗器械技术审评中心进行技术审评，技术审评包括产品检测和专家评审，技术审评机构应当在 90 个工作日内完成第三类医疗器械注册的技术审评工作。技术审评过程中需要申请人补正资料的，技术审评机构应当一次告知需要补正的全部内容。申请人应当在 1 年内按照补正通知的要求一次提供补充资料；技术审评机构应当自收到补充资料之日起 60 个工作日内完成技术审评。申请人补充资料的时间不计算在审评时限内。申请人逾期未提交补充资料的，由技术审评机构终止技术审评，提出不予注册的建议，由食品药品监督管理部门核准后做出不予注册的决定。

（3）许可决定：收到医疗器械技术审评中心完成技术审评的资料后，国家食品药品监督管理总局在 20 个工作日内做出予以注册或者不予注册的决定，不予注册的，应当书面说明理由。

（4）送达：对符合安全、有效要求的，准予注册，自做出审批决定之日起 10 个工作日内发给医疗器械注册证，经过核准的产品技术要求以附件形式发给申请人。

（三）许可证件有效期与延续

依据《医疗器械注册管理办法》（食品药品监督管理总局〔2014〕第 4 号），医疗器械注册证有效期为 5 年。医疗器械注册证书有效期届满，需要继续销售或者使用医疗器械的，生产企业应当在医疗器械注册证书有效期届满 6 个月前，向国家食品药品监督管理总局申请延续注册，并按照相关要求提交申报资料。有下列情形之一的，不予延续注册：

（1）注册人未在规定期限内提出延续注册申请的。

（2）医疗器械强制性标准已经修订，该医疗器械不能达到新要求的。

（3）对用于治疗罕见疾病以及应对突发公共卫生事件亟需的医疗器械，批准注册部门在批准上市时提出要求，注册人未在规定期限内完成医疗器械注册证载明事项的。

（四）创新医疗器械特别审批程序

为了保障医疗器械的安全、有效，鼓励医疗器械的研究与创新，促进医疗器械新技术的推广和应用，推动医疗器械产业发展，根据《医疗器械监督管理条例》（国务院令〔2014〕第 650 号）《医疗器械注册管理办法》（食品药品监督管理总局〔2014〕第 4 号）等法规和规章，制定创新医疗器械特别审批程序（试行）。

1. 创新医疗器械应符合的条件和要求

食品药品监督管理部门对同时符合下列情形的医疗器械，按本程序实施审评审批：

（1）申请人经过其技术创新活动，在中国依法拥有产品核心技术发明专利权，或者依法通过受让取得在中国的发明专利权或其使用权；或者核心技术发明专利的申请已由国务院专利行政部门公开。

（2）产品主要工作原理/作用机理为国内首创，产品性能或者安全性与同类产品比较有根本性改进，技术上处于国际领先水平，并且具有显著的临床应用价值。

（3）申请人已完成产品的前期研究并具有基本定型产品，研究过程真实和受控，研究数据完整和可溯源。

2. 创新医疗器械特别审批申报的资料

（1）创新医疗器械特别审批申请表。

（2）申请人企业法人资格证明文件。

（3）产品知识产权情况及证明文件。

（4）产品研发过程及结果的综述。

（5）产品技术文件，至少应当包括：产品的预期用途；产品工作原理/作用机理；产品主要技术指标及其确定依据，主要原材料、关键元器件的指标要求，主要生产工艺过程及流程图，主要技术指标的检验方法。

（6）产品创新的证明性文件，至少应当包括：信息或者专利检索机构出具的查新报告，核心刊物公开发表的能够充分说明产品临床应用价值的学术论文、专著及文件综述；国内外已上市同类产品应用情况的分析及对比（如有），产品的创新内容及在临床应用上的显著价值。

（7）产品安全风险管理报告。

（8）产品说明书（样稿）。

（9）其他证明产品符合本程序第二条的资料。

（10）境外申请人应当委托中国境内的企业法人作为代理人或者由其在中国境内的办事机构提出申请，并提交以下文件：境外申请人委托代理人或者其在中国境内办事机构办理创新医疗器械特别审批申请的委托书，代理人或者申请人在中国境内办事机构的承诺书，代理人营业执照或者申请人在中国境内办事机构的机构登记证明。

（11）所提交资料真实性的自我保证声明。申报资料应当使用中文。原文为外文的，应当有中文译本。

3. 创新医疗器械特别审批程序的特点

各级食品药品监督管理部门及相关技术机构根据各自职责和本程序规定，按照早期介入、专人负责、科学审批的原则，在标准不降低、程序不减少的前提下，对创新医疗器械予以优先办理，并加强与申请人的沟通交流。

（1）对于创新医疗器械，申请人所在地食品药品监督管理部门应当指定专人，应申请人的要求及时沟通、提供指导。在接到申请人质量管理体系检查（考核）申请后，应当予以优先办理。

（2）对于创新医疗器械，医疗器械检测机构在进行注册检测时，应当及时对生产企业提交的注册产品标准进行预评价；对存在问题的，应当及时向生产企业提出修改建议。检测机构应当在接受样品后优先进行医疗器械注册检测，并出具检测报告。

（3）对于创新医疗器械，在产品注册申请受理前以及技术审评过程中，国家食品药品监督管理总局医疗器械技术审评中心应当指定专人，应申请人的要求及时沟通、提供指导，共同讨论相关技术问题。

（4）对于创新医疗器械，申请人可填写创新医疗器械沟通交流申请表，就下列问题向国家食品药品监督管理总局医疗器械技术审评中心提出沟通交流申请：重大技术问题；重大安全性问题；临床试验方案；阶段性临床试验结果的总结与评价；其他需要沟通交流的重要问题。

（5）国家食品药品监督管理总局受理创新医疗器械注册申请后，应当将该注册申请项目标记为"创新医疗器械"，并及时进行注册申报资料流转。

（6）已受理注册申报的创新医疗器械，国家食品药品监督管理总局医疗器械技术审评中心应当优先进行技术审评；技术审评结束后，国家食品药品监督管理总局优先进行行政审批。

第三章 样品的生物安全性检测

第一节 生物安全性评价的重要性和意义

在医疗器械中，与人体相接触或植入体内的医疗器械都存在一定的风险性。这类医疗器械一般称为生物材料和人工器官。生物材料是指与人体组织接触或取代、修复病变组织的天然或合成材料；人工器官是指当人体因疾病或创伤而导致器官出现严重不可修复的病变时，用模拟器官功能的人工装置暂时或永久替代已基本丧失功能的病变器官。生物材料和人工器官除少数作为诊断和康复用途外，大部分是以治疗疾病为目的。它们间接或直接与人体的组织和血液相接触，有的还要在体内长期使用，例如人工心脏瓣膜、人工关节、人工乳房等都要在体内植入几年或几十年。医疗器械质量的好坏直接关系到使用者的生命安危，因此，在应用于临床前必须进行一系列生物学评价。

医疗器械与人体接触或植入体内后对宿主人体的影响是一个非常复杂的过程，主要发生四种生物反应：组织反应、血液反应、免疫反应和全身反应。

1. 组织反应

当植入器械出现在人体的血管外组织中时，在植入器械附近会发生程度不同的炎症反应。当材料含有毒性物质时，易造成组织坏死或发生突变，引起癌症。但大多数医疗器械性能较稳定，不会被很快代谢，这时，胶原纤维会包围植入器械形成被膜，把正常组织和植入器械隔离开。医疗器械往往与纤维囊之间附着极少，因此，当受到应力时，囊内植入器械有时会活动而导致下述后果：

（1）纤维囊变厚，从而影响组织局部血液供应或为生物化学的副产物提供积蓄场所，引起肿瘤。

（2）纤维囊钙化变硬，引起机械性能不相配而发生疼痛。

（3）由于纤维囊缺乏正常的血液供应，植入部位可发生持续性感染；同时，由于没有足够的白细胞与感染做斗争，会减慢细胞残骸的消除，使感染持续、感染部位增大。

（4）由于循环不畅，材料变性产物会蓄积在纤维囊内或界面形成肿胀。

2. 血液反应

当器械与血液接触时，首先在器械表面有一层蛋白黏附，不同材料制成的器械与血液作用情况不同，血液相容性不好的材料甚至在几秒到几分钟内由血细胞和纤维蛋白形成血栓。血栓的形成还与血液流速和流动方式有关。血栓有时可修复治愈，有时会发生破裂，形成栓子而随血液流动，有可能发生栓塞而危及生命。

3. 免疫反应

目前，有些医疗器械在和人体接触时（有的是长期使用，有的是反复使用），可能会导致产生一系列免疫反应，包括体液反应和细胞反应。例如人工肾用的透析器纤维素膜会导致补体激活、淋巴细胞亚群的变化等；有的研究表明，人工乳房中硅凝胶渗漏进入淋巴系统，会诱发一定的免疫反应。

4. 全身反应

以上三种反应会形成局部的毒性反应，也会进一步发展形成全身整体毒性反应；同时，进入体内的一些毒性物质也可诱发分子突变，甚至形成癌变。

以上这些生物学反应在临床上常出现以下并发症：

（1）渗出物反应：由于材料在合成及加工过程中有低分子物质渗入（例如引发剂、催化剂、残留单体、增塑剂等），所以，当这类材料植入体内后，在生理环境中往往会导致这些低分子物渗出，造成对人体的危害。例如，聚氯乙烯的单体会引起四肢血管的收缩而产生疼痛，并会引起痉挛；聚甲基丙烯酸甲酯的单体进入人体循环会引起肺功能障碍。

（2）感染：这是植入器械在治疗上最常见的主要并发症之一，植入患者的约1%、10%会发生感染。在美国，每年因植入物引起感染而导致死亡的病例已超过800例。

（3）钙化：由于营养不良性钙化，在植入器械表面会形成钙化而使材料丧失功能，造成植入的人工器官失败。例如，由于钙化而使生物缩短其使用寿命。

（4）血栓栓塞：在血液系统用的医疗器械都要求具有血液相容性，不产生血栓。机械瓣由于易发生血栓栓塞而要求患者终生服抗凝剂。目前，直径小于4 mm的人工血管一直未能在临床大量使用，就是解决不了如何能长期不形成血栓的问题。

（5）肿瘤：医疗器械致癌性一直是一个引人注目的问题。最近的报道说，有些金属植入器械和合成纤维人工血管周围会发生肉芽肿。目前的研究表明，75%以上的肿瘤发生是在植入器械15年后出现的，有很长的潜伏期。

医疗器械造成的生物学危害分两个方面：一是材料造成的生物学危害，二是器械的机械故障引起的生物学危害。生物学评价标准主要是针对直接与人体接触或在体内使用的医疗器械，提供一套生物学评价程序，通过微生物试验（体外试验）和动物试验（体内试验）评价医疗器械对细胞和动物体的有害作用，并通过以上试验综合评价、预测其在临床使用时是否安全。

为了确保医疗器械在临床研究时的安全性，在完成物理和化学性能、加工性能以及外形等有效性评价后，必须对其进行生物学评价试验，以便提供进一步有关安全性的数据和资料。由于生物学试验依赖于动物模型和微生物模型，因此，在某些情况下，在动物体内出现的组织反应，在人体内不一定出现；在生物学评价中好的器械，由于人体与动物间的差异，也会在某些病人身上产生不良反应，这就需要在临床研究中进一步评价，以确保大范围临床使用时的安全性。

第二节 生物学评价试验项目的选择

生物学评价试验项目及选择见表 4 – 3 – 1。

表 4 – 3 – 1 医疗器械生物学评价试验指南

器械分类			基本评价的生物学试验								补充评价的生物学试验			
接触部位		A：短期接触（＜24 h）；B：长期接触（＞24 h～30 d）；C：持久接触（＞30 d）	细胞毒性	致敏	刺激或皮内反应	全身急性毒性	亚慢性亚急性毒性	遗传毒性	植入	血液相容性	慢性毒性	致癌性	生殖与发育毒性	生物降解性
表面	皮肤	A	×	×	×									
		B	×	×	×									
		C	×	×	×									
	黏膜	A	×	×	×									
		B	×	×	×									
		C	×	×	×		×	×						
	损伤表面	A	×	×	×									
		B	×	×	×									
		C	×	×	×		×	×						
外部接入	血路间接	A	×	×	×	×				×				
		B	×	×	×	×				×				
		C	×	×			×	×		×	×	×		
	组织/骨/牙	A	×	×	×	×								
		B	×	×		×		×	×					
		C	×	×				×	×				×	
	循环血液	A	×	×	×					×				
		B	×	×	×	×		×		×				
		C	×	×	×	×	×	×		×	×	×		
体内植入	组织/骨	A	×	×	×	×								
		B	×	×				×	×					
		C	×	×			×	×	×		×	×		
	血液	A	×	×	×	×			×	×				
		B	×	×	×	×		×	×	×				
		C	×	×	×	×	×	×	×	×	×	×		

第三节 生物学评价试验方法学

由于绝大多数医疗器械在体内是不降解的，这些植入器械作为异物一定会对生物体产生作用，同时，生物体也会对植入器械产生排斥反应，这是机体的防御机制。这些反应从急性到慢性，由局部反应到全身反应。如果这些植入物最终被生物体接受，就认为植入器械与组织之间相容，被称为具有生物相容性；反之，被称为生物不相容性。例如，在涤纶人工血管表面形成伪内膜而具有抗凝血性能，被人体所接受。对于这种生物相容性好坏的评价是用生物学评价试验进行。因此，生物学评价试验和药物毒理学试验在目的、原理、方法学上不尽相同。虽然生物学评价的有些试验是在药物毒理学试验基础上发展起来的，但在样品处理和方法学等方面很不相同；有些试验是独特的，在药物毒理学上是没有的。

1. 在药物毒理学试验基础上发展的试验方法学

（1）致敏试验：用材料或其浸提液做试验，评价医疗器械的潜在过敏原。常用的方法有最大剂量法和触斑贴法，使用豚鼠做试验。

（2）刺激试验：用材料或其浸提液做试验，评价医疗器械的潜在刺激原。根据医疗器械的具体使用部位，可选择进行皮肤刺激试验、皮内刺激试验或黏膜刺激试验等。常使用兔子做试验。

（3）热原试验：检测材料或其浸提液中是否有致热原物质。常用兔法，是将材料或其浸提液由静脉注入兔体内（10 mL/kg），在一定时间内观察兔体温变化，以判断在材料或浸提液中所含热原量是否符合人体应用要求。同时，有一些医疗器械也可用细菌内毒素检查法。它是应用试样与细菌内毒素产生凝集反应的机理，以判断材料或其浸提液中细菌内毒素的限量是否符合标准要求。

（4）遗传毒性试验：用哺乳动物或非哺乳动物细胞培养技术，测定医疗器械或其浸提液引起的基因突变、染色体结构和数量的变化，或其他遗传毒性。为了预防出现假阴性，一般要求同时进行细胞的基因"染色体结构改变和DNA改变三组试验"。

（5）致癌试验：由单一途径或多种途径，在试验动物整个寿命期（例如大鼠为2年）测定医疗器械的潜在致癌作用。

（6）生殖和发育毒性试验：评价医疗器械或其浸提液对生育和生殖功能、胎儿早期发育的潜在有害作用。试验包括一般生殖毒性试验、致畸胎试验和围产期毒性试验。

2. 在方法学上与药物毒理学试验相似，但又有所区别的试验

（1）全身急性毒性试验：用材料或其浸提液，通过单一或多种途径，由动物模型做试验，评价其急性有害作用。常用生理盐水浸提液进行小鼠尾静脉注射，用植物油浸提液进行小鼠腹腔注射。由于大多数生物材料不能计算LD_{50}，所以，在注射后24 h、48 h和72 h观察小鼠的体重变化，运动和呼吸状态，以及死亡情况作为评价指标。这和药典上的异常毒性试验和药物急性毒性试验是很不相同的。

（2）全身亚急性（亚慢性）毒性试验：通过多种途径，在不到试验动物寿命10%

的时间内（例如大鼠最多到 90 d），测定医疗器械的有害作用。

（3）全身慢性毒性试验：通过多种途径，在不少于动物寿命 10% 的时间内（例如大鼠要超过 90 d），测定医疗器械的有害作用。

3. 独特的试验方法学

（1）细胞毒性试验：通过细胞培养技术，测定医疗器械或其浸提液对细胞溶解（细胞死亡）、抑制细胞生长和其他毒性作用。常用直接接触法（琼脂扩散方法和滤过扩散方法）。

（2）植入试验：将医疗器械植入动物的合适部位（如皮下、肌肉或骨），在观察一定时期（例如，短期为 7 d、15 d、30 d、60 d、90 d，长期为 180 d、360 d、720 d）后评价其对活体组织的局部毒性作用。主要是通过病理切片观察组织的变化。根据产品使用部位可进行皮下组织植入试验、肌肉植入试验或骨内植入试验。

（3）血液相容性试验：通过医疗器械与血液相接触（体外、半体内或体内），评价其对血栓形成、血浆蛋白、血液有形成分和补体系统的作用。其中，溶血试验是最常用的粗筛试验。

（4）降解试验：在体内降解的医疗器械（例如可吸收性缝合线、可吸收性骨固定材料等）必须进行体内降解试验，以评价其在体内的吸收代谢过程、分布、生物转化、降解产物及其有害作用。常用同位素标记方法。

第四节　基本评价试验

基本评价试验是指一般情况下应予考虑的基本生物学反应试验。基本评价试验有以下九种。

1. 细胞毒性试验

该试验采用细胞培养技术，测定由器械、材料和/或其浸提液造成的细胞溶解（细胞死亡），以及对细胞生长的抑制和其他影响。

该试验属体外试验，能在短期内检出供试品对细胞新陈代谢功能的影响，对毒性物质具有较高的敏感性，从而能快速筛选材料，因此，为生物学试验中首选试验项目（GB/T 16886.5，ISO 1099 – 5）。

2. 致敏试验

该试验采用一种适宜的动物模型测定器械、材料和/或其浸提液潜在的接触致敏性。该试验较为实用，因为即使是少量的可沥滤物的使用或接触，也可能引起变应性或致敏性反应。

该试验属体内试验，方法学相对比较成熟，灵敏性较高，因此，为各类医疗器械必须评价的项目之一；但试验复杂，耗用动物较多，条件要求高，用时长。因此，尽管该试验适用范围广，仍应慎重选用。材料有人体使用史时，可免做。不少专家尝试用体外试验来取代体内试验，但尚未得到满意的结果。还要注意，器械、材料有潜在致敏性不一定就限制其使用，还要看器械的使用给病人带来的受益（ISO 10993 – 10）。

3. 刺激试验

该试验采用一种适宜的动物模型，在皮肤、眼、黏膜等部位上测定器械、材料和/或其浸提液潜在的刺激作用。要测定器械、材料及其潜在可沥滤物的刺激作用，试验的进行应与使用或接触的途径（皮肤、眼、黏膜）和持续时间相适应。

该试验属体内试验，用于评价器械原发性刺激作用。皮肤、眼刺激试验方法学比较成熟，具有耗用动物少、试验简单、用时省等特点，适用于各类表面接触器械。其他一些刺激试验（如口腔、直肠、阴茎刺激试验）由于尚未形成规范的试验方法，因此，ISO 10993 标准中仅列为参考性方法，适用于预期应用于这些部位的器械或材料（ISO 10993－10）。

4. 皮内反应试验

该试验采用动物模型测定器械或材料的可沥滤物经皮的非特异性急性毒性作用。

该方法属体内试验，通过在动物皮内注射材料浸提液评价浸提液的刺激反应。该试验方法学比较成熟，灵敏性高，具有耗用动物少、试验简单、用时省等特点，适用于各类外部接入器械或体内植入器械（ISO 10993－10）。

5. 全身毒性（急性）试验

该试验将器械、材料和/或其浸提液在 24 h 内一次或多次作用于一种动物模型，测定其潜在的危害作用。该试验适用于接触会导致有毒的沥滤物和降解产物吸收的情况。

急性全身毒性试验是根据器械的使用特性（即器械于人体的接触途径），将器械浸提液或材料挥发物在一天内以静脉注射、口服、腹腔注射或皮肤吸入等途径作用于试验动物体内，观察动物的全身反应来评价器械所释放的毒性物质的体内试验。该试验具有试验简单、成本低、用时省等特点，主要适用于短期、长期外部接入器械。

该试验还包括热原试验，检测器械或材料浸提液的材料性致热反应。

热原试验是将器械浸提液注射到动物静脉以评价器械的致热原性的体内试验；但仅用该试验不能区分致热反应是因材料本身释放致热物质所致，还是因细菌内毒素污染所致。若要评价器械材料是否释放致热原物质，应设法排除细菌内毒素的影响。热原试验主要适用于与循环系统接触的器械。ASTM 规定，与中枢神经系统接触的器械也要进行热原试验（GB/T 16886.11—ISO 10993－11）。

6. 亚慢性毒性（亚急性毒性）试验

该试验在大于 24 h 但不超过试验动物寿命 10% 的时间（如大鼠是 90 d）内，测定器械、材料和/或其浸提液一次或多次作用或接触对试验动物的影响。有慢性毒性数据的材料可免做这类试验，免试理由应在最终报告中说明。试验应与器械实际接触途径和作用时间相适应（GB/T 16886.11，ISO 10993－11）。

该试验相对于急性全身毒性试验具有用时长、动物要求高、成本高、评价困难等特点，只有对持久接触的器械才考虑做该项试验。

7. 遗传毒性试验

该试验采用哺乳动物或非哺乳动物的细胞培养或其他技术，测定由器械、材料和/或其浸提液引起的基因突变、染色体结构和数量的改变，以及 DNA 或基因的其他毒性（GB/T 16886.3，ISO 10993－3）。

若器械是用已知无遗传毒性材料制造，或用适用分析方法能够鉴定浸提液的全部主要成分无遗传毒性，就不必进行遗传毒性试验。需要用试验来评价医疗器械的遗传毒性时，应首先进行一系列的体外试验，至少包括三项试验，其中，至少两项试验用哺乳动物细胞为靶细胞。试验应尽量从对 DNA 的影响、基因突变、染色体畸变三种水平反映对遗传毒性的影响。如体外三项试验中出现一项或两项阳性结果，还应进行体内试验评价。

8. 植入试验

该试验是用外科手术法将材料或最终产品的样品植入或放入预定植入部位或组织内，在肉眼观察和显微镜检查下，评价其对活体组织的局部病理作用。试验应与接触途径和作用时间相适应。对一种材料来说，如还评价全身作用，该试验等效于亚慢性毒性试验（GB/T 16886.6，ISO 10993－6）

试验是将器械材料或制品植入动物的肌肉、皮下或骨（取决于器械的作用途径），在一定周期用肉眼观察（宏观）和显微技术（微观）评价器械/材料对活体组织的局部毒性作用。试验周期取决于器械/材料在体内的作用时间及所选的实验动物种类，长期接触器械一般选择在 12 周以内，持久接触器械一般选择在 12 周以上，最长可达 104 周。一般所选试验周期应能使相应的生物学反应达到稳定状态。

9. 血液相容性试验

该试验评价血液接触器械、材料或某个相应的模型或系统对血液或血液成分的作用。特殊的血液相容性试验还可设计成模拟临床应用时器械或材料的形状、接触方式和血流动态。

与循环系统接触的器械、材料要考虑进行血液相容性评价。血液相容性评价体系是一个发展中的学科。血液相容性试验方法按其主要过程或被测体系分为以下五类：

① 血栓形成。
② 凝血。
③ 血小板和血小板机能。
④ 血液学。
⑤ 免疫学（补体系统）。

试验类型分为体外、体内外交叉（半体内）和体内试验。

溶血试验属于血液学方面的试验，系采用体外法测定由器械、材料和/或其浸提液导致的红细胞溶解和血红蛋白释放的程度，是最为常用的试验。其他试验的常用程度依次是血栓形成、凝血、血小板和补体（ISO 10993－4）。

第五节　补充评价试验

补充评价试验是指特殊情况下应予考虑的生物学评价试验，这些评价试验具有以下特点：试验不具有普遍性，如生殖与发育毒性、生物降解；试验特别复杂，周期长，费用高；试验方法不成熟，失败率高。

由于以上特点，所以，在选择做这些"补充评价试验"时要慎重考虑。补充评价试验有以下四种。

（一）慢性毒性试验

该试验是在不少于试验动物寿命10%的时间内（如大鼠是90 d以上），一次或多次将器械、材料和/或其浸提液作用于试验动物，测定其对动物的影响。试验应与接触途径和作用时间相适应（GB/T 16886.11，ISO 10993 – 11）。

医疗器械的慢性毒性试验很少用于评价因器械接触而引起的健康风险，只有认为必要时，专家才视情况确定相应的试验方法。国际标准中没有推荐慢性毒性试验方法。

（二）致癌性试验

该试验是在试验动物的寿命期内，一次或多次将器械、材料和/或其浸提液作用于试验动物，测定其潜在的致肿瘤性。在专项实验研究中，该试验还可检验慢性毒性和致肿瘤性。致癌性试验只有在从其他方面获取到有建议性的资料时才进行。试验应与接触途径和作用时间相适应（GB/T 16886.3，ISO 10993 – 3）。

（三）生殖与发育毒性试验

该试验评价器械、材料和/或其浸提液对生殖功能、胚胎发育（致畸性），以及对胎儿和婴儿早期发育的潜在影响。只有在器械有可能影响应用对象的生殖功能时才进行生殖/发育毒性试验或生物测定。试验应考虑器械的应用位置。

与生殖组织、胚胎或胎儿直接长期接触的器械、储能器械和可吸收材料才考虑做该试验。当材料的主要成分的生殖毒性方面有充分的可靠数据，而个别能引起生殖毒性的成分又不是材料的主要成分时，可以不做生殖毒性试验（GB/T 16886.3，ISO 10993 – 3）。

（四）生物降解试验

在存在潜在的可吸收和/或降解时，该试验可测定器械、材料和/或其浸提液的可沥滤物和降解产物的吸收、分布、生物转化和消除的过程。

第四章 周围神经损伤修复临床疗效的评估体系

　　周围神经损伤后导致肢体出现不同程度的功能障碍，严重影响伤者的工作和生活，主要表现在三个方面：①神经所支配的肌肉失去功能；②神经所支配的皮肤知觉失去功能；③植物神经功能障碍。早在 19 世纪中叶，研究人员就开始研究如何评价上述功能。1853 年，Weber 提出区别一点还是两点触觉的方法，后经 Moberg 改进成为目前常用的 Weber-Moberg 静止两点辨别觉。1898 年，Von Freg 设计了一系列不同粗细和硬度的马鬃，测定皮肤触觉阈值，后经 Weinstein 的改进，企图对感觉恢复做出定量评价。1912 年，Lovett 提出以肌肉收缩对抗阻力的大小为标准，将肌力分为六级。1928 年，Minor 提出了淀粉－碘试验，判断手指的交感神经功能。1952 年，Burn 提出服用药物诱发出汗，以观察周围神经损伤区交感神经的功能。此后，在这些方面有不少研究和报道，但无统一的标准。1954 年，英国医学研究会（BMRC）颁布了感觉、运动分级标准，为多数学者所接受；由于该标准有一定的缺陷，所以又出现了许多新的评价方法，每种方法各有特色。总之，迄今为止，对周围神经功能的评价尚无统一的标准。

第一节　运动功能评价

　　运动神经不完全性损伤多表现为肌力降低，完全性损伤则表现为肌力消失，以后出现肌肉萎缩，并逐渐加重，所以，运动神经功能检查及评价应包括肌力、肌张力、肌容积等。一般用肌力的分级作为评定运动神经功能的标准。早在 1912 年，Lovett 以肌肉收缩对抗阻力的大小为标准，将肌力以百分率表示（表 4－4－1）。

表 4－4－1　Lovett 运动功能评价标准

恢复程度（%）	分级	评价	内　容
100	5	正常	能抗强阻力完成全幅活动
75	4	良好	能抗一定阻力完成全幅活动
50	3	尚可	抗地心引力完成全幅活动
25	2	差	无地心引力时完成全幅活动
10	1	轻微	肌肉有轻微收缩，但无关节活动
0	0	零	无肌肉收缩

而有些作者推荐使用 Highet（1954）的分级标准，它能记录每一块肌肉的状态（表4-4-2）。

表4-4-2　Highet 运动功能评价标准

分级	内　容
M5	正常肌力
M4	能抗地心引力和抗阻力下主动活动
M3	抗地心引力主动活动
M2	无地心引力下主动活动
M1	肌肉轻微收缩
M0	无肌肉收缩

在进行运动神经功能检查测定肌肉功能时，应测定每块肌肉的功能，通过扪及相关肌肉—肌腱和是否抗阻力下的关节活动来评定肌肉强度，而不能完全以关节的功能来替代各个肌肉的功能。例如，腕关节屈曲，主要是桡侧屈腕肌、尺侧屈腕肌和掌长肌的作用，但屈指肌在手指屈曲后也可产生腕关节的屈曲，故不能以腕关节的屈曲程度来代表这几块肌肉的评级标准。此外，有些关节活动是由假象动作所引起的，如桡神经损伤所致的指总伸肌瘫痪，在腕关节屈曲时，由于瘫痪肌肉的被动牵拉，可以出现掌指关节的伸直动作。无疑，Lovett 六级评价法对单块肌肉功能恢复是比较准确的，但对单根神经损伤后肢体运动功能恢复就欠缺，肢体整体恢复的概念即包括一个肢体近侧大肌肉和远侧小肌肉恢复的综合评价，以及肢体各肌肉在肢体活动过程中的协调功能。为此，1954 年，英国医学研究会（BMRC）提出了一种综合评价肢体运动神经功能的方法（表4-4-3）。

表4-4-3　BMRC 运动功能评价标准

分级	内　容
M5	完全恢复
M4	所有协调运动或自主运动均能完成
M3	所有重要肌肉均能抗阻力活动关节
M2	近侧和远侧肌肉恢复收缩功能
M1	近侧肌肉恢复收缩功能
M0	无肌肉收缩

为了更好地理解 BMRC 分级标准中所指的近侧和远侧肌肉，还做出了具体规定（表4-4-4）。

表 4-4-4　肢体神经支配的近侧和远侧肌肉

神经	近侧肌肉	远侧肌肉
桡神经	肱桡肌 桡侧腕长伸肌 指总伸肌 尺侧伸腕肌	拇长展肌 拇长伸肌 食指固有伸肌
正中神经	旋前圆肌 桡侧腕屈肌 指浅屈肌 拇长屈肌	拇短展肌
尺神经	尺侧腕屈肌 指深屈肌（环指、小指）	小指展肌 骨间肌
腓总神经	胫前肌 趾长伸肌 蹈长伸肌 腓骨肌	趾短伸肌
胫神经	腓肠肌、比目鱼肌 胫后肌 趾长屈肌 蹈长屈肌	蹈展肌 足底内在肌

　　BMRC 的分级标准要求比较高，级别比 Lovett、Highet 的六级法低 1 级度，若用优、良、中、差的四级标准也会降一级。因为在肌肉能抗阻力时，Lovett、Highet 六级法定为 M4 而 BMRC 法却只有 M3，这样 M4 可定为优，而 M3 只能定为良。朱家恺等相继用 BMRC 法评定神经损伤与修复后运动功能恢复情况，并认为此法是评定运动功能恢复最常用的方法。所以，在评价运动功能时，首先必须搞清楚其评价标准，才能加以比较，否则就无可比性。

　　另外还有其他评定方法，如有些作者推荐使用 Sunderland 标准（表 4-4-5）。

表 4-4-5　Sunderland 评定标准

分级	内　　容
M5	肌力、活动范围均正常
M4	能抗地心引力和抗强阻力活动
M3	能抗地心引力和一些阻力活动
M2	微弱活动，但不能抗阻力和地心引力
M1	肌肉轻微收缩，没有自主活动
M0	既触不到也看不见肌肉收缩

Danuel 和 Terzis 根据 Highet 的分级标准，分别对正中神经和尺神经的运动功能制定了更具体的评定方法，评价标准如下：

正中神经：

M0：无收缩。

M1：前臂肌肉收缩恢复可以扪及。

M1$^+$：前臂肌肉收缩可抗地心引力，但大鱼际肌肉麻痹。

M2：前臂肌肉收缩可抗地心引力，大鱼际肌有微弱的动作。

M3：前臂及大鱼际肌肉收缩可抗阻力。

M4：所有肌肉可抗较强阻力，并且有独立的动作。

M5：所有肌肉完全恢复。

尺神经：

M0：肌肉无收缩。

M1：前臂肌肉收缩可以扪及。

M1$^+$：前臂肌肉收缩可抗地心引力，但尺神经支配的手内在肌麻痹。

M2：前臂肌肉收缩可抗地心引力，小鱼际肌收缩有些力量，但骨间肌仅有轻微收缩或无收缩。

M2$^+$：前臂及手部肌肉均能活动，但第一背侧骨间肌收缩不能抗阻力。

M3：前臂肌肉、小鱼际肌和第一背侧骨间肌收缩可抗阻力。

M4：所有肌肉均有抗阻力的收缩，手指并有独立的侧方运动。

M5：所有肌肉完全恢复。

由此可见，运动功能的评价尚无统一标准，尤其是对 M3 的评价不一。不过，一般都喜欢用英国医学研究会提出的一种综合评价肢体神经运动功能的方法。

第二节　感觉功能评价

感觉是神经传入过程中对冲动的接受和激活，有几种基本感觉形式，均是由感觉轴突的终端所决定的。如机械感觉器，主要感受触压觉；伤害感受器，主要感受痛觉；温度感受器，主要感受冷热觉。感觉神经传导速度是测量感觉的客观指标，其他众多的检查是依赖病人的主观反应，不同的医生在不同环境下所测的结果差异很大。所以，在检查前应向病人解释清楚检查目的和注意事项，取得病人的正确配合，仔细耐心地检查，并与健侧对比，反复检查，做到尽可能地减少误差。常用感觉功能的评价法有如下四种。

一、Sunderland 感觉功能分级评价

Sunderland 感觉功能评价标准如下。

针刺感（pinprick）：

P0：皮肤感觉消失。

P1：能感到皮肤上有物接触，但不能区别是针尖还是针头在触及皮肤，感觉能或不能定位。

P2：能区分是针尖还是针头触及皮肤，针尖刺皮肤引起①钝痛感，②不愉快感，有明显的放射和假性牵涉痛。

P3：锐刺痛感伴有一些放射性或假性牵涉痛，除手、手指、腿或足以外，不能具体定位。

P4：锐刺痛感觉存在，伴或不伴有刺痛，无或仅有很轻的放射性痛，能定位到 2.0 cm 内。

P5：对针刺有正常感觉，能精确定位。

轻触觉（light touch）：

L0：对轻触觉不能意识到。

L1：知道皮肤上有物轻轻接触。

L2：轻触后引起放射性麻感，对刺激点不能定位。

L3：轻触觉能被察觉，但除手（手掌、手背或手指）和下肢（腿和足）外，不能定位。

L4：能意识到轻触觉，但敏感度较弱，能定位到 2.0 cm 内。

L5：对轻触有正常感觉。

两点辨别觉（2PD）：

D0：无 2PD。

D1：有部分 2PD，但仍然不完全。

D2：2PD 正常。

温度觉（temperature）：

T0：无温度觉。

T1：除高温或剧冷外，对一般冷热无感觉。

T2：温度小于 15 ℃ 或大于 60 ℃ 时能分别正确感到冷或热，在 15～16 ℃ 温度范围内，用测试管或测试盘接触皮肤，有触觉或感到压力。

T3：温度小于 20 ℃ 或大于 35 ℃ 时能分别正确感到冷或热，在 20～35 ℃ 温度范围内，用测试管或测试盘接触皮肤，有触觉或感到压力。

T4：温度觉正常。

二、英国医学研究委员会（British Medical Research Council，BMRC）评价标准

BMRC（Highet）评价标准如下。

S0：单一神经支配区内感觉丧失。

S1：单一神经支配区内深感觉恢复。

S2：单一神经支配区内浅表痛觉和触觉有一定程度的恢复。

S3：单一神经支配区内浅表痛觉和触觉恢复，感觉过敏消失。

S3$^+$：在 S3 的基础上感觉进一步恢复，2PD 也有一定程度的恢复。

S4：完全恢复。

该评价标准目前最常用。可以看出 S3 与 S4 的界线主要是 2PD 的存在与否，2PD 的出现表示能辨别更高层次的感觉恢复。而 S2 多表示保护性感觉的存在，临床上已达到对肢体起自身保护的作用，不仅可以防止意外伤害，还可以达到治愈营养性溃疡的目的。S2 和 S3 的界线主要是感觉过敏的存在或消失。

三、Glickman-Mackinnon 评价标准

Glickman-Mackinnon 评价标准如表 4 – 4 – 6 所示。

表 4 – 4 – 6　Glickman-Mackinnon 评价标准

分级	s2PD（mm）	m2PD（mm）	感觉恢复情况
S0	—	—	单一神经支配区感觉丧失
S1	—	—	单一神经支配区深感觉丧失
S1$^+$	—	—	浅表痛觉恢复
S2	—	—	浅表痛觉恢复，触觉有一定程度恢复
S2$^+$	—	—	在 S2 基础上，有感觉过敏
S3	>5	>7	痛觉和触觉恢复，感觉过敏消失
S3$^+$	7～15	4～7	在 S3 基础上，对刺激有良好定位，2PD 完全恢复
S4	2～6	2～3	完全恢复

四、津山氏评价标准

津山氏评价标准如下：

优：单一神经支配区内浅表痛觉和触觉恢复，无"过反应"，有定位能力，2PD 能力存在。

良：单一神经支配区内浅表痛觉和触觉恢复，无"过反应"，有定位能力，但无 2PD 能力，亦不能辨别粗滑。

可：单一神经支配区内浅表痛觉和触觉在一定程度上恢复，"过反应"残存。

差：单一神经支配区内感觉丧失或仅有深痛觉恢复。

第三节　植物神经功能评价

植物神经是完整的神经系统的有机组成部分。植物神经功能检查对评价周围神经损伤和修复是不可缺少的重要手段。但由于植物神经的结构、功能比较复杂，目前对其研究又欠细致和全面，故至今仍无精确的检查方法，尤其是定量检查法。现将临床上常用

的几种检查方法概括如下。

一、一般检查方法

1. 外观

肌肉萎缩，指端尖细，指腹干瘪，皮肤干燥光泽差，指纹模糊或消失，指甲退化增厚并出现纵嵴，游离缘弯曲。失神经支配区若受外伤，则形成慢性溃疡，伤口愈合十分缓慢。神经修复后上述营养变化逐渐改善至消失。

2. 皮肤温度

周围神经损伤后，反映到血管运动功能方面，可以从皮肤的温度、颜色等改变观察到。受损神经支配区的皮肤早期由于血管扩张而温度增高、潮红；后期因血管收缩而温度降低、苍白，自觉怕冷。神经修复后怕冷感逐渐减轻。

3. 出汗功能

植物神经分布到皮肤上的纤维与感觉纤维分布相同，感觉消失区与无汗区相符合。周围神经损伤后，感觉丧失区内的皮肤无汗干燥。检查出汗功能，可帮助判断神经损伤及再生的情况，在儿童更为适宜。

4. 立毛肌运动

当人的情绪激动或受刺激时，可引起附着毛囊的立毛肌收缩，使毛囊向皮肤表面突出，在皮肤表面形成所谓"鸡皮疙瘩"现象，这种反射具有明确的较单纯的交感神经支配敏感的特点。周围神经损伤后，其神经支配区就无这种起"鸡皮疙瘩"的反应。

二、特殊检查方法

1. 出汗试验

有许多方法能检查出皮肤有无出汗功能，但都不能确定出汗的多少，所以，这些试验仍不理想。①直接观察法：是最简单的方法，用手指触摸皮肤，局部有湿润感表示有汗，若局部干燥光滑则表示无汗，也可用放大镜观察有无细小的汗点；②碘－淀粉试验；③茚三酮试验；④溴酚蓝试验；⑤毛果云香碱法；⑥阿斯匹林法。

2. 寒冷反射试验

室温 25 ℃，将手浸入 5 ℃水中 5 min，测试指端温度变化。正常时出现手指血管收缩、皮温下降，短时间后血管扩张、皮温上升。反复数次后，手离开冷水，指温很快恢复正常或稍升高。神经损伤后测不出以上指温变化，离开冷水后指温恢复慢。

3. 组织胺潮红试验

用 1 : 1 000 磷酸组织胺做皮内注射，出现以下三联反应为正常：①立即出现直径 10 mm 红斑；②半分钟后在红斑周围又出现 20 ～ 40 mm 红斑；③注射部位出现风团。有交感神经功能障碍时，只有皮肤潮红而不出现三联反应。

4. 温水浸泡试验

O'Riain 于 1973 年介绍此法。将患手在 40 ℃温水中浸泡 30 min，观察指腹变化。正常时指浸泡后出现皱纹，神经损伤后指腹光滑无皱纹。感觉检查配合不理想的病人做此试验有较大价值。

5. 皮肤电阻测试

用一直流电路测定两点皮肤之间的电阻，皮肤电阻的改变与汗腺的活性、皮肤潮湿情况、组织含水量以及神经支配有直接关系。

第四节　周围神经电生理评价

早在 1944 年，Berry 应用电生理方法研究了周围神经再生，系统地测量了猫坐骨神经再生纤维的神经传导速度和组织兴奋性。1948 年，Hodes 将此方法用于临床。由于电生理方法灵敏、准确，其临床应用得到迅速推广，已成为研究评价周围神经再生的基本方法之一。常用的检查方法有如下四种。

一、强度－时间曲线（I-D curve）法

强度－时间曲线法是一种简便、灵敏的电诊断方法，主要用来记录组织的兴奋性。I-D 曲线的动态检查对周围神经损伤再生过程的进展可做出正确判断，在临床恢复前 6～8 周，I-D 曲线就可提示再生征象，表现为出现扭结。随着再生过程的发展，扭结越来越宽，曲线左移，上升坡度越来越小。

二、神经传导速度（NCV）评价法

神经传导速度是指单位时间内神经冲动通过神经组织的距离，用该速度评价周围神经再生是一种较为客观的定量检查法，其反映神经组织的兴奋性和传导性。可分为运动神经传导速度和感觉神经传导速度。

三、肌电图（EMG）

肌电图是将肌肉兴奋时发出的生物电的变化引导出来，加以放大，用图形记录下来，用以判断神经肌肉的功能状态，它对神经损伤的诊断和恢复期的观察有一定价值。近年，Jazayeri 应用感觉神经动作电位评价周围神经损伤后再生情况。

四、诱发电位（EP）检查法

诱发电位是中枢神经系统在感受外在或内在刺激过程中产生的生物电活动，该检查包括：感觉神经动作电位（SNAP）、肌肉动作电位（MAP）、体感诱发电位（SEP）、运动诱发电位（MEP）。褚晓朝认为，SNAP 的诱发较难，神经损伤不重或已恢复到相当程度时，不少病人记录不到 SNAP；MAP 对神经损伤的敏感性较低；SEP 在周围神经损

伤检查中仍具有一定的应用价值。SEP 检查主要代表感觉纤维的向心传导，而不能代表从大脑皮层向四肢肌肉终末发布的运动性电位的传导；但因四肢主要神经都是感觉纤维与运动纤维的混合神经，故 SEP 的图像仍基本上可表示中枢与周围的连续情况，从而判断其功能存在的程度。

第五节　周围神经功能综合评价

根据临床观察，用单项神经功能恢复的指标来评定神经功能的恢复是没有价值的，神经功能的恢复必须包括运动、感觉和植物神经功能三项指标才有临床价值和意义。早期的评价很简单，不分等级，只看有无"有用功能"。Sanders 提出，有用的正中神经功能恢复是 M3、S2$^+$，有用的尺神经恢复是 M2$^+$、S2$^+$。Nicholson 则认为，M4、S3$^+$ 才是有用的功能恢复。Clawson 等也用这种方法评价坐骨神经功能恢复的情况。此后，许多作者根据 1954 年 BMRC 标准将评价等级分为优、良、中、差四级或良、中、差三级；而有些作者则根据 Lovett、Highet、Cleveland、Sunderland 等标准分级；有些作者对下肢的评价采用不同肌力和感觉测定等。总之，目前对周围神经损伤的综合评价是各行其是，尚无统一的规范化标准。常用的有以下几种。

一、Omer 评定标准

Omer 评定标准仅分为三级，并认为不同的神经评价标准应有所区别。例如，正中神经的感觉恢复十分重要，要求达到 S3 才算功能满意；而尺神经以运动功能为重要，感觉达到 S2 就算满意。Omer 以 BMRC 颁布的运动、感觉标准为依据，共分为三级，没有优级（表 4-4-7）。

表 4-4-7　Omer 评定标准

神经	分级	运动评价	感觉评价
正中神经	良好	M3	S4/S3$^+$
	尚可	M2	S3
	差	M1/M0	S2/S1
尺神经	良好	M4	S3
	尚可	M3	S2
	差	M2/M1	S1/S0
桡神经	良好	M4	
	尚可	M3	
	差	M2/M1	

续表 4 – 4 – 7

神经	分级	运动评价	感觉评价
腓总神经	良好	M4	
	尚可	M3	
	差	M2/M1	
胫神经	良好	M3	S4/S3$^+$
	尚可	M2	S3
	差	M1/M0	S2/S1

二、Millesi 坐骨神经损伤功能恢复的评价标准

Millesi 坐骨神经损伤功能恢复的评价标准如表 4 – 4 – 8 所示。

表 4 – 4 – 8　Millesi 坐骨神经损伤功能恢复评价标准

分级	评价	内　　容
3	良好	血管舒缩功能良好 有保护性感觉 能自主跖屈 能自主背伸。必须区别 2 种可能性： 3（胫神经和腓神经）：由于腓总神经支配的肌肉恢复而能背伸 3（单纯胫神经）：由于胫后肌肌腱移植而能背伸。此时，不仅必须有比目鱼肌、腓肠肌的有效恢复，而且必须有胫神经支配的其他肌肉的恢复
2	满意	血管舒缩功能良好 有保护性感觉 由于神经恢复腓肠肌带动的自主跖屈（M3 以上） 需行矫形术
1	差	血管舒缩功能良好 有保护性感觉 无用的运动恢复 需行矫形术
0	零	无神经再生

Millesi 认为，坐骨神经功能丧失后，如果患者重新获得保护性感觉和自主跖屈，即可认为结果满意。这种情况下，患者可佩戴矫形支架避免发生马蹄内翻足。Mackinnon 认为，Millesi 的评价标准是低位下肢神经损伤与修复的最完整的总结。

三、美国路易斯安那州立大学医学中心（LSUMC）周围神经功能评价标准

美国路易斯安那州立大学医学中心（LSUMC）周围神经外科小组 1995 年制定了 LSUMC 周围神经感觉功能评价、运动功能评价、综合功能评价标准（表 4 – 4 – 9、表 4 – 4 – 10、表 4 – 4 – 11）。

表 4 – 4 – 9　LSUMC 感觉功能评价

分级	评价	内　容
0	无	对触碰、针刺、压力无感觉
1	劣	触觉检查可引出局部感觉过敏或者感觉异常，支配区域痛觉有恢复
2	差	感觉恢复至粗略抓握、缓慢保护动作，对于感觉的刺激过度敏感和不能正确定位
3	中等	整个支配区域能感知触碰、针刺感觉，感觉不正常，呈过度敏感表现，感觉不能正确定位
4	良	整个支配区域能感知触碰、针刺感觉，没有过度敏感，但仍不正常，感觉可以正确定位
5	优	整个支配区域触碰、针刺感觉近于完全正常

表 4 – 4 – 10　LSUMC 运动功能评价

分级	评价	内　容
0	无	无肌肉收缩
1	差	肌肉有收缩但不能产生运动
2	可	肌肉能抗重力收缩，但不能抗阻力
3	中等	肌肉能抗重力收缩和抗轻阻力收缩
4	良	肌肉能抗重力收缩和抗中等阻力收缩
5	优	肌肉能抗强阻力收缩

表 4 – 4 – 11　LSUMC 整条神经功能评价

分级	评价	内　容
0	无	无肌肉收缩，缺乏感觉
1	差	近侧肌肉收缩但不能抗重力，感觉 1 级或 0 级
2	中	近侧肌肉抗重力收缩，远侧肌肉无收缩，感觉 ≤2 级
3	中等	近侧肌肉抗重力收缩和抗轻阻力，远侧肌肉抗重力收缩，感觉 3 级
4	良	所有近侧和某些远侧肌肉抗重力收缩和抗轻阻力收缩，感觉 ≥3 级
5	优	所有肌肉抗中等阻力收缩，感觉 ≥4 级

四、国内学者提出的标准

（1）朱家恺以 1954 年 BMRC 颁布的运动、感觉分级标准为依据，根据多年的临床经验和临床复查资料，提出了适当提高疗效评价的评定标准，即：

优：指混合神经运动恢复到 M4 而感觉恢复到 S3$^+$ 以上，单纯运动或感觉神经则要达到 M5 或 S4。

良：指混合神经恢复到 M3、S3 以上，单纯运动或感觉神经达到 M4 或 S3$^+$。

中：指混合神经恢复到 M2、S2 以上，单纯运动或感觉神经达到 M3 或 S3 以上。

差：指 M1 或 S1 以下。

朱家恺认为，功能恢复优级的标准定为 M4、S3$^+$ 以上为好，即不仅长肌肉有较大的抗阻力，而且小肌肉也有恢复，具有协同功能的独立动作，神经支配区恢复良好的触觉和痛觉，2PD 亦有所恢复，这样的运动和感觉才具备良好的功能。同样，良级应在 M3、S3 以上，长肌肉能抗阻力，小肌肉亦有所恢复，且有痛觉和触觉。

（2）陆裕朴等也以 BMRC 颁布的运动、感觉标准为依据，将疗效分为优良中差四级。

优：M4、S3$^+$ 以上，无畸形，功能正常。

良：M3、S3，无畸形或轻微畸形，功能好，工作、生活稍有不便。

中：M2、S2，有中等畸形，部分关节僵，肢体恢复保护性感觉。

差：M1、S1，畸形重，关节僵，功能基本丧失。

（3）韦加宁则根据 BMRC 颁布的运动标准，又部分参考 Clickman-Mackinnon 感觉分级标准（未查 2PD），制定综合评价如下：

优：M4 以上和 S4 或 S3$^+$。

良：M3 和 S3。

中：M2、S2 或 S2$^+$。

差：M0 或 M1，S0 或 S1。

评价周围神经功能的诸多方法应间隔 12 周左右复查一次，临床恢复时间取决于神经损伤的水平和严重程度，一般应在神经修复后 3～5 年内做出确切的临床评价。评价等级应与对侧相应的功能进行比较，一个好的临床结果应是：有良好的保护性感觉，好的触觉辨别能力，手指精细活动恢复，运动功能应恢复到不需矫形支架和重建手术的程度。总之，对周围神经损伤及修复做出详尽判定，对治疗效果做出客观评价，准确评定患者伤后的最终功能无疑是十分重要的。但目前评价标准混乱，运动、感觉、植物神经功能评级方法又不统一，把评级结果再转定为疗效的优、良、中、差几等，各人所取标准又有所不同，致使各作者之间的评价结果相差很大，无可比性，甚至产生误解。因此，有必要对此进行深入研究，以寻求更好更理想的评价方法。

第五章　周围神经损伤临床修复疗效的影响因素

由于周围神经解剖结构的复杂性及其损伤后病理生理变化的特殊性，周围神经损伤后修复效果受多种因素影响，包括患者年龄、损伤机制、受损神经、损伤部位、修复时机、修复方法及修复材料、术后辅助治疗以及患者身心状况等众多因素。同时，目前对周围神经损伤的评价方法众多、各行其是，尚无一个统一的规范化标准。因此，临床实际应用中须视损伤神经而选择合理的、国际公认的神经功能评定方法。早有学者报道不同的损伤机制的神经损伤预后不尽相同，如神经卡压术后效果肯定优于神经断裂，而20世纪60年代显微缝合技术的应用又使神经修复后功能恢复效果明显改善。但是，影响神经修复后功能恢复的远非单一因素起作用，而是多方面的、复杂的，能影响到神经再生成功的各个环节的因素，都可能最终影响周围神经功能的恢复。对特定的某一个患者来说，可能是单一因素，也可能是多种因素。所以，许多神经修复后功能的疗效不能单纯从某一方面的检查结果确定，而应综合各方面情况统一分析。影响周围神经损伤临床修复疗效的因素如下。

一、患者年龄

年龄因素对神经修复效果影响的大小尚不明确。一般认为，周围神经修复后，年龄小者疗效好，年龄大者疗效差。同样条件下，幼儿神经损伤修复后功能恢复优于儿童，青少年优于成人，50岁以上预后较差。原因可能为儿童大脑的再塑性强于成人，且儿童具有更强的再生能力，肢体短使神经再生距离也相应减少，轴突生长致靶器官恢复再支配时间短，萎缩程度相对较轻；而老年人身体机能明显降低，再生代偿适应能力弱，加之营养状况欠佳、局部循环障碍，神经再生能力自然差于儿童。

二、致伤原因及机制

致伤原因及机制与评价周围神经损伤后修复疗效关系密切。单纯玻璃划伤或锐器刀切伤，对神经损伤较小，神经断面整齐清洁，神经修复后疗效较好。火器伤由于高速投射物对神经的振荡，神经受累范围广泛，虽切除损伤的神经段，但其疗效差。挤压伤的损伤范围也较广泛，神经修复后的疗效欠佳。而牵拉伤、电击伤可沿神经干双向传递，其损伤范围广，甚至可使整条神经丧失功能。此外，不同损伤性质和暴力程度所造成的邻近软组织损伤也有所不同，高能量钝性损伤者往往伴有严重的骨与软组织损伤，由于组织床条件不良，神经修复效果较差。

三、局部软组织条件

局部软组织条件对周围神经损伤的修复效果影响明显。尤其是合并血管、软组织损伤时，修复疗效很差。如伴有邻近血管、肌肉、骨骼、皮肤软组织损伤，往往损伤范围难以确定，手术修复较困难，有时还需分期完成。而二期手术时由于瘢痕粘连紧密，组织结构紊乱，切除神经瘤后常出现神经缺损，需做神经移植；而过长的神经移植往往又因缺血而再生不良，尤其对于粗大长段神经，移植后周围的毛细血管难长入，往往只有两端及周围部分存活，而中央区常发生坏死、纤维化现象，影响疗效。若合并感染，疗效更差。

四、神经损伤平面

周围神经损伤平面越靠近端，修复后功能恢复相对越差；越靠远端，功能恢复相对越好。其原因为：①损伤平面太靠近神经元，可引起多量神经元坏死，严重影响功能恢复。②神经损伤后，神经纤维要从损伤部位生长到达神经终末器官，才能恢复功能。损伤平面越高，神经再生所需的时间就越长。肌肉失神经支配以后，时间过长则会发生变性，肌细胞消失，即使再恢复神经支配，也很难恢复肌肉功能。而皮肤感受器的退行性变更严重，术后功能恢复差。③神经干近侧段神经束多为混合神经束，神经修复后不同功能的神经纤维错长机会多，影响疗效；在肢体远端的神经伤，感觉束与运动束已分开，可行感觉束与感觉束，运动束与运动束分别进行束膜缝合，修复后的功能恢复好。

五、损伤神经及其类型

受损周围神经不同，即使损伤性质、程度、部位、修复方法相同，其修复效果也会不同。如上肢主要的正中、尺、桡神经，上臂同平面损伤，桡神经修复后疗效优于尺、正中神经，尺神经损伤修复后疗效最差。桡神经修复后疗效较好，可能与桡神经运动神经纤维成分较多、神经再生距离较短有关；尺神经损伤修复后疗效最差，可能原因为其支配的手内在肌体积小，肌纤维少，失神经支配后肌纤维变性，萎缩的时间也短（约3个月）。另外，高位尺神经内运动神经纤维比感觉纤维少，互相交换穿插，混合下行，且神经束小而多，间质较少，断裂后手术对合率较低。此外，纯运动神经束、纯感觉神经束恢复效果优于混合神经束，感觉恢复优于运动。如指神经属纯感觉神经，恢复优良率可达90%。

六、修复时机

神经损伤后什么时间进行修复，也关系到神经修复后的疗效。神经损伤后修复越早越好。受损神经如能一期修复，新生的神经纤维很快长入到远端；如果损伤后长时间未修复，远端神经干瘢痕化，或神经内膜管塌陷妨碍新生的神经纤维长入，即使新生的神经纤维长入，亦难以恢复原来的形态和功能；另外，长期失神经支配，肌纤维和皮肤的终末感受器亦会随之退行性变和萎缩。有研究表明，修复每延误 6 天就会丧失 1% 的功能，且神经再生速度依然停留在 1 mm/d 的范围内。神经损伤超过 1 年才修复者预后往往不佳。肌肉在失神经营养后 1.5～2 年，肌萎缩将不可逆。临床经验证明，玻璃划伤或锐器刀切伤，如果伤口清洁，污染不重，清创后可立即进行神经缝合。如创面污染较重，受伤神经暂时不缝合，待创口愈合后，二期手术缝合。对闭合性损伤，观察 3～6 周，神经功能未见恢复者，应行神经探查术，根据伤情，对神经进行不同方式的修复。

七、神经缝合张力

神经损伤后应在无张力下缝合。神经内膜、束和外膜都有大量胶原纤维和弹性纤维，当神经干被牵拉，一方面，神经纤维和神经束可先后被拉直，使神经得以延长；另一方面，神经膜性组织也同时随牵引力而延长。当然，这种可延性是有一定的弹性极限的。在极限以内，神经的延长度与牵引力大体上呈线性关系。到了弹性极限时，神经的延长度突然减少，再加大牵拉力便断裂。1961 年，Sunderland 和 Bradley 取死后 12 h 内的肢体神经进行应力 – 应变关系的研究，并提出神经延长的弹性极限为 6%，而在 20% 的延长度时可引起神经断裂。在神经干受牵拉时，可减少其横径，静脉回流受阻，从而继发神经功能障碍或发生纤维化。因此，通过生理或可接受的病理方式延长神经只能在一定张力下使用，一旦超过该限度，神经功能恢复效果将明显降低。

八、神经缺损长度

周围神经缺损指神经干在功能位置下恢复其生物弹性后，仍然存在的间隙。损伤可直接导致神经缺损，如火器伤、牵拉撕脱伤、切割伤所致的周围神经损伤在二期修复时因切除两断端的神经瘤，也会形成新的缺损。一般认为，经过生理或可接受的病理方式延长神经后，神经缺损仍在 2 cm 以上者，应进行神经移植术修复神经缺损。缺损的分度有四级：Ⅰ度神经缺损（生理性缺损）可以依靠生理性方法，如改变关节位置可致两断端神经相对延长而达到直接无张力缝合；Ⅱ度神经缺损（病理性缺损）必须依靠病理手段，如游离神经干、前置、改道、延长或缩短骨关节而克服者；Ⅲ度神经缺损（替代性缺损）必须依靠神经移植或各种桥接物克服者；Ⅳ度神经缺损（长段性缺损）的绝对长度超过 5 cm（所谓绝对长度指利用生理或病理方法纠正后仍存在的缺损长度）。部分学者认为宁可做神经移植，使再生神经轴突通过两个缝合口，也比张力下勉强缝合通过一个缝合口所得的结果好。但是，移植神经的长度也关系到神经功能恢复，移植神经短者疗效比移植神经长者好，因为神经移植有两个缝合口，如果移植物太长，当再生神经纤维长到远端缝合口时，局部已形成瘢痕，就不能再通过，影响疗效。

九、神经修复材料

目前，神经缺损可通过自体神经或其他替代材料来桥接修复，后者包括人工合成材料、生物衍生材料和组织工程神经三大类。人工合成材料大致分为不可降解材料、可降解材料两类。生物衍生材料来源于同种或异种天然生物组织，常见的有骨骼肌、血管、肌膜管、异体神经、异种神经等。到目前为止，用于临床的神经移植替代物有不可降解的硅胶管、PTFE 管、聚乙烯管，还有可降解的 PGA、PLCL、胶原等人工材料制成的神经导管，以及静脉、骨骼肌、去细胞同种异体神经等生物衍生材料。不同修复材料桥接同样部位、同样长度的神经缺损结果可能不同，这在文献中已有报道。其中，可降解的人工材料在临床中有广泛的用途，但它们不能与细胞发挥生物特异性相互作用，降解后的酸性代谢产物可引起无菌性炎症，从而影响细胞和组织的生长；若降解不彻底，植入体内后可致纤维化，周围组织也有可能发生免疫反应。从理论上讲，那些具有接近人体神经的网架结构、生物力学性能和部分活性因子与细胞亲和性强的桥接物，才能为细胞生长、增殖、分化及产生和维持各种功能，提供近似体内组织发生发育的自然微环境。

十、术后处理

早期肢体保护可以避免肢体活动致吻合口出现张力，一些药物也有利于神经再生。目前，在临床上用于周围神经修复后促神经再生的药物有 B 族维生素、胞二磷胆碱、地巴唑、神经生长因子等。其中神经生长因子在神经元的存活、生长、分化、神经再生、突触形成与突触可塑性以及神经退行性疾病的过程中起着重要作用，在临床上应用比较广泛。然而，未见文献报道这些治疗对周围神经损伤修复后的疗效影响的大小。

十一、疗效评价方法

周围神经功能评定包括感觉、运动、植物神经功能评定，其中涉及众多主观的、客观的、定性的、定量的指标以及各种量表和评分标准。采用不同的方法来检查，结果可能不一致；评价体系和标准不同，得出的结论也可能不一样。如同样根据 2PD，有的学者评定优为小于 15 mm、良大于 15 mm，有的评定优为小于 6 mm、良为 6～10 mm。故同样的临床研究，使用不同的评价量表，得出的优良率就可能完全不同。

十二、康复治疗

无论是在周围神经损伤早期还是恢复期，及时、恰当地进行康复治疗是十分必要的。损伤早期，康复治疗可保持全身健康，减少并发症，预防受累肢体的废用性改变，包括肌肉萎缩和关节挛缩畸形。而恢复期感觉、运动再训练虽不能促进神经再生，但可促进神经肌肉的功能恢复，改善功能恢复的程度。

十三、随访时间

周围神经再生速度缓慢，神经修复后往往需要很长时间才能观察到功能是否恢复，恢复的程度如何，周围神经修复后评价疗效的时间窗非常关键。由于随访时间过短，功能尚未恢复，还看不出修复后神经恢复的实际效果。一般至少要求随访 1～2 年。最终功能评价时间，儿童、青少年为 2～3 年，成人 5 年。

此外，病人全身营养状况及精神状态也关系着神经功能恢复，加强或改善营养有利于神经修复。外科医师的显微缝合技术水平也直接影响着神经功能恢复的预后。迄今为止，外科医生实际上能掌握和控制的影响周围神经修复的因素仅仅局限于神经修复时机的选择、选用的神经修复材料，以及术后的用药和康复治疗。影响周围神经再生的因素多种多样，未见研究表明这些因素中哪些是决定性抑制因素或促进因素。

第六章 正确评估周围神经损伤临床疗效的意义

周围神经损伤临床疗效的影响因素众多，同时，其评价标准也不尽相同。如何科学、正确地评价周围神经损伤的临床疗效，目前尚无国际公认的科学评价标准。但我们通过长期的临床和基础研究发现，周围神经损伤临床修复的有效性评价在各种影响因素和干预因素在综合疗效结果内的权重量化关系尚不清楚的情况下，要看观察对象的齐同性，至少要看是否已排除干扰权重大的影响因素。虽然临床上在限制的时空条件下不可能做到所有因素齐同，但可通过设置入选条件和排除条件使遴选病例达到最大程度的齐同。神经修复效果采用合理的国际公认的神经功能评定方法、严格的符合要求的随访、科学合适的收集疗效信息的方法（如适当的随访方式和疗效观察指标），同时，要符合统计学规律是正确评估周围神经损伤临床疗效的构成要素。只有在正确评估周围神经损伤临床疗效的基础上，才能有效地开展多中心临床研究，便于学术成果的交流，对促进周围神经损伤修复的新技术应用、新材料开发具有重要意义。

一、周围神经损伤临床修复疗效的影响因素的同质性只能来源于入选病例的相对齐同

周围神经修复临床疗效的有效性评价，首先考虑的就是神经修复效果因素多、环节复杂的实际情况。常见的影响因素包括以下几种年龄：Lohmeyer 等对 90 例 4 岁到 88 岁患者上肢神经损伤术后随访，发现 20 岁以下的修复效果明显优于 50 岁以上者。Terzis 等认为年龄小于 25 岁时修复效果会比较好。损伤性质和程度：Murovic 对 1837 例上肢神经损伤患者术后随访发现，正中神经、桡神经切割伤修复的优良率可达 91%，尺神经为 73%。Secer 等对 455 例枪伤或弹片伤尺神经损伤患者术后随访，优良率不到 32%。损伤部位：Secer 对 455 例尺神经损伤患者术后随访，高位损伤修复优良率 15.06%、中部 29.60%、低位 49.68%。受损神经：Murovic 指出，桡神经、正中神经缺损移植修复优良率可达 86%、75%，而尺神经仅为 56%。Ruijs 等指出，尺神经修复术后运动功能恢复概率比正中神经低约 71%。修复时机：神经损伤超过 1 年才修复者预后不佳。肌肉在失神经营养后 1.5～2 年肌萎缩将不可逆，Barrios 等建议，在受伤后 3 个月内移植神经进行修复最佳，最好不要超过 1 年。缝合张力和神经缺损的长度：Sunderland 证实，在张力下缝合神经，血液循环障碍影响神经纤维再生及功能恢复。Haase 等认为，自体神经移植修复长度不超过 5 cm 时效果比较理想。修复材料：同样对于舌神经、下牙槽神经，Pogrel 等采用 PTFE 管修复 7 例患者，5 例无效。而 Farole 使用

NeuraGen 修复 3 例下牙槽神经、6 例舌神经缺损，8 例达到优良。辅助治疗：促神经再生的药物、术后理疗、高压氧、功能锻炼等辅助措施对促进神经再生和功能恢复也有一定作用。疗效评价方法：Battiston 等根据 s2PD 评定优为小于 15 mm、良为大于 15 mm、差（测不到），而 Bushnell 等根据 s2PD 评定优为小于 6 mm、良为 6～10 mm、中为 11～15 mm、差为大于 15 mm。故同样的临床研究使用不同的评价法，优良率可完全不同。随访时间：Ruijs 指出，正中神经、尺神经修复术后 3 年才可见明显的功能恢复，而 Rosen 认为需要 5 年。此外，病人全身营养状况及精神状态也关系着神经功能恢复。外科医师的显微缝合技术水平也直接影响着神经功能恢复的预后。正是由于各种影响因素和干预因素在综合疗效结果内的权重量化关系尚不清楚，要比较就要尽量齐同，至少要排除干扰权大的影响因素。虽然临床试验设计在限制的时空条件下不可能做到所有因素齐同，但可通过设置入选条件和排除条件使遴选病例达到最大程度的齐同。这就为临床医生观察分析判断某些临床疗效报告是否科学可靠提供了一个最基本的思路。

二、神经修复效果需采用合理的国际公认的神经功能评定方法、严格的符合要求的随访来进行科学评价

有效性是对神经修复效果的核心评价，而有效性需要通过具体指标来体现。Vordemvenne 等曾使用 DASH 评分、Rosen-Lundborg 评分以及 Highet 评分对正中神经损伤直接缝合和自体神经移植后长期随访，发现这三种量表评分结果是一致的，推荐使用 DASH 及 Rosen-Lundborg 功能评分。Lohmeyer 等对 372 例上肢神经损伤患者术后进行随访，考虑到临床日常工作的实际情况，认为 s2PD、Tinel's 征以及握力检查是评价上肢神经损伤修复后再生情况的最简便方法。Aberg 等将各种评价方式对正中神经完全损伤后修复组和健康人组进行检查，通过统计分析，认为 s2PD、BMRC 感觉评分、徒手肌力测定、问卷量表（如 DASH，4 问题表格）以及操作测量表，如 assessment of motor and process skills performance test（AMPS）测试，Sollerman 第 4、8、10 手功能评定法，肌电图有较高的效度与信度，推荐使用。

从文献报道与临床实践来看，BMRC 与 Mackinnon-Dellon 感觉评定标准为感觉功能评定常用观察指标；运动功能评定方法如 BMRC 评定、AMPS 测试、Sollerman（4、8、10）信度高，而问卷量表（如 DASH，4 问题表格）为主观量表，不能客观评价神经再生情况，故 BMRC 法评定神经运动功能应为首选。Rosen-Lundborg 仅适用于正中神经和尺神经，且观察指标多、过于复杂，不方便开展与推广。Chanson 量表包含运动、感觉和疼痛三个模块，评估相对简单易行，但应用不够广泛。此外，美国 Louisiana 州立大学医学中心神经功能评定法也易于推广。肌电图也可作为客观疗效指标来判断神经功能恢复情况；但神经的解剖学变异及生理学因素等影响可使电生理检查的结果与临床检查的结果出现差异，所以，大多数学者认为不能单纯使用肌电图评价神经再生情况，建议选择性使用。

三、正确评估周围神经损伤临床疗效必须充分尊重统计学规律

理论上的随机双盲对照前瞻性临床试验应是最理想的。同期非随机试验、历史对照试验及单组目标值试验检验效度尽管逐渐下降，但在特定情况下也并非完全被排除。瑞典 Aberg 等对 PHB 修复正中神经、尺神经缺损的试验中，电脑随机分配入组（PHB 组及直接缝合组），由于严格的临床试验方案，导致入组例数仅有 12 例，结果无法对混杂因素进行分层分析。因此，由于客观存在的问题及伦理道德因素，可能无法进行双盲的随机对照临床试验，同期非随机对照临床试验及历史对照研究同样具有重要价值。关于对照的设置，出于伦理学或者可操作性的考虑，采用安慰治疗（不缝合组）作为对照往往在临床实践中不可行。因此，在临床试验设计时，往往更多地采用疗效确切的阳性对照，即与已经被批准上市的、具有确切临床效果的同类材料进行对比（自体神经移植、直接缝合等），此时，希望试验材料通过试验验证的结论与阳性对照器械实质等同。而对于周围神经修复材料临床试验，由于影响疗效的因素很复杂，苛刻的入选标准使得病例代表性相对较差，并为受试者招募带来很大困难。有鉴于此，单组目标值试验评价周围神经修复材料的安全性和有效性不失为一个可取的办法。然而，虽然单组目标值已被 FDA 认可，但是一般只能应用于完全无法做到随机和对照的临床试验中，或者是评价的医疗器械（仪器）本质没有发生太多的改变，仅对外形设计、材质表面等进行少许改进或仅仅是进行仿制，或在某些类型医疗器械研究之前，已有同类上市产品的大量的临床试验数据，或审评机构已制定此类产品的某些有效性和安全性指标的标准。故采用该法进行神经修复材料试验有很大风险。有对照就有比较，有比较才能客观科学地评价。

第七章 样品多中心临床试验研究的设计、组织与实施

第一节 多中心临床试验研究的设计

一、多中心临床试验的优点

多中心临床试验的优点：

1. 在较短的时间内收集较多的受试者

临床试验要有一定数量的受试者参加以满足临床试验的科学要求，而一个中心所能收集到的受试者的数量总有一定限制，临床试验又规定有一定的完成期限，希望尽早完成。规模大、受试者人数多、期限紧的试验必然采取多中心的形式。

2. 多中心试验可以有较多的受试者

多中心试验人群参与涵盖的面较广，可以避免单一研究可能存在的局限性，因而，所得结论可有较广泛的意义，可信度较大。

3. 多中心试验有较多研究者参与，相互合作，能集思广益，提高临床试验设计、执行和解释结果的水平

实际上，大多数临床试验不是一个中心所能完成的，因此，大多数临床试验是多中心试验。按我国的规定，每一种临床研究不得少于 3 所。这从规章上指明了研究必须是多中心试验。

二、多中心临床试验设计

一个多中心试验是用下列三个文件将所有的参与者联系在一起的，即：研究方案、病例报告表、统计分析计划。

（一）研究方案

研究方案及其附件必须考虑到多中心的特殊性，按其要求进行设计。在多中心试验中，研究方案是由申办者和主要研究者商定，在商定过程中，需要征求统计学家的意见，最后与各个中心的负责研究者共同商讨而定稿，研究方案在试验开始前完善并形成

最后的版本，并以文件形式发往各有关单位贯彻执行。

　　研究方案是整个临床试验的指导性文件，决不能掉以轻心，尤其在多中心临床试验中，它起着指导和协调整个临床试验进行的作用。所有的试验期间的质量检查、督促都以它为蓝本。与其他临床试验一样，多中心临床试验的研究计划中应包括研究的背景、目标，选择病人与排除病人的标准、治疗方案，病人的评价方法，病人的知情同意等等。

　　从科学性出发，要求临床试验的均一性，减少内部的差异，而多中心试验增加了发生这一方面差异的机会。因为研究者人数越多，各研究者对试验的认识、经验和技术水平的差别就很容易存在。研究机构越多，各机构的设备条件、工作常规也可能有差别。不同研究所收治的病人的背景，如民族、文化水平、生活方式会有偏向和差别。众多的差别都能影响临床试验的均一性，增加了试验的复杂性。要进行多中心试验，就必须尽量设法减少各种差别，或减少差别所产生的影响。

（二）病例报告表

　　病例报告表是临床试验中临床资料的记录方式。多中心试验中的每位研究者都必须确保将任何观察和发现正确而完整地记录于病例报告表中，并签署记录者的名字。所以，病例报告表的设计需要完整地体现出研究计划的各项要求。

（三）统计分析计划书

　　统计分析计划书是由生物统计学家配合主要研究者写就的，其初稿的撰写是在研究方案和病例报告表完成，临床试验正式开始时。统计分析计划书是比设计方案中统计分析部分规定的更为详细的统计分析执行步骤，可包括表达统计分析结果的统计表格或图形。随着临床试验的进行，统计分析计划可不断地修改完善，但其正式执行版本应在盲态审核、数据审定前定稿。

第二节　多中心临床试验的组织与实施

一、参与试验的人员职责和分工

　　在《临床试验管理规范》（GCP 国家食品药品监督管理局令〔2013〕第 3 号令）中，对申办者、主要研究者、研究者、监察员等职责范围都有明确的叙述。多中心的临床试验也按规范执行。

　　必要时还可设立一个专家委员会与主要研究者共同指导、监督，负责整个试验。

（一）主要研究者

　　需要特别指出的是主要研究者须熟悉、研究申办者所提供的该试验样品临床前试验的全部资料、数据。

（二）临床监察员

申办者须按工作需要指定一个或多个监察员，他是申办者与研究者之间的主要联系人，协助主要研究者进行必要的通知、申请、组织会议等。在多中心试验中，监察员的作用更为重要，监察员要统一培训，定期汇报和交流，目的是保证各中心严格按方案执行，对严重违背方案者及时上报。

二、多中心试验的组织与实施

（一）试验启动前准备工作

1. 研究中心的筛选

申办方在选择临床研究机构的时候应该提前对临床研究机构进行实地考察，除了了解其是否具备承接临床试验的基本资质，更重要的是了解其是否有按试验设计要求实施整个试验的能力。

（二）多中心临床试验的实施

1. 伦理委员会

研究方案及其附件要由伦理委员会讨论通过并做出书面同意后方能执行。多中心试验涉及一个以上的研究，因而涉及各研究的委员会。原则上研究方案及其附件要由委员会讨论通过并做出书面同意。在实际中可能会遇到两种情况。一种情况是各个研究的委员会对事物的认识和考虑会有不同，可能多数研究的委员会同意研究方案及其附件，而个别研究的委员会持不同意见或不给予赞同意见，此种情况下，研究者可以多做解释，争取理解。但如仍得不到同意，则该研究只能不参加该有关临床试验。另一种情况是可能个别研究机构尚未建立委员会，此时，以该临床试验的主要负责单位的委员会的同意意见和批件作为覆盖性的措施，也是一种变通办法。

2. 合同签订

临床试验合同由临床试验机构与申办方共同签署，约定双方的权利与义务。

3. 多中心临床试验启动会

多中心试验必然在多个研究中有较多研究者参加，除每一研究的主要研究者外，更多的是协助主要研究者进行临床试验的研究者。开展试验前通过启动会使众多的协助研究者对研究的临床试验有一个共同的认识，在执行临床试验中有统一的行动。

启动会要求按照研究方案对研究者进行培训，使他们按同一标准来执行研究方案中的每一个具体细节。在培训中要特别强调严格遵循方案，排除任何随意的行为。在这里参加培训的人员希望包括所有参与该临床试验的人员。

为保证每个参加试验的医师执行研究方案，还可以印制一个小卡片，上面列有研究者需要进行的工作，如试验的病人入组、出组、排除标准，以及试验操作的流程表，明确入组后何时需检查什么项目等。

4. 多中心临床试验过程中的监察

监察员应同主要研究者、药监局行政领导、生物统计学家一起，根据研究计划，在试验前、中、后，或者一切必要的阶段访问各试验点，对试验的进展、病例报告表的记录数据、样品分发保存等进行监察，以保证试验质量。访视前须向试验点发出检查内容的通知，访视后须写出书面报告，作为文件保存。

临床试验要在各研究机构同步进行，因此，应规定各个研究中第一名受试者入组时间和最后一名受试者入组和完成时间。这可以使临床试验在一定时间内完成，也使各个研究不至于因为时间相差大而影响其相互的一致性。

多中心试验中采用的评价安全性和疗效的方法必须统一。这里所说的方法包括实验室检查和临床检查方法，范围很广泛，从常规的血、尿检查，生化指标，肝肾功能，X光片，心电图，到特殊的形态和功能检查。所有检查都有方法、试剂、材料、正常值范围等方面的问题。不同的实验室采用不同的方法和材料做同一个检查项目，其结果就很难汇合，也很难比较。为了解决这一问题，在临床检验方面，当前主张采用中心实验室的方法。所谓"中心实验室"是指专门为多中心试验的特殊需要而建立的一个实验室，其各个检查项目均采用国际上公认的方法，所用的试剂质量可靠，检查有明确的标准操作规程和质量控制，并经过权威机构定期的质量稽查和确认；此外，还建立了一套标本的收集、运输、接收、储藏体系，将各中心的标本集中到中心实验室进行检验，最后发出检验结果的报告。中心实验室可以有效地避免不同实验室存在的差异，提高临床试验的质量，但也会增加临床试验的经费，样本在传送的过程中有时也可能发生一些问题，如标本的损坏（包括机械的、理化环境的）、延误等。此外，血液或其他标本在运送中出入国境还可能有海关批准的问题。国际多中心试验中，中心实验室是目前常用的一种形式。现今，我国尚无国家认可的中心实验室可用，在进行国内的多中心试验时，可以采用概念，在参加该临床试验的各研究实验室中，选择一处条件较好，尤其有良好质量控制，经有关权威部门定期鉴定确认的实验室担任中心实验室的功能，至少将评价疗效和安全性的主要项目集中检验。

为保证多中心试验的质量，还应注意下列几方面：

（1）标准：对操作人员的培训，注意标准的统一对同一样品测定。

（2）同一人员操作：试验组与对照组应由同一人员操作，不能一个人负责试验组，一个人负责对照组。

（3）病人的选择：

符合标准的病人与入组试验的比例：入组试验的病例应包括全部符合标准的病人，如果太多的符合标准的病人未参加试验，应怀疑研究病例的代表性，必须做出合理之解释。

病人的入组：病人入组前应充分进行知情同意，并进行有效的记录，使病人能按设计要求执行治疗方案。

退出治疗的病人：从伦理学角度来说，病人有权在任何时候退出试验，但应尽量减少此类情况的发生。对于退出治疗的病人应进行随访，可用的数据应进入统计分析，如不良反应等。

5. 数据管理

缺失数据应尽量减少，以保证统计分析的质量。各个中心的实验室检查，必须保持单位一致，尤其当各个实验室对于某项指标有自己的参考值时，需列出该参考值，供主要研究者分析时参考。

第八章　临床多中心研究的评审流程与注意事项

　　周围神经缺损修复材料属于我国境内第三类医疗器械，其注册审批（产品注册和延续注册）包括受理、技术审评、行政审批和批件制作四个环节。

　　受理和批件制作由国家食品药品监督管理总局行政事项受理服务和投诉举报中心负责，技术审评由国家食品药品监督管理总局医疗器械技术审评中心负责，行政审批由国家食品药品监督管理总局（以下简称"国家局"）负责。

第一节　周围神经缺损修复材料的注册审批

一、受　　理

（一）受理的申报资料内容

　　（1）产品注册申报资料包括：综述资料、研究资料以及产品说明书。

　　综述资料内容应当包括产品预期用途、与预期用途相关的临床适应征背景情况、产品描述、有关生物安全性方面的说明、产品主要研究结果的总结和评价、同类产品在国内外批准上市情况以及申报产品需要说明的其他情况等。各项申报资料中的申请内容应当具有一致性。根据外文资料翻译的申报资料，应当同时提供原文。

　　（2）申报资料应有所提交资料目录，包括申报资料的一级和二级标题。每项二级标题对应的资料应当单独编制页码。申报资料应当按目录顺序排列并装订成册。所有注册申报资料的格式和装订应该在提交前对照国家局的相关要求进行反复检查。

（二）申报资料的形式审查

　　（1）第三类医疗器械注册申报资料首先递交至国家局行政事项受理服务和投诉举报中心窗口进行形式审查。如申报资料齐全、符合形式审查要求，则国家局予以受理并当场发放《受理通知书》，加盖专用章并注明日期。

　　（2）申报资料如存在可以当场更正的错误，申请人可以当场进行更正。

二、技术审评

自受理申请之日起 3 个工作日内，申报资料将转交国家食品药品监督管理总局医疗器械技术审评中心进行技术审评，技术审评周期一般为：国家食品药品监督管理总局医疗器械技术审评中心在 60～90 个工作日对申报注册的医疗器械的安全性、有效性研究和结果进行系统评价，提出结论性意见，并对技术审评阶段出具的审评意见负责。

整个技术审评过程主要分为主审、复核、签发三个步骤。

（一）主审

1. 主审的主体

国家食品药品监督管理总局医疗器械技术审评中心技术审评人员。

2. 主审要求和职责

按照相关法律法规、法定程序和技术审评要求，根据申请人的申请，对其拟上市销售产品的安全性和有效性研究及其结果进行系统评价。

3. 专家审评咨询或专家审评会

对于复杂或新材料的注册申报审评，国家局技术审评中心会根据材料具体需要从专家库中选择相关领域的专家进行专业咨询或者组织专家评审会对申报材料进行评价。

国内首个周围神经缺损修复材料的审评过程即采用了专家审评会模式。技术审评中心组织的专家组包括材料学、生物学、统计学及临床医学等领域的专家。审评专家根据其专业领域，对注册资料的相关内容进行提问和评价，出具专业意见提供给国家局技术审评中心进行参考。

4. 注意事项

技术审评过程中，审评中心有可能调阅原始研究资料和依法进行注册质量管理体系核查，提示申办方应妥善完整地保存产品研发各阶段的原始资料。审评时间不计算在规定的审评时限内。

（二）复核

1. 复核的主体

国家食品药品监督管理总局医疗器械技术审评中心各审评处处长。

2. 复核要求和职责

对审评意见进行审查，必要时复核注册申报资料，确定审评意见的完整性、规范性和准确性，并提出复核意见。确定审评过程符合有关审评程序的规定，做到审评尺度一致。

（三）签发

1. 签发的主体

国家食品药品监督管理总局医疗器械技术审评中心主任。

2. 签发要求和职责

对审评意见和复核意见进行审核，确认审评结论，签发审评报告。

3. 补正资料

需要补正资料的，国家食品药品监督管理总局医疗器械技术审评中心应当一次告知申请人需要补正的全部内容。申请人应当在一年内按照补正通知的要求一次提供补正资料；国家食品药品监督管理总局医疗器械技术审评中心在收到补正资料之日起60个工作日内完成技术审评。申请人补正资料的时间不计算在审评时限内。

三、行政审批

国家食品药品监督管理总局医疗器械注册管理司注册处审核人员对受理、技术审评的审查内容和审评过程进行行政复核，并根据技术审评结论做出批准注册或不予行政许可的决定，签发相关文件。

四、批件制作

行政审批后10个工作日内，制证人员按照行政审批结论制作"医疗器械注册证""医疗器械注册变更文件"并加盖医疗器械注册专用章。

第九章　周围神经缺损临床疗效评估的建议标准与实施方案

　　周围神经损伤是临床常见的致残性疾病，随着工农业、交通和社会建设的迅猛发展，周围神经损伤的发病率也不断上升。周围神经损伤后常出现神经缺损，如果神经缺损得不到修复，所支配区域的运动、感觉和内脏功能丧失，将造成病人永久性劳动和生活自理能力丧失，严重影响生活质量。目前，自体神经移植仍然是周围神经缺损修复的金标准，但随着科学技术的不断发展，一些周围神经缺损修复替代材料也逐步应用到临床，比如去细胞神经、神经套接管等。关于周围神经缺损修复的文献报道很多，但由于神经系统复杂的解剖生理构造、周围神经类型（感觉神经、运动神经及混合神经）、损伤的病理生理特点以及各自采用的修复材料不同，评价标准不一，缺乏能适应多数情况的获共识的评价体系，往往使临床医生在参考应用时感到困惑。因此，科学、准确地评估周围神经缺损的修复疗效，对指导临床工作具有重要意义。针对此问题，我们将结合文献及中山大学附属第一医院的周围神经诊治经验，提出更有针对性的评估标准及对应的实施方案。

第一节　周围神经缺损临床疗效评估的建议标准

　　周围神经缺损修复疗效的评估须采用合理的国际公认的神经功能评定方法、严格的符合要求的随访、科学合适的收集疗效信息的方法（合理的随访方式和合适的疗效观察指标）来进行科学评价。

一、国际公认的神经功能评定方法

　　周围神经的功能评价一般包括运动功能评价、感觉功能评价和综合功能评价。临床实践中根据周围神经的特点（感觉神经、运动神经及混合神经）选择合适的评价方式。运动功能评定方面，常用的评定方法包括 BMRC 法评定神经运动功能、Chanson 神经功能评定法及美国 Louisiana 州立大学医学中心神经功能评定法，目前临床最常应用的为 BMRC 肌力评价标准。另外，握力计和握力计等计量器材可以对相应的肌肉力量进行定量测定，比较临床效果常用患侧与健侧肌力的百分比例来表示。除了肌力的评定，还有关节活动度的评定，使用量角尺测定修复神经支配肌肉相应关节的活动度并与健侧对比，或术前与术后对比评估恢复情况。

感觉检查方面，一般可以测定的该神经支配区的痛觉、触觉、温度觉、两点辨别觉等为标准。文献报道使用的感觉功能评定量表有：BMRC 评定标准、Mackinnon-Dellon 标准、Battiston 改良 Mackinnon-Dellon 法、美国手外科指南感觉分级法等，BMRC 感觉功能评定标准最为常用。触觉、压觉测定主要有 von Frey 试验、静止两点辨别觉测定、移动两点辨别觉测定。自主神经功能评价周围神经损伤自主神经功能障碍表现为皮肤发红或皮温低，无汗或多汗，指（趾）甲粗糙变脆等。茚三酮、嗅酚蓝试验等通过发汗试验对周围神经损伤患者的自主神经功能进行评价。由文献可看出，BMRC 与 Mackin-non-Dellon 感觉评定标准为感觉功能评定常用观察指标。

结合运动和感觉评价，可以做出周围神经的综合功能评价。但在评价综合功能时，首先必须明确运动、感觉各自的评价标准。Omer 对每条神经综合功能分级评价标准中，运动评价选用 Seddon 运动分级评价标准，而感觉评价则选用 Moberg 感觉分级评价标准。

肌电图也可作为客观疗效指标来判断神经功能恢复情况。但神经的解剖学变异及生理学因素等的影响可使电生理检查的结果与临床检查的结果出现差异。所以，大多数学者认为不能单纯只使用肌电图评价神经再生情况，建议选择性使用。

除了客观评价指标，患者的主观感受及生活质量也是反映周围神经缺损修复临床疗效的重要指标。目前，临床常用的问卷包括上肢功能评分（disability of arm，shoulder，and hand，DASH），第 1～21 号问题反映了运动功能，第 22～30 号问题则反映了包括疼痛在内的社会心理学情况。SF-36 量表对患者一般生活质量进行评价。SF-36 评价健康相关的生命质量的八个方面，分别属于生理健康和精神健康两个大类，即：生理功能、生理职能、躯体疼痛、总体健康、活力、社会功能、情感职能和精神健康。分数范围由 0～100，SF-36 分数越高，代表生活状态越好。Vordemvenne 等曾使用 DASH 评分、Rosen-Lundborg 评分以及 Highet 评分对正中神经损伤直接缝合和自体神经移植后进行长期随访，发现这三种量表评分结果是一致的，推荐使用 DASH 及 Rosen-Lundborg 功能评分。

二、严格的符合要求的随访

由于周围神经类型（感觉神经、运动神经及混合神经）、损伤部位及损伤性质的不同，神经再生到达靶器官并产生功能的时间也存在很大差异。因此，对于随访期限的确定，要充分考虑以上因素。对于高位神经损伤，比如臂丛神经根干部损伤，其神经再生到达靶器官的时间要远远长于束支部损伤神经再生所需的时间。因此，对于前者，其需要的随访时间要长于后者。一般来讲，对于臂丛神经根干部或坐骨神经损伤，术后随访时间应在 2 年左右；对于束支部如尺神经、正中神经或桡神经损伤，术后随访时间应在 6 个月左右；而对于指神经损伤，术后随访时间应在 3 个月左右。

三、科学的收集疗效数据的方法

不同的周围神经损伤，其临床表现也不同，因此，应根据神经具体支配的功能及修复方式制定有针对性的检查指标，并制定标准的随访表格。比如，对于臂丛神经上干损伤，其主要运动功能障碍为肩外展及屈肘功能丧失。对于肩外展，随访指标应包括三角肌、冈上肌及冈下肌的肌力，肩外展的活动度；对于屈肘，随访指标应包括肱二头肌的肌力，肘关节的活动度。感觉功能障碍主要集中在前臂外侧。除了客观评价，主观评价指标如 DASH 及 SF-36 评分也可用于分别评估患肢体的功能状态及患者的生活质量。对于下肢坐骨神经及其分支胫神经及腓总神经、上肢五大神经（包括腋神经、肌皮神经、桡神经、正中神经及尺神经）、指神经损伤，应根据其损伤的位置、具体的功能及修复方式制定有针对性的运动及感觉评估指标（见表 1－5）。

四、临床疗效评估的有效性标准

有效性是对神经修复效果的核心评价，目前，通常使用的有效性标准为，所支配肌肉的肌力恢复大于 M3 或其所支配的感觉区域感觉功能恢复大于 S3，M3 及 S3 的标准定义参见 BMRC 标准。然而，临床上缺乏证据确凿的自体神经移植修复缺损的大样本的统计学临床有效结果，而该所谓金标准实际上只是出于常识推断，也缺乏准确的量的概念；另外，各文献之间缺乏可比性，致使各类临床资料众说纷纭，没有达成所谓"量"的概念的共识。我们通过大宗文献分析发现，周围神经断裂一期修复正中神经总的有效率（在标准随访期内感觉功能恢复到 S3，靶肌肉至少一条到 M3）为 80.10%（487：608），桡神经总的有效率为 74.75%（453：606），尺神经总的有效率为 70.95%（926：257）。如果不能一期无张力缝合，二期用自体神经移植修复，有效率则分别降到 63.53%（155：244）、72.51%（327：451）和 49.24%（162：329）。对于臂丛损伤，K C Chung 纳入了 39 篇文献共 754 例患者，分析发现，修复后对于腕关节屈曲功能，仅有 11% 的患者能达到 M4，38% 的患者可达到 M3；对于手指屈曲功能，7% 的患者能达到 M4，36% 的患者可达到 M3；对于正中神经感觉支配区，56% 的患者能达到 S3；对于肌皮神经所支配的屈肘功能，38% 的患者能达到 M4，37% 的患者可达到 M3；对于桡神经所支配的伸肘功能，25% 的患者能达到 M4，25% 的患者可达到 M3。以上数据对评估周围神经修复后的临床疗效具有一定的参考价值。

第二节　周围神经缺损临床修复疗效评估实施方案

周围神经缺损临床疗效评估的实施方案对周围神经缺损临床修复疗效的评估应全面收集术前、术中及术后的详细资料，以进行前后对比。

一、术前评估

（1）详细记录患者的一般资料，包括患者年龄、性别、身高、体重、损伤机制、受伤至手术时间、损伤部位等。

（2）术前进行神经功能评估，根据四肢周围神经所支配的运动和感觉功能情况，采用公认的神经功能评定方法评价感觉及运动动能；影像学资料包括 B 超及 MRI 等。

（3）记录方式，包括记录数据及肢体外观照片，必要时收集肢体功能活动度录像资料。

二、术中评估

术中通过手术图片及文字详细记录周围神经损伤类型、缺损长度以及修复方式，必要时应记录术中电生理数据。

三、术后评估

检查时间为术后 1 个月、3 个月、6 个月、1 年及以上（根据周围神经类型及修复方式选择合适的随访时间）。具体包括：

（1）肌电图，是观察神经恢复的客观指标。

（2）TINEL 征，通过检查观察神经的再生进程。

（3）四肢神经所支配的运动和感觉功能情况，评定标准采用公认的周围神经感觉、运动功能评价标准随访与记录。

（4）主观感受及生活质量评价量表（表 4 - 9 - 1）。

表 4 - 9 - 1　不同类型周围神经缺损临床疗效评估

患者资料

性别 □ 男 □ 女　　出生日期　　年　月　日　　身高［cm］　　体重［kg］

受伤日期：　　年　月　日　　　　　　手术日期：　　年　月　日

受伤时间［hh：mm］　＿＿＿：＿＿＿ □ 不明　　手术者：

损伤机制：　　　　　　　　　　　　　　手术情况

□ 切割伤　　□ 挫裂伤　　□ 牵拉伤　　神经缺损长度：　　cm　移植物长度：　　cm

□ 撕脱伤　　□ 压榨伤　　□ 电击伤　　产品编号：

□ 其他（请注明）　　　　　　　　　　缝合方式：　　　缝线（型号/种类）：

损伤部位：　　　　　　　　　　　　　　其他手术操作：

□ 左侧　　　□ 右侧

□ 桡神经　　□ 尺神经　　□ 腋神经

续表4-9-1

☐ 肌皮神经　　☐ 胫神经　　☐ 腓总神经

☐ 正中神经　　☐ 指固有神经

合并损伤［请选择并注明］：　　　　　　　　其他需要说明的情况（包括术中情况）：

☐ 无

☐ 骨折_____

☐ 血管损伤_____

☐ 肌肉（腱）损伤_____

☐ 皮肤损伤_____

☐ 复合伤_____

☐ 其他_____

伴发其他系统疾病［请选择并注明］

☐ 无　　　　☐ 中枢神经系统　☐ 呼吸系统　　☐ 变态反应　　☐ 心血管系统　☐ 血液系统

☐ 泌尿系统　☐ 消化系统　　　☐ 内分泌系统　☐ 肿瘤　　　　☐ 其他

疾病说明：

1. 评分标准

指神经感觉评定按照英国医学研究会评定标准，如表4-9-2所示。

表4-9-2　指神经感觉评定标准

分级	内容	评分
S4	感觉恢复正常，两点分辨觉小于6 mm	20分
S3$^+$	除S3外，尚有部分两点分辨觉存在	16分
S3	浅痛觉与触觉完全恢复，没有过敏	12分
S2	浅感觉与触觉有少许恢复	8分
S1	皮肤深痛觉恢复	4分
S0	神经管辖区无任何感觉	0分

感觉功能：优：S4或S3$^+$；良：S3，可S2；差：S1及以下。

2. 综合评价

术后综合评价如表4-9-3至表4-9-11所示。

表 4 – 9 – 3　腋神经支配区体查记录

肩外展肌力						
序号	分级	术前	术后 1 个月	术后 3 个月	术后 6 个月	术后 1 年
1	> M3					
2	M3					
3	M2					
4	M0 ~ M1					
功能评定						
评定内容		术前	术后 1 个月	术后 3 个月	术后 6 个月	术后 1 年
肌力评定	1　三角肌					
感觉评定	BMRC 感觉评定等级					
	单丝感觉检查					
	两点辨别觉					

肌电图

时间	运动神经传导速度	诱发电位波幅	感觉神经传导速度	波幅
术前				
术后 3 个月				
术后 6 个月				

表4-9-4 肌皮神经支配区体查记录

屈肘肌力						
序号	分级	术前	术后1个月	术后3个月	术后6个月	术后1年
1	>M3					
2	M3					
3	M2					
4	M0～M1					

功能评定							
评定内容			术前	术后1个月	术后3个月	术后6个月	术后1年
肌力评定	1	肱二头肌					
感觉评定	BMRC感觉评定等级						
	单丝感觉检查						
	两点辨别觉						

肌电图

时间	运动神经传导速度	诱发电位波幅	感觉神经传导速度	波幅
术前				
术后3个月				
术后6个月				

表 4 - 9 - 5　桡神经支配区体查记录

	伸腕					
	时间	术前	术后 1 个月	术后 3 个月	术后 6 个月	术后 1 年
1	>45°					
2	≥30°					
3	<30°					
4	不能					

	伸腕肌力					
序号	分级	术前	术后 1 个月	术后 3 个月	术后 6 个月	术后 1 年
1	> M3					
2	M3					
3	M2					
4	M0 ～ M1					

		功能评定					
	评定内容		术前	术后 1 个月	术后 3 个月	术后 6 个月	术后 1 年
肌力评定	1	肱桡肌					
	2	桡侧腕长伸肌					
	3	指总伸肌					
	4	尺侧伸腕肌					
	5	拇长展肌					
	6	拇长伸肌					
	7	食指固有伸肌					
感觉评定	BMRC 感觉评定等级						
	单丝感觉检查						
	两点辨别觉						

肌电图

时间	运动神经传导速度	诱发电位波幅	感觉神经传导速度	波幅
术前				
术后 3 个月				
术后 6 个月				
术后 1 年				

表 4-9-6 正中神经支配区体查记录

肩外展肌力						
序号	分级	术前	术后 1 个月	术后 3 个月	术后 6 个月	术后 1 年
1	> M3					
2	M3					
3	M2					
4	M0 ~ M1					

功能评定							
评定内容		术前	术后 1 个月	术后 3 个月	术后 6 个月	术后 1 年	
肌力评定	1 旋前圆肌						
	2 桡侧腕屈肌						
	3 指浅屈肌						
	4 拇长屈肌						
	5 拇短展肌						
感觉评定	BMRC 感觉评定等级						
	单丝感觉检查						
	两点辨别觉						

肌电图				
时间	运动神经传导速度	诱发电位波幅	感觉神经传导速度	波幅
术前				
术后 3 个月				
术后 6 个月				
术后 1 年				

表 4 - 9 - 7　尺神经支配区体查记录

			术前	术后 1 个月	术后 3 个月	术后 6 个月	术后 1 年
无爪形畸形							
轻度爪形畸形（不伴肌萎缩）							
中度爪形畸形（伴肌萎缩）							
重度爪形畸形（肌萎缩明显）							
功能评定							
评定内容			术前	术后 1 个月	术后 3 个月	术后 6 个月	术后 1 年
肌力评定	1	尺侧腕屈肌					
	2	指深屈肌（环、小指）					
	3	小指展肌					
	4	骨间肌					
感觉评定	BMRC 感觉评定等级						
	单丝感觉检查						
	两点辨别觉						

肌电图					
时间	运动神经传导速度	诱发电位波幅	感觉神经传导速度	波幅	
术前					
术后 3 个月					
术后 6 个月					
术后 1 年					

表 4 - 9 - 8　臂丛神经支配区体查记录

检查内容	肩关节			肘关节		腕关节		拇指-MP		拇指 - IP		拇指
	前屈	后伸	外展	屈	伸	屈	伸	屈	伸	屈	伸	外展
肌力												
活动度												

	2 - 4 指-MP		2 - 4 指-PIP		2 - 4 指-DIP		肩关节		前臂	
	屈	伸	屈	伸	屈	伸	内旋	外旋	旋前	旋后
肌力										
活动度										
感觉评定	BMRC 感觉评定等级									
	单丝感觉检查									
	两点辨别觉									

表 4-9-9 胫神经支配区体查记录

踝关节跖屈肌力						
序号	分级	术前	术后 1 个月	术后 3 个月	术后 6 个月	术后 1 年
1	> M3					
2	M3					
3	M2					
4	M0 ～ M1					

功能评定							
评定内容		术前	术后 1 个月	术后 3 个月	术后 6 个月	术后 1 年	
肌力评定	1 腓肠肌						
	2 屈趾肌						
	3 屈拇肌						
感觉评定	BMRC 感觉评定等级						
	单丝感觉检查						
	两点辨别觉						

肌电图

时间	运动神经传导速度	诱发电位波幅	感觉神经传导速度	波幅

术前

术后 3 个月

术后 6 个月

术后 1 年

表 4 - 9 - 10　腓总神经支配区体查记录

踝关节背屈肌力						
序号	分级	术前	术后 1 个月	术后 3 个月	术后 6 个月	术后 1 年
1	> M3					
2	M3					
3	M2					
4	M0 ~ M1					

功能评定						
评定内容		术前	术后 1 个月	术后 3 个月	术后 6 个月	术后 1 年
肌力评定	1 股二头肌					
	2 腓骨肌					
	3 胫前肌					
	4 伸趾肌					
	5 伸拇肌					
感觉评定	BMRC 感觉评定等级					
	单丝感觉检查					
	两点辨别觉					

肌电图

时间	运动神经传导速度	诱发电位波幅	感觉神经传导速度	波幅
术前				
术后 3 个月				
术后 6 个月				
术后 1 年				

表4-9-11 上肢功能评估（DASH）

No: 姓名: 评估日期:

项　　目	活动能力					股薄肌
	无困难	轻度困难	中度困难	重度困难	不能做到	术后
1 拧开紧的或新的玻璃瓶盖	1	2	3	4	5	
2 写字	1	2	3	4	5	
3 转动钥匙开门	1	2	3	4	5	
4 准备饭菜	1	2	3	4	5	
5 推开一扇大门	1	2	3	4	5	
6 将物品放到头部上方的架子上	1	2	3	4	5	
7 繁重的家务劳动（如洗刷墙壁、擦地板等）	1	2	3	4	5	
8 花园或院子里的劳动（如打扫卫生、松土、修剪花草树木等）	1	2	3	4	5	
9 铺床	1	2	3	4	5	
10 拎购物袋或文件箱	1	2	3	4	5	
11 搬运重物（超过4.5 kg）	1	2	3	4	5	
12 更换头部上方的灯泡	1	2	3	4	5	
13 洗发或吹干头发	1	2	3	4	5	
14 擦洗背部	1	2	3	4	5	
15 穿毛衣	1	2	3	4	5	
16 用刀切食物	1	2	3	4	5	
17 需要轻微体力的业余活动（如打牌、织毛衣等）	1	2	3	4	5	
18 需要较多力量或冲击力的业余活动（如使用锤子，打高尔夫球、网球等）	1	2	3	4	5	
19 需要灵活使用臂部的业余活动（如掷飞盘、打羽毛球等）	1	2	3	4	5	
20 驾驶、乘坐交通工具	1	2	3	4	5	
21 性生活	1	2	3	4	5	
22 最近一周，对您同家人、朋友、邻居或其他人社会交往的影响程度	1	2	3	4	5	
23 最近一周，对您的工作或其他日常活动的影响程度	1	2	3	4	5	

项　　目	症状严重程度					术后
	无	轻度	中度	重度	极度	
24 休息时肩、臂或手疼痛	1	2	3	4	5	
25 活动时肩、臂或手疼痛	1	2	3	4	5	
26 肩、臂或手麻木、针刺样疼痛	1	2	3	4	5	
27 肩、臂或手无力	1	2	3	4	5	
28 肩、臂或手僵硬	1	2	3	4	5	
29 最近一周，肩、臂或手疼痛对您睡眠的影响程度	1	2	3	4	5	
30 肩、臂或手疼痛功能障碍使您感到能力下降、缺乏自信	1	2	3	4	5	

注：DASH值=（-30）/1.2=

附1：　　　　中华医学会手外科学会
上肢周围神经功能评定试用标准

（一）桡神经修复后功能评定试用标准

（1）评分标准

桡神经修复后功能评定试用标准

评分	伸腕	肌力	伸拇	伸指
4	>45°	> M3	TAM 优	TAM 优
3	≥30°	M3	TAM 良	TAM 良
2	<30°	M2	TAM 可	TAM 可
1	不能	M0～M1	TAM 差	TAM 差

注：伸指功能取4指TAM的平均值。TAM：total average motion，总的平均活动度。

（2）综合评介

分级：优：13～16分；良：9～12分；可：5～8分；差：4分以下。

（二）正中神经修复后功能评定试用标准

（1）评分标准

正中神经修复后功能评定试用标准

分数	屈腕肌力	屈指	拇对掌	感觉
4	> M4	TAM 优	正常	S4
3	M3	TAM 良	能对环指	S3
2	M2	TAM 可	能对示中指	S2
1	M0～1	TAM 差	不能	S0 - S1

注：屈指功能取示、中指TAM的平均值。

（2）综合评介

分级：优：13～16分；良：9～12分；可：5～8分；差：4分以下。

（三）尺神经修复后功能评定试用标准

（1）评分标准

尺神经修复后功能评定试用标准

分数	外形	屈指	感觉
4	无爪形畸形	TAM 优	S4
3	轻度爪形畸形（不伴肌萎缩）	TAM 良	S3
2	中度爪畸形（伴肌萎缩）	TAM 可	S2
1	重度爪形畸形（肌萎缩明显）	TAM 差	S0～1

注：屈指功能取示、中指 TAM 的平均值。

（2）综合评介

分级：优：10～12分；良：9～12分；可：5～6分；差：4分以下。

（四）指神经修复后感觉评定标准

指神经修复后感觉评定按照英国医学研究会评定标准（1954）。

指神经感觉评定标准

分级	内容	评分
S4	感觉恢复正常，两点分辨觉小于 6 mm	20 分
S3+	除 S3 外，尚有部分两点分辨觉存在	16 分
S3	浅痛觉与触觉完全恢复，没有过敏	12 分

第十章　周围神经缺损修复临床随访分析样例报告

第一节　指神经损伤修复多中心前瞻性临床试验研究分析报告

本研究旨在验证 human acellular nerue graft 人去细胞神经移植修复指神经缺损的安全性、有效性。本试验对照组（传统直接修复方法）、试验组（hANG 修复）分别纳入受试者 81 例、72 例，有效性评价包括静止两点辨别觉（static two-point discrimination，s2PD）、Semmes-Weinstein（S-W）单丝触觉，安全性评价包括伤口局部反应、血液实验室检测。平均年龄对照组（33.0 + 11.1）岁（11～61 岁）、试验组（36.9 + 13.4）岁（15～77 岁）（$P = 0.0470$），受伤至手术时间对照组为（1.5 + 10.4）天（0～91 天）、试验组（23.7 + 52.0）天（0～200 天）（$P = 0.0005$），试验组移植物长度为（1.80 + 0.82）cm（1～5 cm），所有手术均顺利进行。术后 6 个月组间 s2PD 比较无统计学差异（$P > 0.05$），试验组 s2PD 平均为（12.81 + 5.99）mm，优良率为 65.28%（95% 可信区间为 51.98%～78.93%）。本研究未见严重不良事件及产品相关不良事件发生。结果表明，去细胞同种异体神经修复周围神经 1～5 cm 指神经缺损安全、有效。

一、材料与方法

（一）试验设计

本临床验证试验设计为前瞻性、多中心、平行对照的非劣效研究，与传统治疗方法（直接缝合或自体神经移植）对照，评价产品的安全性及有效性。

试验组所有受试者均于术后 2 周（±4 天）检查伤口愈合情况，第 1 个月（±2 周）、第 3 个月（±1 月）、第 6 个月（±1 月）进行临床有效性和安全性检查。有效性检查包括神经功能临床检查；安全性检查包括该产品植入体内后有无局部异常反应，有无引起免疫系统、血液系统和肝、肾功能异常（须具有临床意义）。

对照组为同期采用传统方法修复的病例，或通过查阅病历，选取符合入选标准的患者，收集其病历资料，包括术前、术中和术后复查情况，对术后满 6 个月者通知其返院进行感觉功能评定。对照组不做安全性评定。

（二）受试者的纳入

受试者入选标准：①自愿参加本项临床试验的指固有神经患者；②年龄大于14岁；③神经完全断裂需直接缝合或行移植修复（移植物长度为1～5 cm）；④神经损伤不超过6个月；⑤愿意积极检查、治疗和术后复查，并签署知情同意书。排除标准为：①不符合入选标准的神经损伤；②损伤范围难以明确的周围神经损伤（如电击伤、放射性、牵拉伤等），需修复的神经皮肤有损伤影响功能评价；③患有神经系统疾病或对神经系统有潜在影响的疾病（如糖尿病等）；④患有其他慢性疾病（痛风、胶原疾病或酗酒、酒精中毒患者）或肝肾功能障碍；⑤依从性差，难以按要求完成检查、治疗和术后康复复查者。剔除标准：①不符合入选标准而被误纳入的病例；②在研究期内发现存在神经系统性病变或免疫性疾病；③入选后未按本方案实施手术或复查者。

（三）手术方法

采用广州中大医疗器械有限公司提供的 hANG 修复，规格为：ZDMED-1520、1540、1560，直径（1.5 + 0.5）mm，长度（20 + 1.0）mm、（40 + 1.0）mm、（60 + 1.0）mm（图4-10-1）。按常规探查、显露受损神经，伴随的骨折、肌腱、血管损伤同时修复。行神经断端清创，陈旧性损伤者需切除神经断端瘢痕直至显露出正常神经乳头。修整断端神经外膜和神经束，以便于缝合。神经游离后断端回缩者，在恢复起正常张力情况下，测量其直径及缺损长度。检查包装的完整性，拆开包装后用适量生理盐水漂洗20 min，修剪成实际需要的长度，在10倍手术显微镜下以9-0显微无创缝合线将 hANG 在无张力状态下以端端吻合方式桥接于神经缺损区。最后将移植材料置于血供良好的组织床上，并用健康软组织覆盖；合并肌腱、血管损伤骨折者，则同时予以修复。

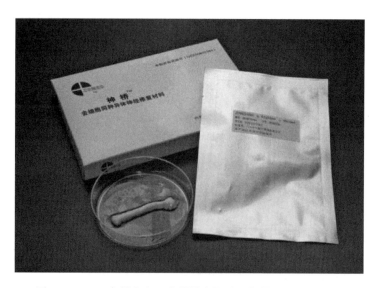

图4-10-1　广州中大医疗器械有限公司提供的 hANG 实物

（四）随访

1. 安全性检测

术后2周及第1、3、6个月规律随访。所有病例均未给予免疫抑制剂治疗。安全性检查内容包括局部反应和全身反应两方面。局部反应如伤口红肿和疼痛的时间、程度，渗液的量、颜色和时间。全身情况监测包括体温、静脉血检测血常规、肝肾功能、免疫功能（CD4/CD8）、血沉及C反应蛋白、HIV抗体、肝炎系列、梅毒检测。并观察相关不良反应及事件。

2. 有效性检测

有效性检查包括S-W单丝触觉（Touch-Test™ sensory evaluators，纤维规格为6.65、4.56、4.81、8.61、2.88）和静止两点辨别觉（s2PD，Touch-Test™ two-point discriminationr测定）。选取S-W单丝触觉为主要疗效指标，s2PD为次要疗效指标，功能评定标准见表4-10-1。

S-W单丝触觉：检查时受试者闭眼，只凭感觉回答知道或不知道。10次中答对7次就算正确。静止两点辨别觉（s2PD）检查：患者闭眼，两点与手指纵轴平行，采用适当压力，由远到近，两点间距离从10 mm开始逐步缩小或扩大，要求患者在5～8 s内迅速说出是一点还是两点感觉。每个区域检查8次，2次以上回答正确则说明该s2PD的距离正确。

（五）统计分析数据集

全分析数据集（full analysis set，FAS）：按照意向性治疗（intention to treat，ITT）原则确定的受试者集。指所有参与随机、接受研究产品治疗、具有基线疗效评价的受试者所构成的数据集。对于未能观察到全部疗效评价的受试者，采取LOCF（last observation carry forward）原则对缺失数据进行截转。

符合方案集（per-protocol set，PPS）：指排除了严重违背方案（指研究对象违背入选标准或排除标准）的治疗人群亚组。

安全性数据集（safety set，SS）：指所有参与随机、接受研究产品治疗，并且至少有一次安全性评价的受试者集。

疗效分析将在全分析数据集和符合方案集的基础上进行，所有基线人口统计学资料分析将在全分析数据集的基础上进行，安全性评价将在安全集上进行。

（六）统计分析

主要疗效以受试者和产品为单位分别进行评价，其他指标以受试者为单位进行评价。

疗效分析：对于主要疗效指标和次要疗效指标进行描述分析，并结合临床，说明其临床恢复的意义。

安全性评价：按研究组别分别描述实验室检查项目治疗前正常、治疗后异常且有临床意义的例数及该例数所占比例。不良事件用不良事件的发生例次、例数及发生率进行描述，并对该发生率进行组间显著性检验；同时，详细描述各组病例出现的全部不良事件的具体表现、程度及其与研究产品的关系。

所有统计分析均在0.05（双侧）的显著性水平下进行。数据录入软件为 EPI DATA 3.0，逻辑核查及统计分析软件为 SAS® 9.13。

表4-10-1 Mackinnon-Dellon 感觉功能评定标准

分级	内 容	s2PD（mm）	m2PD（mm）
S0	单一神经支配区感觉丧失		
S1	单一神经支配区深感觉恢复		
S1⁺	单一神经支配区浅表感觉恢复		
S2	单一神经支配区浅表痛觉和触觉有一定程度恢复		
S2⁺	S2 加痛觉过敏		
S3	单一神经支配区浅表痛觉和触觉恢复，感觉过敏消失	>15	>7
S3⁺	S3 伴对刺激的良好定位，两点辨别觉部分恢复	7～15	4～7
S4	完全恢复	2～6	2～3

表4-10-2 感觉分级评定标准

分级	Mackinnon-Dellon 分级	s2PD（mm）	m2PD（mm）
优	S4	≤6	≤3
良	S3⁺	7～15	4～7
差	S3 及以下	≥16	≥8

表4-10-3 Semmes-Weinstein 单丝检查临床意义

单丝编号	直径（mm）	颜色	临床意义
2.83	0.127	绿	正常
3.61	0.178	蓝	轻触觉减退
4.31	0.305	紫	保护性感觉减弱，提示用手操纵物品有困难
4.56	0.356	红	保护性感觉消失，提示患者基本上不能用手
6.65	1.143	红	所有触觉均消失（深压觉除外），提示外伤的危险增加

二、结　果

本组共修复159例受试者的223条指固有神经、1条桡神经浅支、1条尺神经手背支，其中，对照组81例123条，试验组78例100条。术后半年失访6人，1例剔除出病例组（电击伤），均为试验组指神经（表4-10-4）。年龄19～77岁，平均（36.9±13.4）岁。

最后一共入组患者152例，其中，上海交通大学附属第六人民医院65例、中国人民解放军第401医院71例、中南大学湘雅医院6例、中山大学附属第一医院17例。受伤至手术时间0～200 d（平均16.4 d），缺损长度10～50 mm［平均（1.80±0.82）mm］，其中，切割伤41条、挫裂伤25条、压榨伤22条、电击伤1例（表4-10-5）。

表4-10-4　受试者入组情况及分析集确定

指标	试验组	对照组
入组受试者	78	81
剔除试验	1（1.3%）	1（1.2%）
试验期间脱落	5（6.4%）	0（0.0%）
无疗效评价脱落	0（0.0%）	0（0.0%）
FAS	78（100.0%）	81（100.0%）
PPS	72（92.3%）	80（98.8%）
SS	78（100.0%）	81（100.0%）

表4-10-5　受伤部位详细描述

指标	试验组	对照组	统计量	P值
受伤部位				
条数（Nmiss）	100（0）	123（0）	0.1575	0.6915
左上肢	60（60.00%）	77（62.60%）		
右神经	40（40.00%）	46（37.40%）		
神经种类				
条数（Nmiss）	100（0）	123（0）	Fisher	1.0 000
指神经	99（99.00%）	122（99.19%）		
其他神经	1（1.00%）	1（0.81%）		
受伤手指				
条数（Nmiss）	99（1）	122（1）	1.3454	0.8536
拇指	21（21.21%）	31（25.41%）		
示指	31（31.31%）	39（31.97%）		
中指	24（24.24%）	28（22.95%）		
环指	9（9.09%）	12（9.84%）		
小指	14（14.14%）	12（9.84%）		
损伤性质				
条数（Nmiss）	100（0）	123（0）	10.0983	0.0388
切割伤	41（41.00%）	46（37.40%）		
挫裂伤	25（25.00%）	50（40.65%）		
撕脱伤	11（11.00%）	5（4.07%）		
压榨伤	22（22.00%）	22（17.89%）		
电击伤	1（1.00%）	0（0.00%）		

（一）安全性评价结果

所有随访受试者术后生命体征平稳，术中未发生并发症，未出现血液系统、肝功能、肾功能、免疫功能障碍的临床症状和体征。3例（占3.85%）受试者术后2周伤口红肿，但无渗液，其中1例（占1.45%）术前为污染伤口，术后伤口延迟愈合，未发现试验产品植入部位出现荨麻疹、皮疹等过敏表现。所有污染伤口均Ⅱ/甲愈合、无菌伤口均Ⅰ/甲愈合，未发生严重不良反应。

抽血化验显示部分受试者术前化验结果在正常参考值范围，而术后超出正常参考值范围，血常规、转氨酶、总胆红素、血肌酐、CD4/CD8、CRP数值异常受试者的最高比例分别为11.54%、27.66%、7.55%、3.79%、14.81%和2.38%，经研究小组分析，上述异常数值均不具有临床意义。

（二）有效性评价结果

术后1个月、3个月和6个月神经功能检测显示，试验组SW单丝触觉、s2PD和Mackinnon-Dellon感觉功能评定均随着随访时间延长而进行性恢复，SW单丝触觉优良率由35.21%提升到95.74%，s2PD优良率由14.08%提升到71.58%，提示去细胞同种异体神经修复材料修复单纯感觉神经缺损有效。

术后6个月，在受试者水平，主要疗效指标SW单丝触觉检测试验组与对照组的优良率分别为94.44%和92.59%，两者无显著性差异（$P = 0.5713$），优良率差值及95%置信区间（CI）为2.02[−6.07; 10.87]（表4−10−6）。神经水平结果显示，主要疗效指标SW单丝触觉检测试验组与对照组的优良率分别为95.74%和91.87%，两者无显著性差异（$P = 0.1813$），优良率差值及95% CI为2.74[−3.34; 9.23]（表4−10−7）。此外，在FAS集中，缺失值填补方法不论采用LOCF还是WOCF法，是从受试者水平还是从受伤神经水平，均提示非劣效结论成立（表4−10−8）。

此外，FAS集神经水平结果显示，试验组和对照组s2PD的优良率分别为71.58%和59.35%，两者之间有显著性差异（$P = 0.0$）（表4−10−9），提示试验组感觉功能优良率高于对照组）。采用倾向性得分模型（纳入的因素包括受伤时间、损伤性质、神经缺损长度、合并损伤、年龄），FAS集试验组、对照组s2PD优良率分别为65.75%和64.20%（$P = 0.8398$），PPS集则分别为66.67%和64.20%（$P = 0.7486$）（表4−10−10）。

表4−10−6 （PPS）术后（6±1）月单丝触觉评价（受试者水平）

指标	试验组	对照组	统计量	P值
例数（Nmiss）	72（0）	81（0）	1.1197	0.5713
优	46（63.89%）	45（55.56%）		
良	22（30.56%）	30（37.04%）		
差	4（5.56%）	6（7.41%）		

优良率组间差异的评价（优良率等于优+良的受试者所占比例）

续表 4 - 10 - 6

指标	试验组	对照组	统计量	P 值
例数	72	81		
优良	68（94.44%）	75（92.59%）		
差	4（5.56%）	6（7.41%）		
优良率差值（1 - 2）及 95% CI			2.02［-6.07；10.87］	

LOCF：Last Observation Carried Forward 未次观测值结转

WOCF：Worst Observation Carried Forward 最差观察值结转

说明：1. 组间比较采用调整中心效应的 Cochran-Mantel-Haenszel 卡方检验。

　　　2.（1）试验组；（2）对照组。

表 4 - 10 - 7　（PPS）术后 6 月 ±1 月单丝触觉评价（受损神经水平）

指标	试验组	对照组	统计量	P 值
例数（Nmiss）	94（0）	123（0）	3.3951	0.1831
优	65（69.15%）	71（57.72%）		
良	25（26.60%）	42（34.15%）		
差	4（4.26%）	10（8.13%）		
例数	94	123		
优良	90（95.74%）	113（91.87%）		
差	4（4.26%）	10（8.13%）		
优良率差值（1 - 2）及 95% CI			2.74［-3.34；9.23］	

说明：1. 组间比较采用调整中心效应的 Cochran-Mantel-Haenszel 卡方检验。

　　　2.（1）试验组；（2）对照组。

表 4 - 10 - 8　术后 6 个月单丝触觉优良率

分析水平	分析集	缺失值填补方法	优良率差值（%）	95% 置信区间
受试者	FAS	LOCF	-3.1	［-11.9；6.6］
受试者	FAS	WOCF	-6.0	［-15.0；4.1］
神经	FAS	LOCF	1.3	［-5.0；8.1］
神经	FAS	WOCF	1.3	［-5.0；8.1］
神经	PPS	不适用	2.7	［-3.3；9.2］

表4-10-9 （FAS）术后6月±1月两点辨别觉评价（受损神经水平）

指标	试验组	对照组	统计量	P值
例数（Nmiss）	95（5）	123（0）	26.5800	0.0000
优	21（22.11%）	2（1.63%）		
良	47（49.47%）	71（57.72%）		
差	27（28.42%）	50（40.65%）		
例数	95	123		
优良	68（71.58%）	73（59.35%）		
差	27（28.42%）	50（40.65%）		
优良率差值（1-2）及95%CI			11.27［-1.46；26.80］	

说明：1. 组间比较采用调整中心效应的 Cochran-Mantel-Haenszel 卡方检验。

2.（1）试验组；（2）对照组。

表4-10-10 术后6月单丝触觉优良率（倾向性得分方法）

分析数据集	评价指标	试验组（%）	对照组（%）	P值
FAS	两点辨别觉	65.75	64.20	0.8398
PPS	两点辨别觉	66.67	64.20	0.7486

此外，在随访期有2例合并肌腱断裂患者一期行神经移植及肌腱修复术，术后6月因肌腱黏连性松解术，同时探查 hANG，镜下观察均与自体神经无异（图4-10-2），其中1例见远侧缝合口神经瘤形成，切取送病理证实神经纤维存在（图4-10-3）。

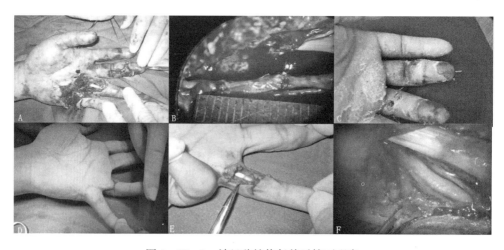

图4-10-2 神经移植修复前后镜下观察

A. 术中见环指尺侧指固有神经缺损；B. 采用 hANG 移植修复，移植长度为11 mm；C. 术后2周外观；D. 术后3个月外观；E. 术后3个月因肌腱粘连行肌腱松解术；F. 术中见移植的 hANG 与自体神经相似。

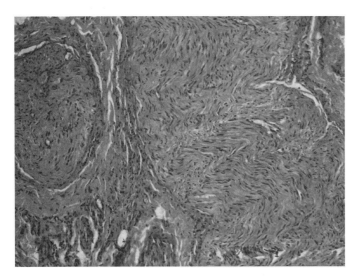

图 4 - 10 - 3　1 例见远侧缝合口神经瘤形成

受试验者移植体远端缝合口见一直径约 0.1 cm 的神经瘤形成，H&E 染色证实为创伤性神经瘤。

三、临床试验结论

本临床试验为前瞻性、多中心、平行对照非劣效研究，试验组和对照组入选病例数符合统计学要求，主要疗效指标无论从受试者水平还是从受伤神经水平均提示非劣效结论成立。采用倾向性得分模型（纳入的因素包括受伤时间、损伤性质、神经缺损长度、合并损伤、年龄），去细胞同种异体神经修复单纯感觉神经/指神经缺损（FAS 集）s2PD 优良率分别为 64.20%～65.75%，优良率均优于对照组。

因此，采用神经桥修复单纯感觉神经缺损是安全、有效的，其疗效可达到传统的神经直接缝合或自体神经移植的效果。

第二节　肢体神经损伤修复多中心前瞻性临床试验研究分析报告

一、研究背景

去细胞周围神经修复材料的出现一定程度上缓解了目前周围神经修复材料缺乏的困境。但在临床上，周围神经损伤的原因、程度、神经损伤平面和受损神经类型等因素在每个患者身上都不一样；而且在神经损伤后神经修复的过程又受到患者年龄、修复时间和术后康复等各种因素的影响，加上人们对周围神经修复效果评价尚无统一标准；除此之外，目前仍缺乏在合理评价基础上的大规模多中心的临床随访分析。种种原因导致外科医生亟需了解该材料在各种条件下的最佳适应征、相关疗效与安全性预估和操作流程与标准。对患者而言，其性价比的科学基础也需翔实资料予以说明。因此，本研究团队选取 13 家全国大型三甲医院使用去细胞神经修复材料作为临床研究中心，在去细胞周围神经修复材料的临床使用中积累相关经验。

二、研究目的

探究去细胞神经修复材料重建上肢神经缺损的临床疗效并阐明神经缺损修复术后的独立预测因素。

三、研究总体设计

（一）研究设计方法

本研究材料回顾性、多中心研究方法。

（二）计划样本含量

100 例。

（三）参加医院

全国各地 13 家大型三甲医院。

四、病例选择

（一）纳入标准

（1）2012 年 5 月之后全国 13 家大型医院去细胞周围神经修复材料修复上肢主要神经缺损的病人。

（2）根据周围神经理论，再生速度约 1 mm/d，在随访时间窗范围内的待随访病人。

（二）排除标准

（1）客观条件限制无法随访的病人（地处偏远）。

（2）不愿意接受随访的病人。

（3）同意随访但最终未参与的病人。

五、随访内容

（一）患者一般资料

包括患者性别、年龄、受伤原因、受伤时间、手术时间、修复神经、损伤部位、基础疾病。

（二）神经营养性检查

包括皮肤色泽、皮肤附属器、交感功能（茚三酮实验）、双上肢周径。

（三）感觉功能检查

（1）双侧手指尺桡侧 Semmes-Weinstein 单丝触觉检查。
（2）双侧手指尺桡侧静止两点辨别觉（s2PD）和移动两点辨别觉（m2PD）检查。

（四）运动功能检查

（1）双侧肌肉肌力检查。
（2）双侧关节活动范围检查。
（3）双侧肌肉萎缩程度检查。

（五）神经干叩击实验（Tinel 征）和腱反射

（略）

（六）神经肌电图

（略）

六、去细胞周围神经修复材料临床疗效的评价

本实验使用 Mackinnon 改良的 MRCC 评价系统来评估感觉功能（表 4 – 10 – 11）和运动功能（表 4 – 10 – 12）的恢复。为了与以往发表的文献具有一致性和对比性，本次评估将 S3 – S4 或者 M3-M5 定义为有意义的功能恢复。

表 4 – 10 – 11　Mackinnon 改良的 MRCC 感觉评定标准

分级	内　容	s2PD	m2PD
S0	单一神经支配区内感觉丧失		
S1	单一神经支配区内感觉恢复		
S1+	单一神经支配区内浅表痛觉恢复		
S2	单一神经支配区内浅表痛觉恢复		
S2+	S2 加痛觉过敏		

续表 4 – 10 – 11

分级	内　　容	s2PD	m2PD
S3	单一神经支配区内浅表痛觉和触觉恢复、痛觉过敏消失	>7 mm	>15 mm
S3 +	在 S3 的基础上感觉进一步恢复，2PD 也有一定程度的恢复	4～7 mm	7～15 mm
S4	完全恢复	2～6 mm	2～3 mm

s2PD：静止两点辨别觉；m2PD：移动两点辨别觉。

表 4 – 10 – 12　Mackinnon 改良的 MRCC 肌力评定标准

分级	内容
M0	无肌肉收缩
M1	可触及近端肌肉收缩
M2	可触及近端和远端肌肉收缩
M3	可触及肌肉收缩，能对抗重力
M4	所有的肌肉能对抗阻力，肌肉能产生一些独立活动
M5	所有肌肉功能完全恢复

七、数据统计

　　统计时研究对象依据年龄、性别、神经类型、损伤部位、神经缺损长度和随访时间来进行分组。所有以上临床效果相关的预测因素都进行了分析。其中每个因素与恢复效果都首先进行单因素回归分析，单因素回归分析中与疗效明显相关的因素再进行多因素回归分析（$P<0.05$），以找出与恢复效果相关的独立预测因素。以 $P<0.05$ 为统计学显著性。所有数据都采用 SPSS v. 10.1 软件进行分析。

八、研究结果

（一）研究对象

　　64 位研究对象共计 64 根上肢神经接受去细胞神经移植。其中有 51 位（79.7%）男性，13 位（20.3%）女性，平均年龄（35±11）岁（14～68）岁，平均神经缺损长度（27±13）mm（10～60）mm，平均随访时间（355±158）天（35～819）天。

　　神经损伤的主要机制是创伤，受损的主要神经是指神经（71.9%）。修复的大多数神经是指神经（37 根，57.8%）。图 4 – 10 – 4 展示了受损的神经类型组成。在所有研究对象中，56% 的患者合并有其他损伤，比如血管、肌腱或骨损伤。86% 的患者没有明显的潜在疾病。在这些研究对象中，6 位患者目前正在吸烟或有吸烟史。吸烟和不吸烟者之间没有人口统计学和临床疗效之间的差异。5 位患者有未控制的高血压，2 例患者有糖尿病周围神经病史。

损伤神经组成

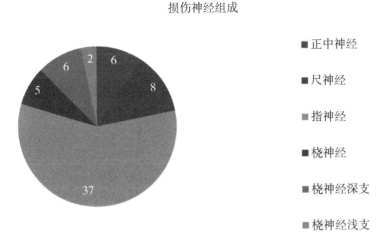

- ■ 正中神经
- ■ 尺神经
- ■ 指神经
- ■ 桡神经
- ■ 桡神经深支
- ■ 桡神经浅支

图 4 - 10 - 4　损伤神经类型组成

*上肢桡神经

（二）临床疗效和预测因素

本研究的目的是根据随访结果来评价和分析去细胞神经修复材料修复手和上肢神经缺损的神经功能恢复情况。所有患者没有出现与移植物相关的感染和组织排异反应。图 4 - 10 - 5 和图 4 - 10 - 6 展示的是根据改良 Mackinnon 评分系统得到的感觉和运动恢复情况的量化统计结果。表 4 - 10 - 13 展示了不同类型神经的功能恢复情况。指神经的有意义的功能恢复率是 83.8%（31/37）。修复正中神经和桡神经浅支的数量有限，分别是 6 根和 2 根，这两类神经的恢复率是 100%。从表 4 - 10 - 13 看出，桡神经深支的恢复效果要比上臂桡神经好（分别为 66.7% 和 40%）。

尺神经的恢复效果相对较差，其恢复率为 37.5%（3/8）。64 根神经的随访结果在表 4 - 10 - 14 中展示出来。64 根神经的总体有意义的恢复率是 75%。然后，对所有对象进行分组的单因素回归分析，如表 4 - 10 - 15 所示。

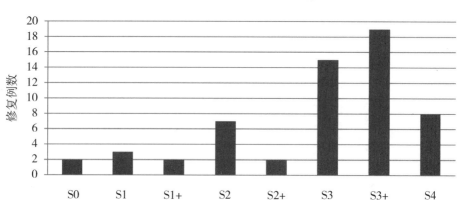

图 4 – 10 – 5　根据 Mackinnon 改良的 MRCC 评分系统感觉功能恢复量化统计结果

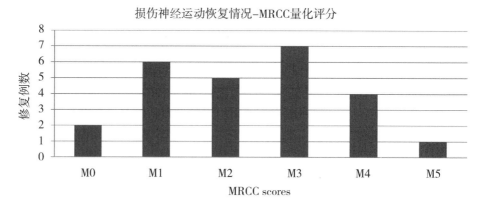

图 4 – 10 – 6　根据 Mackinnon 改良的 MRCC 评分系统运动功能恢复量化统计结果

表 4 – 10 – 13　不同类型神经的功能恢复情况

受损神经	数量	年龄（岁）	受伤 – 修复时间（天）	随访时间（天）	缺损长度（mm）	感觉神经	混合神经	运动神经	神经撕裂	混合伤	神经瘤	有效恢复率
正中神经	6	33 ± 10	342 ± 421	340 ± 106	24 ± 4	0	6	0	4	0	2	100%（6/6）
尺神经	8	34 ± 10	382 ± 443	311 ± 136	41 ± 14	0	8	0	6	1	1	37.5%（3/8）

续表 4 – 10 – 13

受损神经	数量	年龄（岁）	受伤－修复时间（天）	随访时间（天）	缺损长度（mm）	感觉神经	混合神经	运动神经	神经撕裂	混合伤	神经瘤	有效恢复率
指神经	37	36 ± 11	102 ± 122	354 ± 157	21 ± 9	37	0	0	26	10	1	83.8% (31/37)
桡神经	5	28 ± 9	105 ± 113	509 ± 209	50 ± 9	0	5	0	4	1	0	40% (2/5)
桡神经的深支	6	39 ± 11	63 ± 70	297 ± 73	30 ± 9	0	0	6	4	2	0	66.7% (4/6)
桡神经浅部	2	24 ± 4	65 ± 55	375 ± 171.5	20 ± 0	2	0	0	2	0	0	100% (2/2)

a 此处桡神经是指上肢桡神经。

b 复杂神经损伤机制是指横断伤、撕裂伤和爆震伤。

c 有意义的神经功能恢复是指根据改良 Mackinnon 评分系统达到 S3 ～ S4 或者 M3 ～ M5。

表 4 – 10 – 14　人口统计和分组分析结果

因素	数量	年龄（岁）	受伤－修复时间（天）	随访时间（天）	缺损长度（mm）	感觉神经	混合神经	运动神经	神经撕裂	混合伤	神经瘤	有效恢复率
报告定量数据的修理	64	35 ± 11	155 ± 253	355 ± 158	27 ± 13	39	19	6	46	14	4	75% (48/64)
年龄												
<26 岁	17	—	93 ± 93	383 ± 189	26 ± 14	10	6	1	15	2	0	88.24% (15/17)
26 ～ 40 岁	23	—	129 ± 149	375 ± 146	28 ± 13	14	7	2	18	3	2	65.2% (15/23)
>40 岁	24	—	224 ± 367	315 ± 135	27 ± 12	15	6	3	13	9	2	75% (18/24)
性别												
男性	51	33 ± 12	155 ± 278	361 ± 167	27 ± 13	29	17	5	36	11	4	76.5% (39/51)
女性	13	42 ± 6	154 ± 110	331 ± 114	26 ± 15	10	2	1	10	3	0	69.2% (9/13)

续表 4 - 10 - 14

因素	数量	年龄（岁）	受伤-修复时间（天）	随访时间（天）	缺损长度（mm）	感觉神经	混合神经	运动神经	神经撕裂	混合伤	神经瘤	有效恢复率
神经类型												
感觉神经	39	35±11	100±120	355±158	21±8	—	—	—	28	10	1	84.6%(33/39)
混合神经	19	32±10	296±394	372±172	38±15	—	—	—	14	2	3	57.9%(11/19)
运动神经	6	39±11	63±70	297±73	30±9	—	—	—	4	2	9	66.7%(4/6)
损伤部位												
低位损伤	43	35±11	112±151	352±155	22±8	39	4	0	31	10	2	86%(37/43)
中高位损伤	21	34±11	243±370	360±162	38±14	0	15	6	15	4	2	52.4%(11/21)
受伤-修复时间												
<3周	25	36±11	—	344±155	22±8	19	3	3	18	7	0	88%(22/25)
3周~3月	8	31±10	—	408±114	38±16	2	5	1	5	3	0	62.5%(5/8)
>3月	31	35±11	—	350±167	28±13	18	11	2	23	4	4	67.7%(21/31)
缺损长度												
≤30 mm	49	35±11	136±205	352±149	—	38	8	3				87.8%(43/49)
30~50 mm	9	35±11	129±193	344±146	—	0	6	3				33.3%(3/9)
≥50 mm	6	34±9	406±501	458±218	—	1	5	0	5	1	0	33.3%(2/6)
随访时间												
<1年	38	36±12	155±261	—	26±13	25	9	4	27	10	1	68.4%(26/38)
≥1年	26	33±10	156±240	—	28±13	14	10	2	19	4	3	84.62%(22/26)

[a] 复杂神经损伤机制是指横断伤、撕裂伤和爆震伤。

[b] 有意义的神经功能恢复是指根据改良 Mackinnon 评分系统达到 S3～S4 或者 M3～M5。

表 4 - 10 - 15　去细胞神经修复周围神经缺损的相关危险因素的单因素回归分析

因素	有效恢复		OR	95% CI	P 值
	是	否			
年龄					
<26 岁	15 (88.24%)	2 (11.76%)	2.500	0.438 - 14.255	0.302
26～40 岁	15 (65.2%)	8 (34.8%)	0.625	0.177 - 2.205	0.465
>40 岁	18 (75%)	6 (25%)	1 (reference)		
性别					
男性	39 (76.5%)	12 (23.5%)	1.444	0.377 - 5.537	0.592
女性	9 (69.2%)	4 (30.8%)	1 (reference)		
神经类型					
感觉神经	33 (84.6%)	6 (15.4%)	2.750	0.408 - 18.521	0.299
混合神经	11 (57.9%)	8 (42.1%)	0.688	0.100 - 4.719	0.703
运动神经	4 (66.7%)	2 (33.3%)	1 (reference)		
损伤部位					
低位损伤	37 (86%)	6 (14%)	5.606	1.663 - 18.903	0.005
中高位损伤	11 (52.4%)	10 (47.6%)	1 (reference)		
受伤 - 修复时间					
<3 周	22 (88%)	3 (12%)	3.492	0.842 - 14.476	0.085
3 周 - 3 月	5 (62.5%)	3 (37.5%)	0.794	0.157 - 4.000	0.779
>3 月	21 (67.7%)	10 (32.3%)	1 (reference)		
缺损长度					
≤30 mm	43 (87.8%)	6 (12.2%)	14.333	2.143 - 95.848	0.006
30～50 mm	3 (33.3%)	6 (66.7%))	1	0.112 - 8.947	1
≥50 mm	2 (33.3%)	4 (66.7%)	1 (reference)		
随访时间					
<1 年	26 (68.4%)	12 (31.6%)	0.394	0.111 - 1.397	0.149
≥1 年	22 (84.62%)	4 (15.38%)	1 (reference)		

1. 年龄

分组分析结果显示，3个年龄组的研究对象数量接近，但是，年轻人组（88.24%）比成年人组（65.2%）和老年人组（75%）的恢复效果要好。然而，根据T检验，不同年龄组之间的恢复率并没有统计学意义上显著性差异（$P = 0.276$）。

2. 神经类型

感觉神经S3或以上的感觉功能恢复率是84.6%，运动神经M3或以上的运动功能恢复率是66.7%，混合神经S3或M3或以上的恢复率是57.9%。所有神经总体的感觉功能恢复率是72.4%（42/58），感觉功能恢复率是40%（10/25）。在检测感觉神经和混合神经时，30根神经的静止两点辨别觉平均值是7.5（4-20）mm，移动两点辨别觉是7（3-15）mm。其中，40根神经检测了单丝触觉，38根神经单丝触觉恢复。25根混合神经和运动神经有神经肌电检测结果，其中，10根神经肌电图结果显示靶肌肉的神经重新支配，而根据改良Mackinnon评分结果，这10根神经中的4根并不属于有意义的恢复。

3. 神经损伤部位

低位神经损伤的恢复率是86%（37/43），中位和高位的神经损伤恢复率是52.4%（11/21）。根据单因素回归分析，低位损伤的恢复率几乎比中位和高位损伤的恢复率高5倍（优势比5.606，95%置信区间[1.663；18.903]；$P < 0.05$）。

4. 神经损伤到修复的时间间隔

在分组分析中，急性组（<3周）的恢复率（88%）要比慢性组（>3个月）的恢复率（67.7%）高。尽管这种差异不是非常明显（OR 3.492；95% CI [0.842；14.476]；$P = 0.085$）。这3组之间以及延迟组（长于3周短于3个月）与慢性组之间没有显著性差异。

5. 神经缺损长度

与缺损长度大于或等于30 mm组相比，缺损长度大于或等于50 mm组的恢复率显著下降（OR 其14.333；95% CI [2.143；95.848]；$P < 0.05$）。缺损长度大于或等于30 mm且小于或等于50 mm组与缺损长度≥50 mm组的恢复率没有显著性差异。有5位患者接受的去细胞神经移植的长度是60 mm，2根尺神经、2根桡神经和1根指神经，但是，只有一位桡神经损伤的患者在虎口区域有S3$^+$的感觉恢复。

6. 性别和随访时间

性别和随访时间与临床疗效无明显的相关性，随访时间长于一年的要比短于一年的恢复率好。

7. 多因素回归分析

接下来，我们把在单因素回归分析中与临床疗效有明显相关性的预测因素损伤部位和神经缺损长度纳入多因素回归分析（表4-10-16），结果发现神经缺损长度是神经功能恢复的独立预测因素。

表 4 - 10 - 16　去细胞神经修复周围神经缺损的相关危险因素的单因素回归分析

	B	SE	Wald	df	Sig.	Exp（B）	95% C. I. for EXP（B）	
							Lower	Upper
神经缺损长度								
≤30 mm	20663	0.969	7.543	1	0.006	14.333	2.143	95.848
30～50 mm	<0.001	1.118	<0.001	1	1.000	1.000	0.112	8.947
≥50 mm						1（reference）		

九、研究结果分析

　　一些以往的研究阐述了在去除周围神经髓鞘和施万细胞的同时保留完整的基底膜管和细胞外基质的方法。本研究用到的去细胞神经修复材料来自广州中大医疗器械有限公司。该产品在 2012 年就已经在国内上市。简单来说，该材料来源于经过化学方法脱细胞的捐献的人的神经。该材料的安全性和有效性之前也在灵长类动物研究和多中心临床试验中得以验证。但是之前的临床试验仅仅集中在指神经，而本研究将研究范围扩大到上肢神经，并且发现人同种异体去细胞神经能安全而有效的促进长度为 10～60 mm 的上肢神经缺损的再生。总体有意义的神经功能恢复率是 75%，神经损伤部位和神经缺损长度与神经功能的恢复效果有明显相关性。

　　由于影响周围神经再生和恢复的因素太多，周围神经损伤后神经功能的恢复很难预测，但是对于患者和医生来说，预测神经恢复的可能性也是很重要的，这样能使治疗预期更加现实和采取更加合理的康复方法。很多研究发现了预测神经功能恢复的影响因素，包括年龄、神经损伤到手术修复的时间间隔、手术方式等。Frykman 等的研究结果表明，在 114 例正中神经和 98 例尺神经损伤里，患者年龄，损伤神经的类型、缺损长度和损伤平面影响恢复效果。他们的研究结果是基于对发表于 1972—1988 年的 10 项研究。根据先前的研究结果，能够用来预测神经功能恢复的预测因素包括患者年龄、性别以及损伤部位、神经类型、受伤至手术间隔、缺损长度、损伤机制和随访时间。

　　本研究中一共有 64 根神经，其中有 39 根感觉神经、19 根混合神经和 6 根运动神经。明显可以看出，感觉神经有意义的恢复率（84.6%）要比混合神经（57.9%）和运动神经（66.7%）要高，但是，这种差异没有统计学意义上的显著性。这也与之前的研究结果一致。混合神经损伤后再生的过程中，感觉神经纤维和运动神经纤维有可能错位生长，因此，可能造成不正确的靶器官支配，这样会造成神经功能的低水平恢复。

　　对于混合神经和运动神经，我们做了神经肌电检测。25 根混合神经和运动神经中，有 4 根神经的神经肌电图显示靶器官的神经再支配，但是体格检查却没有发现有意义的恢复。这种情况的出现有可能是因为神经肌电检测比体格检查能更早地发现神经再支配，所以，最靠近损伤部位的单针运动单位动作电位是典型的神经再支配。神经肌电图能比肌肉自发性收缩提前几周甚至几个月发现神经再支配的证据。

　　64 位研究对象的平均年龄是（35±11）岁，而年轻患者似乎比年龄较大的患者恢复效果更好，尽管这种差异并不明显。

神经损伤部位与神经功能恢复效果有明显的相关性。与上肢中位和高位神经损伤相比，低位神经损伤的有意义恢复率明显更高（分别为86%和52.4%）。低位损伤平面与靶器官的距离更近，这不仅仅减少了恢复的时间，而且降低了神经错误支配的可能性。此外，更短的神经再生时间能降低靶器官的失神经萎缩。Secer等发现15.06%的周围神经高位损伤患者会出现较好的功能恢复，而在中位损伤和低位损伤中这个比例分别是29.60%和49.68%。而且他们的研究也发现，损伤-手术间隔、神经修复平面和移植物长度会影响尺神经手术后的恢复效果，这与我们的发现是有共同之处的。

神经损伤至神经修复时间间隔分为三个时间窗口：急性（初次损伤后3周内）、延迟（初次损伤后3周至3个月）、慢性（初次损伤后超过3个月），在分组分析中，急性组（＜3周）的恢复率要比慢性组（＞3个月）的恢复率高（分别为88%和67.7%），尽管这种差异不是非常明显。慢性组中，神经缺损移植修复大多数是在二期手术进行。二期手术很重要的一个原因是早期神经有自己恢复的可能性因而没有早期神经探查的指证。时间间隔长于6个月对预后是不利的。在6个月观察期，如果解剖恢复停止了或者运动和感觉恢复不对称，则建议手术探查。

随访时间和性别与神经功能恢复无明显相关性。

我们的研究表明移植物长度与恢复效果有统计学意义上的相关性。缺损长度小于30 mm组明显要比长度大于50 mm组的恢复效果好。长段粗大神经移植物恢复效果差的很重要的一个原因可能是因为血供和营养的缺乏导致神经中心坏死。多因素回归分析表明，缺损长度是功能恢复的唯一预测因素。此外，根据我们的研究结果，当神经缺损长度小于30 mm时，神经功能恢复率是87.8%。因此，当神经缺损小于30 mm，强烈建议使用去细胞神经修复神经缺损。

几个世纪以来，神经缺损桥接修复都是困惑外科医生的难题，不仅仅是因为修复效果不如人意，而且在于合适移植物的选择困难。自体神经移植是桥接神经缺损的金标准；然而，缺点也十分明显，包括供区神经不足、手术时间延长等。神经导管已经得到FDA的批准用于替代自体神经，但是只有三种导管可以选择：胶原蛋白导管、聚乙醇导管和己内酯导管。神经导管的不足在于仅限于用于缺损长度短于30 mm的神经缺损以及修复运动神经和混合神经时较差的修复效果。同种异体去细胞神经在修复30～50 mm缺损时与自体神经的修复效果是接近的。同时，低位损伤和早期手术修复的效果似乎更好。

十、研究结论

总体来说，我们的研究结果表明，同种异体人去细胞周围神经在修复短段（10～60 mm）神经缺损，特别是长度小于30 mm的神经缺损时效果值得肯定。手部和前臂远端的神经损伤后3周内，建议使用去细胞神经移植。这个结论仅仅是基于64根修复神经随访结果分析而来，具有一定局限性，需要更多的病例和数据来进一步讨论。

第三节　臂丛损伤修复多中心临床试验研究分析报告

一、目　的

前瞻性：收集和分析临床上应用人去细胞神经支架材料（神桥™）修复肢体混合神经缺损的病例资料，观察其修复运动、感觉、混合神经缺损的临床疗效。

二、内　容

神桥™修复四肢臂丛神经缺损的术后神经感觉、运动功能评价。

三、研究计划

时间：2013—2015 年。

受试者：臂丛神经缺损患者共 46 例。

试验组：神桥™移植修复。

随访时间：术后 3 年。

随访时间点：术后 2 周、1 个月、3 个月、6 个月、1 年、2 年、3 年。

四、临床方案

（一）纳入标准

（1）年龄大于 14 岁。

（2）臂丛损伤合并神经缺损。

（3）自愿参加临床试验，愿意积极检查、治疗和术后复查，并且签署知情同意书。

（二）排除标准

（1）不符合入选标准的神经损伤。

（2）损伤范围难以明确的周围神经损伤。

（3）修复神经所支配皮肤有损伤而影响功能评价。

（4）患有神经系统或对神经系统有潜在影响的疾病（如糖尿病等）。

（5）患有其他慢性疾病或肝肾功能障碍。

（6）依从性差，难以按要求完成检查、治疗和术后复查。

五、臂丛损伤分型

本研究采用中山大学第一附属医院顾立强提出的分型。

1. 上臂丛损伤（A型）

AⅠ型：C56根完全性损伤（伴或不伴膈神经损伤），如图4-10-7所示。

AⅡ型：C567根完全性损伤（伴或不伴膈神经损伤），如图4-10-8所示。

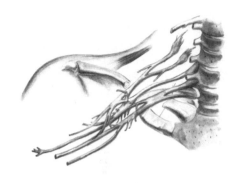

图4-10-7　AⅠ型损伤

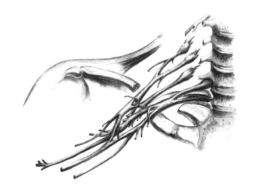

图4-10-8　AⅡ型损伤

AⅢ型：C567根完全性损伤伴C8T1不全性损伤，如图4-10-9所示。

2. 下臂丛损伤（B型）

BⅠ型：C8T1（或伴C7）完全性损伤，如图4-10-10所示。

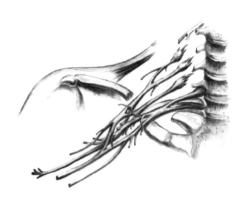

图4-10-9　AⅢ型损伤

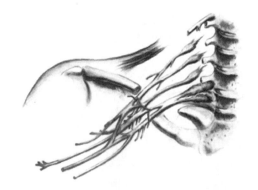

图4-10-10　BⅠ型拐伤

BⅡ型：T1C87完全性损伤伴C65不全性损伤，如图4-10-11所示。

3. 全臂丛损伤（C型）

CⅠ型：全臂丛根性撕脱，如图4-10-12所示。

CⅡ型：T1C87根撕脱、C65根断裂，如图4-10-13所示。

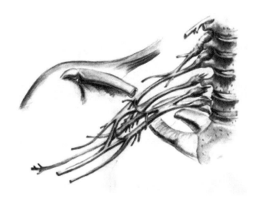

图 4-10-11 BⅡ型损伤

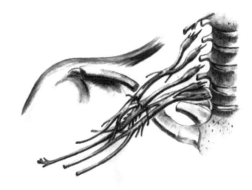

图 4-10-12 CⅠ型损伤

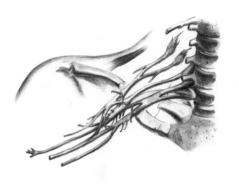

图 4-10-13 CⅡ型损伤

六、临床试验方法

（1）选择外伤所致的臂丛神经缺损 2～5 cm、必须行神经移植修复的受试者，用神桥™修复神经缺损。与自体神经移植比较，分析用神桥™修复臂丛神经缺损与传统方法的效果有何差异。

（2）所有受试者均于术后第 1、3、6、12 个月、24 个月、36 个月 进行临床有效性检查。

（3）有效性检查包括神经功能临床检查和神经肌电生理检查。

七、分　　组

试验分组见表 4-10-17。

（一）臂丛根性损伤

（1）健侧颈 7 椎体前移位神桥™移植修复上干。

（2）颈 56 残根神桥™移植修复上干。

（3）颈 7 残根神桥™移植修复上干。

（4）健侧颈 7 椎体前移位神桥™移植修复下干。

表 4 - 10 - 17　试验分组

手术方式	使用人数
CC7 - 上干	29
CC7 - 下干	3
CC7 - 外侧、后束	2
C5、6 - 上干	7
C5、6 - 下干	1
神经根移植	2
束支部移植	2
总　计	46

（二）臂丛束支部损伤

（1）神桥™移植修复臂丛外侧束缺损。

（2）神桥™移植修复臂丛内侧束缺损。

（3）神桥™移植修复臂丛后束缺损。

（三）神桥™移植长度

神桥™移植长度如表 4 - 10 - 18 所示。

表 4 - 10 - 18　神桥™移植长度

手术方式	平均使用神桥™长度（cm）
CC7 - 上干	3.2
CC7 - 下干	5
CC7 - 外侧、后束	5.5
C5、6 - 上干	3.3
神经根移植	2.3
束支部移植	4.6
CC7 - 外侧、后束	2
C5、6 - 上干	7
C5、6 - 下干	1
神经根移植	2
束支部移植	2
总　计	46

八、评价方法

（一）运动

采用英国医学研究会（BMRC）肌力分级。

（二）感觉

采用两点辨别觉（2PD）、BMRC（Highet）评价标准。

（三）电生理

采用肌肉复合动作电位、神经传导速度。

（四）量表

采用 DASH 评分、SAS 焦虑自评量表、SDS 抑郁自评量表、SF-36 量表（第二版）、改良简明 McGill 疼痛量表（SF-MPQ-2）。

九、手术方法

（一）术前准备

除术前常规检查外，臂丛损伤患者尚应做如下特殊检查以利手术方法的选择及并发症的防治。

（1）膈神经功能状态的测定：膈神经是臂丛根性撕脱伤手术治疗中最有效的移位神经，移位后效果好坏与膈神经功能状态有直接关系，严重臂丛损伤常伴有膈神经损伤，因此，术前应做 X 线胸片。

（2）肺功能测定：对选择多组神经移位的病例，术前应了解肺功能状态，这对选择手术方式有重要意义。膈神经移位早期均有不同程度的肺功能影响，这些影响虽不造成临床症状，但对肺功能已有损害者，特别是需同时进行多根肋间神经移位者，更应谨慎。常规做以下肺功能检查：呼吸道通气量（VC）、总活量（TLC）、功能残余量（FRC）、最大呼吸活量（MVV），以判断肺功能状况。

（3）颈椎正侧位 X 片：健侧颈椎体前通道是手术的关键解剖因素，颈椎是否有损伤直接影响到手术的实施，因此，术前常规左颈椎正侧位 X 片以便对椎体前通道进行评估。

（4）臂丛 MRI 检查：臂丛 MRI 检查有助于早期对臂丛损伤的性质进行评估，为手术时机及手术方法提供参考，其优点主要是无创，能够从形态学上显示臂丛损伤情况。

（二）麻醉方法

采用气管插管全麻。

（三）体位

平卧位，双侧肩胛骨之间垫软垫，使颈椎轻度后仰。

（四）切口

锁骨上横切口，长为 6～8 cm。

（五）探查臂丛

先行锁骨上臂丛神经根干部与锁骨下股、束部神经探查，对于存在的连续性损伤，根据大体病理形态及术中电生理检查结果，由两个高级职称医生进一步确定损伤的性质，并决定修复方式。

（六）显露分离健侧 C7

另取健侧锁骨部横切口显露、确认 C7 根，向近侧分离至椎间孔处，向远侧分离至颈、前、后股汇入外侧束、后束的平面，并在外侧束、后束做显微解剖分离、切断，以尽可能保持健侧 C7 的最大长度。术者用其示指由健侧 C7 椎体平面紧贴椎体前方，于食管后方间隙钝性、缓慢分离至对侧（患侧），借大号止血弯钳将一胶管从健侧经该通路引至患侧。将健侧 C7 神经断端经前斜角肌内侧隧道（可容纳术者示指）由前斜角肌深面直接引至椎体外浅面，并置于胶管内，术者牵拉胶管将健侧 C7 神经经椎体前路引至患侧，根据神经缺损长度选择合适的神桥™来修复。

（七）术后处理

术毕用头–颈–上肢石膏固定 6 周，口服神经营养药物，定期门诊复查。

十、典型病例

（一）健侧颈 7 椎体前移位神桥™移植修复上干（见图 4 – 10 – 14）

患者：钟××，男，44 岁，术前诊断：右侧上臂丛损伤（AⅠ型）。

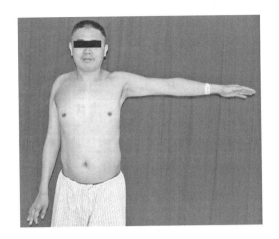
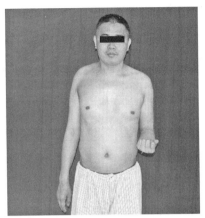

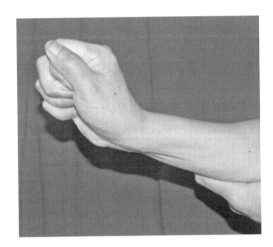
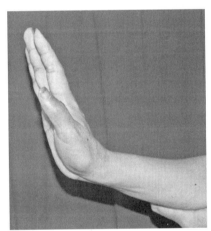

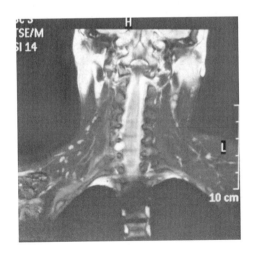
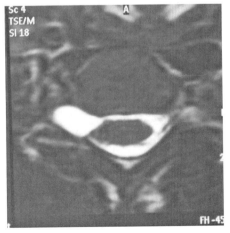

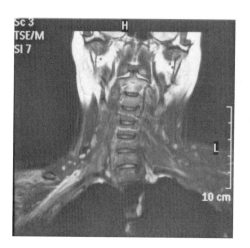 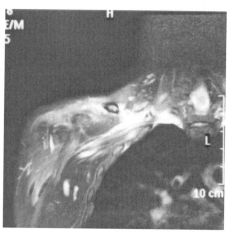

　　术中探查颈 56 根性撕脱伤，健侧颈颈 7 椎体前移位神桥移植修复上干，神桥™移植修复长度 3.5 cm。

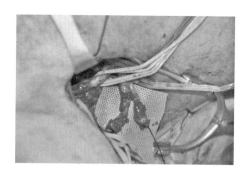 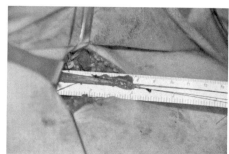

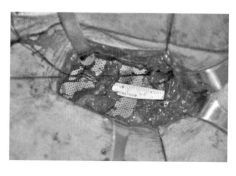 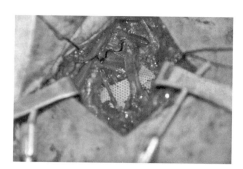

　　术后两年随访，肩外展、屈肘功能恢复。

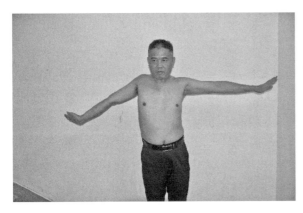
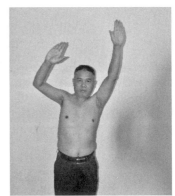
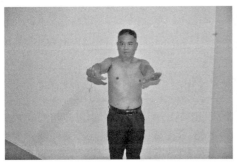
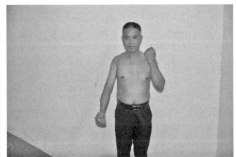

图 4 - 10 - 14

(二) 同侧颈 7 神桥™移植修复上干前股 (见图 4 - 10 - 15)

患者: 王××, 男, 22 岁, 术前诊断: 右侧上臂丛损伤 (A Ⅱ 型), 手术方式: 同侧 C7 - 神桥 - 上干前股, 膈神经 - 上干后股, 神桥™移植修复长度 4 cm。

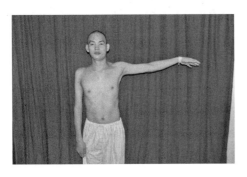
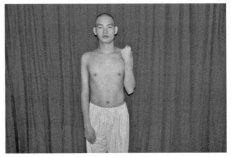

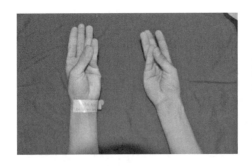
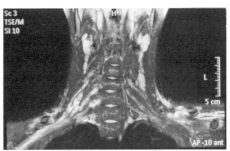

术中探查：颈56周围断裂，上干前股断裂。

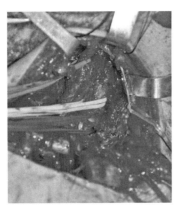
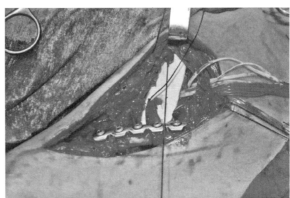

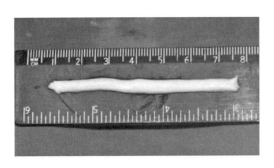
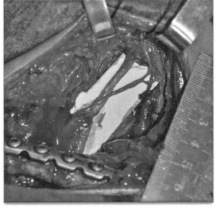

术后两年随访，肩外展、屈肘功能恢复。

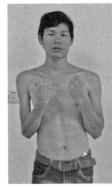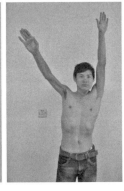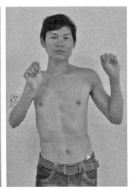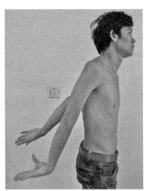

图 4 - 10 - 15

（三）健侧颈 7 椎体前移位神桥™ 移植修复儿童臂丛下干（见图 4 - 10 - 16）

患者：谭××，男，8 岁，术前诊断：右侧全臂丛损伤（C I 型），手术方式：右上干直接缝合，健侧颈 7 加神桥修复右中下干，神桥™ 移植修复长度 4 cm。

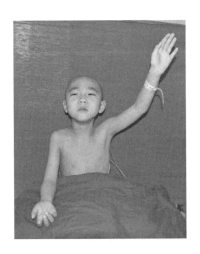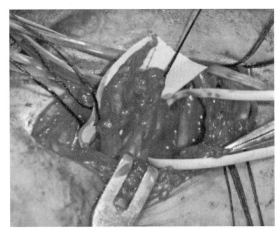

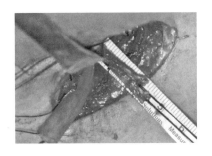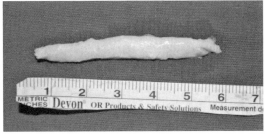

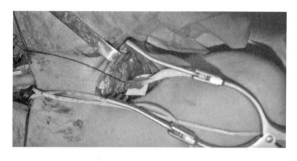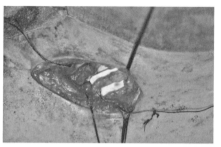

术后两年半随访，右肩外展、肘关节功能恢复，2、3、4 指部分屈曲功能恢复。

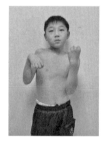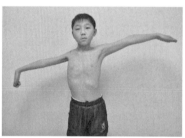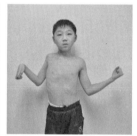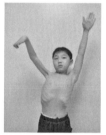

图 4 - 10 - 16

（四）神桥™修复腋神经缺损（见图 4 - 10 - 17）

卢××，男，20 岁，术前诊断：右侧腋神经损伤。

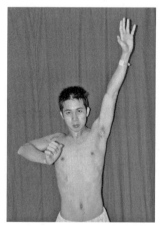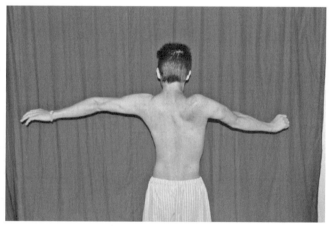

术中探查：腋神经断裂，神经缺损 3.5 cm，神桥™移植修复。

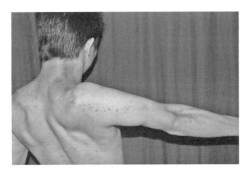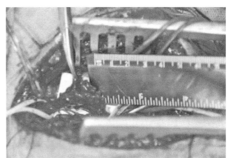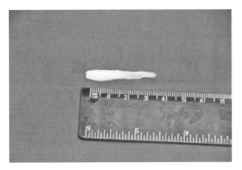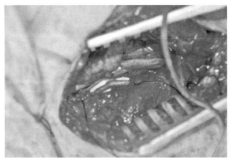

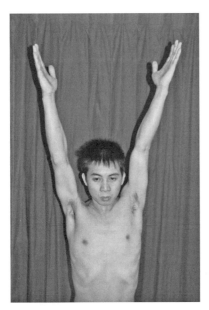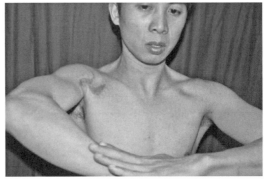

术后两年随访，肩外展、上举功能恢复。

图 4 - 10 - 17

十一、评　述

（一）臂丛外伤性缺损的修复方法

首先要区分神经缺损（nerve defect）和神经断端间隙（nerve gap）这两个概念。Millesi 在 1987 年曾强调，神经缺损是指神经干实际缺失的度量，而神经断端间隙是术中所见神经两断端之间的距离。臂丛断裂后，由于远、近断端组织的弹性回缩移位，随着损伤后时间的推移，近侧断端的神经纤维瘤和远侧断端的神经胶质瘤形成，神经的两侧断端之间离开一段距离，在修复时需切除远、近断端挫伤的神经组织或增生的瘢痕组织，直至切面见到接近正常形态的神经束，才能进行缝合修复，这就存在神经断端之间的缺损。如何克服周围神经的缺损而力争无张力下缝合，是周围神经修复术的原则。解决神经缺损的办法包括缩短神经缺损的距离、延长神经的长度、异体材料［非神经移植体（管）］桥接和神经移植。

1. 缩短神经缺损的距离

目前，临床常用的方法包括以下三种：

（1）神经改道：为了克服神经断端之间的缺损，可以通过改变神经的位置或转移神经干的行程，使之浅化或通过行走较短的途径–捷径的方法，争取直接缝合。常用的部位有：肘部的尺神经前移；正中神经移位到旋前圆肌前面；将桡神经从内侧移位到肘关节前方；在下肢腘窝部，可以将胫神经移位到腓肠肌的后方。近年，健侧颈 7 移位治疗臂丛损伤进展之一就是将健侧颈 7 移位的通道改为椎体前通道，大大缩短了神经再生距离，临床报道取得了较好的效果。

（2）截骨：在上肢，肢体缩短数厘米对功能影响并不严重，因此，在断肢再植或肱骨骨折合并缺损或骨不愈合时，可以采用缩短肱骨干的方法克服血管、神经断端之间的缺损。国内王树峰推荐成人缩短肱骨 5 cm 以内，儿童缩短肱骨 3 cm 以内可以解决部分患者的神经缺损的问题。中山大学第一附属医院顾立强通过缩短 1～2 cm 锁骨解决部分臂丛神经缺损的问题。本研究病例中共有 12 例进行了锁骨截骨短缩，平均缩短锁骨 1.5 cm。对于神经缺损在 2 cm 以内的可以通过缩短锁骨实现神经断端之间的直接缝合，无一例因锁骨截骨导致并发症。

（3）游离神经：将神经两断端分别向远、近侧方游离。对于一根长段神经可以通过游离神经延长 2～3 cm。但需注意以下几点：① 在放大镜或显微镜下操作；② 无创操作；③ 游离长度一般不要超过 6 cm；④ 最好连同血管四周的血管系膜一起游离。本研究中，通过显微解剖分离健侧颈 7 股、束部的神经外膜结合部位，可以延长 1.5～2.0 cm（见图 4 – 10 – 18）。

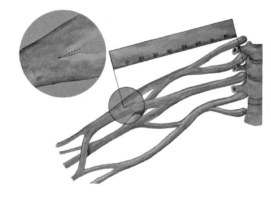

图 4 – 10 – 18　游离神经缩短神经缺损距离

2. 延长神经的长度

最常用的为神经扩张延长术。周围神经损伤的修复，对于无神经缺损的断裂伤，临床现行的最佳方法是用显微外科技术行端－端吻合；对于长段神经缺损，最佳处理方法则是自体神经移植。而对于短段神经缺损（short nerve gap）的修复，临床外科医师较难把握，争议颇大。一种方法是广泛游离神经近、远端，或配合邻近关节屈曲后，直接端－端吻合，但仍不能保证真正是无张力吻合。吻合口的张力可能诱发结缔组织增殖，导致瘢痕形成较多，瘢痕成熟后缩窄，有压迫再生轴突的趋势；关节开始活动，也有二次牵拉性张力将对神经功能产生影响，最终神经功能恢复较差，这一点得到电生理学研究的证实。另一种方法是用神经移植修复保证无张力吻合，但两处吻合口对神经再生不利，加上要牺牲一条自体神经，遗留供区感觉缺失，未被外科医师广泛接受。

3. 非神经移植体（管）修复神经缺损

临床治疗周围神经缺损应用较广、疗效较肯定的是自体神经移植，但由于自体神经移植只能用次要功能的皮神经修复主要功能神经，导致供区的功能障碍（感觉丧失、形成瘢痕或可能引起痛性神经瘤）；且自体神经来源有限，遇到长段直径粗大的神经缺损或多发性神经缺损，自体神经移植受到限制。多年来学者们一直在寻找一种适合替代自体神经移植的非神经移植体（管）材料。

理想的非神经移植体（管）应具有来源容易、使用方便、无抗原性或低抗原性、可生物降解吸收、易血管化或本身就富有血运、可引导再生轴突等特性，同时，移植体要能被改建神经结构化，以求在结构和功能上替代自体神经移植。

目前，已经实验研究并试用于临床的非神经移植体（管）主要有自体生物性非神经移植体，如自体静脉、动脉、假性滑膜鞘管、带蒂骨骼肌、变性骨骼肌基膜管等；非生物性可降解吸收的移植管，如多聚乙醇酸（PGA）管等。

4. 神经移植

当应用上述几种方法不能保证神经运动、近侧断端在无张力下缝合时，则必须采用神经移植术。神经移植方法甚多，常用的神经移植包括两大类：自体神经移植和异体神经移植。

（1）自体神经移植。是指将神经干连同其供血的神经系膜一同移植到邻近的另一神经干的断端之间以修复缺损。神经移植方法甚多，到目前为止，最有效还是自体神经移植法。最常用的自体神经供区是小腿腓肠神经。但自体神经移植有以下不足：①需切取自身健康的神经，增加手术创伤，且造成感觉障碍、断端神经瘤疼痛、瘢痕形成等后遗症；②对粗大、长段的神经主干缺损，体内无法获取相当的用于移植修复的其他神经材料；③由于供、受体神经内膜管的不匹配而影响再生效率。但不可否认，自体神经移植仍然是目前治疗神经缺损时移植神经的金标准。

（2）同种异体神经移植。同种异体神经作为周围神经缺损的修复材料一直是人们研究的一个方向，对它的研究甚至早于对自体神经移植的研究。早在1870年就开始进行同种异体神经移植的实验研究，并于1878年应用于临床，但是，最后由于发生不可避免的免疫排斥反应而导致移植失败。避免或减轻免疫排斥反应是同种异体神经移植获得成功的一个关键因素，然而，应用免疫抑制剂可以干扰全身的免疫机能，引起一系列毒副反应，所以，其使用受到很大的限制。对同种异体神经移植抗原性的研究使人们有可能通过其他途径去避免或减轻移植免疫反应，从而在不应用免疫抑制剂的情况下使移植获得成功。国内刘小林团队用化学萃取的方法制备的人去细胞神经保留了完整的神经支架结构和神经基底膜管。这种材料用于修复周围神经缺损具有独特的优势：①免疫原性低，异体移植没有明显的排斥反应；②去细胞基底膜管可为再生的轴突和神经膜细胞提供一个通道，使轴突的生长锥能找到最适的基质黏附信号而定向延伸；③细胞外基质可促进许多细胞的迁移和再生轴突的生长；④可根据所修复神经的直径、长度定制不同规格的支架。该材料目前是国内唯一上市的去细胞神经修复材料，为神经缺损的修复提供了一种有效的方法。

（二）神桥™的安全性和适应证

本研究的目的就是评价神桥™这种材料修复周围神经缺损的安全性和有效性。

结果发现，未发生一例排斥反应和全身反应。其术后 1～3 个月血生化和免疫学检测均正常。此结果提示 hANG 免疫原性极低，植入体内后不影响伤口愈合，对机体免疫系统的影响也很小，具有良好的组织相容性和安全性。国内多中心临床研究结果也证实神经安全性。

臂丛损伤神桥™移植治疗适应证：臂丛损伤时间小于或等于 18 个月，神经缺损小于或等于 5 cm。

禁忌症：①全身感染或产品植入部位感染，或感染完全治愈后不足 3 个月；②产品植入部位血管床条件差，或无血供良好的软组织覆盖；③患有神经系统性病变、免疫性疾病或对本品过敏；④有严重的心理障碍、精神异常或有过敏史者。

（三）影响疗效的因素

1. 手术时机

臂丛损伤后越早修复，效果越好。离断的神经获得一期修复后，新生的神经很快长入到神经远端。神经损伤长时间未能修复者，神经损伤部神经断端回缩，瘢痕组织增生，神经瘤、胶质瘤形成，修复时须切除，存在神经缺损；远段神经基底膜管失神经支配塌陷，有纤维化可能，妨碍新生的神经纤维长入；效应器、肌肉、感受器有萎缩、变性、纤维化可能。在行神经修复时，是否存在较完整的感觉神经末梢和运动终板，对神经功能的恢复有明显的影响。一般认为，触觉小体在失神经支配后 30 周基本退变消失，但可由游离神经末梢的形成恢复其部分功能；环层小体退变缓慢，神经修复后其功能基本可恢复；运动终板退变后不能再生。现提倡尽早修复。一般要求在伤后 3～6 个月内修复。近侧损伤超过 6 个月修复，疗效明显降低；9～18 个月修复，功能近乎无恢复。而远侧平面正中、尺神经伤后 31～48 个月修复，仍有恢复部分感觉功能的可能。

2. 年龄

年龄在决定神经修复的效果上是否很关键，尚未有确定的证据。从临床报道来看，同样条件下，幼儿神经损伤修复后功能恢复优于儿童，青少年优于成人，50 岁以上预后较差。分析其原因，可能为年少儿童肢体长度较短，神经再生的距离也短，轴突再生到终末器官也快，终末器官萎缩的程度也轻些，功能恢复会更满意。而老年人反应性、灵活性较低，代偿适应能力较弱；若加上营养状况不好、局部血管硬化、血运欠通畅，或肢体要长期固定，或缺乏锻炼，更会影响功能的恢复。

3. 神经缺损长度

神经损伤后原则上应在无张力下缝合。对于神经缺损在 2 cm 以上者，应进行神经移植来修复，短段神经移植比长段移植者效果好，自体移植长度在 5 cm 以内修复效果良好，一旦超过 10 cm，效果大打折扣。因此，不同的缺损修复长度对疗效有重要的影响。本研究结果认为，臂丛损伤 5 cm 以内的神经缺损可以用神桥™来修复，超过 6 cm 不建议用于成人。

4. 修复技术

（1）神经两断端的准备。急诊神经修复时显露神经两断端，做适当的游离即可；陈旧性神经断裂伤修复时，须用锐利剃须刀片垂直神经纵轴切除近断端神经瘤、远断端胶质瘤，然后横形切开、不完全切断神经，在手术显微镜下观察断面有无正常的神经束出现。正常神经束呈浅灰色，有光泽，切面有颗粒状突出，束间组织柔软而疏松。如无正常神经束出现，则用刀片做每隔 1 mm 的连续切割，直至正常神经束出现，再完全切断断面。

（2）神经两断端的接近对合。注意神经两断端间隙的长度，要求无张力。

（3）神经两断端的对合排列。以神经干断端的形状、神经束在断面的分布情况、神经表面营养血管的位置等作为标志，尽量使神经断端精确对合。

（4）无张力缝合。较大神经用 8 - 0 尼龙缝线间断缝合，较小神经用 10 - 0 线缝合。

5. 损伤类型和性质

单纯玻璃伤或锐器刀切伤对神经损伤较小，神经断面整齐清洁，神经修复后疗效较好；挤压伤的损伤范围较广泛，神经修复后的疗效欠佳；而臂丛损伤更复杂，往往既有牵拉伤，也有断裂伤及根性撕脱伤，影响了修复效果。

参 考 文 献

［1］张真，卢晓风．生物材料有效性和安全性评价的现状与趋势［J］．生物医学工程学杂志，2002（1）：117-121.

［2］刘小林，林焘，等．周围神经长段缺损桥接修复的相关因素［J］．中华显微外科杂志，2017，40（1）：8-12.

［3］VASUDEVAN S，HUANG J，et al. Detergent-free decellularized nerve grafts for long-gap peripheral nerve reconstruction［J］. Plast Reconstr Surg Glob Open，2014，2（8）：201.

［4］GONZALEZ-PEREZ F，COBIANCHI S，et al. Tubulization with chitosan guides for the repair of long gap peripheral nerve injury in the rat［J］. Microsurgery，2015，35（4）：300-308.

［5］王鸿奎，张沛．周围神经组织工程生物材料的生物相容性评价［J］．中国组织工程研究与临床康复，2007（9）：1719-1723.

［6］孙明学，卢世璧，等．化学去细胞异体神经修复神经缺损长度的实验研究［J］．中国矫形外科杂志，2006，14（8）：603-607.

［7］朱家恺．显微外科学［M］．北京：人民卫生出版社，2008.

［8］ZHENG C，ZHU Q，et al. Improved peripheral nerve regeneration using acellular nerve allografts loaded with platelet-rich plasma［J］. Tissue Engineering Part A，2014，20（23-24）：3228-3240.

［9］ZHANG Y，LUO H，et al. A nerve graft constructed with xenogeneic acellular nerve matrix and autologous adipose-derived mesenchymal stem cells［J］. Biomaterials，2010，31（20）：5312-5324.

［10］LUO H，ZHANG Y，et al. The protection of MSCs from apoptosis in nerve regeneration by TGFbeta1 through reducing inflammation and promoting VEGF-dependent angiogenesis［J］. Biomaterials，2012，33（17）：4277-4287.

［11］MOKARRAM N，DYMANUS K，et al. Immunoengineering nerve repair［J］. Proceedings of the National Academy of Sciences，2017：5757.

［12］顾晓松．神经再生［M］．北京：科学出版社，2013.

［13］MOKARRAM N，MERCHANT A，et al. Effect of modulating macrophage phenotype on peripheral nerve repair［J］. Biomaterials，2012，33（34）：8793-8801.

［14］GAUDET A D，POPOVICH P G，et al. Wallerian degeneration：gaining perspective on inflammatory events after peripheral nerve injury［J］. J Neuroinflammation，2011，8：110.

［15］DE MEDINACELI L，FREED W J，et al. An index of the functional condition of rat sciatic nerve based on measurements made from walking tracks［J］. Exp Neurol，1982，77（3）：634-643.

［16］朱家恺，罗永湘，等．现代周围神经外科学［M］．上海：上海科学技术出版社，2007.

［17］ ZHOU X，HE B，et al. Etifoxine provides benefits in nerve repair with acellular nerve grafts ［J］. Muscle & Nerve，2014，50 （2）：235 – 243.

［18］ VAREJAO A S，Meek M F，et al. Functional evaluation of peripheral nerve regeneration in the rat：walking track analysis ［J］. J Neurosci Methods，2001，108 （1）：1 – 9.

［19］ 高伟阳. 周围神经损伤的诊断 ［J］. 中华手外科杂志，2016，32 （3）：161.

［20］ WERDIN F，GRUSSINGER H，et al. An improved electrophysiological method to study peripheral nerve regeneration in rats ［J］. J Neurosci Methods，2009，182 （1）：71 – 77.

［21］ UCHIHARA T. Silver diagnosis in neuropathology：principles，practice and revised interpretation ［J］. Acta Neuropathol，2007，113 （5）：483 – 499.

［22］ 胡文，顾晓松. 周围神经损伤动物模型神经再生效果的评价 ［J］. 中华显微外科杂志，2012，35 （5）：435 – 439.

［23］ DU J，LIU J，et al. Prompt peripheral nerve regeneration induced by a hierarchically aligned fibrin nanofiber hydrogel ［J］. Acta Biomaterialia，2017.

［24］ TANG S，ZHU J，et al. The effects of gradients of nerve growth factor immobilized PCLA scaffolds on neurite outgrowth in vitro and peripheral nerve regeneration in rats ［J］. Biomaterials，2013，34 （29）：7086 – 7096.

［25］ 顾立强，裴国献. 周围神经损伤基础与临床 ［M］. 北京：人民军医出版社，2001.

［26］ YANG L M，LIU X L，et al. Human peripheral nerve-derived scaffold for tissue-engineered nerve grafts：histology and biocompatibility analysis ［J］. J Biomed Mater Res B Appl Biomater，2011，96 （1）：25 – 33.

［27］ DEN DUNNEN W F，STOKROOS I，et al. Light-microscopic and electron-microscopic evaluation of short-term nerve regeneration using a biodegradable poly （DL-lactide-epsilon-caprolacton） nerve guide ［J］. J Biomed Mater Res，1996，31 （1）：105 – 115.

［28］ ZHENG J，SUN J，et al. BDNF promotes the axonal regrowth after sciatic nerve crush through intrinsic neuronal capability upregulation and distal portion protection ［J］. Neuroscience Letters，2016，621：1 – 8.

［29］ CHOMIAK T，HU B. What is the optimal value of the g-ratio for myelinated fibers in the rat CNS? A theoretical approach ［J］. PLoS One，2009，4 （11）：7754.

［30］ CHANG J Y，KESSLER H P. Masson trichrome stain helps differentiate myofibroma from smooth muscle lesions in the head and neck region ［J］. J Formos Med Assoc，2008，107 （10）：767 – 773.

［31］ HUDSON A R，HUNTER D，KLINE D G，et al. Histological studies of experimental interfascicular graft repairs ［J］. Journal of Neurosurgery，1979，51 （3）：333 – 340.

［32］ GLASBY M A，GSCHMEISSNER S E，HUANG C L H，et al. Degenerated muscle grafts used for peripheral nerve repair in primates ［J］. The Journal of Hand Surgery：

British & European Volume, 1986, 11 (3): 347 –351.

[33] ARCHIBALD S J, SHEFNER J, KRARUP C, et al. Monkey median nerve repaired by nerve graft or collagen nerve guide tube [J]. Journal of Neuroscience, 1995, 15 (5): 4109 – 4123.

[34] STRASBERG S R, MACKINNON S E, GENDEN E M, et al. Long-segment nerve allograft regeneration in the sheep model: experimental study and review of the literature [J]. Journal of reconstructive microsurgery, 1996, 12 (8): 529 –537.

[35] LAWSON G M, GLASBY M A. Peripheral nerve reconstruction using freeze-thawed muscle grafts: a comparison with group fascicular nerve grafts in a large animal model [J]. Journal of the Royal College of Surgeons of Edinburgh, 1998, 43 (5): 295 –302.

[36] ATCHABAHIAN A, GENDEN E M, MACKINNON S E, et al. Regeneration through long nerve grafts in the swine model [J]. Microsurgery, 1998, 18 (6): 379 –382.

[37] MATSUYAMA T, MIDHA R, MACKINNON S E, et al. Long nerve allografts in sheep with cyclosporin A immunosuppression [J]. Journal of Reconstructive Microsurgery, 2000, 16 (3): 219 –226.

[38] MATSUMOTO K, OHNISHI K, KIYOTANI T, et al. Peripheral nerve regeneration across an 80-mm gap bridged by a polyglycolic acid (PGA) -collagen tube filled with laminin-coated collagen fibers: a histological and electrophysiological evaluation of regenerated nerves [J]. Brain Research, 2000, 868 (2): 315 –328.

[39] BRENNER M J, JENSEN J N, LOWE Ⅲ J B, et al. Anti-CD40 ligand antibody permits regeneration through peripheral nerve allografts in a nonhuman primate model [J]. Plastic and Reconstructive Surgery, 2004, 114 (7): 1802 – 1814.

[40] WANG X, HU W, CAO Y, et al. Dog sciatic nerve regeneration across a 30-mm defect bridged by a chitosan/PGA artificial nerve graft [J]. Brain, 2005, 128 (8): 1897 – 1910.

[41] HU J, ZHU Q T, LIU X L, et al. Repair of extended peripheral nerve lesions in rhesus monkeys using acellular allogenic nerve grafts implanted with autologous mesenchymal stem cells [J]. Experimental Neurology, 2007, 204 (2): 658 –666.

[42] 黄喜军, 朱庆棠, 江丽, 等. 灵长类动物桡神经缺损修复模型的功能学评价 [J]. 中华实验外科杂志, 2013, 30 (12): 2674 –2676.

[43] 黄喜军, 朱庆棠, 江丽, 等. 复合异体脂肪干细胞的异种去细胞神经修复猕猴周围神经缺损 [J]. 中华显微外科杂志, 2014, 37 (1): 48 –55.

[44] 王东. 骨髓基质干细胞种植入去细胞同种异体神经构建猕猴组织工程化神经的实验研究 [D]. 中山大学, 2008.

[45] 黄喜军. 异体脂肪干细胞复合去细胞异种神经修复猕猴周围神经缺损的实验研究 [D]. 中山大学, 2012.

[46] 朱家恺. 显微外科学 [M]. 北京: 人民卫生出版社, 2008.

[47] 国家食品药品监督管理总局. 关于发布医疗器械生产质量管理规范的公告. 国食

药监械〔2014〕64 号，2014 - 12 - 29.

[48] 孙锐. 中国医疗器械 GMP 的意义和问题［J］. 科技创新与应用，2015
(26)：279.

[49] 国家食品药品监督管理总局. 关于印发医疗器械生产质量管理规范附录植入性医疗器械的公告. 国食药监〔2015〕102 号，2015 - 07 - 10.

[50] 郝和平. 医疗器械生物学评价标准实施指南［M］. 北京：中国标准出版社，2000.

[51] GB/T xxxx 组织工程用人源组织操作规范指南. 20141240 - T-464，2015 年报批稿.

[52] 全国艾滋病检测技术规范. 2015 年版，中国疾病预防控制中心 2004 年 8 月.

[53] 医疗器械监督管理条例. 2014 年修订版. 国务院令第 650 号，2014 年 3 月 7 日发布.

[54] 《医疗器械生产质量管理规范》（食品药品监督管理总局 2014 年第 64 号，2015 年 1 月 16 日发布）.

[55] 《医疗器械生产质量管理规范附录植入性医疗器械》（食品药品监督管理总局，2015 年第 102 号）.

[56] 《医疗器械说明书和标签管理规定》（食品药品监督管理总局令第 6 号，2014 年 7 月 30 日发布）.

[57] 《医疗器械生产监督管理办法》（国家食品药品监督管理总局令第 7 号，食药监械监〔2014〕143 号）.

[58] 《医疗器械生产质量管理规范现场检查指导原则》（食药监械监〔2015〕218 号，2015 年 09 月 25 日发布）.

[59] 《关于发布医疗器械工艺用水质量管理指南的通告》（食品药品监督管理总局，2016 年第 14 号）.

[60] 《同种异体植入性医疗器械病毒灭活工艺验证指导原则》（食品药品监督管理总局 2011 年 3 月 24 日发布）.

[61] 《一次性使用无菌注射器等 25 种医疗器械生产环节风险清单和检查要点》，第十二章（食药监械监〔2016〕37 号，2016 年 4 月 13 日发布）.

[62] 《医疗器械生产企业质量管理体系年度自查报告编写指南》（食品药品监督管理总局 2016 年第 76 号）（2016 年 4 月 28 日发布）.

[63] 《医疗器械不良事件监测和再评价管理办法（试行）》（国食药监械〔2008〕766 号，2008 年 12 月 29 日发布）.

[64] STANDARDS FOR TISSUE BANKING, American Association of Tissue Banks (AATB) . 13th Edition 2012. （组织库标准，美国组织库协会（AATB），第 13 版，2012）.

[65] JOHNSON P C, DUHAMEL R C, MEEZAN E, et al. Preparation of cell-free extracellular matrix from human peripheral nerve［J］. Muscle Nerve, 1982, 5：335 - 344.

[66] SONDELL M, LUNDBORG G, KANJE M. Regeneration of the rat sciatic nerve into allografts made acellular through chemical extraction［J］. Brain Res, 1998, 795：

44 – 54.

[67] DUMONT CE, HENTZ VR. Enhancement of axon growth by detergent-extracted nerve grafts [J]. Transplantation, 1997, 63: 1210 – 1215.

[68] WANG D, LIU X L, ZHU J K, et al. Bridging small-gap peripheral nerve defects using acellular nerve allograft implanted with autologous bone marrow stromal cells in primates [J]. Brain Res, 2008, 1188: 44 – 53.

[69] HU J, ZHU Q T, LIU X L, et al. Repair of extended peripheral nerve lesions in rhesus monkeys using acellular allogenic nerve grafts implanted with autologous mesenchymal stem cells [J]. Exp Neurol, 2007, 204: 658 – 666.

[70] HE B, ZHU Q, CHAI Y, et al. Safety and efficacy evaluation of a human acellular nerve graft as a digital nerve scaffold: A prospective, multicentre controlled clinical trial [J]. J Tissue Eng Regen Med, 2013.

[71] FRYKMAN G GK. Results of nerve grafting. in: R H Gelberman (ed) Operative nerve repair and reconstruction [J]. Lippincott, Philadelphia, 1991, 553 – 567.

[72] BROOKS D N, WEBER R V, CHAO J D, et al. Processed nerve allografts for peripheral nerve reconstruction: A multicenter study of utilization and outcomes in sensory, mixed, and motor nerve reconstructions [J]. Microsurg, 2012, 32: 1 – 14.

[73] DG K. Clinical and electrical evaluation. in: D H Kim, R Midha, J A Murovic, et al (eds) Kline and Hudson's nerve injuries, 2ed [J]. Elsevier Saunders, Philadelphia, 2008: 43 – 63.

[74] SECER HI, DANEYEMEZ M, GONUL E, et al. Surgical repair of ulnar nerve lesions caused by gunshot and shrapnel: Results in 407 lesions [J]. J Neurosurg, 2007, 107: 776 – 783.

[75] RAY W Z, MACKINNONZ S E. Management of nerve gaps: Autografts, allografts, nerve transfers, and end-to-side neurorrhaphy [J]. Exp Neurol, 2010, 223: 77 – 85.

[76] BOYD K U, NIMIGAN A S, Mackinnon SE. Nerve reconstruction in the hand and upper extremity [J]. Clin Plast Surg, 2011, 38: 643 – 660

[77] STEFANESCU O, JECAN R, BADOIU S, et al. Peripheral nerve allograft, a reconstructive solution: Outcomes and benefits [J]. Chirurgia (Bucur), 2012, 107: 438 – 441.

[78] MOORE A M, MACEWAN M, SANTOSA K B, et al. Acellular nerve allografts in peripheral nerve regeneration: A comparative study [J]. Muscle Nerve, 2011, 44: 221 – 234.

[79] MEEK M F, COERT J H. US Food and Drug Administration/Conformit Europe-approved absorbable nerve conduits for clinical repair of peripheral and cranial nerves [J]. Ann Plast Surg, 2008, 60: 110 – 116.

[80] DEAL D N, GRIFFIN J W, HOGAN M V. Nerve conduits for nerve repair or reconstruction [J]. J Am Acad Orthop Surg, 2012, 20: 63 – 68.

［81］ DUCKER T B，HAYES G J. Peripheral nerve grafts：Experimental studies in the dog and chimpanzee to define homograft limitations ［J］. Journal of Neurosurgery，1970，32：236 – 243.

［82］ SEDDON H J. The use of autogenous grafts for the repair of large gaps in peripheral nerves ［J］. British Journal of Surgery，1948，35：151 – 173.

［83］ MACKINNON S E，HUDSON A R. Clinical application of peripheral nerve transplantation ［J］. Plastic and Reconstructive Surgery，1992，90：695 – 699.

［84］ GU Y D，ZHANG G M，CHEN D S，et al. Seventh cervical nerve root transfer from the contralateral healthy side for treatment of brachial plexus root avulsion ［J］. J Hand Surg B，1992，17（5）：518 – 521.

［85］ 朱庆棠，郑灿镔，刘小林. 周围神经缺损修复材料临床适应证的考虑 ［J］. 中华显微外科杂志，2013，36（5）：417 – 421.

［86］ 王建云，刘小林，朱家凯，等. 化学萃取同种异体神经种植施万细胞的体外实验 ［J］. 中华显微外科杂志，2002，25：189 – 191.

［87］ 黄喜军，朱庆棠，江丽，郑灿镔，朱昭炜，路庆森，许银峰，顾立强，刘小林. 去细胞异种神经复合同种异体脂肪干细胞修复猕猴周围神经缺损的免疫反应研究 ［J］. 中国修复重建外科杂，2012，8（26）：993 – 1000.

［88］ 丁小珩，刘小林，刘育杰，姜凯，屈志刚，张宏勋，焦鸿生，方光荣，顾立强，朱庆棠，李智勇，何波，朱家恺. 去细胞同种异体神经修复材料临床应用初步报告 ［J］. 中华显微外科杂志，2009，32（6）：448 – 450.

［89］ SONDELL M，LUNDBORG G S，KANJE M. Regeneration of the rat sciatic nerve into allografts made acellular through chemical extraction ［J］. Brain Research，1998，795：44 – 54.

［90］ 袁鸿宾，卢世璧，赵庆，等. 去细胞神经同种异体移植的运动功能恢复 ［J］. 中华创伤杂志，2002，18：533 – 535.

［91］ MCGUINESS C N，KAY S P. The prespinal route in contralateral C7 nerve root transfer for brachial plexus avulsion injuries ［J］. J Hand Surg ［Br］，2002，27（2）：159 – 160.

［92］ WANG S F，LI P C，XUE Y H，et al. Direct coaptation of the phrenic nerve with the posterior division of the lower trunk to restore finger and elbow extension function in patients with total brachial plexus injuries ［J］. Neurosurgery，2016，78（2）：208 – 215.

［93］ 顾立强，向剑平，秦本刚，等. 健侧颈7椎体前路移位直接修复下干联合股薄肌移植治疗臂丛根性撕脱伤 ［J］. 中华显微外科杂志，2009，32（6）：444 – 447.

［94］ TERZIS J K，VEKRIS M D，SOUCACOS，P N. Outcomes of brachial plexus reconstruction in 204 patients with devastating paralysis ［J］. Plast Reconstr Surg，1999，104（5）：1221 – 1240.

第五编

周围神经损伤性缺损修复材料
生物制造的前景与展望

（责任主编：刘小林）

临床上治疗组织器官的损伤和功能障碍主要是通过自体移植、异体移植、异种移植以及人工代用品等方法，尽管这些方法已经取得了较好的疗效，但是免疫排斥、供体来源不足或需要二次手术将植入物取出等缺陷始终困扰着广大患者和医学界。特别是非脏器组织的缺损修复，如肌肉、血管、皮肤、韧带等软组织和骨头等硬组织，这些组织的缺损修复临床上绝大部分靠自体组织移植，即所谓的"拆东墙补西墙"的方式，存在供体不足、二次创伤等种种问题。例如，目前在临床上修复周围神经缺损的主要方法是自体神经移植，然而其来源极其有限，难以满足临床需要，且均来自细小的感觉神经，供体直径细，多与所需修复的神经不匹配，修复效果不保障，切取后供区永久性失神经功能障碍，形成创伤性神经瘤、皮肤瘢痕等。所以，许多学者一直致力于研究能够替代自体移植的方法和材料。其中，软组织的修复材料的研究是这一领域的难点和热点。人体不同软组织具有不同的生物学要求。软组织不仅单位体积内细胞含量高，新陈代谢中营养供给和氧气、废物运输要求高，而且针对软组织本身在体内所完成的功能，需要满足一定的生物活性功能，不同的组织也具有不同的生物学要求。例如，骨骼肌具有收缩性和兴奋性，接收到刺激后通过收缩牵动骨骼来实现运动功能，所以，骨骼肌实现其功能就需要满足一定的力学强度要求，同时还要求在受到刺激或信号作用下会实现收缩功能；血管是血液流通的通道，在血液运输过程中，血管除满足强度外，还必须有一定的扩张性和弹性，能够承担血液流通压力。在研究不同软组织中，还需要基于自身细胞的生长、增殖、分化观察其生物学特征，利用种子细胞或各类生物活性物质来满足生物学要求。软组织修复材料不仅要模拟实现自然软组织的功能，还需要支架本身能够达到软组织的生物学和物理学要求。近年来，材料科学和组织工程与再生医学的发展为这一领域的研究开拓了新思路。制备生物相容性良好的复合型生物支架材料，通过植入体内特定部位，或者在体外一定环境条件作用下，保持特定生理活性的细胞发挥特定生物学功能，同时生物支架材料逐渐被降解吸收，形成新的具有特定形态、结构和功能的相应组织、器官，达到促进组织再生、修复创伤和重建功能的目的。自 21 世纪以来，组织工程和生物制造已取得了突飞猛进的发展，各种结构相对简单的组织构建及缺损修复研究均已在高等哺乳动物体内获得成功，部分成果已开始临床应用。尽管国内外组织工程研究已经取得令人瞩目的阶段性研究成果，并向人类预示了一个再造组织与器官的美好前景，但目前仍面临众多艰巨的挑战。无论是天然生物支架材料还是人工合成材料，在人工软骨、骨、皮肤、肌腱、神经、角膜等诸多领域研究方兴未艾，但其研发出来替代上述组织后疗效极其有限。在每年组织工程领域的成千上万篇文献所报道的生物支架材料中，能真正成功应用于临床造福患者的微乎其微。例如在软组织生物制造材料的研究中，较为成熟的周围神经修复材料的研究已取得了很大的进展。天然生物支架材料和人工合成材料均可作为桥接神经缺损的神经修复材料，以化学萃取的同种异体神经及可降解的生物支架材料导管较为理想，并都已研发成功上市可用于临床，包括Ⅰ型胶原、聚羟基乙酸（polyglycolic acid，PGA）、聚消旋乳酸－ε－己内酯［poly（DL-lactide-epsilon-caprolactone）PLCL］和化学萃取的同种异体神经等。但这些材料大多只能用于短段神经的修复，多数限制在 3 cm 以内的缺损距离，且疗效仍没能超越自体神经移植，特别是长段神经缺损的修复仍是一个巨大的挑战。本编将从分析周围神经修复材料生物制造中的关键问题和展望发展前景入手，拓展分析软组织修复材料研发的问题所在和未来趋势，以期为今后软组织修复材料的研发提供新的思路和方向。

第一章　神经修复材料生物制造与软组织生物制造的关联性

体外再造具有一定生理生化功能的人体组织器官，以修复或重建病损组织器官，是人类有史以来便具有的一个梦想，也是生物制造工程的长远目标。最早的人造器官是机械性的，如心室辅助装置和全人工心脏，还有各种无生物活性的高分子材料构建的皮肤和血管等，后来发展到半机械性半生物性，如混合性生物人工肝等，再发展到今天制造完全类似于天然器官的全生物型人造组织器官。现阶段，研究人员还没有掌握自然界那样极精湛的技能。复制人体器官需要循序渐进，首先从单一组织入手，经过复杂组织、功能性组织，向部分和全部器官推进。

目前，在人体硬组织研究方面相对成熟。例如，个性化耳朵、颌骨等的再造与修复、整容性颌骨再造、体内植入型颅骨支承，及其他修复性医疗器件的设计与制造都已随着生物制造的发展逐渐成熟，现已形成多个以产品研发方向和以生物制造为核心的技术路线。人体硬组织材料（特别是骨、牙齿）基本上是结构复杂的陶瓷－有机物复合体。替代材料的研发尽量满足人体本身固有硬组织的力学性能指标和具有良好的生物相容性，即基本可以满足人体需要，相对而言，容易取得突破性进展。目前，现有的硬组织替代材料主要有金属材料、高分子材料、陶瓷材料以及它们的复合材料。

然而，在软组织应用上，由于其结构和生物功能复杂，涉及细胞种类数量众多，细胞和组织的调控及再生机理尚不很明确，血管网的构建尚未很好地解决，如何在体外实现人工制造并获得类似天然软组织功能的表达，其机理还待继续研究和阐明。其中，周围神经作为软组织典型代表，其修复材料的研发与应用具有相当大的参考价值。

第一节　周围神经修复材料生物制造要求

由于严重创伤、肿瘤切除、先天性畸形等原因造成的周围神经缺损的修复与重建是当前周围神经领域的一大难题。当周围神经出现缺损后，需要使用移植物桥接恢复其连续性，使得近端生长锥发出的再生轴芽可以通过损伤段长入远端，重新支配靶器官而完成神经再生和修复过程。使用神经移植物可通过构建神经支架修复材料在神经断端之间架起一座桥梁，恢复神经连续性，起到支持细胞、引导和促进轴突生长的作用。自体神经移植几乎是唯一的选择，但自体神经来源有限，绝大多数为细小的皮神经，难以满足修复长段或粗大神经缺损的需要；而且，切除神经会造成供区神经功能障碍、创伤性神经瘤形成、切口瘢痕等并发症，增加了额外的麻醉和手术负担。寻找更好的修复材料是当前神经领域的主要研究内容之一。随着组织工程学和生物制造的兴起，提倡应用生物学和工程学原理开发能够修复、维持和改善组织功能的生物替代用品，将有可能对神经缺损的修复与重建寻找出解决问题的有效方法。

当周围神经损伤后，断端远端部分开始变性，结果是蛋白水解酶活动，新陈代谢的营养来源与神经元分离，细胞骨架崩解，细胞膜溶解。近端残端发生水肿，逆行退变损伤较小。细胞骨架和细胞膜降解后，包绕远端轴突的施万细胞的髓磷脂退化。吞噬细胞，如巨噬细胞和施万细胞清除髓磷脂和轴突碎屑。在清除碎屑和磷脂的同时，施万细胞和巨噬细胞分泌细胞因子促进轴突生长。随着碎屑的清除，新的轴芽从位于施万细胞间没有髓鞘区域的 Ravier 节发出由近端向远端生长。随着细胞生物学和分子生物学研究的进展，发现神经损伤后能够成功再生的首要条件是：①神经的细胞体必须得到保护，防止不可逆损伤的发生，并维持可生长状态；②再生的神经元突起能受到刺激而延伸，并通过引导作用穿越损伤部位；③轴突前端的生长锥能够寻找和识别到相应的靶器官，建立起新的有功能的突触。神经再生的三个条件缺一不可。为此，在进行周围神经缺损修复材料的研发时，应清醒地认识到周围神经再生过程的复杂性，修复材料作为支架，主要是用于桥接神经缺损起到引导轴突从近断端出芽，并提供轴突再生的良好微环境。但目前，无论天然材料或合成材料，没有一种材料制造的支架能够等同或超过自体神经的修复效果，自体神经移植仍然是修复神经损伤的金标准。为此，在考虑通过生物制造技术制备周围神经修复材料时，应当考虑以下问题和要求。

一、修复材料的结构

结构仿生，尤其是微结构特征，是实现周围神经仿生化研究的瓶颈问题。早期神经导管大多制作成中空管道或者是多孔的圆柱体形，主要是因为这两种形态的导管容易制造。中空管桥接于神经缺损时，神经断端会产生纤维蛋白原基质，形成促进轴突再生的前体，但修复效果有限。在神经导管内包含小的神经再生室或者亚层，能促进神经轴突生长的能力。因此，为模仿机体神经损伤自然修复，缩短修复时间，不少研究着重在改进神经导管内的基质成分、管道内纤维排列及导管材料等方面，使导管更准确地模仿机体正常神经的束状结构，但凡了解周围神经结构者，就深知其结构的复杂性。

周围神经的基本组成单位是神经纤维，许多神经纤维集合成神经束，若干神经束组成神经干。神经干内的神经纤维并不是始终沿着某一个神经束走行，而是不断地从一个神经束到另一个神经束，在束间互相穿插移行，呈丛状反复交织，不断交换神经纤维，使神经束的大小、数目和位置不断发生变化。一般在神经的近端，这种互相交错的情况频繁，穿插的纤维数量较多。神经纤维是由神经元的长轴突外包胶质细胞组成，包裹周围神经纤维的胶质细胞是施万细胞。根据髓鞘的有无，又可将神经纤维分为有髓神经纤维和无髓神经纤维。粗大的神经纤维都有髓鞘，施万细胞缠绕轴突过程中，鞘细胞的细胞膜融合并形成脂蛋白复合体，称为髓磷脂。施万细胞鞘和髓鞘隔一定的距离被郎飞结所隔断。郎飞结是沿轴突全长连续排列的各施万细胞的中断点，在两个郎飞结间，是由一个施万细胞及其环层髓板所组成。施万细胞的胞核为长卵圆形，其长轴与轴突平行，位于髓鞘边缘。各节髓鞘之间的郎飞结处是轴突发出侧支的部位。通常直径 1 μm 以下的神经纤维都是没有髓鞘的，每一个施万细胞可包裹 5～20 条没有髓鞘的神经纤维。包裹的方式，神经纤维既可不同程度地被包埋在施万细胞表面凹陷形成的纵沟内，也可深埋在沟中而形成短的轴突系膜，但系膜不会相贴形成髓鞘板层。在植物性神经系统中，还可以出现几条纤维被同时包在一条纵沟内，至接近终末时，又可完全没有施万细胞而成裸露的纤维。

除按髓鞘的有无分类外，习惯上还按神经纤维的直径和传导速度进行分类。神经冲动传递的速度和动作电位的大小与纤维的直径粗细有密切的关系。A 类纤维粗大、有髓鞘，一般直径在 3～20 μm，其传递速度为 15～100 m/s；B 类纤维中度、有髓鞘，一般直径在 3 μm 左右，传递速度为 3～14 m/s；C 类纤维细小、无髓鞘，一般直径在 1 μm 以下，传递速度为 0.3～1.6 m/s。

周围神经系统的神经纤维集合在一起，构成神经。在结构上，多数神经内含有髓和无髓两种神经纤维。在一条神经内可以只含感觉神经纤维（传入）或运动神经纤维（传出），但大多数的神经是同时含有感觉、运动和植物神经纤维。周围神经外面有三层由结缔组织构成的支持性鞘膜，分别称为神经内膜、神经束膜和神经外膜。神经内膜是围绕施万细胞外的一层薄膜，由少量结缔组织纤维和极少的扁平的结缔组织细胞所组成。若干神经纤维组成神经束，外面包有神经束膜。神经束膜的厚度为 2～100 μm，差别很大，与神经束的直径大小成正比。束膜的结缔组织是同心圆状板层结构，可分为三层：内层由单层束膜细胞构成，称为神经束膜上皮。此层内壁光滑，与神经内膜之间有一定的移动性。在束膜细胞交界处，胞浆突起相互汇合，重叠镶嵌，形成紧密的细胞结合层。细胞的基底膜相互融合，形成单层的隔膜，起到阻止感染蔓延的屏障作用。中层又称为板状层，由束膜细胞排列成整齐的同心圆，数层至十多层不等。束膜中的胶原纤维有收缩能力，所以，神经纤维在膜内呈波浪形松弛状态，当切断神经时，神经束膜出现退缩现象。外层为神经束膜与神经外膜的移行部分，胶原纤维逐渐增粗，排列不整齐。神经束膜的抗张力较强，在显微外科手术中，可行神经束膜缝合术。神经束膜的功能意义有：①神经束膜上皮细胞胞浆内有饮液空泡的作用，可完成物质的主动输送；②有扩散屏障作用，能防止大分子物质由血液进入神经中，有抗感染功能；③能保持神经束内的正压，若将神经束横断，神经内胶冻样液突出而成蘑菇状；④对所包裹的神经组织起支持作用。血管通过神经束膜时，一般是斜行穿过，故神经内压力增高时易阻断血流。神经外膜是周围神经最外层的疏松结缔组织，由纵行的胶原纤维束组成，其中有营养血管和淋巴管。其外层与神经系膜相连，后者为悬挂周围神经的系膜，有节段性的血管经此系膜进入神经外膜。神经外膜在神经表面有一定的滑动范围。神经外膜的疏松结缔组织不仅包在神经干的外面，也深入到神经束之间。神经外膜在不同部位多寡不等，可占神经截面积的 22%～80%。神经束数目较多处，神经外膜占的比例大；神经外膜在关节附近变得致密。

然而，即便了解了神经的基本结构，研发者仍无法清楚地了解神经内部的超微结构。为此，我们长期研究周围神经工程解剖生理学特征信息的提取技术及数字化模型的构建技术，包括提取神经再生通道及其支撑结构的宏观、微观三维拓扑特征信息，数字化描述神经再生微环境中关键要素时空分布特征以及基于结构和微环境特征信息建立数字化模型等技术。目前，已经提取人体不同种类、不同部位神经样本，采用CT、电镜等技术采集神经束和神经纤维形态、分布、走行，神经外膜和神经束间结缔组织拓扑结构等信息，通过大样本数据分析，获得周围神经工程解剖学特征性参数数据（详见本书相关章节），有望进一步认清神经束三维解剖分布的生理学意义，并有助于仿生神经修复材料的生物制造。例如，重要的微观结构特征可以选择孔径大小、孔隙率、迂曲度和渗透性等参数，这些结构特征不仅影响多孔结构流体力学性质，也能为细胞长入神经移植物提供基础，为营养物质、氧气的输入和代谢废物的输出提供孔隙空间。只有明白了这些问题，研发者们才能清晰地了解周围神经产品的研发方向，才能精确地模拟人体的组织器官并保持它们的特性，使研发出来的产品尽可能具备自体神经应有的生物学特性和相似的结构与生理特性，最大限度地促进周围神经的再生。

二、修复材料的选择

支架材料是生物制造研究的重要组成部分，是一种能够模仿天然组织功能，适合种子细胞生长和发挥生物学功能的生物活性材料，是影响组织重建成功与否的关键因素之一。作为周围神经组织工程的支架材料，其基本要求包括：①为外源性细胞提供生存空间，便于细胞粘附、生长、新陈代谢。②生物降解可吸收性，即材料在细胞生长、繁殖和组织再生过程中能逐渐被降解吸收。③良好的生物相容性，即支架材料及其降解产物对组织细胞无毒性和致突变作用，植入体内无抗原性和致畸作用。④良好的表面活性，即材料表面能使细胞良好地粘附和生长。⑤赋予新组织一定形态及生物力学性能。

（一）自体组织移植

自体组织移植有许多优点，与其他材料相比具有更好的组织相容性，而且能够作为再生的神经轴突以及细胞黏附和迁移的支持结构，已经广泛应用于神经修复。移植主要来源于皮神经，临床应用最多的是腓肠神经及大隐神经。但自体组织来源有限，且要延长手术时间，还有供区切口感染风险。其他可用来修复周围神经缺损的自体组织还包括肌肉、静脉、神经外膜、肌腱以及肌-静脉联合移植、静脉内膜外翻移植、自体施万细胞填充静脉移植等，已经有限地应用于临床并取得了一定的修复效果；但有仍然需要从患者身上切取组织的缺点。

（二）非自体组织移植

由于应用自体组织材料修复周围神经缺损有很多缺点而受到限制，许多研究者把目光投向非自体组织和细胞外基质为基础的材料上。同种异体和异种异体组织不需要从患者身体切取，供体来源丰富。不过这些组织有潜在传播疾病的可能性，而且需要应用免疫抑制剂或者经过去抗原处理。目前，有许多方法用来处理非自体组织材料，如热技术、射线照射和化学处理等，其目的在于清除或破坏细胞的免疫原性物质而保存细胞外基质成分，减少组织免疫反应，使之能够应用于临床。最常用的去细胞技术是热去细胞技术，应用反复冷-热循环处理来杀死细胞，使细胞碎裂。移植组织经过这种技术处理后，免疫原性可以显著减少甚至消失；其缺点是细胞外基质成分也部分被破坏，而且部分细胞碎片难以完全清除，植入机体后仍可导致一定程度的炎性反应。射线照射方法破坏组织细胞对细胞外基质结构破坏较少，但仍然不能清除全部有抗原性的细胞成分。化学处理方法可以更有效地清除细胞碎屑而保留细胞外基质。有研究人员采用热和化学去细胞方法联合处理肌肉组织后用于周围神经修复并取得了较好的效果。其他组织如小肠黏膜下层（small intestinal submucosa，SIS）和羊膜也用来修复神经损伤。小肠黏膜下层是来自小肠的去细胞基质，处理方法是用低渗溶液处理小肠的黏膜和肌层，溶解并冲洗掉细胞成分，剩下包括胶原、层粘连蛋白、生长因子、氨基葡糖多聚糖（glycosaminoglycans）、蛋白多糖及糖蛋白等的细胞外基质成分。Lantz 等将鼠原性的小肠黏膜下层复合施万细胞构建促进神经再生的导管，取得了和自体神经移植相当的修复效果。小肠黏膜下层与血管、泌尿系管道、肌腱等多种组织复合构建修复神经的支架材料也取得了较好的效果。羊膜来源于人的胎盘组织，是一种低免疫原性可降解的天然组织，能够刺激血管生成，可以不通过手术的方法大量获得。因发现它有促进神经再生的潜能而受到关注。将羊膜上皮细胞层去除，保留基膜形成结缔组织基质薄膜，用羊膜加工成导管修复 10 mm 鼠坐骨神经缺损取得了自体神经移植相似的结果。各种去抗原技术的发展，尤其是近年来心血管组织和皮肤组织等去细胞组织在临床的成功应用，为将来应用无细胞组织修复神经缺损创造了广阔的前景。

（三）细胞外基质成分

细胞外基质（ECM）是组织中除细胞外的所有成分，包括均质状态的基质（蛋白多糖和糖蛋白）和细丝状的胶原纤维，具有连接和支持细胞的作用，还是细胞附着的基本框架和代谢场所，为细胞的生存及活动提供适宜的场所，并通过信号转导系统影响细胞的形状、代谢功能、迁移、增殖和分化。

脱细胞基质材料是指将同种或者异种组织经过脱细胞工艺处理后所获得的组织细胞外基质材料。组织脱细胞是通过物理方法以及酶或者化学试剂破裂细胞，再去除细胞的成分，以此去除能够引起免疫排斥反应的抗原成分，同时完整地保留该组织独特的宏观、微观三维空间结构及一些对细胞分化有重要作用的生长因子，如成纤维细胞生长因子 2、转化生长因子 β、血管内皮生长因子等。

经过处理的细胞外基质材料具有良好的机械力学性能，组织相容性好，植入体内没有免疫排斥现象，在体内起着支持、连接细胞的作用；同时，其三维的空间结构及细胞因子有利于细胞的黏附和生长，具有良好的应用前景。

近年来，作为一种良好的组织工程支架，细胞外基质材料的研究获得很大进展，已经制备出脱细胞心脏瓣膜、心包、血管、皮肤、神经、骨骼肌、韧带、小肠黏膜下层（SIS）、膀胱黏膜下层（UBM）和肝脏等。这些支架材料保持了细胞外基质的形态、三维结构和成分，为宿主细胞提供了生长和代谢的场所，可诱导宿主细胞长入，从而完成对缺损组织的修复和重建。它具有良好的组织相容性和力学性能，能够长期存在，成为人体组织的一部分。

其他的细胞外基质如透明质酸、纤维蛋白原、纤维蛋白凝胶、海藻酸盐、琼脂糖和壳聚糖等能够促进神经再生，也被修饰改造应用于神经修复材料的研究中。

（四）合成材料的应用

合成材料的理化特性，如降解率、孔隙率、机械强度等可以优化控制，能够根据需要造出神经导管，所以极富吸引力。但由于机体对各种合成材料的炎性反应各不相同，所以组织相容性是合成材料需要重视的问题。有些合成材料虽然能够被机体免疫系统耐受，但是不能与细胞或者修复组织相容，因此，大部分合成材料需要经过生物修饰才具备较好的组织相容性。选择制作神经导管的合成材料还需要具备以下特点：①能够制成所需的形状；②能够被灭菌；③有一定的机械强度；④容易操作和缝合。

目前，应用于周围神经缺损修复的合成材料可大体分成非降解和可降解两大类。非降解的合成材料如硅胶管、聚四氟乙烯等许多也用来修复神经。硅胶管在 20 世纪 60 年代就开始被研究用以修复神经损伤，许多神经再生机制都是应用硅胶管修复神经缺损模型阐明的。硅胶管和聚四氟乙烯只能够修复相对较小的神经损伤，主要是因为导管没有通透性，没有外源性的生长因子的作用，一般难以修复鼠大于 10 mm 的神经缺损。由于材料不能降解，故有更高的感染风险，而且有后期压迫神经的可能，需要二次手术取出，而再生神经有受损的可能。所以，大多数研究人员认为应优先选择可降解材料，目前研究着重于半渗透、可降解的导管刺激修复更长的神经缺损以适应临床需要。研究较多的有多聚酯类，如 PGA、PLA、PLGA 等，这些合成材料没有毒性、容易加工、组织相容好，现在已经通过 FDA 的认证应用于促进神经再生的研究。它们能够加工成泡沫状，作为施万细胞植入支架以增加促进神经再生的潜力。除了多聚酯类以外，可降解的聚氨基甲酸乙酯和聚丁酸等应用于促进神经再生的研究。多聚乙二醇（polyethylene glycol，PEG）作为神经断端的黏合剂修复鼠坐骨神经。通过多聚乙二醇的处理，神经轴突电位的传导能够立即恢复；但是，只能用于神经断端能够直接对合的损伤而不能用于长节段的神经缺损。最近有研究探索这种系统能否促进神经再生。现已发现电荷对神经组织细胞的分化起着重要的作用，轴突的生长延伸能够被压电物质增强。polyvinylidene fluoride（PVDF）能够在变形表面产生电荷，导电的聚合物微丝如 polypyrrole 与生物刺激分子组合，就能够制成有内在活性的生物材料引导神经的再生。

三、修复材料提供的再生微环境

随着分子生物学技术的发展，对周围神经损伤后再生微环境的研究已成为近些年研究的热点。虽然组织工程学原理期待获得血供种子细胞的植入，来解决生物内环境的问题，但目前种子细胞的临床应用尚存在技术上与伦理上的种种问题。而将材料适当复合促进神经再生与成熟的药物或生长因子，可能是营造此种内环境的有效路径。这是因为周围神经损伤后，受损局部会释放一系列内源性因子促进再生，主要包括神经营养因子类（神经生长因子家族、睫状神经营养因子、胶质细胞源性神经营养因子、运动神经营养因子）以及非神经营养因子类（生长因子类、激素类）。它们相互作用、相互影响、相互制约，对周围神经再生的微环境起重要的调节作用。研究已表明早期在神经受损的微环境中导入外源性营养因子有助于损伤的修复和促进其再生。比较明确几种神经营养因子都能起到保护受损神经元、促进种子细胞或自身修复细胞增殖、调节细胞功能等作用，神经导管辅加适当因子后可支持更长距离神经缺损的修复。例如，NGF 能够有效促进有髓和无髓感觉神经纤维的再生；BDNF 能够促进髓鞘的形成；NT-4 可以显著增加神经损伤后慢肌纤维的神经重支配，有助于靶肌肉功能的恢复。其他一些非神经营养因子家族的生长因子，如 bFGF、GDNF、IGF-1 也有很强的促神经生长作用。此外，研究表明，透明质酸（hyaluronic aicd）、孕酮（progesterone）、FK506、甲状腺素 T_3 等都有促进周围神经再生的作用。

　　然而，现在应用的因子主要来源为①从动物身上通过血清提取某种生长因子；②通过基因工程重组在体外获得某种生长因子；③通过基因工程技术将外源的基因导入宿主细胞，使其在体内持续表达，从而获得某种生长因子。综观以上方法，都存在着一些难以解决的问题，如从动物身上通过血清提取生长因子所消耗的成本很大，而且提取生长因子的量极为有限，根本不能满足临床需要；并且动物血清很难提纯，含有不同程度的杂质；异种蛋白应用于人体也会发生免疫排斥反应；其成分相对单一，和体内多种生长因子同时作用的机制不同。通过基因工程重组在体外获得的生长因子虽然可以大规模生产，但其制备过程烦琐，费用高，投资大，周期也较大，价格昂贵，并且也只能生产单一成分的生长因子，且应用于人体还存在伦理学及法律纠纷问题，国外在这方面审批极为严格，这种方法距临床应用还有比较大的距离。另外，以上方法获得的单一生长因子作用有限，两种或两种以上的生物活性因子联合或序贯应用才可以发挥协同作用，从而可以减少生物活性因子的用量和更加高效地促进神经再生。所以，今后应当寻找一种既简便安全又经济高效的办法来获得多种生物活性因子并应用于临床。

　　近年来，从人体血浆中提取富血小板血浆（platelet-rich plasma，PRP）在组织工程研究中逐渐成为热点之一，其 PRP 制备较为简单，可经特殊的激活剂激活，释放出多种生长因子。已有成功将 PRP 应用于软组织损伤的愈合、骨与软骨组织工程中的报道，取得不错的效果，并开始被应用于口腔科、颌面外科整形科等临床很多领域。通过文献可以发现，这些生长因子有促进细胞增殖、移动、分化以及胶原蛋白合成、刺激血管化的作用，对周围神经再生有潜在促进作用。目前，已有学者将其局部注射于周围神经损伤处，取得良好的修复效果。如能将其复合到生物支架材料上，以期改善周围神经再生微环境，加快促进轴突的再生，则具有良好的应用前景。其研究工作和实验结果需要进一步地证明和完善。另外，临床上易于获得且可安全使用的药物中，也有不少具有促进神经再生作用。例如，银杏内酯（bilobalide）有助于导管引导的神经再生。顾晓松等也用促进神经生长的重要有效成分（神经再生素）加入生物可降解材料组成的神经移植物中，在动物实验研究中取得了良好的修复效果。

　　虽然神经导管辅加适当因子后可支持更长距离神经缺损的修复，但要注意用来构建的因子在溶液中多不稳定，半衰期较短，因此，有效剂量因子的持续给药是成功的关键，目前常通过构建给药系统，采用缓释技术来局部供给因子。一类是神经导管缓释因子，即将因子适当保护后与导管材料混合加工成型，或者先用适当材料与因子制备成缓释微球或纤维，然后将其嵌合于神经导管壁，这种管壁本身可通过降解缓慢释放因子。另一类是将缓释微球直接加入管腔内的凝胶基质或溶液中，通过管腔内容物缓释因子。因子给予的另一种策略是用编码外源因子的基因转染种子细胞，让其在修复过程中持续表达因子来发挥作用。但影响神经修复材料中因子作用的因素是多方面的，包括缓释体系构建方法、因子活性、生物安全性和稳定性、释放速率控制、载体降解调控等，这些问题还有待进一步研究。

总之，单纯生物支架材料生物活性有限，神经再生的速度和质量均受影响，如与多种具有促神经再生的生物活性因子进行联合构建，则可优化神经生长的微环境，将可取得良好的促进再生效果。

四、修复材料的血管化

软组织修复材料的移植与自体组织移植一样，植入体内后存在一个血运重建的过程，小块的移植组织由于可以尽快建立血液供应而获得成活，而大块的移植组织如果不能尽快建立血液循环，将由于缺血而发生坏死，最终导致移植的失败。在体外的种子细胞和生物支架材料的复合培养中，营养物质和氧气的供应及代谢废物的排出主要依赖渗透和扩散作用。植入体内后，种子细胞脱离了体外培养及复合过程中的代谢途径，而用以物质交换的活性微血管网络的缺失使其生存只能依靠相互之间的物质扩散及移植物和宿主组织之间建立的桥梁作用。只有在距离血供150～200 μm范围内的时候，种子细胞才能借助营养成分和氧气的摄取及代谢废物的排出存活。只有在移植物与周围组织紧密结合后，微血管才能长入生物支架材料，且使其与宿主组织的血液循环建立联系需要一定时间。可以看出，该段时期的长短及所建立血液供应系统的充分程度可能会影响种子细胞的形态、功能和表型，而且这种影响可能是不可逆的和长期的，严重时可能会导致细胞死亡，也会使软组织的原位再生和功能恢复的质量受到限制。另外，软组织修复材料是通过有创性外科手术植入体内的，而此过程必然会引起术区局部细胞、组织的损伤，因而会刺激周围血管对创伤愈合的反应。创伤愈合作为一种机体内部复杂而有效的制约和平衡系统，其不同时间内出现的一系列功能性阶段会影响植入的移植物与其周围微环境的整体化。若无良好的血运，创伤愈合反应无法及时达到稳定状态，则容易导致移植物的失效而成为异物。

例如，周围神经移植物能否及时和充分地再血管化最终影响所修复神经的再生和功能恢复，仍然是其能否实现长段神经缺损修复的限制因素。生物支架材料在体内必须及时完成再血管化，形成具有活性的微血管，以维持种子细胞的生存、表型、生物学功能及支持神经再生，否则延迟血管化导致长段神经缺损修复后中央区坏死，从而出现纤维组织增生、移植材料塌陷和轴突再生延迟等问题，因此，促进生物支架材料的再血管化成为选择理想生物支架材料和成功构建组织工程化周围神经的过程中必须要考虑的重要问题。

神经修复材料植入后，早期为局部创伤、血肿形成过程，在移植物与受区之间出现内皮样细胞，围绕形成管腔结构，并发生如下变化：血管芽→毛刷状血管→树枝状血管→串珠状血管→海绵状血管，而后相互交通吻合成毛细血管网，并向植入物内部转入、扩散。影响移植物血管化的因素有：内皮细胞、血管化诱导生长因子、支架特性、受区局部情况等。

目前，促进神经修复材料血管化的策略和方法主要有：①对人工神经导管材料进行修饰，主要包括是在导管表面固定添加一些促进血管内皮细胞粘附和增殖的物质，如胶原、纤维结合素、层粘连蛋白等。②在人工神经导管内置入缓释的复合生长因子，可以诱导血管内皮细胞向材料内部迁移、增殖，从而形成毛细血管网。直接诱导血管内皮细胞分裂、增殖和迁移的生长因子主要有 VEGF 和 FGF 家族，体内能间接促进血管形成的生长因子有 TGF-β、PDGF 和 Ang 等。后者主要作用是促进血管周细胞和平滑肌细胞的分裂、增殖和迁移。③利用血管内皮细胞种植在材料内增殖，分化形成血管。④体内血管网包裹，例如利用带蒂大网膜移位包裹人工神经移植体，促进其早期再血管化。⑤血管束植入，即通过吻合血管的神经移植来改善移植神经的血供。神经血管束的植入方法相对于血管网包裹而言可能具有更大的优点，比较符合生理上神经血供特点，植入材料内部后缩短了再血管化的距离和时间，而且可以形成以植入血管束为蒂的带蒂人工神经。

　　总之，促进神经修复材料的血管化，为种子细胞和组织再生提供成活所必需的营养及氧气，是移植物成活的关键。目前，采用的血管化的方法或多或少地存在一些问题，各有利弊，究竟采用何种方法能取得最佳的修复效果还不确定。另外，还需注意，不能一味地不分条件地促进血管化，须密切关注并控制血管新生的过程，避免血管的过度增生，进而形成良好的血管化神经修复材料。相信随着对血管化的形成和调控机制分子水平的基础研究的不断深入，以及各种技术手段的不断发展、完善，最终会找到比较理想的神经修复材料血管化的方法。

五、材料生物安全性评价

　　由于软组织修复材料产品的结构、功能更加接近天然组织器官，能为组织缺损或器官衰竭的病人提供更好的治疗，因此，从 20 世纪 80 年代末期开始研究组织工程以来，各国政府、学术界和产业界都非常重视，特别是美国投入了大量人力和财力。目前，组织工程研究已涉及皮肤、胰腺、肝脏、肾脏、膀胱、输尿管、骨髓、神经、骨骼肌、肌腱、心脏瓣膜、血管、肠、乳房等组织器官。为此，软组织修复材料产品的安全性评价也被提到议事日程上来，开始受到各国政府和学术界注意并投入人力和物力进行研究。

（一）组织工程材料的生物相容性

1. 选材的首要条件

　　生物相容性是研制植入用医学材料，制造人工器官选择材料的首要条件，植入体内材料只有能满足生物相容性，才有可能用其研制人工器官。关于材料的生物相容性的要求和理解的定义目前尚不统一，不论什么材料植入人体，对机体内环境来说，它都是人体组织之外的一种异物，或称之为异物体。从材料植入之日起，它即开始对机体组织细胞产生不同程度的物理化学因素的刺激影响，如引起结缔组织增生、组织钙化等变化；而另一方面，机体的神经、体液系统内环境对植入的生物材料也会产生一系列侵蚀影响和排异反应，这是机体固有的一种防御机制。如果材料植入体内引起的这种双向反应对机体组织影响的程度轻微，不构成对植入的人工器官或器件的结构和理化性能造成损害，也不影响植入器件功能正常发挥，我们说这种材料的生物相容性能满足临床医疗的需要。如果机体组织对植入材料引起的生物反应、理化反应对机体生理功能，对材料本身的物理学、化学性状造成较严重的影响，或者可能减弱材料的机械强度，则可引起人工器官的功能丧失，严重地影响人体健康，使用生物相容性不好的材料制造人工器官，不但达不到临床的医疗效果，反而有害。因此，制造任何植入医用器件和人造器官，选材之前，必须检测该材料的生物相容性是否符合要求。生物相容性是研制医用器件和生物材料的首要条件。

2. 植入材料对人体的双向影响

任何植入人体的医疗器件以及人工器官，植入人体后均发生程度不同的双向影响，在材料和人体组织间产生相互作用，可能使各自的功能和性质都产生相应的改变。这种影响不仅能导致生物材料变性，人工器官的功能受到破坏，更重要的是对机体的组织器官可能造成各种危害。植入材料和机体之间产生的双向影响以及可能产生的后果，严重者可导致患者疾病加重，甚至死亡。

（二）修复材料的评价标准

国外对于植入型医用器件和人造器官选材的生物相容性制定了明确的要求和选材标准。如国际生物材料组织正式成立了 ISO/TC 194 医疗器械生物评价委员会并颁布了 ISO 10993 系列标准，这些标准已逐步被世界各国所采用。我国也十分重视医疗器械材料的生物学评价工作，在国家食品药品监督管理总局的领导下，在全国若干地区组织高校、研究所建立了生物材料检测中心，承担国家的生物材料的检测评价工作并制定法规、评价程序。1994 年，我国派团参加了 ISO/TC 194 国际年会并申请成为该国际组织的成员国。多年来，我国有关单位认真参考 ISO 10993 系列标准，制定并公布执行了我国有关医疗器械生物学评价的国家标准 GB/T 16886、ISO 10993 系列标准，保证了植入性医疗器件和人工器官的质量以及在临床应用的安全性和有效性。

通过评价什么项目，才能反映出材料的生物相容性问题，是一个比较复杂的系统工程。许多方法和评价标准（ISO 10993 国际标准、GB/T 16886 我国的标准）其主要精神是观察研究材料植入体内长期及短期与机体组织、细胞、血液相接触后所引起的各种不同的机体反应。人体或实验动物体内植入医疗器件或人工器官后，特别是长期与植入的材料接触时，机体组织细胞可能会发生急性或慢性反应；但植入生物相容性好的材料，不论对机体组织细胞或对材料本体，不应产生不良反应。

（三）修复材料的生物安全性评价

植入体内医用材料的安全性评价，是与材料的生物相容性分不开的。一般来说，生物相容性好的材料，对机体的毒性小，长期使用安全性大。总体上看，高分子材料的分子结构多数都比较稳定，但在材料的合成过程中，由于采用了不同的加工工艺及可能增加了各种添加剂、溶剂等，以及加工过程中混入不洁物，如细菌、杂质、热源等，都能使材料具有了不同程度的潜在毒性。当材料植入体内后，从材料表面，特别是某些小分子毒性物质的逸出，可能会使原本无毒的高分子材料呈现出一定的毒性。因此，选择适当的毒理学检测方法，对材料进行安全性评价是非常必要的一环。关于生物材料的安全评价，许多国家都相应地制定了各种评价方法和要求，其中最有代表性的是国际标准组织（ISO）先后制定了不同的评价要求和规定。目前，国际上通用的高分子材料安全评价项目有：细胞毒性实验，皮肤刺激实验，全身急性、亚急性、慢性毒性实验，皮内实验，热源实验，长期植入实验，黏膜刺激实验，组织细胞的粘附性和增殖性实验等。因此，对用于体内植入性生物材料的安全性要求应达到如下标准：①血液相容性要达到抗血小板血栓性、抗凝血性、抗溶血性、抗血细胞减少性、抗补体系统激活性等。②组织相容性应具备细胞黏附性、细胞的增殖性、细胞的激活性、抗细胞原生质的转化性、抗炎症诱发性、无致癌性、无致畸性、无抗原致敏性等。③致癌实验、致敏实验、致突变实验。如果是生殖系统使用的相关生物材料，还要进行致畸实验等。④遗传毒性实验、生殖和发育毒性实验、材料的体内降解实验。如果是金属材料，还要进行体内腐蚀电化学实验。从目前对材料血液相容性的研究方法来看，尚不甚完善，仍需从分子生物学水平，从血小板、凝血系统与材料表面的相互作用上弄清它们之间的关系，建立新的抗凝血材料设计和研究方法，才能更好地研发出新的优良的抗凝血材料。当前国内外学者在研究新的生物材料中，很注意在仿天然生物材料上，通过化学改性、酶处理等手段，显著地提高材料的血液相容性和组织相容性，制造出生物相容性优良的植入体内用的医疗器件和人工器官。

（四）美国 FDA 对组织工程产品安全性评价的思路

美国食品药品管理局（FDA）最早注意到组织工程产品的安全性评价和监督管理，在 1994 年组建了 FDA 组织工程工作组（TEWG），该工作组由 FDA 的 5 个中心（CDRH、CBER、CDER、CFSAN 和 CVG）＊的人员组成，研究组织工程产品的安全性和监督管理问题。1996 年在加拿大召开的第五届世界生物材料大会期间，FDA 主办了"生物技术生物材料：对组织工程产品的全球管理"研讨会，强调了组织工程产品安全性评价的重要性。1997 年，FDA 颁布了基于人体细胞和组织的产品的管理办法。

目前，FDA 的 TEWG 认为组织工程产品应包括移植人体组织或器官（自体或异体组织）、动物组织或器官（转基因动物或异种移植器官），带有或不带有生物材料和哺乳动物细胞培养、选择或扩展（体细胞和遗传细胞治疗品），以及仿生设计的全合成材料。现阶段对组织工程产品还没有整体的管理办法及评价方法，仍按医疗器械管理的三个阶段进行安全性评价。

1. 临床前评价

临床前安全性评价包括：生物或生物材料产品成分的来源，遵守与使用自体组织有关的安全预防措施；对异体和异基因细胞或组织采用适当的捐献人的筛选程序，防止病毒传染；毒性实验（局部与全身的急性和慢性实验）；对同种抗原和异种抗原或对生物、生物材料化合作用的免疫反应造成的潜在致癌或免疫性实验；生物降解产品的毒副作用；灭菌对产品的影响；等等。其中特别要注意：①对生物或生物材料成分的结构和功能特性及生物相容性进行评价，其评价依据主要是 ISO 10993 系列标准。②体外和动

＊CDRH：设备仪器与放射健康中心，Center for Devices and Radiological Health.

　CBER：生物学评价及研究中心，Centre for Biological Evaluation and Research.

　CDER：药品评价和研究中心，Center for Drug Evaluation and Research.

　CVG：校准和验证组，Calibration and Validation Group.

物模型必须适用于产品的治疗模型，并必须考虑免疫性和药理不相容性交叉物种问题。鉴于同种异基因及异种细胞和组织的应用，必须确保免疫相容性，最大限度地减少或清除不利的免疫反应或炎症反应。③对于组织工程产品的分子或细胞成分，必须考虑对细胞增生、分化的控制和所需表达的调节，并有适当的实验方法进行监测。

2. 临床研究

FDA 的新药临床研究（IND）为三期，新医疗器械临床研究（IDE）为二期，TEWG 认为组织工程材料临床研究可为二期，在临床研究设计过程中，应考虑疾病或疾病的发展过程史以及交替治疗手术的情况，例如，合适的受试对象，确保安全的监控方法，临床功效的确定，有关对照组的选择等。

3. 上市后监督

由于组织工程产品的特殊性，应加强产品上市后的监督，生产企业应尽可能建立细胞或组织捐献者与最终产品接受者的详细记录及保持相关联系的记录，并且及时提供不良反应或不良事件报告。FDA 认识到组织工程产品的复杂性，会涉及器械、药物、生物制品等的评价，因此需要跨部门合作审查，以保证产品的安全性。

（五）组织工程材料安全性评价体系的现状及趋势

1. 动物整体试验仍为主流，但试验动物可能革新

迄今为止，动物体内植入仍是研究生物材料与机体反应的主要手段。通常所用的试验动物包括小鼠、大鼠、兔和狗，极少数使用猪和猴。由于生物材料的最终目的是要应用于人体，因此，在临床前动物试验中，应力求选择与人相近的试验动物，使所观察到的机体反应与人体机体反应的相似程度更高，所获信息更具指导性。部分实验表明，在目前的一些动物中所观察到的试验现象与临床应用的结果相差甚远，主要是由于所用动物与人的机体反应可比性太小。比如，Kirkpatrick 等的研究表明，啮齿类动物与人体生理的巨大差异导致了假阳性结果的出现。他们将 9 种经过长期的临床应用证实对人体无害的骨替代合金材料制备成直径为 15 mm 的圆片，分别植入到一共 490 只大鼠背部皮下。经过两年观察，在 1266 处植入点中，共有 340（27%）处发生了肿瘤。其中，纤维组织细胞瘤和多型性肉瘤的发生率最高。该结果不得不使人们反思：在药理、食品毒理检测中广泛应用的啮齿类动物是否适合于生物材料的安全性评价。

非人灵长类（如猴和狒狒）与人的亲缘关系最近，理论上讲是研究生物材料机体反应最好的试验动物。但是，非人灵长类孕期长、一胎单生，不易于大量饲养和繁育（世界上最大的狒狒养殖场也不过 2700 余只），资源极其有限，价格十分昂贵；不易在无菌条件下饲养而容易引起种间传播疾病；因其体貌与人相似而易引起伦理学问题。因此，非人灵长类已经被否决用做异种移植供器官/组织源。显然，其更难用做常规的试验动物，目前只用做人体在接受外源物质（异种器官或组织等）之前，作为最后屏障检测评价的试验动物，使用数量极少。即便如此，在发达国家，该类动物的应用仍遭到动物保护者的强烈抗议。尽管在建立生物材料有效性和安全性评价体系的过程中，人们很早就认识到小动物因与人体的巨大差异和极大的使用数量，提出必须寻找合适的大动物模型替代小动物并减少试验动物数量（如美国 NIH 在 1995 年生物材料的 Workshop 上就呼吁寻找可以替代啮齿类动物的大动物模型），但迄今毫无进展。

越来越多的研究证实，猪肾脏的大小、形态结构和功能与人相似，猪心脏对运动的反应也与人相似；人与猪密切相关地生活了数千年，至今未见报道在普通接触的情况下猪携带的病菌传播给人类的例子。此外，猪的性成熟周期短，一胎多生，易于大规模饲养和繁殖，资源丰富，价格低廉，涉及动物保护和伦理问题相对较少而适合于用做试验动物。张兴栋等在 Ca-P 系生物材料成骨作用的研究过程中发现，与人关系越近的动物成骨效果越好。而在非灵长类动物中，用猪作为实验动物的效果最好。同时，在第六届世界生物材料大会上，美国一家生物测试中心（Biological Test Center，BTC）也用巨幅广告宣传其使用猪进行安全性评价的业务项目。但普通猪个体差异大，可比性小，难于建立标准化评价体系。要建立标准化评价体系，最好是选择遗传背景相对稳定、个体差异小、来源可靠的猪作为实验动物。克隆猪是很好的选择。但其造价高昂，数量极其有限，用做普通的实验动物显然不现实。因此，近交繁育的猪受到极大关注（BTC 公司宣称其用于材料评价的猪为近交繁育）。全世界已有一些猪种正在实行近交繁育。在我国，版纳小耳猪从 20 世纪 80 年代即开始近交繁育，到目前为止，已获第 18 代，推测其 20 世代即接近纯系，是目前世界上近交程度最高的猪，有可能成为极好的实验动物。但是，用猪做生物材料安全性评价，国内外的工作基础均十分薄弱，还有很多工作尚待进行。只有充分深入地研究，才能确定其是否适合用做生物材料安全性检测的大动物。

2. 体外评价体系迅速发展，可望部分替代体内实验

虽然，目前生物材料有效性和安全性评价所依赖的主要手段仍是动物体内植入实验，但随着研究的不断深入，单纯的体内植入实验越来越满足不了材料发展的需求，其局限性日益明显。首先，体内实验周期往往较长，过程烦琐，耗时费工，无法满足材料初步设计过程中对大量材料实现高效快速筛选的需求。其次，体内因素复杂，不易于控制，难以准确获取机体对材料某种因素产生的特异性信息，无法提供对材料进一步优化设计的确切的指导性意见。最后，材料植入体内后，往往只在几个时间对植入体进行观察，时间点的选择不当可能遗漏大量实验信息。而体外实验操作相对简单，可控性强，能够探讨材料单一因素对机体的影响，方法重复性好，不受由手术所致创伤的影响，在观察材料和细胞/组织短时间接触后所发生的反应方面有很大的优势。比如，水泥类物质，其毒性反应往往在光聚合后迅速发生，因而，研究者认为体外评价方法尤其适合评价其体内毒性。基于以上种种原因，生物材料有效性和安全性的体外评价体系在短时间内得以迅速发展。

材料细胞毒性的检测可能是建立体外评价体系最初的目的。到目前为止，几乎所有的材料都通过这一体系进行评价。浸提液法是较早发展起来的一种方法，主要检测材料易溶出物质的毒性。具体操作是：先将材料于浸提液中浸泡，然后将浸泡后的浸提物加入细胞培养液，观察溶出物对细胞的毒性。最近，Muller 等的研究表明，不同的浸提液显示的结果不同，因而浸提液的选择极为重要。对材料细胞毒性最敏感的方法，目前使用最多的方法是将细胞直接接种于材料上的直接接触法。直接接触法不仅可以观察材料溶出物的毒性，还可以观察细胞对材料的黏附及细胞在材料上的生长情况。对于一些非化学因素所致的毒性，直接接触法是很好的评价方法。

由于文献报道的绝大多数生物材料都没有明显的细胞毒性，因而，从所获资料可见体外评价体系目前更多地体现在材料结构与功能关系方面的研究。表面活性几乎是所有

生物活性材料的共性之一。体内植入后，最先发生在材料与细胞/组织界面的反应往往对以后发生什么样的反应（被机体接收并正常发挥功能或被机体排斥等）起决定性的作用。因而，精心设计或改造材料的表面结构、控制材料与细胞/组织的界面反应是材料优化设计的主要内容。而监测、观察材料与细胞/组织的界面反应的重要性研究一直是生物材料领域的热点，也是难点。材料与细胞的体外复合培养模型的建立无疑为这一工作的深入开辟了新的途径。大量研究集中使用参与材料功能发挥的细胞来评价材料的有效性。比如，在骨修复/替换材料领域，主要使用成骨细胞以及与成骨相关的前体细胞等建立体外评价体系，观察细胞对材料的趋化、粘附，细胞在材料表面及内部的生长、增殖和分化，并监测细胞的一些重要功能分子的表达。与此同时，观察材料在细胞培养体系中的溶解、表面结构的重组、材料表面物质的沉淀等现象及其与细胞表型表达的关系，从细胞与材料两方面的信息对材料进行评价。大量研究表明，体外实验的结果为下一步体内植入后的观察提供了有用的线索。

3. 检测手段不断更新，机理研究日渐深入

形态学观察是研究材料与细胞相互关系最基本的内容。倒置相差显微镜可以观察体外复合培养体系中材料边缘细胞的附着和生长状况，而扫描电子显微镜是目前观察材料表面的细胞及其分泌物使用最多的手段。最近，激光扫描共聚焦显微镜被引入到材料与细胞相互关系的研究之中。它是通过标记于材料或细胞上的荧光物质发出的荧光而采集图像。凡是能够用荧光物质标记的物体都能够在激光共聚焦显微镜下观察；而且，激光共聚焦显微镜扫描器的微径马达移动的距离可达 $300\ \mu m$，对材料薄片可以不做切片或磨片处理，只经荧光标记而不需要镀金，最大程度地保持了材料和细胞之间的相互关系。它可以对扫描范围内的物体按一定的步径逐层扫描，最后通过计算机将所扫描的所有图像叠加起来，从而实现三维重建。因而，激光共聚焦显微镜不仅可以观察材料表面的细胞，还可以观察材料表层内部（如孔中）细胞的分布。此外，激光共聚焦显微镜拥有三个荧光检测器，能够同时采集三种荧光标记的信息，同时观察到材料和细胞以及细胞表达的物质。

除必要的形态学观察以外，从分子水平评价材料的有效性和安全性是当前生物材料领域的研究重点和前沿课题。分子生物学方法如 RT-PCR-Northern-blotting、in situ Hybridization 等的大规模使用，足以显示分子生物学在生物材料领域的活跃程度。在生物材料有效性方面，大量使用分子生物学方法的目的，主要是希望从现象深入到本质，了解材料作用于机体的分子机制，为材料功能的正常发挥提供分子水平依据。

生物材料的组成、结构和使用目的不同决定其机体反应及评价体系和方法的多样性。针对具体的材料选择合适的方法是生物材料评价的基本准则。但是，从不同材料的评价体系和方法中已经可以看出一些共同的趋势，即机体反应的研究模型力求与人体更接近，对机体反应的认识正从动物整体和细胞水平逐渐深入到分子水平。在以后的研究中，探索分子和细胞的变化与动物整体表现的相似性，促进分子和细胞水平的研究与动物整体实验结果的结合，是建立快速、高效和准确评价体系的研究重点和方向。尽管到目前为止，生物材料有效性和安全性评价体系和理想的目标尚有一段距离，但有理由相信，越来越多研究者的投入和各种高新技术的应用将迅速改变这一现状。

六、周围神经修复材料临床疗效的科学评价

过去的 20 余年里，国内外众多学者已研制出各种各样的神经修复材料。很多材料在动物实验中取得令人振奋的结果，有的已开发成商品应用到临床。有关临床神经修复的文献可谓浩如烟海。同时，不同情况的神经断裂修复后，其临床效果不尽相同。例如，Weber 报道 98 例 136 条单纯感觉神经缺损一期修复有效率为 78%，而延迟修复（3 个月内）为 14%，晚二期修复（3 个月后）为 8%。Kim 报道桡神经直接缝合修复有效率为 87.5%，自体神经移植修复为 78.5%。Murovic 报道桡神经、正中神经直接缝合有效率可达 91%，移植修复分别为 86%、75%，而尺神经直接缝合可达 73%，移植时仅为 56%。上述文献表明，神经损伤一期修复与二期修复的效果迥异，直接缝合与"移植物"桥接修复也不甚相同，甚至不同种类的神经采用同样的修复方法疗效也截然不同。

另外，由于个体差异、文献报道样本量，以及评价标准不一，对同样的神经采用同样的修复方法，文献报道的修复效果也是千差万别的。例如，Murovic 随访 1837 例上肢神经损伤患者修复后得出尺神经断裂直接缝合的有效率为 73%，而 Kutubidze 随访 59 例患者后得出有效率高达 92.9%（尺神经 14 条）。更有甚者，Galanakos 报道的有效率高达 100%（尺神经 48 条）。从中可以看出，同样对于尺神经断裂进行直接缝合，不同学者报道的有效率可以从 73% 到 100%，这样的差别用"天壤之别"来形容一点都不过分。这使得临床医生在参考时感到困惑，也使相关人员在制定临床研究方案、确定新开发产品疗效"参照值"时无据可寻。

随着神经缺损修复材料研究的不断深入，各种生物或非生物神经修复材料层出不穷，这些材料先后经过动物实验、临床试验两个阶段试用后方可在临床上正式使用。然而，在评价这些移植材料修复神经缺损的临床有效性时，由于各自的材料不同，评价标准不一，往往使人在参考时感到困惑。影响神经修复效果的因素有哪些？这些影响因素有哪些规律？神经修复效果有哪些评价系统？共识的评价系统通常用哪些评价指标？怎样从统计学的角度来认识、评价神经修复效果？鉴于对临床新开发的神经修复材料的严格要求和控制，临床使用前须经过严格的临床试验研究。因此，对周围神经损伤修复效果的临床评价，应采用合理的、国际公认的神经功能评定方法、严格的符合要求的随访和统计方案来进行科学评价，才有利于筛选出最适宜的周围神经损伤修复材料与构建方案。临床对周围神经缺损修复材料的修复效果的评定应当考虑以下内容。

（一）影响因素的同质只能来源于入选病例的相对齐同

周围神经修复临床疗效的有效性评价，首先考虑的就是影响神经修复效果的因素多、环节复杂的实际情况。常见的影响因素包括患者年龄、损伤部位、受损神经、修复时机、修复材料、辅助治疗、随访时间等。此外，患者的全身营养状况及精神状态关系着神经功能恢复的情况；外科医师的显微缝合技术水平也直接影响着神经功能恢复的预后。正是由于各种影响因素和干预因素在综合疗效结果内的权重量化关系尚不清楚，要比较就要尽量齐同，至少要排除干扰权重大的影响因素。虽然临床试验设计在限制的时

空条件下不可能做到所有因素齐同，但可通过设置入选条件和排除条件使遴选病例达到最大程度的齐同。这就为临床医生去观察分析判断某些临床疗效报告是否科学可靠提供了一个最基本的思路。

（二）神经修复效果需采用合理的、国际公认的神经功能评定方法

周围神经损伤后导致肢体不同程度的功能障碍，严重影响伤者的工作和生活，主要表现在三个方面：①神经所支配的肌肉失去功能；②神经所支配的皮肤知觉失去功能；③植物神经功能障碍。早在 19 世纪中叶，研究人员就开始研究如何评价上述功能。1853 年，Weber 提出区别一点还是两点触觉的方法，后经 Moberg 改进成为目前常用的 Weber-Moberg 静止两点辨别觉（s2PD）。1898 年，Von Freg 设计了一系列不同粗细和硬度的马鬃，测定皮肤触觉阈值，后经 Weinstein 改进，企图对感觉恢复做出定量评价。1912 年，Lovett 提出以肌肉收缩对抗阻力的大小为标准，将肌力分为六级。1928 年，Minor 提出了淀粉–碘试验，判断手指的交感神经功能。1952 年，Burn 提出服用药物诱发出汗，以观察周围神经损伤区交感神经的功能。此后在这些方面有不少研究和报道，但无统一的标准。1954 年，英国医学研究会（BMRC）颁布了感觉、运动分级标准，为多数学者所接受，由于该标准有一定的缺陷，所以又出现了许多新的评价方法，每种方法各有特色。总之，迄今为止，对周围神经功能的评价尚无统一的标准。采用不同的评价方法，得出来的疗效相差甚大。目前来讲，采用的评价标准主要是评价运动功能和感觉功能。由于运动神经不完全性损伤多表现为肌力降低，完全性损伤则表现为肌力消失，以后出现肌肉萎缩，并逐渐加重，所以运动神经功能检查及评价应包括肌力、肌张力、肌容积等。一般用肌力的分级作为评定神经运动功能的标准，如常用的 BMRC 六级评价法。该法简单方便，综合评价一个肢体近侧大肌肉和远侧小肌肉恢复以及肢体各肌肉在肢体活动过程中的协调功能。不少学者使用 BMRC 法评定神经损伤与修复后运动功能恢复情况，并认为此法是评定运动功能恢复最常用的方法。而感觉功能的评价比较复杂，包括了感受触压觉、痛觉和冷热觉等，各种感觉均有不同检查方法。目前认为两点辨别觉（2PD）是测定感觉障碍或感觉功能恢复的有效方法，结果精确可靠，如果使用同一检测器和方法，不同医生间的误差极小（$P < 0.0001$）。为此，以 2PD 为基础的 Mackinnon-Dellon 感觉评定法已被广泛接受，成为评价感觉功能恢复常用的观察指标。以上观察指标相对主观，而作为客观疗效指标的肌电图由于神经的解剖学变异及生理学因素等影响可使电生理检查的结果与临床检查的结果出现差异。所以，大多数学者认为不能单纯使用 EMG 评价神经再生情况，建议选择性使用。

（三）评价临床疗效时，应以临床修复安全性为前提

周围神经修复材料作为植入物长期留在体内代替组织或器官，其安全性直接关系到患者的生命安全，故首先需要保证该种材料的安全性，然后才是有效性。目前仅能通过临床实践长期观察证明该种材料的安全性，但期间需要对患者局部和全身进行全方位的观察，只有局部和全身都达到无影响才是真正意义上的安全。因此，临床医生在评估神经修复效果时，将临床安全性作为前提就成为科学评价的基础。

（四）科学评价神经临床修复疗效必须充分尊重统计学规律

理论上的随机双盲对照前瞻性临床试验应是最理想的。同期非随机试验、历史对照试验及单组目标值试验检验效度尽管逐渐下降，但在特定情况下也并非完全被排除。瑞典 Aberg 等对 PHB 修复正中、尺神经缺损的试验中，由电脑随机分配入组（PHB 组及直接缝合组），由于严格的临床试验方案，导致入组例数仅有 12 例，结果无法对混杂因素进行分层分析。因此，由于客观存在的问题及伦理道德因素，可能无法进行随机双盲对照临床试验，同期非随机对照临床试验及历史对照试验同样具有重要价值。关于对照的设置，出于伦理学或者可操作性的考虑，采用安慰治疗（不缝合组）作为对照往往在临床实践中不可行。因此，在临床设计时，往往更多地采用疗效确切的阳性对照。即与已经被批准上市、具有确切临床效果的同类材料进行对比，如自体神经移植或直接缝合等。有对照就有比较，有比较才能客观科学地评价。这就为临床医生如何科学地评价别人的临床疗效报告和总结分析自己的临床疗效提供了一把客观尺度。

总而言之，周围神经修复的临床修复疗效的科学评价须以临床修复的安全性为前提，而有效性评价在各种影响因素和干预因素在综合疗效结果内的权重量化关系尚不清楚的情况下，要看观察对象的齐同性，至少要看是否已排除干扰权重大的影响因素。虽然临床上在限制的时空条件下不可能做到所有因素齐同，但可通过设置入选条件和排除条件使遴选病例达到最大程度的齐同。只有通过这样严格的科学评价，才有利于筛选出最适宜的周围神经损伤修复材料与构建方案。

近 30 年来，周围神经修复材料的研究广泛开展，正循着从基础研究到产业化的轨迹步步深入，在生物支架材料研究方面取得了令人瞩目的成绩，几种相关产品已经商品化并不断有新产品问世。但应该看到，周围神经修复材料研究还有许多问题尚待解决，能应用于临床的理想生物支架材料尚未出现。周围神经缺损修复仍是临床上的一个巨大挑战。如果今后周围神经缺损修复材料的研发能够考虑到以上讨论的问题，神经修复材料的研发将会取得长足的进步。同时，我们也看到软组织生物制造等其他领域的研究也面临着上述的问题，只有正确认识和对待目前研究中存在的各种障碍和挑战，才能在未来引发软组织生物制造的巨大改变。

软组织支架不仅要模拟实现自然软组织的功能，还要能够达到软组织本身的生物学要求和结构特点。通过移植，组织工程化支架本身与周围软组织结合，带血管的软组织还要求支架与周围血管结合，实现血管对周围结构输送氧气和营养物质及排出代谢废物。此外，支架还需要满足细胞亲和性要求，避免免疫排斥反应，促进细胞在支架上的生长、增殖、分化；支架还需要具有一定的含水量及渗透率，给细胞生长提供三维空间等。软组织根据其功能特性，需要一定的结构及其材料属性实现其在体内的功能。借助 Micro-CT、磁共振（MRI）医学影像技术扫描可获得软组织的形状，经过切片、组织学染色等，可获得组织内部结构和整体的解剖学结构，再利用力学测试系统，可获得软组织的力学参数，从而建立软组织的生物力学和结构模型，进而根据软组织特征优化模型数据来实现支架材料的参数化制造。生物力学和结构模型的建立，可以从物理学角度分析模型本身结构与力学的关系，解决其结构在加工过程中的力学和结构问题，并通过血管化技术，解决移植后存活问题。同时，研究软组织再生所需微环境的时空特点及要求，构建再生微环境，以利于促进功能恢复。

第二章 神经修复材料生物制造相关技术与软组织生物制造相关技术的相关性

人类病损组织器官的多样性和复杂性，决定了植入修复物和相应的生物材料将是一个庞大的家族。为了能够植入人体修复病损的组织和器官，生物材料通常要经过成型加工，成为粗略或精细、简单或复杂的形状。每一种组织和器官都需要特定的一种或多种材料进行加工和成形。

作为一个新兴研究领域，许多医学、化工及生物领域的专家都在生物制造领域进行了大量的研究，但受到研究思路的限制，他们的成形方法多显得过于单一和简单。

制造过程是将材料转化为具有一定的形状、精度和功能的物体的过程，生物制造亦不例外。根据材料材质的不同和将要实现的功能的不同，成形方法也多种多样。现代制造业中把材料的成形加工分为去除成形加工、受迫成形加工、离散/堆积成形加工、生长成形加工等。

在生物制造领域，去除成形就是从材料上去除多余的部分，实现需要的形状和精度的过程。例如将具有良好生物相容性的钛合金加工成人工骨。而受迫成形是通过外力使材料发生变形，令其充满规定的空间，或者令其达到某种变形程度，从而实现需要的形状的过程。例如用于颅骨修复的钛合金网板，就是依据三维原型设计缺损部位的修复体，然后将设计好的修复体曲面分别导入多点成形模板，经贴合对比裁减钛网板形成最终修复体。

但是，由于过于简单和原始，上述方法只适用于修复简单组织器官（如硬组织骨骼等）的缺损，无法实现修复和替换复杂软组织或器官的目的。因此，必须寻找到更好的方法来制造具有生物活性的组织和器官，从根本上解决组织和器官的来源匮乏问题。

第一节 去细胞支架

去除自然组织中的细胞，保留细胞外基质的去细胞支架，是典型的整体式人工组织。1998 年，M. Sondell 报道用化学药剂破坏并洗脱大鼠坐骨神经中的细胞，制成去细胞神经移植体（acellular nerve graft）。该方法可清除神经组织中的各种细胞而保留细胞外基质（extracellular matrix，ECM）。大量的事实证明了这种细胞分泌的以基膜或不定形式存在于细胞外空间的细胞外基质分子与损伤神经再生有密切关系，主要成分为层粘蛋白（lamini，LN）和纤粘蛋白（fibronetin，FN），而基膜的电子密集的基板层和透明层性质稳定，即使是在正常神经损伤或溃变之后，基膜管通常亦可保持完整。这种基膜管的存在使轴突的生长锥能找到最适的基质粘附信号而定向延伸。同时，细胞外基质对SCs 和 BMSCs 的分化和迁移也具有重要作用。由于此种材料在结构上完全仿生，且由于去细胞而可忽略其免疫原性，又有维持内环境的特定功能，还可根据所修复神经的直径、长度定制不同规格的支架，因而制备相应尺寸的去细胞神经材料来修复神经缺损。国内孙明学等以此种方法制备的去细胞异体神经成功地修复了犬 8 cm 的神经缺损，术后 12 个月犬可直立踝关节行走。1997 年，Dument 等应用溶血性磷脂胆碱等化学消化剂处理大鼠坐骨神经，获得去细胞神经，该法可有效去除 SCs 和髓鞘等崩解产物，降低免疫原性。2004 年，Hudson 等用 Triton X-200、sulfobetaine-16（SB-16）和 sulfobetaine-10（SB-10）对大鼠坐骨神经进行脱细胞处理，认为该方法获得的去细胞神经基底膜和 SCs 基底板层保留完好。

中山大学刘小林团队自主研发的去细胞同种异体神经修复材料（商品名"神桥"）就是这类去细胞支架的典型代表。在完成前瞻性、多中心、平行对照临床试验观察后，证实该材料修复上肢神经短段缺损安全有效，于 2012 年 5 月获得 CFDA 颁发的产品注册证，获准临床使用与上市。这是全球继美国 AxoGen 公司在 2008 年获准临床使用与上市的同类同质材料后，我国自行研发、拥有完全自主知识产权的国内唯一获正式批准的缺损神经修复材料。（图 5 - 2 - 1）

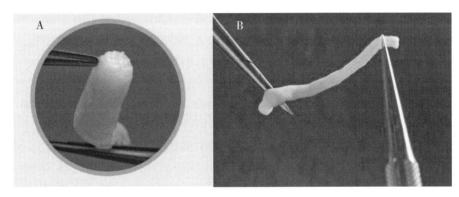

图 5 - 2 - 1　同种异体去细胞神经
A：美国 Avance 公司生产；B：中国中大医疗器械有限公司生产（本课题研究团队）。

该材料核心技术是将人体周围神经经脱细胞处理后获得去细胞神经支架，该支架主要由细胞外基质组成，本身不含引起免疫排斥反应的细胞、轴突和髓鞘等，而保留了天然神经的支架结构，桥接于神经断端后可为再生神经的生长提供良好的物理学和生物学环境，可引导、支持再生神经纤维由近断端向远断端生长，使再生神经通过缺损区到达远端，最终恢复对靶器官的神经支配。其特殊的天然三维结构和丰富的天然细胞外基质是其他人工合成材料所无法比拟的，是目前较为理想的神经修复材料之一，优于目前在临床应用的人工导管，其最长的修复距离可达到 5 cm，有着良好的应用前景。最早Karabekmez 等报道了使用去细胞神经修复手部感觉神经 10 条，初步结果未见排斥和感染等并发症，修复 2 cm 的感觉神经效果良好。Brooks 等报道了使用去细胞神经修复 49

条感觉神经，18 条混合神经和 9 条运动神经中，平均修复长度为 22 mm，有 87% 的患者达到有效的恢复。Cho 等报道了使用去细胞同种异体神经修复上肢神经缺损 56 例 71 条神经，结果显示修复 5～50 mm 神经缺损距离效果良好，与既往自体神经移植报道的效果相当。He 等报道了 2009—2011 年间进行的一项有 159 例受试者参与的神桥修复上肢感觉神经缺损的前瞻性、多中心、平行对照临床试验，结果表明用神桥修复平均（1.80 ±0.82）cm 缺损的感觉神经，术后 6 个月单丝触觉优良率达到 94.44%，两点辨别觉优良率为 66.67%，其疗效达到使用传统修复方法的水平，未发现与产品相关的不良反应，避免了切除自体神经带来的种种并发症。国内吴兵等报道了使用化学去细胞同种异体神经移植修复臂丛神经缺损 23 例，共应用 32 根异体神经，长度为 2～9 cm［(4.9±2.2) cm］。随访时间 33～94 个月［(71.82±18.50)］个月，临床疗效优良率为 69.6%。但神经损伤部位、程度及异体神经移植长度对预后有明显影响。目前，临床上对不同部位和程度的神经损伤的处理使用不同的方法。周围神经损伤时，通常利用周围神经的再生能力，完成对周围神经 1 cm 内的缺损的修复；当损伤大于 1 cm 时，大多采用自体神经移植进行修复；而 3～5 cm 的断裂一般需要采用胶原或合成材料制成的导管进行桥接。目前，3～5 cm 及以上的周围神经缺损的修复存在一定的技术难度，只能采用自体神经移植修复，且疗效仍比较有限。即便使用仿生性较好的去细胞神经，虽来源于天然神经，具备天然神经的三维空间结构，在修复神经缺损的长度和疗效上有一定的进步，效果优于其他已商业化的人工合成材料，但是，由于其在化学萃取过程中去除了具有生物活性的细胞和髓鞘等可以引起免疫反应的物质，致使其诱导再生的生物活性受限，神经再生内环境缺乏，在一定程度上限制了其临床应用的适应征范围，尤其是不足以满足长段神经缺损（大于 5 cm）修复的要求，与自体神经移植相比，存在较大差距。在临床上，周围神经长段缺损较之短段缺损更为常见，而长段缺损需要再生轴突穿越更大的损伤区重建神经联系，也更具有挑战性，目前仍缺乏行之有效的临床处理手段和措施。因此，如何对仿生性较好的去细胞神经进行升级改造，使得其具有更高的生物活性，可以促进和支持长距离周围神经缺损后再生的桥接物是一个重要的研究方向。

在其他软组织去细胞支架研究领域，美国匹兹堡大学和德克萨斯大学等对受损肌肉组织的研究证明，大块肌肉组织缺损造成肌肉体积明显减小，移植的去细胞支架能够诱导宿主的肌细胞迁移和血管网形成，再生出肌肉组织；但在修复过程中发现，只有在去细胞支架与骨髓间充质干细胞复合后移植的条件下，才能重建骨骼肌收缩功能。这也说明了在制造支架的同时，细胞因素的影响也不能忽略。

在整体人工支架与细胞复合构建人工软组织的研究中，多孔细胞质基质与转化生长因子 β2、成纤维细胞生长因子 2 等生长因子复合，能够促进骨髓间充质干细胞的生长、黏附与分化，促进软骨的修复。法国拉瓦尔大学 Bourget 等从人体中提取成纤维细胞培养，产生细胞基质并形成组织片，组织片有表面渗透压形成自组装细胞质基质支架，再将平滑肌细胞种植在支架上来获得组织工程血管网，并通过卷曲的方式获得三维立体带血管的三维支架。中国人民解放军军事医学科学院将基因改造细胞及其他细胞与胶原复合，制造出血管化人工心脏组织；哈尔滨医科大学附属第二医院使用胶原制造出心肌补片，并将人骨髓间充质干细胞与管内皮细胞生长因子种植于补片上，该支架可以改善内皮细胞的存活并促进血管网络的新生。尽管多因子封装和多细胞共培养技术可有效促进人工支架血管化的形成，但是新生血管网的随意结构很难与宿主组织的血管网对接长合，进而造成大块软组织植入血管化困难，直接影响了支架与宿主组织后期的长合及组织功能的重建。

一、微制造技术

在组织工程支架制造方法中，静电纺丝技术提供了导向极性纤维微薄层支架，例如，使用纺丝方法制备具有极性方向的导电纳米纤维，使用聚乳酸–羟基乙酸共聚物与导电的 PANi 混合，纺丝获得不同浓度的纳米纤维并将成纤维细胞种植在支架上，获得组织工程肌肉支架。微制造技术提供了构建具有三维预定仿生血管网的方法。西安交通大学使用冷冻干燥法制造了琼脂糖/胶原多孔支架，通过改变温度和 pH 控制支架的孔隙结构及性能，获得具有三维微孔道结构支架，其微孔道结构可以使细胞铺展。解放军医学院（即中国人民解放军总医院）在体外构建预血管化的片状工程化肝组织，将生长因子、细胞与基质材料混合培养制造出片状，并植入大鼠肝脏表面，使构建物与肝脏尽快建立血液联通。哈佛医学院和剑桥大学等利用光固化掩膜法制造出具有凹槽结构的明胶/凝胶细胞，该方法目前仅制造出了一层流道结构，还难以制造出具有复杂血管网络的类组织器官。台湾大学 Wang 等使用立体光刻技术，首先在硅板上或 PDMS 表面光刻出设计机构作为实验模具，在硅橡胶板上涂覆一层修饰 RGDS/YIGSR 肽链的聚乳酸–羟基乙酸共聚物薄膜，形成带有微管道的支架，在支架上种植小鼠 C2C12 细胞获得具有定向生长的肌肉支架。美国西弗吉尼亚大学使用微制造方式制造圆柱微流道仿生血管管道。他们模拟流体动态仿生获得微血管流动参数模型，利用双层 PDMS 基板和 AZ P4620 光刻胶模具制造出圆柱形仿生管道，虽然在制造过程中由于升温融化光刻胶模具会导致管道表面出现孔隙，但该技术可制造出不同厚度的微流道，用以形成连续的微细血管腔和脉管网络。美国伊利诺伊大学使用微制造技术制造藻酸盐类水凝胶支架，并且在表面种植成纤维细胞，支架上的成纤维细胞能够增殖，并且出现血管内皮生长因子的表达。还可通过微制造技术制造微管道来形成组织工程的血管化，如东京大学使用微制造技术对心肌细胞和神经元细胞共培养，在培养系统上增加电刺激实验，实现在微结构中的多细胞共培养。微制造技术通常制造单层薄片结构，多层制造工艺困难，复杂的叠加黏合工艺的层间结合能力有限，层面功能涂层对细胞生长亦有抑制作用，而且由于组织薄片机械性能差，造成微结构保型困难，组装后立体网络的结构和连续性难以保证，营养扩散受限而出现坏死。去细胞支架能够采用自然组织的细胞基质，具有良好的生物相容性；但是去细胞支架细胞质基质的机械强度不足，且去细胞的过程中一旦发生蛋白质残余，会导致免疫排斥反应，因而其应用有限。微制造技术通过制造纤维微薄层，通过卷裹、叠加等方法只能维持其三维结构，不能模拟自然组织的形状，在制造三维支架方法上仍存在技术上的不足；同时，微流道制造实现血管化的工艺研究也因其结构及制造方法的限制而效果差。近年来，在生物医学应用方面发展迅速的增材制造技术，利用水凝胶可为高效制造形状复杂的仿生结构三维支架提供有效的途径。

二、增材制造技术

增材制造技术是将预设计的复杂结构件经过计算机技术离散化为面、线、点数据作为结构单元，在控制材料实现结构单元有序堆积、累加过程，直接加工成型为立体结构。增材制造的方法有多种，较为成熟的成型方法主要有光固化成型、熔融沉积法、选择性激光烧结法、三维（3D）打印技术、分层实体制造法等，这些方法在金属、陶瓷、复合物等材料机械加工及生物组织工程的应用中具有无可替代的优势。其中，应用于生物医学方面的增材制造技术主要有光固化成型技术、三维打印技术、熔融沉积技术等。光固化成型、三维打印技术等增材制造技术是应用于生物医学领域中的人工组织制造技术的重要手段。光固化成型、三维打印技术等增材制造技术利用 CAD 先对组织具体结构进行造型，然后根据其内部微小的结构造模，在常温下将种子细胞及生物活性因子加入到生物可降解材料中并进行分层制造，制造出一种类细胞质基质的微环境，这种微环境是通过增材制造出的细胞载体框架来实现的，对细胞的黏附增殖及功能化具有一定的促进作用，最终实现组织工程化支架制造及组织修复的目的。理想的 3D 打印技术可根据患者缺损/病变部位的成像数据，快速、精确地制造个性化组织工程支架。该技术不仅能够实现支架与患者缺损/病变部位的完美匹配，而且能够在形态上模仿天然组织的微观结构，甚至能携带细胞与材料一起打印，通过控制细胞的排列促进细胞在支架上的生长与分化以获得理想的组织修复效果。

目前，已发展形成了左旋聚乳酸、聚乳酸－羟基乙酸共聚物、PPF/DEF 等以高分子聚合物为主、多材料递变结构的制造工艺；同时，随着水凝胶、细胞和生长因子的复合技术在临床上不断取得成功，基于水凝胶材料的人工组织支架增材制造正在成为新的研究热点。西安交通大学利用自行开发的光固化成型机制造出外形结构复杂的大块聚乙二醇水凝胶支架，形成了光固化水凝胶支架的结构精度控制方法与理论。

软组织支架的 3D 打印包括直接打印和间接打印。直接打印就是通过使用相应的材料，根据已设计好的软组织支架三维图像数据，直接打印成型所需要的支架。直接打印通常采用光固化立体印刷技术（SLA），当液体状态的材料遇到紫外光的时候，材料成分相互交联变成固态，这种技术可以在体外打印出结构高度仿生的血管支架。

间接 3D 打印就是采用"铸模"的方法，先设计并打印"模具"的模型，然后用相应材料去"铸造"目的支架。比如 Min 等采用间接打印的方法制造类小肠黏膜的多孔支架模型。首先设计出模具的三维模型，用石膏作为原料打印出来，然后把 PLGA 和蔗糖的液体混合物倒入模具，成型的"铸件"溶于水去除蔗糖后，得到多孔的目的支架。而 Lee 等则采用一种"化学铸模"的方法间接打印上颌髁支架。首先根据 CT 扫描的上颌髁支架模型打印出明胶支架，加入聚己内酯（PCL），使之与明胶交联，得到明胶-PCL 复合支架，然后用化学法去除支架中的明胶，加入壳聚糖，交联后得到 PCL-壳聚糖支架，化学去除支架中 PCL 成分，得到所需的壳聚糖上颌髁支架。也有以胶原蛋白为基础 3D 打印合成了很多材料，包括类皮肤组织、类神经组织、具有毛细管道的支架系统等。

但是，无论使用什么方法进行 3D 构建软组织支架，均回避不了以下问题：一是 3D

重建生物模型主要还是集中在尺寸比较大的软组织支架，而且支架的重建精度还不够，并不能完全把软组织支架的细微结构重建出来；二是 3D 生物制造精度还不能达到巨微级（10 μm 以内）的精度，而且所用的材料生物相容性还有提高的空间。

所以，3D 打印软组织支架将来的发展方向就是"仿生"：一是三维重建时"仿"人体软组织支架原始的细微结构，使材料既有内部紧密相连的空隙结构，又有良好的外在形状；二是"仿"人体软组织支架的原始材料，用自身细胞外基质作为 3D 打印材料有可能是将来的发展趋势；三是"仿"人体软组织微环境的复合支架材料，比如复合蛋白质、复合生物活性因子、复合活性细胞的智能支架材料能够定向引导细胞分化和组织再生。

中山大学刘小林研究团队利用 3D 生物打印技术构建的神经移植物不仅重建出神经的外观，其内部微观结构也与所修复的神经精确匹配，还重建出神经再生所需的仿生微环境（细胞、细胞外基质和因子等组分的时空分布），有助于神经快速、有序生长（详见本书相关章节）。西安交通大学边卫国使用快速成型技术制造出宏观、微观一体化成型的多孔生物陶瓷支架，该多孔支架便于周围组织的长入，并促进骨组织的血管化，细胞实验中兔骨髓干细胞在骨支架与软骨支架内可良好地粘附、增殖，细胞形态逐步成熟，证明以快速成型技术为基础的骨支架及软骨支架制造工艺具有良好的生物安全性。清华大学颜永年等提出基于离散堆积快速成形原理和溶胶/凝胶转变机制的细胞直接三维受控组装等技术，在计算机控制下，将基质材料与细胞准确地定位和运输，直接装配成型，形成具有特定空间排列的带细胞的复杂三维结构。所开发的低温沉积技术是将溶液挤压到低温环境中冷冻凝固，同时出现相分离形成微孔，随着冷冻干燥使得溶剂挥发，留下梯度孔隙结构的支架，该多孔的梯度结构有利于新生组织长入。英国谢菲尔德大学 Gill 和 Claeyssens 采用微光固化成型技术，利用可降解高分子材料造出可调节物理性质的支架，并研究不同成分材料的光固化成型工艺。德国美因茨大学和荷兰特温特大学 Seck 等采用高分辨率的光固化快速成型方法，利用可降解的聚乙二醇和聚 D,L-乳酸制造出三维水凝胶支架，多孔支架和非多孔支架均具有较高的机械性能。二十四面体的多孔支架具有良好的孔隙连接性和机械性，该结构表现出良好的细胞亲和性，细胞在材料上能够很好地黏附和分化。

在快速成型组织工程支架制造过程中还面临很多挑战，其中适合于软组织和活细胞打印，且符合人体软组织解剖生理行为特性的"生物墨水"的匮乏是关键。中山大学刘小林团队近年来致力于研发具有生物活性和快速固化功能的水凝胶型"生物墨水"，应用于软组织打印。这种"生物墨水"主要成分设计源于去细胞组织（细胞外基质），经物理化学等处理后可制备成具有物理诱导溶胶-凝胶转变功能的水凝胶溶液，辅以可生物吸收高分子为光固化交联剂，根据需要可进一步负载含神经再生所需的各种生长因子和细胞等活性组分，形成新型的"生物墨水"材料，在各类软组织的虚拟重建技术基础上，利用 3D 打印构建相应软组织，应用于临床的各类组织重建修复（详见相关章节）。

另外，细胞与支架一体化制造也是增材制造的难点，要考虑到细胞与支架材料的组装、材料成胶方式及影响细胞在体外成活率的因素等问题。在体外实现活细胞支架的制造，能够实现血管化的功能。目前，已有研究细胞与支架一体化制造的方法，例如美国伊利诺伊大学使用光固化成型方式，采用不同分子质量的聚乙二醇双丙烯酸酯水凝胶与细胞及生长因子混合，研究其加工工艺过程，制造出单细胞单材料的三维活细胞支架和多细胞多材料的三维活细胞支架，并通过细胞的成活率等来评价支架材料及制造方法。美国匹兹堡大学医学院使用投影光固化成型技术，采用水凝胶制造活细胞支架，将聚乙二醇双丙烯酸酯与人体脂肪干细胞及不同浓度的光引发剂混合，观察细胞生长的影响因素。该方法有效地制造了大块多孔的软组织三维活细胞支架。但是三维支架对细胞的生长有一定的限制，同时，针对大块软组织支架的血管化问题，也没有提出可靠的解决方法。三维打印技术已被应用到生物制造和医学领域，2009 年，美国 Ganovo 公司首次使用三维打印技术制造出人造血管，2010 年，澳大利亚 Invetech 公司和美国 Organovo 公司合作尝试以活体细胞来打印人体的组织和器官。美国南加利福尼亚医科大学和密歇根大学以琼脂糖为支撑，利用三维打印装置将细胞混合液滴（$300 \sim 500 \ \mu m$）与其混合打印，制造出管径小于 3 mm 的血管分支网。哈佛大学医学院制造了可用于复合细胞的胶原水凝胶逐层打印设备。该设备制造主要问题是胶原水凝胶成胶速度缓慢，导致水凝胶制造时间过长，从而影响水凝胶内部细胞的活性，难以满足人工软组织的要求。美国宾夕法尼亚大学和麻省理工学院等利用牺牲材料的方法制造血管支架。首先利用三维打印机打印出多糖管状网络结构作为消失模，在消失模外层涂覆一层聚乳酸 - 羟基乙酸共聚物，防止多糖管状网络溶解时液体渗透到外部影响外部基质环境。将制造好的多糖管状网络放入模具，把包埋细胞的水凝胶或高分子材料倒入模具中，材料固化，从而完成细胞和多糖管状网络在生物材料中的包埋，然后溶解排出多糖网络，最终实现带有血管结构的活细胞三维支架的制成。增材制造能够实现宏观、微观结构成形，与其他制造方法结合能够在更大程度上满足软组织支架的制造要求。

　　然而，目前水凝胶与细胞复合增材制造的成形机制理论仍存在不足，例如，对于三维打印技术，成型精度的首要影响因素是细胞液滴的黏弹性和表面张力。另外，支架材料的应用研究亟待进行。目前使用的琼脂糖、胶原等水凝胶强度不高，在短期内新生细胞外基质难以维持人工组织结构。而近年来用于开发抗撕裂、高细胞量人工软组织的高强度水凝胶得到发展，如双网络水凝胶，如果能利用其光固化成型特性，将其制造方式与高精度成型的光固化成型技术结合，将解决微制造技术中叠层困难和强度不足的问题，形成连续的空间血管网；或者使用带磁性的水凝胶，通过磁性材料来解决强度问题，促进细胞在水凝胶中的生长过程，从而实现大块软组织三维活细胞支架构建。但是，目前其相关的成型原理和结构精度研究仍几乎是空白。

　　综上所述，光固化增材制造和三维打印技术具有结合功能化结构设计和多细胞多材料复合制造的优势。发展高强度、高细胞量水凝胶的精确成型光固化增材制造技术及三维打印技术，正在成为人工组织支架制造及其血管化制造的重要手段和研究热点。

　　通过 3D 打印实现生物器官的按需印刷，利用所需的细胞进行组织和器官的再造，在理论上是完全行得通的，而且已经有相关实验取得成功，误差可以控制在 $20 \ \mu m$ 以内，得到的器官也可以显著降低排异反应。但应该看到，这种打印机目前还处于实验阶段，也只是复制一些简单的器官，比如皮肤、肌肉和较短的血管等，而且主要以研究为目的。包括动脉和静脉血管以及其他身体器官等较为复杂的器官，如何制造并改进值得思考研究。

第三章　工程解剖学与工程生理学的研究与实践将为软组织(包括神经修复材料)的生物制造带来更光明的前景

组织器官的缺损或功能障碍是人类健康所面临的主要危害之一，也是引起人类疾病及死亡的最主要原因。传统治疗方案所采用的组织器官移植物是自体组织、异体组织或人工合成的组织代用品。由于上述移植物供体来源有限，破坏正常组织，存在免疫排异反应和生物相容性问题等缺陷，限制了临床应用。组织工程学以及由此发展起来的生物制造是结合工程学与生命科学的基本理论和基本技术方法，通过种子细胞培养和生物材料研制，在体外构建一个有生物活性的种植体，并植入体内进行组织缺损修复和替代器官功能，或者作为一种体外人工装置，暂时替代器官功能，达到提高生存质量、延长生命活动的目的。其核心是建立细胞与生物材料的三维空间复合体，对病损组织进行形态、结构和功能的重建并达到永久性替代；其基本原理和方法是将体外培养扩增的正常组织细胞吸附于一种生物相容性良好并可被机体吸收的生物材料上形成复合物，将细胞生物材料复合物植入机体组织、器官的病损部分，细胞在生物材料逐渐被机体降解吸收的过程中形成新的在形态和功能方面与相应器官、组织相一致的组织，从而达到修复创伤和重建功能的目的。而生物相容性好、可被人体降解吸收的组织工程支架材料为细胞提供生存空间，使细胞获得足够的营养物质，进行气体交换，并按预制形态的三维支架生长。在细胞和生物材料的复合体植入机体病损部位后，生物支架被降解吸收，但种植的细胞继续增殖繁殖，形成新的具有原来特殊功能和形态的相应组织器官。这其中，生物支架材料作为组织工程化神经中的重要组成部分，在组织工程学理论的指导下，经过10多年的研究得到迅猛发展，已取得了显著成效，但大部分仍停留在实验室阶段，临床上一直"无料产出"，没能产生能与自体移植物相媲美的相关产品。在周围神经修复材料中，至今尚未开发出能与自体神经相媲美的产品，问题不在于材料学家无法研发提供合适的材料，也不在于细胞学家无法纯化培养合适的种子细胞，更不在于三维构建的手段和技术匮乏，而在于许多制约组织工程应用与发展的基本科学问题还没有阐明，特别是组织工程应用的前提基础理论研究，从而导致目前科学家们没能很好地"仿制"人体的组织或器官。所以，组织工程研究应该不是仅根据现有系统解剖学、生理学和病理学的理论知识，对种子细胞和生物支架材料进行三维构建来开发产品。实际上也证实了一味追求拓展细胞来源和升级生物支架材料不是组织工程最重要的突破口，因为研发出来的替代物始终与纯天然的周围神经还有较大差距，无法完美实现周围神经的生理功能。现代周围神经组织工程学研究发现，仿生化的神经修复材料的空间结构具有关键性作用，结合种子细胞的合理配置与植入，移植体材料的构造与地貌学特征越趋近于神经的生理学结构，最终的再生效果就越佳；反之，则神经再生效果不理想。而周围神经的地貌学特征和构造如何，亦未能从现有的解剖学或生理学直接寻求到相关答案。

所以，问题的关键在于随着组织工程的不断发展，原有的相关基本科学的理论及研究成果已经不能满足组织工程研究的需要。能指导组织工程发展的理论应该包括让研发者们知道什么是合适的材料，什么是合适的种子细胞，什么是应当模拟和仿照的三维结构，这些基础科学问题的阐明，直接影响到我们对组织工程化周围神经材料构建的科学本质的认识，对这些问题的解答将有助于我们从更加客观和清晰的角度分析、评判构建的方向。有鉴于目前组织工程研究的瓶颈问题，越来越多的研究表明，人体组织器官再造的研究如果要实现跨越性发展，成为真正能应用于临床的产品，必须探索新的科学问题，建立新的技术平台，提出新的解决方案。

目前，医学基础理论体系内的解剖学（包括显微外科解剖学）、生理学和病理学不能提供这种准确完整的信息。随着计算机技术的迅猛发展，人体结构的计算机二维重建与可视化研究得到快速发展。利用计算机图像重建技术将一系列二维图像转换为三维数字模型，不但能精确、直观地显示周围神经复杂的内部三维结构和毗邻的众多组织的空间位置关系，而且可在三维空间任意显示、测量、旋转、切割、重组、缩放。通过三维可视化数字模型，还可进行定量分析和动态模拟，实现三维诊断分析、手术的精确模拟，使术前设计、术后效果预览、评价更加清晰，提高了手术的安全性和可靠性，减少了并发症，亦可提供教学使用。但是提供的信息仍极其有限，例如，从解剖学和组织学上我们了解了周围神经的基本组成单位是神经纤维，许多神经纤维集合成神经束，若干神经束组成神经干。神经干内的神经纤维并不是始终沿着某一个神经束走行，而是不断地从一个神经束到另一个神经束，在束间互相穿插移行，呈丛状反复交织，不断交换神经纤维，使神经束的大小、数目和位置不断发生变化。周围神经干内除神经纤维外，尚有大量的间质组织。间质组织内包含胶原纤维、弹力纤维、脂肪组织、营养血管和淋巴管等。这些信息提供了组织和细胞水平的信息，也包含了一定的功能结构和整合概念，但这种信息是平面二维的，不能适应组织工程学研究的要求，至少提供的这些信息无法让科学家们了解到如何制造出一种完全一致或是非常近似的生物复制品，并使该复制品在移植时具有所模仿的组织或器官的基本特性。

所以，必须构建一种新的基础科学理论体系来整合所有关于组织和器官的信息，表达组织或器官应有的生物学特性。这种应有的生物学特性就是所设定器官组织具有相应功能的正常组织成分（包括组成细胞）以及相应的空间（甚至时间程序上）排列组合结构和相应的界面状态。这是一种产生于一个新的介乎于解剖学与组织学之间，带有解剖学、生理学和组织学内涵的新形态层次知识的学科。我们目前还无法对其准确命名，或可称为"工程解剖学与工程生理学"。其应该具有的特点和包含的内容有：①含有明确的具体的相应生物学功能的组织结构信息；②许多情况下并非单纯的组织而是具有器官特性的组织集合；③强调的是空间、界面、相互毗邻、时相的信息概念；④具有明显的可模拟再造作用；⑤尽管信息海量，但理论上均可虚拟建库，可提取任何部位与任何结构用于修复重建的模型。如果能将含有功能特性、结构特性、组成成分特性的组织学二维平面图像通过计算机进行合成，虚拟成为立体、三维可视、可分解的实体周围神经组织结构，则可准确地表达这种组织工程所谓的"应有的生物学特性和结构特点"。从某种意义上讲，这样的工作是在完全模拟生物发育与分化的全过程。虽然阐明这一问题难度很大，但一旦有了清晰的认识，将可以告诉材料学家选用具有什么功能性质的材料，也可告诉细胞学家选用什么时相和类别的细胞及其组合，也明白了它们在时空上如何排列组合和具有什么样的界面状态。只有明白了这些问题后，研发者们才能清晰地了解组织工程化周围神经产品研发方向，才能精确地模拟人体的组织器官并保持它们的特性，使研发出来的产品尽可能具备自体神经应有的生物学特性和相似的结构与生理特性，最大限度地促进周围神经的再生。目前，中山大学刘小林团队正通过建立正常周围神经的解剖学数字模型，探索神经束三维解剖特点，解析一个尽可能类似周围神经内部的天然环境信息，用于提供生物仿生化制造的信息。利用种基于CT/MRI断层扫描技术获得的组织信息，开发专家系统软件，重构有效的能描述组织或器官复杂三维结构、组织成分、功能梯度的数字化模型，涉及许多理论和技术细节，如基于分形理论的局部到全局的几何建模、材料建模和功能建模，以及系统优化问题；基于器官制造工艺和仿生原理，同时解决血管化功能和组织基体结构，创造具有自然组织中三维细胞生存微环境的类组织前体分级结构建模具有重要的意义。

为此，我们认为工程解剖生理学研究的目的是从几何形态到人体物理特性、生理特性，从单一的可视模型到具有知识表示的符号模型，最后建立可精确模拟仿真、计算和控制的数字模型。研究对象涉及从宏观的器官到微观的组织、细胞、分子等，具有多尺度特性。数据源是人体建模与仿真的基础，包括形态学数据（以图像为载体）和实验中得到的生物数据（如通过医疗设备或实验获取的生物参数，总结的生物学概念、规则等）。形态学数据是器官、细胞、分子等不同尺度下的数据，包括解剖断层（特别是冰冻铣切断层）、医学影像资料（CT、MRI、PET等）、组织切片域扫描（激光扫描、逆向工程等）、有限元分析或数值模拟得到的数据。不同数据源采集的人体数据，从不同的侧重点来反映人体信息，又各有其局限，通过优势互补将不同模态下的信息整合到同一尺度空间下，使数字化人体建模具有多模态特性。实验中得到的与人体相关的生物数据内容多、形式广泛，包括来自组织、生理、病理、化学等数据，从静态到动态的发生发育信息等，具有多参数性。研究策略可自下而上、自上而下，或从中间开始。自下而上是从研究单独的对象开始（从基因、分子到细胞、组织、器官），最后将各对象集成到整个数字化人体系统。各对象自身及对象间往往存在复杂的联系，通过简化的形式集成到系统中有助于发现和理解它们之间的复杂联系。自上而下是从现象到本质的方式，从组成人体的器官开始，逐步深入到内部分子机制的研究。从中间开始的研究策略则是从某个感兴趣主体出发，向微观和宏观发散，微观研究其机制，宏观研究其对整个系统的影响。目前，以人类基因组计划的完成为标志，医学生物学正处于以信息化为主要特征的时期。从基因构成到蛋白质的三维结构，再到细胞、组织以及器官的形态与功能，对人体信息的完整描述已经提到科学研究的日程上来了。利用信息技术实现人体从微观到宏观的结构和功能的数字化、可视化，最终达到人体的精确模拟，将对医学生物学以及人体相关学科的发展起到难以估计的影响。这也是工程解剖生理学所要解决的问题和研究的对象。对工程解剖生理学的研究可考虑从以下五方面入手。

第一节　形态结构的数字化与建模

　　器官、组织、细胞、分子等层次的结构处于不同视觉尺度空间，如器官借助肉眼可观察其详细的形态结构，而组织、细胞则需借助显微装置才能获得其形态学数据，这些来自不同尺度空间的形态学数据成为构建完整数字化组织或器官的基本数据单元。组织或器官的不同尺度信息都表现了各自的形态学特征和功能，通过自身和相互间的作用，形成对整个人体系统所特有的贡献。例如，已知周围神经解剖结构的独特性和连续性是其发挥正常神经传导功能的基础，一直以来，学者们通过各种有效的方法对周围神经的内部结构进行研究。周围神经系统的神经纤维集合在一起就构成神经。在结构上，多数神经内含有髓和无髓两种神经纤维。在一条神经内可以只含感觉（传入）神经纤维或运动（传出）神经纤维，但大多数的神经同时含有感觉、运动和植物神经纤维。

　　周围神经外面有三层由结缔组织构成的支持性鞘膜，分别称为神经内膜、神经束膜和神经外膜。这些结缔组织膜与周围神经显微外科缝合方式有密切的关系。

1. 神经内膜

　　神经内膜是围绕施万细胞外的一层薄膜，由少量结缔组织纤维和极少的扁平的结缔组织细胞所组成。

2. 神经束膜

　　若干神经纤维组成神经束，外面包有神经束膜。神经束膜的厚度为 $2 \sim 100\ \mu m$ 不等，差别很大，与神经束的直径大小成正比。束膜的结缔组织是同心圆状板层结构，可分为三层：

　　内层：由单层束膜细胞构成，称为神经束膜上皮。此层内壁光滑，与神经内膜之间有一定的移动性。在束膜细胞交界处，胞浆突起相互汇合，重叠镶嵌，形成紧密的细胞结合层。细胞的基底膜相互融合，形成单层的隔膜，起到阻止感染蔓延的屏障作用。

　　中层：又称板状层，由束膜细胞排列成整齐的同心圆，数层至十多层不等。束膜中的胶原纤维有收缩能力，所以，神经纤维在膜内呈波浪形松弛状态；当切断神经时，神经束膜出现退缩现象。

　　外层：为神经束膜与神经外膜的移行部分，胶原纤维逐渐增粗，排列不整齐。神经束膜的抗张力较强，在显微外科手术中，可行神经束膜缝合术。神经束膜的功能意义有：①神经束膜上皮细胞胞浆内有饮液空泡的作用，可完成物质的主动输送；②扩散屏障作用，能防止大分子物质由血液进入神经中，有抗感染功能；③能保持神经束内的正压，若将神经束横断，神经内胶冻样液突出而成蘑菇状；④对所包裹的神经组织起支持作用。血管通过神经束膜时，一般是斜行穿过，故神经内压力增高时易阻断血流。

3. 神经外膜

　　神经外膜是周围神经最外层的疏松结缔组织，由纵行的胶原纤维束组成，其中有营养血管和淋巴管。其外层与神经系膜相连，后者为悬挂周围神经的系膜，有节段性的血管经此系膜进入神经外膜。神经外膜在神经表面有一定的滑动范围。神经外膜的疏松结缔组织不仅包在神经干的外面，也深入到神经束之间。神经外膜在不同部位多寡不等，可占神经截面积的22%～80%。神经束数目较多处，神经外膜占的比例大；神经外膜在关节附近变得致密。有些实验研究证明，在同种异体神经移植时，排斥反应的抗原部分主要存在于神经外膜组织中。

目前，已经对周围神经内纤维束型的变化和纤维束的定性定位有了比较深入的认识，但是研究表明，神经内部结构相当复杂，神经束型在短距离内（1～5 mm）就会发生很大的变化。现有的研究成果，无论是显微解剖的图谱还是组织化学染色的切片，都是孤立的二维断面，缺乏连续性和临床复杂环境下的定位指导性，其主要原因是不能形象地反映神经在内部结构中神经束的连续性及其变化规律，难以满足手术中结合部位随机对照调整以进行精确的神经功能束组吻合修复的要求。近年来，计算机技术的飞速发展提供了平面图像三维构建的可能。因此，结合计算机技术和解剖学、组织学技术，通过三维重建，直观而全面地显示周围神经内部功能束空间走行规律，有望成为解决这一难题的重要途径。目前，国内外有关神经内部形态结构的三维重建研究尚处于起步阶段。

近年来，数字化虚拟人（virtual human project，VHP）研究便是医学与信息科学相互交叉的前沿性研究领域。利用VHP数据集开发的人体数字图谱（包括静态和视频）已经数以百计，VHP的研究推动了医学基础和临床许多领域的发展。尽管美国、韩国和我国都在进行虚拟人的构建工作，但在形态和结构学上，所获的数据信息仍较为粗糙，无法满足生物制造的要求。因此，截至目前尚未建立可视化数字模拟周围神经系统模型以供生物制造参考。可以设想，如能很好地解决周围神经三维重建的一系列关键技术问题，创建一整套标准的技术流程用于四肢周围神经三维可视化数字模拟系统的成功构建，则可将已有的周围神经功能束的二维解剖研究学术成果为切实可行的指导临床与科研的技术手段，为今后周围神经生物制造提供结构和形态模型。

第二节　物理参数的数字化与建模

物理参数的数字化与建模是对组织或器官的物理特性，如组织的硬度、密度、弹性模量、张力、辐射特性等参数进行数字化与建模，并研究和理解这些组织或器官物理学特性的生理学意义，以及在不同病理环境下物理学特性的需求，以便提供给生物制造专家参考选择使用。对于组织或器官物理参数的数字化建模，应用较为成功的仍是在硬组织材料上。大多数是应用有限元法，这是生物力学研究的一个重要工具。由于生物组织在几何、材质、力学行为等方面的复杂特性，模型的建立长期以来在有限元法生物力学应用中作为主要研究内容。除非对特定问题的关注，生物组织基本上都不宜用二维模型模拟。但由于建模困难，早期的生物力学研究大量应用了二维有限元模型。随着各种建模技术的发展，目前，生物力学研究已经整体跨入三维模型时代。有限元的基本原理就是将一个由无限个质点构成的连续体离散成有限个小单元，单元之间通过节点相连，单元之间的信息无损地通过节点传递。若干个单元的刚度矩阵集合成连续体的整体刚度矩阵，并通过数学形式表达出来。从另一个角度来讲，也可以看作将一个无限自由度的连续体简化成有限的节点所遍历的空间，每个节点又具有有限的自由度，节点之间的信息通过单元传递，单元在传递节点信息过程中对信息进行加工和改造，模型的特性主要由单元的类型和材质决定。所以，有限元分析的结果很大程度上取决于所采用的单元类型。在应用过程中，有限元法发展了很多单元形式。在生物力学三维有限元模型的构建过程中，为合理简化模型，降低模型的自由度，或更方便地模拟不易使用三维实体单元划分的结构，需要经常采用一些非实体单元构建模型。

鉴于人体本身的复杂性和可认知程度不同，有限元软件的发展水平和应用面不同，以及专业和跨学科领域研究人员的数量和能力的差异，从国内外的研究来看，人体骨骼生物力学是目前该领域应用最为广泛和成熟的方法。例如，人体关节尤其是大腿骨两端的髋关节以及膝关节，一直以来也是病症多发部位，利用有限元数值模拟是一种对人体关节力学结构进行研究的有效方法。上肢的肘关节、腕关节的研究常常与骨折以及其他骨骼创伤性疾病的应力分析联系在一起。而在髋关节方面，有限元分析最为广泛地应用于全髋关节置换的研究，分析全髋关节置换术前术后髋关节应力的分布情况，而且还可对骨水泥残余应力的细致分析和假体设计进行研究。除了骨骼以外，人体软组织的研究也在不断深入。人体软组织研究主要针对人体运动系统皮肤以下骨骼之外的肌肉、韧带、筋膜、肌腱、滑膜、脂肪、关节囊等组织以及周围神经、血管。但软组织的生物力学有限元工作存在不少问题，比如建立的有限元模型粗糙简单，材料结构和参数不够准确，许多研究仍停留在结构静力分析状态，对各类结构动力学、流体力学、热力学及力热耦合场研究较少。

第三节　生理功能参数的数字化与建模

人体器官模型不仅需要对器官三维结构进行可视化解剖建模，而且需要对其功能进行仿真模拟。以心脏的虚拟模型为例，对其左右心室进行解剖建模以及对心肌纤维层进行结构建模已不能满足目前的需求，计算机模拟心脏功能模型可以很方便地研究心肌微观生理病理变化是如何发展成整体心脏的宏观变化，可以揭示心室中血液流动的流体力学同心肌力和心脏瓣膜之间的关系，从而帮助提高心脏疾病的诊治水平和创新药物的研发。目前建立成功的还有肺功能虚拟模型，可以模拟肺部气流、血液以及各种组织特性，实现肺泡间的气体交换。又如周围神经纤维的直径大小与其生理功能密切相关。神经冲动传递的速度和动作电位的大小与纤维的直径大小有密切的关系。A类纤维粗大、有髓鞘，一般直径在 $3 \sim 20$ μm，其传递速度为 $15 \sim 100$ m/s；B类纤维中度、有髓，一般直径在 3 μm 左右，传递速度为 $3 \sim 14$ m/s；C类纤维细小、无髓鞘，一般直径在 1 μm 以下，传递速度为 $0.3 \sim 1.6$ m/s。粗大的神经纤维都有髓鞘，施万细胞缠绕轴突过程中，鞘细胞的细胞膜融合并形成脂蛋白复合体，称为髓磷脂。施万细胞鞘和髓鞘隔一定的距离被郎飞结所隔断。郎飞结是沿轴突全长连续排列的各施万细胞的中断点。两个郎飞结间是一个施万细胞及其环层髓板。施万细胞的胞核为长卵圆形，其长轴与轴突平行，位于髓鞘边缘。各节髓鞘之间的郎飞结处是轴突发出侧支的部位。通常直径 1 μm 以下的神经纤维都是没有髓鞘的，每一个施万细胞可包裹 5～20 条没有髓鞘的神经纤维。包裹的方式，神经纤维既可不同程度地被包埋在施万细胞表面凹陷形成的纵沟内，也可深埋在沟中而形成短的轴突系膜，但系膜不会相贴形成髓鞘板层。在植物性神经系统中，还可以出现几条纤维被同时包在一条纵沟内，至接近终末时，又可完全没有施万细胞而成裸露的纤维。

第四节　组织的数字化与建模

人体共有四种组织类型，即上皮组织、肌肉组织、神经组织和连接组织。每种类型都由细胞通过不同的组织方式构成，如心脏中的组织由心肌细胞与纤维原细胞构成。神经组织是人和高等动物的基本组织之一，是神经系统的主要构成成分，是由神经元（即神经细胞）和神经胶质所组成。神经元是神经组织中的主要成分，具有接受刺激和传导兴奋的功能，也是神经活动的基本功能单位。神经胶质在神经组织中起着支持、保护和营养作用。人体神经组织主要由神经元构成。神经元包括细胞体和突起两部分。一般每个神经元都有一条长而分支少的轴突，几条短而呈树状分支的树突。神经元的突起也叫神经纤维；神经纤维末端的细小分支叫神经末梢，分布到所支配的组织。神经元受刺激后能产生兴奋，并能沿神经纤维传导兴奋。神经细胞的胞体是神经元的代谢、营养中心。在神经元的突起或脑体受到伤害或轴突断离时，如损伤部位距胞体较远，则胞体可出现逆行性改变，如肿胀、核偏位、尼氏体溶解，重者核消失；如轻度伤害，3 周后胞体开始恢复。而被损伤的神经纤维远端的轴突及髓鞘在 12～24 h 可逐渐出现解体和脂滴，此过程称为演变反应。

损伤部位的近侧断端，残留的施万细胞分裂增生，向远端形成细胞索。受伤的近端轴突以出芽的方式生长，伸入新生的施万细胞索内，在施万细胞的诱导下，沿细胞索生长直至伸到原来轴突终末所在部位，新生轴突终末可分支与相应细胞组织建立联系，因而恢复了功能，此过程称为神经再生。一般神经轴突都有再生能力，可恢复原来的功能，所需时间一般为 3～6 个月；若损伤严重，两断端相距甚远，其间长入癫痕组织过多，或与远端未能良好地互相对接，将影响再生。施万细胞在周围神经再生修复过程中，有诱导、营养及促进轴突生长和成熟的作用。中枢神经纤维虽然也有再生能力，但由于损伤部位的神经胶质细胞增生较快，形成胶质癫痕，阻断了神经对接，影响了再生。

神经元胞体或近胞体处严重损伤时，可导致神经细胞解体死亡，一般难以修复再生。在损伤部位周围，可见到神经细胞有丝分裂过程，说明神经细胞损伤后，在一定条件下仍有一定的分裂能力，但再生的条件和功能的恢复仍然受诸多因素影响。研究证明，神经营养因子（neurotrophic factors）是能支持神经元生存和促神经突起生长的可溶性化学物质，该类物质对神经系统的发育和神经再生起重要作用。如神经生长因子 NGF（nerve growth factor）、成纤维细胞生长因子 FGF（fibroblast growth factor）、表皮生长因子等。关于神经再生仍是当今研究的重要课题。

第五节　细胞的数字化与建模

组织或器官内细胞建模是对细胞的生长、发育、繁殖和凋亡过程建模与模拟。通过对细胞的结构和功能进行分析、整合，模拟和再现细胞的生命现象。人体有 200 多种类型的细胞，如心肌细胞、免疫细胞、神经细胞等。建模将涉及细胞内外环境和细胞相关物质对细胞生命活动的作用表现，包括离子通道、信号传导、细胞的组成结构及相应功能，以及细胞内外物质活动和生化反应、基因表达、蛋白质、酶、能量物质等相互作用的动力学行为的真实再现。国际最早出现的两种虚拟细胞模型，一个是 1997 年日本学者建立的原核细胞能量代谢的模型（E-cell），另一个是 1999 年美国学者建立的真核细胞钙转运模型。此外，美国国立卫生研究院（NIH）和能源部（DOE）正在筹建关于细胞信息传递和生物利用能量的虚拟细胞（VCELL）。例如，周围神经损伤和再生过程是相当复杂的，它涉及施万细胞（SCs）的变性、增殖和迁移；巨噬细胞向损伤区的定向趋化 对变性 SCs 和崩解髓鞘吞噬；轴浆的运输与轴突的再生等方面的变化，其间有各种各样的细胞因子、细胞骨架成分以及细胞间的信号分子参与和调控。对这些物质及其相互作用进行深入研究，是探索周围神经再生的本质和规律的必由之路。其中 SCs 是周围神经的主要胶质细胞，由 Theodor Schwann 于 1839 年首先描述。它在周围神经的发生、发育、形态、功能维持方面起着重要作用；支持和保护轴突，维持轴突的良好微环境；形成髓鞘，对有髓纤维起着绝缘作用，加速神经轴突的传导；对神经轴突起营养代谢作用。而在周围神经损伤、再生与修复过程中起着接触引导、神经营养性和神经趋化性的作用，引导、促进轴突的再生及成熟。具体作用包括以下几点：①在周围神经损伤后，远段神经 Wallerian 变性，施万细胞分裂、增殖，形成 Büengner 带，并和巨噬细胞共同吞噬变性的轴突与髓鞘碎屑，施万细胞与施万细胞基膜管共同为再生轴突提供一个生长通道，发挥机械引导作用。②施万细胞可以分泌神经营养因子及其受体：神经生长因子（NGF）、脑源性神经生长因子（BDNF）、睫状神经营养因子（CNTF）、碱性成纤维细胞生长因子（bFGF）、神经营养因子–3（NT-3）、神经营养因子–4/5（NT-4/5）、白细胞抑制因子（LIF）、转移生长因子（TGF-β）、胶质细胞源生长因子（GDNF）及其受体 GDNF-α、胰岛素样生长因子（IGFs）、表皮细胞生长因子（EGF）、神经胶质生长因子（GGF）等，这些因子在周围神经损伤的情况下，由增殖的施万细胞合成分泌，逆行轴浆运输到受损的神经元胞体，有维持神经元存活、促进轴突生长的作用。③施万细胞膜表面可以表达多种细胞黏附分子（cell adhension molecules，CAM）与一些膜受体。其存在于胶质细胞（SC 和星型胶质细胞）表面的糖蛋白中，分子量为 50～80 kDa。CAM 包括神经细胞黏附分子（N-CAM）、神经胶质细胞黏附分子（Ng－CAM）、髓鞘相关蛋白（MAG）、短暂表达的轴突糖蛋白（TAG－1）、周围髓鞘蛋白（P0）等。这类糖蛋白不仅为基质提供了最适"粘着性"，还能使轴突和非神经细胞相识别，表现出促进或抑制生长信号更广泛的应答能力。当轴突生长时，轴突最终末端即生长锥上的受体能发现、识别并选择结合这些分子使轴突沿着一定方向生长。细胞外基质成分和CAM统称为促突起生长因子，这类因子是固着于再生神经通道上的固着性因子。周围神经再生时，在轴突生长锥表面有这类因子的受体，当促突起生长因子存在时，轴突能够继续生长。④产生细胞外基质成分（ECM）。ECM指沉积于细胞间的大分子物质，主要存在于包绕轴突的 SC 外的基底膜内，其主要成分由 SC 产生。ECM 包括层粘连蛋白（LN）、纤维结合素（FN）、胶原和硫酸肝素蛋白多糖（HSPG）等。越来越多的实验表明，ECM 成分能为神经生长提供适当的黏着性，使轴突沿着基质桥生长，保持生长锥的稳定性，引导神经纤维定向生长。ECM 不但可以直接促进神经再生，还可以反作用于 SC，增强 SC 迁移，刺激 SC 分裂增殖。⑤施万细胞可包绕再生轴突，使之形成有髓神经纤维，促进再生轴突的成熟，恢复其电传导功能。⑥施万细胞还在神经肌肉接口处引导轴突芽生而利于神经再支配。所以，周围神经再生在很大程度上依赖于施万细胞的增生与迁移，如果施万细胞受到抑制，神经再生和髓鞘形成会受到明显影响；如果缺乏施万细胞，再生的神经将无法长过超过一定长度的神经缺损部位。

只要通过不断的研究与深入，理解工程解剖学与工程生理学，就可实现在分子、细胞、组织、器官直至生物体水平提供三维结构以及功能学信息，并形成虚拟建库，随时提取任何部位与任何结构用于修复重建的模型。完成的组织或器官模型将导入数字化模拟控制的生物打印设计和制造系统。系统软件完成将三维重建模型逆向切片到二维的实现过程，使得三维模型分为薄层二维水平切片，然后导入到生物打印系统。包含在二维水平切片的解剖和结构信息提供给生物打印机分层打印不同细胞及胞外基质的指令数据。

当然，我们也理解，生物组织和器官的结构及生理特征极为复杂且不规则，早期可尝试根据实际分析的要求对其进行必要和合理的简化。所以，在建模过程中，要善于摒弃对简单现象的理解和形似的模拟，抓住问题的主要矛盾，真正从组织再生关系上模拟所感兴趣的内容考虑，才可以起到事半功倍的作用。只有这样，生物制造才有明确的方向，也才能实现体外再造具有一定生理生化功能的人体组织或器官，达到修复或重建病损组织器官的长远目标。随着生物制造技术研究的进展，软组织器官再造的研究日趋重要。如何解决软组织器官的细胞组成、空间构型及其微环境等复杂科学问题，包括支架材料的表面性质、微孔隙结构、微应力、微流场、细胞间作用、生长因子的浓度等，都有赖于工程解剖学和工程生理学的相关知识，而这涵盖了众多生物学及工程学的知识。建议在更大的范围内进行多学科尤其是生命科学、材料科学与现代制造科学的交叉与融合，利用信息技术、微制造技术、微流体技术等新的科学技术手段来进行合作研究。解决了这些关键问题，生物制造工程将会得到大规模的实际应用，如同信息产业革命一样，生物制造工程必将给现代社会带来巨大、深刻的变化。

参 考 文 献

[1] BERTHIAUME F, MAGUIRE T J, YARMUSH M L. Tissue engineering and regenerative medicine: history, progress, and challenges [J]. Annu Rev Chem Biomol Eng, 2011, 2: 403 –430.

[2] POLYKANDRIOTIS E, POPESCU L M, HORCH R E. Regenerative medicine: then and now-an update of recent history into future possibilities [J]. J Cell Mol Med, 2010, 14 (10): 2350 –2358.

[3] FAUZA D O. Tissue engineering: current state of clinical application [J]. Curr Opin Pediatr, 2003, 15 (3): 267 –571.

[4] KEHOE S, ZHANG X F, BOYD D. FDA approved guidance conduits and wraps for peripheral nerve injury: a review of materials and efficacy [J]. Injury, 2012, 43 (5): 553 –572.

[5] BERTLEFF M J, MEEK M F, NICOLAI J P. A prospective clinical evaluation of biode-gradable neurolac nerve guides for sensory nerve repair in the hand [J]. J Hand Surg Am, 2005, 30 (3): 513 –518.

[6] WEBER R A. et al. A randomized prospective study of polyglycolic acid conduits for digital nerve reconstruction in humans [J]. Plast Reconstr Surg, 2000, 106 (5): 1036 –1045; discussion 1046 –1048.

[7] SCHLOSSHAUER B, et al. Synthetic nerve guide implants in humans: a comprehensive survey. Neurosurgery, 2006, 59 (4): 740 –747; discussion 747 –748.

[8] CHUNG T W, et al. Promoting regeneration of peripheral nerves in-vivo using new PCL-NGF/Tirofiban nerve conduits. Biomaterials, 2011, 32 (3): 734 –743.

[9] YAN Q, YIN Y, LI B. Use new PLGL-RGD-NGF nerve conduits for promoting peripheral nerve regeneration [J]. Biomed Eng Online, 2012, 11 (1): 36.

[10] TEP C, et al. Brain-derived neurotrophic factor (BDNF) induces polarized signaling of small GTPase (Rac1) protein at the onset of Schwann cell myelination through partitioning – defective 3 (Par3) protein [J]. J Biol Chem, 2012, 287 (2): 1600 –1608.

[11] GORDON T, SULAIMAN O, BOYD J G. Experimental strategies to promote functional recovery after peripheral nerve injuries [J]. J Peripher Nerv Syst, 2003, 8 (4): 236 –250.

[12] DEXTER M. Growth factors. From the laboratory to the clinic [J]. Nature, 1986, 321 (6067): 198.

[13] ARORA N S, et al. Platelet-rich plasma: a literature review [J]. Implant Dent, 2009, 18 (4): 303 –310.

[14] SANCHEZ-GONZALEZ D J, MENDEZ – BOLAINA E, TREJO-BAHENA N I. Plate-let-rich plasma peptides: key for regeneration [J]. Int J Pept, 2012, 53: 2519.

［15］ MOOREN R E, et al. The effect of platelet-rich plasma in vitro on primary cells: rat osteoblast-like cells and human endothelial cells ［J］. Tissue Eng Part A, 2010, 16 (10): 3159 – 3172.

［16］ ELGAZZAR R F, et al. Platelet rich plasma may enhance peripheral nerve regeneration after cyanoacrylate reanastomosis: a controlled blind study on rats ［J］. Int J Oral Maxillofac Surg, 2008, 37 (8): 748 – 755.

［17］ FARRAG T Y, et al. Effect of platelet rich plasma and fibrin sealant on facial nerve regeneration in a rat model ［J］. Laryngoscope, 2007, 117 (1): 157 – 165.

［18］ PISKIN A, et al. Platelet gel does not improve peripheral nerve regeneration: an electrophysiological, stereological, and electron microscopic study ［J］. Microsurgery, 2009, 29 (2): 144 – 153.

［19］ BRAMFELDT H, et al. Scaffold vascularization: a challenge for three-dimensional tissue engineering ［J］. Curr Med Chem, 2010, 17 (33): 3944 – 3967.

［20］ NOVOSEL E C, Kleinhans C, Kluger P J. Vascularization is the key challenge in tissue engineering ［J］. Adv Drug Deliv Rev, 2011, 63 (4 – 5): 300 – 311.

［21］ HOBSON M I, GREEN C J, TERENGHI G. VEGF enhances intraneural angiogenesis and improves nerve regeneration after axotomy ［J］. J Anat, 2000, 197 (Pt 4): 591 – 605.

［22］ LOVETT M, et al. Vascularization strategies for tissue engineering ［J］. Tissue Eng Part B Rev, 2009, 15 (3): 353 – 370.

［23］ NOVOSEL E C, KLEINHANS C, KLUGER P J. Vascularization is the key challenge in tissue engineering ［J］. Adv Drug Deliv Rev, 2011, 63 (4 – 5): 300 – 311.

［24］ PHELPS E A, GARCIA A J. Engineering more than a cell: vascularization strategies in tissue engineering ［J］. Curr Opin Biotechnol, 2010, 21 (5): 704 – 709.

［25］ JOHNSON E O, TROUPIS T, SOUCACOS P N. Tissue-engineered vascularized bone grafts: basic science and clinical relevance to trauma and reconstructive microsurgery ［J］. Microsurgery, 2011, 31 (3): 176 – 182.

［26］ PAPAVASILIOU G, CHENG M H, BREY E M. Strategies for vascularization of polymer scaffolds ［J］. J Investig Med, 2010, 58 (7): 838 – 844.

［27］ LASCHKE M W, MENGER M D. Vascularization in tissue engineering: angiogenesis versus inosculation ［J］. Eur Surg Res, 2012, 48 (2): 85 – 92.

［28］ WEBER R A, et al. A randomized prospective study of polyglycolic acid conduits for digital nerve reconstruction in humans ［J］. Plast Reconstr Surg, 2000, 106 (5): 1036 – 1045; discussion 1046 – 108.

［29］ KIM D H, et al. Surgical management and outcome in patients with radial nerve lesions ［J］. J Neurosurg, 2001, 95 (4): 573 – 583.

［30］ MUROVIC J A. Upper-extremity peripheral nerve injuries: a Louisiana State University Health Sciences Center literature review with comparison of the operative outcomes of 1837 Louisiana State University Health Sciences Center median, radial, and ulnar nerve lesions [J]. Neurosurgery, 2009, 65 (4): 11 – 17.

[31] Yang M, et al. Comparisons of outcomes from repair of median nerve and ulnar nerve defect with nerve graft and tubulization: a meta – analysis [J]. J Reconstr Microsurg, 2011, 27 (8): 451 – 460.

[32] KUTUBIDZE A. Upper and lower extremities nerve injuries- – own experience in surgical treatment [J]. Georgian Med News, 2009 (166): 7 – 9.

[33] GALANAKOS S P, et al. Prognostic scoring system for peripheral nerve repair in the upper extremity [M]. Microsurgery, 2012.

[34] WOOD M D, et al. Outcome measures of peripheral nerve regeneration [J]. Ann Anat, 2011, 193 (4): 321 – 333.

[35] MILLESI H. Factors affecting the outcome of peripheral nerve surgery [J]. Microsurgery, 2006, 26 (4): 295 – 302.

[36] ABERG M, et al. Considerations in evaluating new treatment alternatives following peripheral nerve injuries: a prospective clinical study of methods used to investigate sensory, motor and functional recovery [J]. J Plast Reconstr Aesthet Surg, 2007, 60 (2): 103 – 113.

[37] VAN DE KAR H J, et al. Clinical value of electrodiagnostic testing following repair of peripheral nerve lesions: a prospective study [J]. J Hand Surg Br, 2002, 27 (4): 345 – 349.

[38] HOLMES A, R BROWN AND K. Shakesheff. Engineering tissue alternatives to animals: applying tissue engineering to basic research and safety testing [J]. Regen Med, 2009, 4 (4): 579 – 592.

[39] ABERG M, et al. Clinical evaluation of a resorbable wrap-around implant as an alternative to nerve repair: a prospective, assessor-blinded, randomised clinical study of sensory, motor and functional recovery after peripheral nerve repair [J]. J Plast Reconstr Aesthet Surg, 2009, 62 (11): 1503 – 1509.

[40] SONDELL M, G LUNDBORG AND M KANJE. Regeneration of the rat sciatic nerve into allografts made acellular through chemical extraction [J]. Brain Res, 1998, 795 (1 – 2): 44 – 54.

[41] 孙明学, 等. 去细胞处理对化学去细胞异体神经免疫原性的影响 [J]. 中华外科杂志, 2006, 44 (4): 275 – 278.

[42] DUMONT C E AND V R HENTZ. Enhancement of axon growth by detergent-extracted nerve grafts [J]. Transplantation, 1997, 63 (9): 1210 – 1215.

[43] HUDSON T W, S Y LIU AND C E SCHMIDT. Engineering an improved acellular nerve graft via optimized chemical processing [J]. Tissue Eng, 2004, 10 (9 – 10): 1346 – 1358.

[44] HUDSON T W, et al. Optimized acellular nerve graft is immunologically tolerated and supports regeneration [J]. Tissue Eng, 2004, 10 (11 – 12): 1641 – 1651.

[45] HE B, et al. Safety and efficacy evaluation of a human acellular nerve graft as a digital

nerve scaffold: a prospective, multicentre controlled clinical trial [M]. J Tissue Eng Regen Med, 2013.

[46] 丁小珩, 等. 去细胞同种异体神经修复材料临床应用初步报告 [J]. 中华显微外科杂志, 2009, 32 (6): 448 – 450.

[47] 许扬滨, 等. 用去细胞同种异体神经构建猕猴组织工程化神经的实验研究 [J]. 中华显微外科杂志, 2005, 28 (2): 136 – 138.

[48] WANG D, et al. Repairing large radial nerve defects by acellular nerve allografts seeded with autologous bone marrow stromal cells in a monkey model [J]. J Neurotrauma, 2010, 27 (10): 1935 – 1943.

[49] KARABEKMEZ F E, A DUYMAZ AND S L MORAN. Early clinical outcomes with the use of decellularized nerve allograft for repair of sensory defects within the hand [J]. Hand (N Y), 2009, 4 (3): 245 – 249.

[50] BROOKS D N, et al. Processed nerve allografts for peripheral nerve reconstruction: a multicenter study of utilization and outcomes in sensory, mixed, and motor nerve reconstructions [J]. Microsurgery, 2012, 32 (1): 1 – 14.

[51] CHO M S, et al. Functional outcome following nerve repair in the upper extremity using processed nerve allograft [J]. J Hand Surg Am, 2012, 37 (11): 2340 – 2349.

[52] 吴兵, 等. 化学去细胞同种异体神经移植修复臂丛神经缺损 23 例 [J]. 军医进修学院学报, 2012 (11): 1108 – 1110.

[53] SAHAKYANTS T, et al. Return of motor function after repair of a 3-cm gap in a rabbit peroneal nerve: a comparison of autograft, collagen conduit, and conduit filled with collagen-GAG matrix [J]. J Bone Joint Surg Am, 2013, 95 (21): 1952 – 1958.

[54] ORLANDO G, et al. Regenerative medicine and organ transplantation: past, present, and future [J]. Transplantation, 2011, 91 (12): 1310 – 1317.

[55] FEIL G, et al. From tissue engineering to regenerative medicine in urology-the potential and the pitfalls [J]. Adv Drug Deliv Rev, 2011, 63 (4 – 5): 375 – 378.